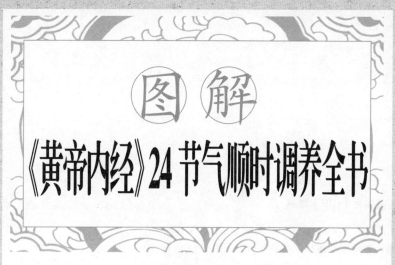

图解
《黄帝内经》24节气顺时调养全书

常学辉 编著

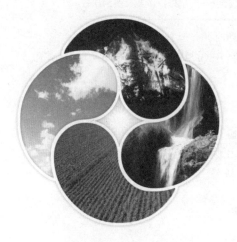

天津出版传媒集团

天津科学技术出版社

图书在版编目（CIP）数据

图解《黄帝内经》24节气顺时调养全书/常学辉编
著 . -- 天津：天津科学技术出版社，2017.7（2023.12重印）
ISBN 978-7-5576-2977-9

Ⅰ . ①图… Ⅱ . ①常… Ⅲ . ①《内经》—养生（中医
）—图解 Ⅳ . ① R221-64

中国版本图书馆 CIP 数据核字（2017）第 121510 号

图解《黄帝内经》24节气顺时调养全书
TUJIE HUANGDINEIJING 24 JIEQI SHUNSHI TIAOYANG QUANSHU

策划编辑：	杨　譞
责任编辑：	孟祥刚
责任印制：	兰　毅
出　　版：	天津出版传媒集团 天津科学技术出版社
地　　址：	天津市西康路 35 号
邮　　编：	300051
电　　话：	（022）23332490
网　　址：	www.tjkjcbs.com.cn
发　　行：	新华书店经销
印　　刷：	德富泰（唐山）印务有限公司

开本 720×1 020　1/16　印张 29　字数 600 000
2023 年 12 月第 1 版第 2 次印刷
定价：68.00 元

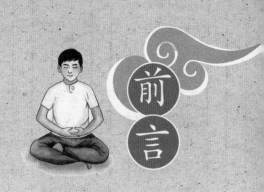

　　顺时养生，是中医养生学中重要的核心内容之一，即按照自然界阴阳变化的规律和气候变换的特点进行养生。我国古典医学专著《黄帝内经》首次提出了"天人相应"的养生观，指出人与自然是"天人相应""形神合一"的整体，人类脏腑功能的活动、气血的运行、机体的变化、疾病的发生以及人的情志无不受到自然界气候变化的影响，人类若想保持健康，就必须顺应自然界时令、气候的变化以调摄人体，以达到阴阳平衡、脏腑协调、气血充盛、经络通达、情志舒畅的养生保健目的，也就是我们所说的"顺时养生"。反之，如果人类的养生保健不能顺应时令、节气的变化，人体生理和心理节律就会受到干扰，抗病能力和适应能力就会下降，很容易感受外邪而致病，对此，《黄帝内经》有云："逆之则灾害生，从之则苛疾不起。"

　　要做到顺时养生，必先了解自然界的气候变化规律。《黄帝内经》中有"五日谓之候，三候谓之气"的说法，指的是事物每隔五天会出现一个变化，到了三五一十五天的时候，天地的自然之气就会出现一个转换，"气候"一词便由此而来。而古代一个气候就是一个节气，每个节气有15天，古人根据这一变化将一年平分为24个节气，为便于记忆，人们还将这24个节气的名称编为歌诀，即我们所熟知的节气歌——"春雨惊春清谷天，夏满芒夏暑相连。秋处露秋寒霜降，冬雪雪冬小大寒。"在一年中，每个节气的到来，都预示着气候的温差变化，也暗示着物象的更新交替。如雨水标志着降雨的开始，清明时间气候转暖、天气明朗，小暑时节气候开始炎热，处暑表示炎热即将过去，寒露时节气温明显降低、夜间露水很凉，大寒是一年中最冷的时节，等等。二十四节气就这样年复一年、周而复始，准确反映着自然气候的变化情况，而气候的变化也时刻影响着人体的脏腑功能及气血津液的运行，我们必须了解二十四节气的变化规律和气候特点，顺应大自然阴阳消长的变化和寒暑冷凉的轮转，随时调整饮食、起居、运动等日常生活方式，才能真正做到顺时养生，有效防范天气对人体带来的不良影响，确保身体健康。例如，大暑时节天气酷热难耐，暑湿之气易乘虚而入，心气易于亏耗，人们易出现乏力、头晕、胸闷、恶心等中暑症状，在饮食上应多喝绿豆汤、西瓜汁、酸梅汤等；起居上保持充足的睡眠，且室温要适应，不宜过热；在运动方式上不宜选择剧烈运动，且运动后应补充足够的水分。

中医认为，自然界之所以会出现季节和时序的变化是因为天地阴阳之气的升降变化。一般而言，每一时序各有不同的主气，如"春夏阳气多而阴气少，秋冬阴气盛而阳气衰"。人与自然相应，人体内在的阴阳也要受到自然界阴阳消长变化的影响。春分、秋分、夏至、冬至时节是自然界阴阳之气升降变化及消长的转折时期，人在此时的阴阳变动也会更为明显，如果我们不能随之调节生活方式，及时调整机体的阴阳，使之与自然界阴阳节律相适应，就会出现阴阳失衡的疾病状态。

本书以"顺时养生"的法则为基础，挖掘古代及近现代医家的养生精髓，对不同季节、不同节气的气候特点、养生重点进行总结，深入浅出地解释了二十四节气的气候特点、变化规律及其与人体健康的关系，解释了顺应节气养生的奥秘，对不同节气的作息起居、饮食药膳、精神调整、运动指南等各个方面进行详细论述，同时针对各类人群及常见季节病、多发病提出了简便、易行、实用的养生保健方法，是针对中国人体质和现代生活方式特点而编写的居家养生保健全书。书中包括很多古代行之有效的养生方法、食疗佳品和运动功法，可帮助你轻松掌握顺应节气养生保健、永葆健康的秘诀。

《黄帝内经》中说懂得养生之道的人方能"尽终其天年，度百岁乃去"，但愿在本书的帮助下，每一位读者都学会"顺时养生"，真正领会到古代中医顺应节气养生的智慧，把握好养生的关键，走上健康长寿之道。

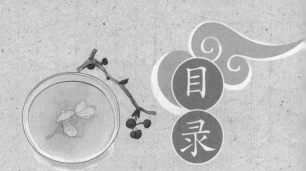

目录

第一篇 | 万物发容和风暖
——春季养生

第一章　春季养生总说

第二章　一年之首阳气升发，立春、雨水话养生

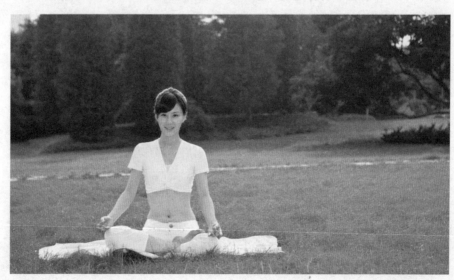

第三章　身体苏醒平和为本，惊蛰、春分话养生

第四章 去除湿热内在调养，清明、谷雨话养生

第二篇 炎炎酷暑需护身 ——夏季养生

第一章 夏季养生总说

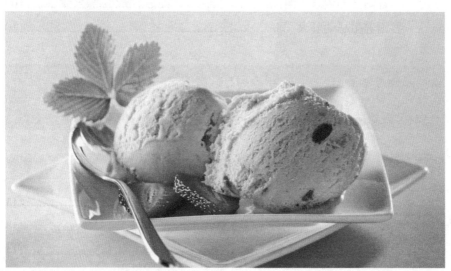

第二章　万象更新静养身心，立夏、小满话养生

第三章　防燥润肺回收阳气，芒种、夏至话养生

第四章 清凉降火祛除躁郁，小暑、大暑话养生

第三篇 | 补养气血防秋愁
——秋季养生

第一章 秋季养生总说

第二章　天气渐凉关注防病，立秋、处暑话养生

第三章　收敛神气平燥保身，白露、秋分话养生

第四章　乐观神志补养先行，寒露、霜降话养生

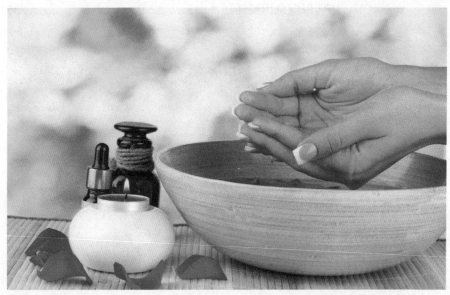

第四篇　滋补身心正当时
——冬季养生

第一章　冬季养生总说

第二章　补养时节气血双休，立冬、小雪话养生

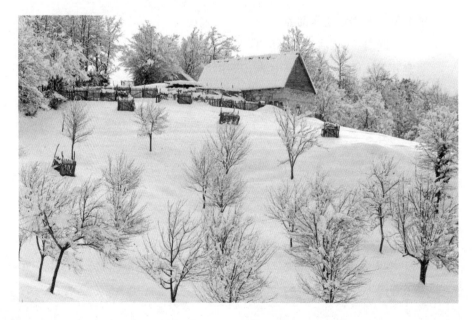

第三章　保养精神滋阴护阳，大雪、冬至话养生

第四章　避寒就温养精蓄锐，小寒、大寒话养生

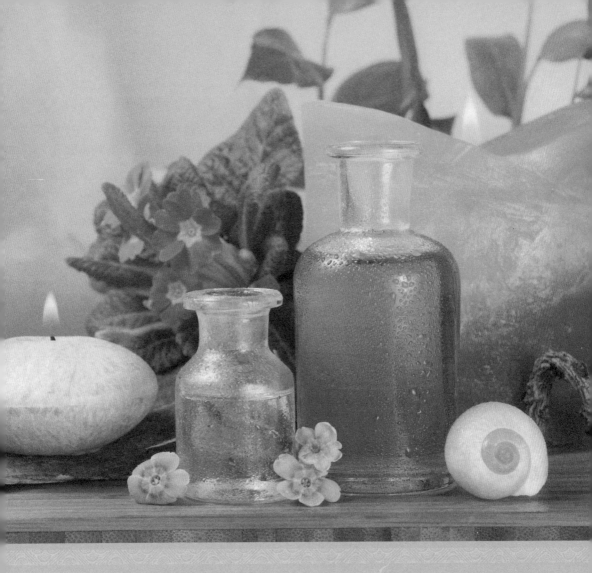

第一篇

万物发容和风暖——春季养生

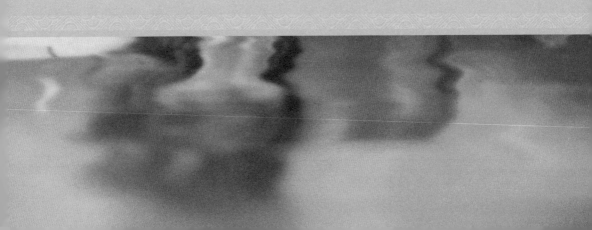

第一章

春季养生总说

●一年之计在于春，春季不仅仅是你开始奋斗的季节，也是你开始注重养生的季节，做足春季的养生之功，才能有一个健康的身体去开始奋斗。养生要顺应自然，顺应时节，春季的养生当然要依据春季的气候特点来进行，做好一些易感染疾病的防治，多吃一些应季蔬果来补充身体必需的一些营养元素。

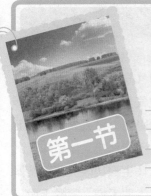

春季的特点

◎春季是一年的第一个季节，气温开始变暖，万物开始复苏。春天的天气变化最为反复无常，对人的生理和心理都有较大的影响，容易使人出现种种不适症状，患上种种疾病，因此应注意保健养生。了解春季的特点，才能有的放矢地做好春季的养生保健。

春季气候的特点

春季总体上的气候特点主要表现为气温变化幅度大，空气干燥多大风，在地域上具体体现为北方多沙尘天气，南方多阴雨天气。

春季是冬季与夏季的过渡季节，冷暖空气势力相当，而且都很活跃，所以经常出现大风天气，特别是我国北方地区，其特点是南北大风交替出现，风力较大。王安石曾经用这样一首诗描述对春天气候的矛盾心情："春日春风有时好，春日春风有时恶，不得春风花不开，花开又被风吹落。"这首诗充分地显示出春天天气变化多端。具体说来春季的气候主要有以下几个特点。

1 气温变化幅度大

人们一般把春季作为一年之始，万象更新，生机勃勃，但是春天也是一年中天气变化幅度最大的时期，是气温乍暖还寒和冷暖骤变的时期。

2 空气干燥多大风

春季正处于大气环流调整期，冷暖空气活动频繁。除了气温变化幅度大之外，空气干燥并多大风天气也是另一特点。

3 北方多沙尘天气

春季随着气温的回升，若一段时间内降水偏少，地面干燥，当大风来临时，极易出现沙尘天气。在我国北方地区，每年的三四月份是沙尘天气的多发期。沙尘天气发生的结果就是大气中各种悬浮颗粒急剧增多，特别是对人体有害的可吸入颗粒物浓度也急剧升高，从而导致空气质量下降。

4 南方多阴雨天气

中国初春或深秋时节接连几天甚至经月阴雨连绵、阳光寡照的寒冷天气。又称低温连阴雨。

春季气候对人体的生理影响

多数人体生理常数的最高值或最低值都出现在气候条件不好的夏、冬两季。但就一年来说，人体受季节影响最大的却是春季。

春季虽然气候宜人，但却很不稳定，那些对天气敏感的人很难适应春季的气候。春季人体皮肤舒展，循环系统功加强，皮肤末梢血液供应增多，汗液分泌也有所增加，各种器官负荷加重，中枢神经系统发生镇静、催眠作用，所以会发生春困现象。

同时，春季因气候多变，又是个多风的季节，雨少，空气干燥，人体内的水分很容易因出汗、呼吸而大量丢失，再加上春天气温变化快，不能保持人体新陈代谢的稳定，会导致人体生理功能失调。具体表现为食欲缺乏、大便干燥、咽喉干燥、眼睛干涩、嘴唇干裂。春季极易改变人体内的化学反应，因此也应格外小心，养生措施要随瞬息万变的气候随时变更。

春季气候对人体的心理影响

春季气候多变，气候的变化不仅直接影响人们的感觉和生理活动，导致人体功能状态失去平衡，而且也影响人们的精神状态和行为等心理功能。

普通人在春季常常出现一些心理问题，比如睡眠障碍、抑郁、情绪不稳定等等。睡眠障碍多由生物节律失调所致，这是 "春困" 现象。要在起居上做适当调整，要早睡早起，多参加户外活动，做深呼吸运动，保持居室空气流通，随着气候变化而增减衣服。抑郁者则对任何事物都缺乏兴趣，感觉孤独无助，前途无望，缺乏人际交往的欲望，伴有嗜睡或失眠、食欲缺乏、性欲低下。情绪不稳定者则烦躁，易激怒、失控和极端化。可因极度疲劳、低血糖、极度恐惧、过分紧张而引起。所以，因经常选择温暖天气登山赏花，踏青问柳，行歌舞风，消除抑郁烦恼，缓解工作压力，使人舒坦自然，恢复常态。

而对于患有精神病或有精神病病史的人就更应注意春季的心理保健。医学气象学认为，当暖锋经过，气压降低，人的情绪将发生显著的波动。春季暖锋活动显

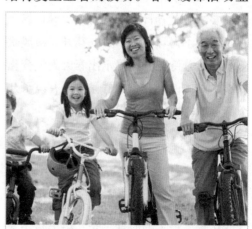

◎春季气候多变，人的心理会受到很大影响，所以调节心理很重要，例如可以和家人外出游玩，愉悦身心。

著，多低气压天气，所以，一些患有精神分裂症、躁狂症、忧郁症等疾病的病人，多在这个时候发作。因此，春季一定要加强对精神病人的科学护理，给病人创造一个舒适的环境。如果患者出现失眠、性格突然改变、多疑、行为失常等精神病异常迹象，应及时到医院诊治，及时服药。

春季易感的疾病类型

每年春天，都是疾病易发和传染的季节。在"吹面不寒杨柳风"的季节里，各大医院的门诊部内往往人满为患，鼻炎、流感、肺炎、麻疹、精神疾病……一时之间众症齐发，有人因此把春季戏称为"多病之春"。因此，在春季，我们尤其要做好一些易感染的疾病的防治，下面，我们就先来了解一些春季常见的易感染的疾病类型。

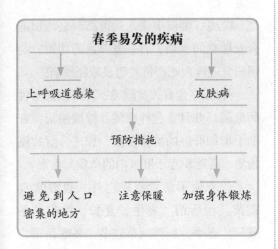

起病较急，早期症状有咽部干痒或灼热感、喷嚏、鼻塞。

预防上呼吸道感染，我们不妨按以下几方面去做。

（1）多吃水果：梨、甘蔗、萝卜、草莓、紫葡萄等深色水果，它们富含抗氧化剂，可以对抗造成免疫细胞破坏和免疫功能降低的自由基。

（2）补充维生素C和维生素E：它们有抗感染功效，并可减轻呼吸道充血和水肿。

（3）体育锻炼：适度运动可以使血液中白细胞介素增多，进而增强免疫细胞的活性，消灭病原体，达到提高人体免疫力的目的。

（4）保证充足的睡眠：人在睡眠时，机体其他脏器处于休眠状态，而免疫系统处于活跃状态，白细胞增多、肝脏功能增强，从而将侵入体内的细菌、病毒消灭。

① 上呼吸道感染

人们一年四季都容易发生呼吸道感染，但春季是上呼吸道感染的多发时节。上呼吸道感染，俗称"伤风"，普通感冒

② 皮肤病

春季，患有各种皮肤病患者明显增多，像病毒性皮肤病，主要是水痘、风疹等；颜面再发性皮炎俗称春季皮炎，多见于18~40岁的女性，主要表现为脱屑、瘙痒、干燥等症状，有的表现为红斑、丘疹和鳞屑，经一周而减退。还有些女性表现

为雀斑增多或褐斑加重。此外，由蚊虫叮咬等原因所致的丘疹性荨麻疹以及接触性或吸入性过敏所致的皮炎也比较常见。

春季大家要尽量避免到人口密集的地方，减少病毒感染的机会。另外，注意保暖，严防感冒，加强身体锻炼，增强对病毒的抵抗能力，也是预防此病的有效措施。

春季的应季蔬果

由于春季气温变化大，细菌、病毒容易入侵人体，导致传染病的发生。而且春季天气干燥，气候变化无常，人们在春季很容易因内热而生肝火，进而出现"上火"现象。针对这些情况，应注意多食一些清热解毒的水果，既能增强抗病能力，又能祛火润燥。

梨：有生津止渴、止咳化痰、清热降火、养血生肌、润肺去燥等功能，最适宜冬春季节发热和有内热的病人食用。尤其对肺热咳嗽、小儿风热、咽干喉痛、大便燥结症较为适宜。

香蕉：中医认为香蕉性味甘寒微涩、无毒，具有清热止渴、清胃凉血、润肠通便、降压利尿等作用。对于口渴、便秘等阴虚肠燥或血热气滞者尤佳。但脾胃素虚、阳气不足的人食香蕉就会适得其反，使虚火更旺。

苹果：春季气温不稳定，易患感冒，吃红色的苹果能使人体抗病组织产生一种热能，同时其所含的特殊物质——抗感冒因子直接抵抗感冒病毒，加速身体康复。生吃或榨汁饮用效果较佳。

草莓：吃草莓能培养耐心，因为它属于低矮草茎植物，生长过程中易受污染，因此，吃之前要经过耐心清洗：先摘掉叶子，在流水下冲洗，随后用盐水浸泡5~10分钟，最后再用凉开水浸泡1~2分钟。之后，你才可以将这粒营养丰富的"活维生素丸"吃下。

樱桃：樱桃中铁含量很高，是特别适合女性吃的水果，有补虚养血的功效。美国研究还发现吃樱桃能明显减轻疼痛感。

柠檬：含有"黄酮类"，可杀灭多种病原菌，并且富含柠檬酸及柠檬油精，有助于增加肝脏的酵素含量，加速分解致癌物质，清除积存于肝脏内的杂质与毒素。

春季除了常食水果之外，也要常食蔬菜。正所谓"春生、夏长、秋收、冬藏"。春季，新鲜蔬菜较多，多吃蔬菜，

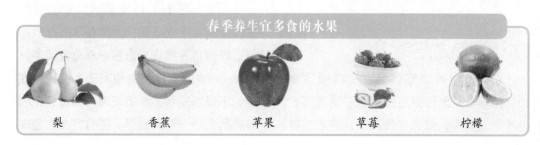

春季养生宜多食的水果

| 梨 | 香蕉 | 苹果 | 草莓 | 柠檬 |

可以帮助我们生津润肺，滋润肌肤。

很多带叶的蔬菜有护肤作用，如野菜、菜芽有润养作用，大白菜、小白菜、香椿、荠菜、菠菜、马齿苋等富含的维生素也可以养颜美容。建议可以多吃这些带叶菜，但吃野菜要适量，而且最好是焯熟了再吃。

荠菜：李时珍说："冬至后生苗，二三月起茎五六寸，开细白花，整整如一。"荠菜是最早报春的时鲜野菜，因其清香可口，民间常用它包馄饨，或炒鸡肉，或与豆腐共煮羹。但多数人不知道它的药用价值。临床上常被用来治疗多种出血性疾病，如血尿、妇女功能性子宫出血、高血压患者眼底出血、牙龈出血等，其良好的止血作用主要是其所含荠菜酸所致。目前市场上有两种荠菜，一种是野生的，菜叶矮小，有奇香，止血效果好；另一种为人工种植的，菜叶宽大，不太香，药效较差。

蕹菜：蕹菜可炒，可煮汤，可凉拌。因为味淡，常不被人们重视，忽略了它的药用价值。稽会的《方草木状》称之为"南方之奇蔬"，因它能解毒，如解毒蕈类、砒霜、野葛、木薯等中毒；治蜈蚣、毒蛇咬伤；治淋浊便血、妇女白带、肺热咯血、鼻出血及无名中毒。有书记载，用其内服能治热痢，外用能治疮痈肿毒。紫色蕹菜含有胰岛素样物质，故糖尿病病人食用有利于控制血糖。

蓬蒿：蓬蒿菜早在唐代已列为食疗之品，唐代医家孙思邈在《千金方》中称之能"安心气，养脾胃，消痰饮"。蓬蒿菜有明显的平肝、清虚热作用，对肝阳上亢者，如高血压、头昏脑胀、烦热头昏、睡眠不安及热咳有痰等症有良好的疗效。有润肠通便之功，尤宜于内热便秘者。

生姜：日常烧鱼、肉、鸡、鸭、虾、蟹时都要放点儿生姜。生姜的药效有祛寒、去腥、止呕、发汗、止咳、止反胃等。生姜皮利水，可以治菌痢，热痢留姜皮，冷痢刮去姜皮。因生姜性升，不宜晚上吃，因为夜间人气收敛，故不宜反其道而升之。另外，用生姜3片加红枣10枚煎水服，治疗脾胃虚寒的胃、十二指肠溃疡病及大便泄泻，效果显著。在此必须说明，内热偏重者及舌苔黄而干者忌食生姜。

韭菜：韭菜是一种良好的振奋性强壮剂，有健胃、壮阳功能。凡肾阳虚所致梦遗、滑泄、腰酸、小便频数、小儿尿床、妇女腰酸白带多者都可以常食韭菜，故又名"起阳草"，如与虾米同炒，其效更好。但内热便秘，口干舌燥者忌韭菜。韭菜昏目，有眼病者，如结膜炎等也当忌食。

春季养生宜多食的蔬菜

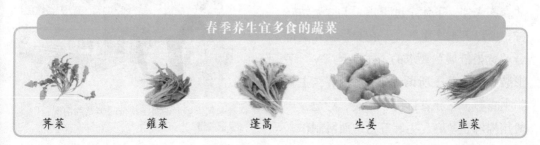

| 荠菜 | 蕹菜 | 蓬蒿 | 生姜 | 韭菜 |

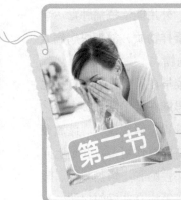

春季的起居养生

第二节

◎春季是疾病的多发季节，在春季的日常生活中做好养生保健工作，我们的身体才可能更加健康，才会少感染一些春季常见的多发病。春季的起居养生，不仅仅包括春季的睡觉，穿衣方面，也包括居室内的环境卫生的维持。

乍暖还寒时不急减衣

由于春天气候变化较大，多出现乍暖乍寒的情况，再加之人体的皮肤腠理已经开始变得疏松，故穿着总的要求是：一方面要宽松舒展，另一方面又要柔软保暖，并且还要做到衣服不可顿减。关于这一点《寿亲养老新书》里明确指出："春季天气渐暖，衣服宜渐减，不可顿减，使人受寒。"《摄生消息论》中也强调"不可顿去棉衣，老人气弱，骨疏体怯，风寒易伤腠理。时备夹衣，遇暖易之一重，渐减一重，不可暴去，稍冷莫强忍，即便加服。"而且特别叮嘱体弱之人要注意背部保暖。在《千金要方》中，主张春时衣着宜"下厚上薄"，既养阳又收阴。《老老恒言》亦赞同此观点，原文是这样的："春冻未伴，下体宁过于暖，上体无妨略减，所以养阳之生气。"在衣服款式上符合"宽松舒展"要求的，主要是"V"字形装和运动装。所谓"V"字形装，主要指夹克衫，它穿着自由、轻便、舒适，一般用棉麻、丝麻、毛麻等粗纺面料制作，

其造型上大下紧，肩部宽度比正常身体宽出左右各2厘米，形成落肩，式样潇洒动人，尤宜于春季时穿。运动装时装化已成为世界时装新兴潮流，其特点是肩宽大、胸围放松度大、袖根肥大，穿着后觉得轻快、柔软、舒适、自由，又由于其面料选择范围广泛，色彩多为鲜明、和谐的对比色，会给人增添刚健、洒脱之美，使年轻人强健，老年人显得年轻。

此外，猎装也宜于春季穿，猎装造型多为"H"形，肩宽。腰围、臀围、摆围横度基本一致。猎装的美在于体现构成因

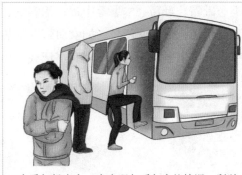

◎春季气候多变，多出现乍暖乍寒的情况，所以保暖很关键。

素的和谐美，现在已成为各种年龄人旅游和日常生活的服装。

春季服装的第二个要求是柔软保暖，原因是每年3~5月这段春光明媚的季节，尽管天气转暖，但是气温变化还很大，尤其是早晚与中午的温差还相当大，因此，穿着还宜暖和，一般是两用衫加上毛线衣。为了与大地回春的自然美景相映，衣着的颜色宜偏淡色带鲜艳，女性可选粉红、淡蓝或奶黄等颜色，让人产生一种淡雅素洁、朴素大方的感觉，而男性则可选择米黄、靛蓝等颜色。

春季要学会美容保健

春天，人们不仅应该从健康的角度加以注意，美容方面的问题也不容忽视，原因是当天气变暖和以后，人们的室外活动开始增多，经常受阳光的照射，使得尚未适应阳光照射的皮肤在紫外线的作用下产生了各种变化，例如，特异性或接触性皮炎、荨麻疹、脓疮、雀斑等。对于女性来说，颜面美容保健显得更为重要。那么，又怎样使颜面美呢？

① 要会洗脸

因为脸上的肌肉纹路一般都是向下的，因此，洗脸时一定要用双手从下颌开始，轻轻地向上和向外慢慢地洗，不要用力。

正确的洗脸方法是：不要只是早晨洗脸，应早、午、晚各一次，这样既可发挥乳化膜生理作用，又可及时去除陈旧的皮脂等污垢物；不要只用冷水，或只用热水洗脸，最好用冷温水交替洗脸，这样既可法除颜面油垢，又能加强皮肤血液循环，使皮肤细腻白嫩；还有，洗脸宜用软水，不要用硬水，因为软水含矿物质较少，对皮肤有软化作用。还有的人，洗脸时，喜欢用含碱的香皂。殊不知，碱性烈，会使皮肤失去许多养分和水分，从而使皮肤收紧，变得干燥，致使皮肤弹性减弱，松弛而形成皱纹。

另外，要注意的是，在每天看完电视后，一定要注意洗脸，原因是电视机打开后，由于荧光屏表面产生大量的静电荷，对空气中的灰尘具有吸引作用，从而使电视机附近有不少灰尘在运动。这些灰尘通常含有大量的微生物和变态粒子，如果它们长时间附着于人的皮肤，可导致皮肤病。有鉴于此，放电视机的房间一定要保持清洁。

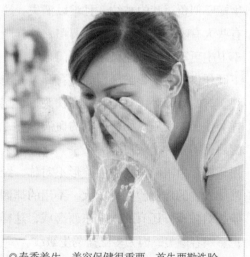

◎春季养生，美容保健很重要，首先要勤洗脸。

② 要会使用化妆品

每个人的皮肤性质不同，使用的化妆品亦应有差异。一般皮肤分油性、中性和干性三种，而一般的化妆品也是按霜型、脂型和蜜型分的。其中霜型适用于油性皮肤和春、夏、秋季，不能用于干性皮肤和在冬季使用；但脂型化妆品则相反。蜜型以夏季使用最好，会使皮肤滑润。在洗完脸后，先不要忙着搽霜或乳液，要先用化妆棉沾一些爽肤水，轻轻擦在脸上，待爽肤水干了再搽化霜或乳液，方法也和洗脸方法一样。

③ 要改掉影响美容的一些不良习惯

要把烟戒掉，因为吸烟可使人苍老。烟草中的尼古丁可影响皮肤的血液供应，造成营养障碍。一些人喜欢皱眉、眯眼、撇嘴，殊不知人的面部皮肤最为娇嫩、敏感，这些表情动作经常化，可导致皮肤产生横竖似鱼尾状的皱纹，且难以消失。还有些人有咬笔杆、啃指甲的习惯，这样既不卫生更不文明，还可使上颌门牙突出，下颌牙齿后退，影响牙齿的发育和整齐美观。有的人俯卧睡觉把脸贴在枕头上，这样会使面部受压，妨碍面部的血液循环，醒后面部臃肿，眼皮浮肿下垂。此外，久用一侧牙齿咀嚼食物可使脸形不对称，经常嚼食物的那侧脸变得宽大，不用的那侧脸相对较窄。还有的人吃东西喜咸，这样也影响容颜美，因为多吃盐易生皱纹。

④ 要多喝水

春天风沙大，易使面部皮肤含水量降低，这样就会出现干燥、紧缩、皱纹及局部脱皮的现象。因此说，水是美容佳品，春天一定要多喝些水。饮水的方法是：早晨空腹或饭前宜饮水，而睡前不要喝水，以免引起眼皮肿胀，进而发展成眼袋。饮水以矿泉水和鲜果汁为最佳，白开水、清淡的茶也是很好的饮品。

⑤ 要注意防晒

美国的皮肤病专家认为皮肤老化的原因有：阳光、空气及环境气候均能引起皮肤的可见性改变。为了避免皮肤老化，春天尽可能不要长时间在阳光下曝晒，户外活动应先涂上防晒油、润肤剂，并注意补充水分。在做日光浴时应撑上遮阳伞，天气太冷或有强风时则要围上纱巾保护，尤其是干性皮肤者，缺少天然油脂，比较易受到外界因素的侵害，故更应注意保护。

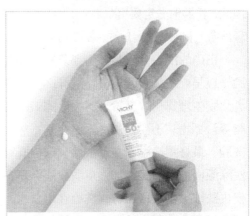

◎阳光可使肌肤老化，故外出活动时应先涂上防晒油、润肤剂等。

为居室多添一些绿色春意

春天，温度升高，各种病原微生物也更为容易滋生繁殖，在冬去春来之时，一定要重视居室庭院绿化，通过居室庭院的绿化来改善室内的环境。

由于在冬天为了防寒，居室一直紧闭，空气相对较为污浊，到春天，温度升高，各种病原微生物开始滋生繁殖，因此在春季里，更要注意空气的流通和环境的改善。绿色植物不但可以吸收滞留在空气中的大量尘粒和有害气体，净化空气，还可以过滤放射性物质，消除生活环境中的噪声，改善和调节人体生理功能。植物的青绿色还可以吸收阳光中对眼睛有害的紫外线，由于色调柔和而舒适，有益于消除视觉疲劳，并使嗅觉、听觉以及思维活动的灵敏性得到改善。

因此，在冬去春来之时，一定要重视居室庭院绿化。家庭绿化的重点是在阳台。在阳台上种些花卉，摆上盆景，既可以美化环境，又对人体健康有好处。如果阳台面积较大，可用花盆种植攀缘类植物，如牵牛花、茑萝等。当它们的藤蔓爬满阳台，绿满窗前时，盎然的生机常令人赏心悦目。

当然，在我们享受居室绿化的同时也要注意一些植物是不宜放在我们的居室里面的，下面就为大家列出几种，作为选择的参考。

不宜摆放在室内的植物		
	兰花	兰花的香气会令人过度兴奋，导致失眠
	紫荆花	长期接触紫荆花的花粉，易诱发哮喘或使咳嗽症状加重
	含羞草	含羞草所含的含羞草碱是一种毒性很强的有机物，能导致人体毛发脱落
	月季花	月季花所散发的浓郁香味，可使一些人产生郁闷不适、憋气与呼吸困难
	百合花	百合花的香味可使人的中枢神经过度兴奋，导致失眠
	夜来香	夜来香易导致高血压和心脏病患者头晕目眩和胸闷不适，甚至致病情加重
	夹竹桃	夹竹桃能产生某些有毒物质，可导致人昏昏欲睡、智力下降等
	松柏	松柏类花木的芳香气味对人体的肠胃有刺激作用，不仅影响食欲，而且易导致孕妇心烦意乱、恶心呕吐、头晕目眩等
	洋绣球花	洋绣球的花粉微粒，可引起皮肤过敏，引发瘙痒症
	郁金香	郁金香的花朵含有一种毒碱，可加速毛发脱落

春季要睡好，谨防春困扰

春季，随着气温升高，气候逐渐变暖，人的皮肤松弛，毛孔放大，皮肤末梢血管的供血量增加，这些导致中枢神经系统发生镇静、催眠作用，使身体困乏。民间称为"春困"的情况，就是由于季节变化所引发的一种生理现象。此时，调整好睡眠，对春季养生极为重要。

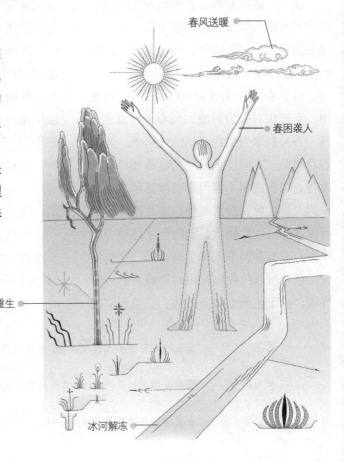

春风送暖

春困袭人

草木重生

冰河解冻

揉搓涌泉睡眠好

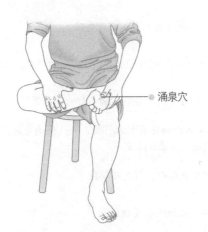

涌泉穴

《黄帝内经》中说："肾出于涌泉，涌泉者足心也。"意思是说：肾经之气犹如源泉之水，来源于足下，涌出灌溉周身四肢各处。所以，涌泉穴在人体养生、防病、治病、保健等各个方面均显示出它的重要作用。

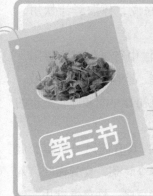

春季的饮食养生

第三节

◎春季是应该注重养生的季节，养生的方式方法很多，但膳食养生又是最直接、最基础的。合理膳食十分有益健康。想要有一个好身体的人，千万不要忽略春季的饮食养生。

春季饮食讲原则，全年营养十足

中医认为，春天是阳气生发的季节，所以人应该顺应天时的变化，通过饮食调养阳气以保持身体健康，总的饮食养生原则如下。

（1）主食中选择高热量的食物：除米面杂粮外，适量加入豆类、花生等热量较高的食物。

（2）保证充足的优质蛋白质：多食用奶类、蛋类、鱼肉、禽肉、猪肉、牛肉、羊肉。

（3）保证充足的维生素：青菜及水果的维生素含量较高，如西红柿、青椒等含有较多的维生素C，是增强体质、抵御疾病的重要物质。

根据气候特征等，春季大致可分为早春时期、春季中期和春季晚期三个阶段。一般来说，三春虽然统属于春季，但饮食还是各有侧重的。

① 早春时期

为冬春交接之时，天气仍然寒冷，人

体内消耗的热量较多，所以宜进食偏于温热的食物。饮食原则为选择热量较高的主食，并注意补充足够的蛋白质。饮食除米面杂粮之外，可增加一些豆类、花生、乳制品等。

早餐：牛奶1袋（250毫升左右），主食100克，小菜适量。

午餐：主食150克，猪牛羊瘦肉（或豆制品）50克，青菜200克，蛋汤或肉汤适量。

晚餐：主食100克，蛋鱼肉类（或豆制品）50克，青菜200克，豆粥1碗。

② 春季中期

为天气变化较大之时，气温骤高骤低，可以参照早春时期的饮食进行。在气温较高时可增加青菜的量，减少肉类的食用。

③ 春季晚期

春夏交接之时，气温偏高，所以宜于

进食清淡的食物。饮食原则为选择清淡的食物，并注意补充足够的维生素，如饮食中应适当增加青菜。

早餐：豆浆250毫升，主食100克，小菜适量。

午餐：主食150克，蛋鱼肉类（或豆制品）50克，青菜250克，菜汤适量。

晚餐：主食100克，青菜200克，米粥1碗。

下面将适合晚春吃的应季食物介绍如下。

（1）山药："温补而不骤，微香而不燥"，具有健脾补胃、补虚弱的作用。

（2）春笋：除了富含蛋白质外，还含有丰富的矿物质，如钙、磷、铁和多种维生素。

（3）豌豆苗：时令性蔬菜，对高血压、糖尿病患者来说，榨取鲜汁饮用，最为适宜。

（4）韭菜：温中行气，温肾暖阳。对腰膝酸软、阳痿、遗精有较好的功效。韭菜温而益人，以初春早韭和即将下市的韭菜最好。

（5）香椿叶：具有消风、解毒、健胃理气之功效。春令时菜，食其嫩叶，入馔甚香，常做凉拌豆腐、炒鸡蛋食用。然而香椿叶又是"发物"，有宿疾者勿食。

其他如扁豆、菠菜、菜花、芫荽、大枣、蜂蜜、豆制品、奶制品、禽蛋、瘦肉及水果均适宜春季食用。

依据中医理论，春季也有些应忌食的物品。如春三月忌吃羊肉、狗肉、鹌鹑、荞麦、炒花生、炒瓜子、海鱼、虾及辛辣物等。

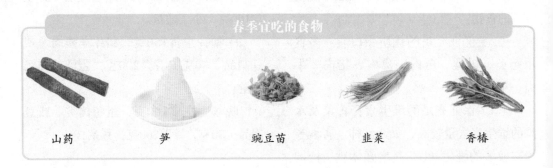

春季宜吃的食物

| 山药 | 笋 | 豌豆苗 | 韭菜 | 香椿 |

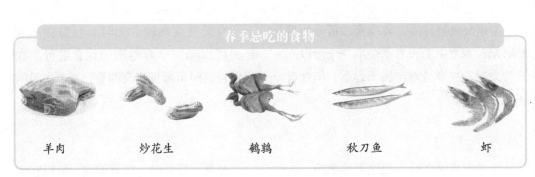

春季忌吃的食物

| 羊肉 | 炒花生 | 鹌鹑 | 秋刀鱼 | 虾 |

春季的"五色食物养生法"

人们在春季选择食物养生的时候，应注意选用相宜的食物的色味，坚持正确的养生之法——五色食物养生法。

就食物自身的品质、性味、色泽而言，均对应着人的脏腑，并起着相应的作用。诸如五色、五味与脏器的关系：黄色属土属脾，宜饮食甘味；青色属木属肝，宜饮食酸味；黑色属水属肾，宜饮食咸味；赤色属火属心，宜饮食苦味；白色属金属肺，宜饮食辛味。所以说，每种颜色的食物合理选择，合理搭配，所做膳食做到五色齐全是十分必要的。谁多谁少则要视现实情况而定。

常见的五色食物及其功效

食物类型	常见范例	功效	食用宜忌
黑色食物	紫米、黑芝麻、黑豆、紫菜、黑木耳、茄子等	预防心脑血管疾病，延缓衰老	芝麻含有锌物质，食用时，如不把芝麻研磨碎，锌则不能充分地被人体吸收，因此芝麻要磨碎食用，最好现吃现磨
绿色食物	菠菜、空心菜、绿叶蔬菜和水果	清理肠胃、促进生长、排出体内毒素	摄入蔬菜时要搭配含蛋白质的肉类食物，以均衡营养
红色食物	植物性：红椒、红苹果、红枣、西红柿、山楂、草莓等 动物性：猪肉、牛肉、羊肉等	减轻疲劳、抗衰老、补血、祛寒	西红柿不宜和黄瓜混吃，会损失西红柿里的维生素；红肉不要过量食用，摄入过多对患有心脑血管疾病的人会产生不利影响
黄色食物	蛋黄、粟米、玉米、木瓜、柑橘、香蕉、胡萝卜、黄豆等	提供维生素A、维生素D、抗氧化、促进排毒、延缓衰老	吃胡萝卜需用热油烹制，或者与肉类食物同炖，这样有利于人体对胡萝卜素的吸收和利用
白色食物	植物性：米、面、豆腐、冬瓜、菜花、竹笋、山药等 动物性：牛奶、鱼、禽类食物	预防心脑血管疾病、安定情绪、润肺、促进肠蠕动	在烹制豆腐菜肴时要放一些肉末或鸡蛋，这样有利于人体对蛋白质吸收的效果

春天多吃甘味食物，滋养肝脾两脏

按照中医"四季侧重"的养生原则，春季应以养肝益脾为先。《千金方》中也说："当春之时，食宜省酸增甘，以养脾气。"

春季肝气当令，肝主阳气。根据五行学说，肝属木，脾属土，木能克土，所以肝气过旺会影响脾脏的运化功能。春季肝气本身就较旺盛，酸味食物有增强肝的功能，使本来就偏旺的肝气更旺，根据五行相克原理，肝旺必然损伤脾脏功能。而甘味属脾，甜味的食物可以补脾脏。中医所说的甘味食物，不仅指食物的口感有点甜，而且具有补益脾胃的作用。《黄帝内经》中反复强调"甘入脾"，也就是说脾主甘味，因此脾气虚、脾经弱时，适当多吃点甘味食物，可补益脾胃。同时，脾又与胃密切相关，故脾弱则妨碍脾胃对食物的消化吸收。甘味入脾，最宜补益脾气，脾健又辅助于肝气。故春季进补应少吃酸味多吃甘味的食物，以滋养肝脾两脏，补充气血，对防病保健大有裨益。

性温味甘的食物首选谷类，如糯米、黑米、高粱、黍米、燕麦；蔬果类，如南瓜、扁豆、红枣、核桃、桂圆、刀豆、栗子，等等。

很多肉类鱼类也属甘性，如牛肉、鲫鱼、鲈鱼、草鱼、花鲤、猪肚、黄鳝等。人体从这些食物中吸取丰富营养素，可使养肝与健脾相得益彰。此外，春日里暖风或晚春暴热袭人，易引动体内郁热而生肝火，或致体内津液外泄，可适当配吃些清解里热、滋养肝脏的食物，如荞麦、薏米、荠菜、菠菜、蕹菜、芹菜、菊花苗、莴笋、茄子、荸荠、黄瓜、蘑菇。这类食物均性凉味甘，可清解里热，润肝明目。

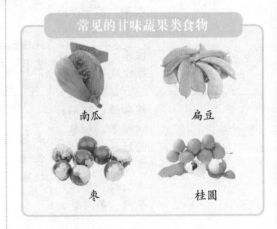

常见的甘味蔬果类食物

南瓜　　　　　　扁豆

枣　　　　　　桂圆

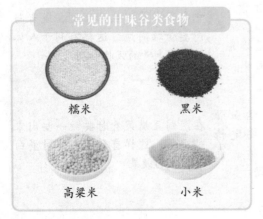

常见的甘味谷类食物

糯米　　　　　　黑米

高粱米　　　　　小米

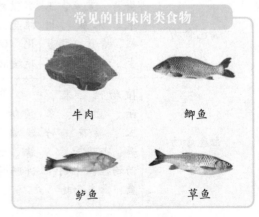

常见的甘味肉类食物

牛肉　　　　　　鲫鱼

鲈鱼　　　　　　草鱼

"千金难买春来泄"，祛湿排毒正当时

民间有句老话，叫"千金难买春来泄"。这句话通俗地解释了一个重要的中医理论。因为春天天气潮湿，身体易积聚水分，很容易就将湿气和寒气郁结在体内。同时冬天吃了不少丰脂食物，也在体内积存。这些东西瘀滞在人的体内，就会给五脏六腑带来负担，只有把这些湿气和毒素都排出去了，让我们的身体重新温暖起来，才是"千金难买"的健康生活之道。

《本草纲目》中记载了很多可以祛湿的食物。首先说米酒，《本草纲目》说它"行药势，通血脉，润皮肤，散湿气，除风下气"，而且米酒味道香浓，晚饭前喝一碗米酒既能调节胃口，又能散去体内湿气。然后是水牛肉，《本草纲目》说水牛肉"安中益气，健强筋骨，消水肿，除湿气"。如果你发现自己的身体水肿，不妨也多吃一点儿水牛肉。除了这两种食物以外，祛湿排毒的办法还有很多。首先你得多喝水。很多人会奇怪，不是要把体内的湿气给排出去吗，怎么还能喝水呢？实际上水是最好的排毒载体。不要以为春天潮湿，就不需要补充水分。身体里没有了水分的话，连厕所都不用去了，还怎么排毒？喝水是最简单有效的排毒办法，以温开水为宜，不能喝凉水。因为早上阳气刚刚生发，这个时候灌下一大杯凉水，就会打消身体的阳气。

职场人士春季一日三餐补脑食谱

春天风多雨少气候干燥，气温变化反复无常。使人体免疫力和防御功能下降，容易诱发一些春季常见的疾病。因此，合理的调整饮食就显得尤为重要。职场人士怎样才能吃得营养，又能提高自身的免疫力呢？

下面提供一份补脑餐单供你参考。

❶ 早餐

一日之计始于晨。早餐的重要性在于，唤醒大脑活力，令你精力充沛地开始迎接一天的紧张生活。

餐单示例：

A.鲜牛奶（1杯），全麦面包（1片），火腿炒蛋（1根火腿和1个鸡蛋），炝拌黄瓜（1根）。

B.红豆粥（1小碗），西芹豆干（100克）。

营养点评：

粗杂粮含丰富B族维生素，具有保障脑部供血的作用；

大豆、蛋黄内含有磷脂，有益于智力发展；

红豆中的赖氨酸和B族维生素含量

高，在各种豆类中名列首位；

蔬菜中的维生素能加强脑细胞蛋白质的功能，如西芹所含的挥发油能刺激人的整个神经系统，促进脑细胞兴奋，激发人的灵感和创新意识；

脂肪则是构成人体细胞的基本成分，如果脂肪不足，会引起人脑退化，所以，早餐中不妨加些肉类食物；

奶类含有丰富的钙、磷、铁、维生素A、维生素D、B族维生素族等，是传统的健脑食品，可维护大脑的正常功能。

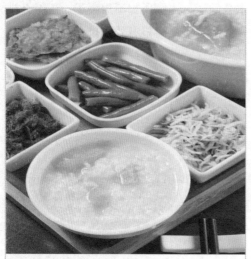

◎职场人士早餐一定要吃好，丰富的早餐有助于唤醒大脑活力，令你精力充沛。

② 午餐

通常上午是脑力劳动高度集中的时段，思维活动过程加强，细胞内物质及神经递质消耗增多，新陈代谢也加快，大脑对各种营养素需求量增大。因此，午餐应增加优质蛋白质、不饱和脂肪酸、磷脂、维生素A、B族维生素、维生素C及铁等营养素的供给量。

餐单示例：

A.焖大虾（100克），香菇菜心（50克），紫菜豆腐汤（1小碗），米饭（1小碗）。

B.胡萝卜炖牛肉（100克），清炒豌豆苗（50克），麻将花卷（1~2个）。

营养点评：

牛肉、豆腐都是蛋白质丰富的食品，海虾含有丰富的脂肪酸，可为大脑提供能源，使人长时间保持精力集中；

胡萝卜能加速大脑的新陈代谢，具有提高记忆力的作用；

紫菜含碘丰富，能缓解心理紧张，改善精神状态；

菌菇类能清除体内垃圾，保证大脑供氧充足。

③ 晚餐

一天的辛劳之后，晚餐应以安心宁神为主，调整大脑状态，帮助人体尽快放松、休息，顺利进入梦乡。

餐单示例：

A.糟熘鱼片（50克），蒜蓉西蓝花（100克），小米稀饭（1小碗），或馒头（1/2个）。

B.鱼香肝尖（50克），肉丝炒莴苣（50克），莲子银耳羹（1小碗），米饭（1/2小碗）。

营养点评：

动物肝脏有丰富卵磷脂，鱼虾类和深水海鱼，如沙丁鱼、金枪鱼等含有DHA、EPA，均能维护脑细胞的正常功能。

长期处于紧张用脑的状态下，可使人

气血两虚，所以还要多吃一些健脾益气的食物，如小米、莲子等，可以补血养心、补中养神、治疗夜寐多梦，可以帮助大脑获得充分休息。

女性的春季饮食禁区

春季气候干燥少雨，很容易出现皮肤干燥、上火等症状。而女性朋友在春季更要多注意自己的身体，既要吃的营养，还要能提高自身的免疫力。同时要避开一些饮食禁区，从饮食上调理好自己的身体。

① 不要过多摄入脂肪

女性要控制总热量的摄入，减少脂肪摄入量，少吃油炸食品，以防超重和肥胖。如果脂肪摄入过多，则容易导致脂质过氧化物增加，使活动耐力降低，影响工作效率。

② 不可忽视矿物质的供给

女性在月经期，伴随着血红细胞的丢失还会丢失许多铁、钙和锌等矿物质。

因此，在月经期和月经后，女性应多摄入一些钙、镁、锌和铁，以提高脑力劳动的效率，可多饮牛奶、豆奶或豆浆等。

③ 不要减少维生素摄入

维生素是维持生理功能的重要成分，特别是与脑和神经代谢有关的维生素B_1、维生素B_2等。这类维生素在糙米、全麦、苜蓿中含量较丰富。另外，抗氧化营养素如β-胡萝卜素、维生素C、维生素E，有利于提高工作效率，各种新鲜蔬菜和水果中其含量尤为丰富。由于现代女性工作繁忙，饮食中的维生素营养常被忽略，故不妨用一些维生素补充剂，来保证维生素的均衡水平。

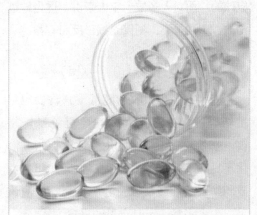

◎现代女性工作繁忙，不要忽略对维生素的摄取，可通过服用维生素补充剂来补充维生素。

④ 不要忽视氨基酸的供给

现代女性不少人是脑力劳动者，营养脑神经的氨基酸供给要充足。脑组织中的游离氨基酸含量以谷氨酸为最高，其次是牛磺酸，再就是天门冬氨酸。豆类、芝麻等含谷氨酸及天门冬氨酸较丰富，应适当多吃。

老年人春季饮食要合理

我国医学认为："百草回芽，百病发作"，就是说，春天容易旧病复发。春天由于温暖多风，适宜于细菌、病毒等微生物的繁殖和传播，因此，春天外感较多，对身体虚弱的老年人来说，更应引起重视，尤其是饮食方面一定要合理安排。

❶ 营养全面，不要偏食

对于身体很胖或者患有高血压、冠心病和动脉硬化的老年人，少吃些油荤完全是应该的。而对大多数老年人来讲，适当地进食肉、鱼和蛋类，不仅无损，反而有益。

❷ 食物便于消化，定时定量

老年人消化吸收功能低下，食物应尽量切碎煮烂。老年人尤其要避免暴饮暴食。暴饮暴食不但会发生急性胃扩张、消化不良，还可能诱发急性胰腺炎、胆囊炎或胆结石、胆绞痛以及心肌梗死等。应该采取少食多餐，定时定量的进食方式。

❸ "精"要适当，"粗"要适度

老年人常爱吃粗纤维少的和易于嚼细的食物。又由于受到"食不厌精"观念的影响，总认为吃得愈精细，营养愈丰富，愈容易消化。这样常常造成老年人便秘，故应适量吃一些含纤维素的食品。

❹ 合理饮水，酸碱平衡

老年人一般每天饮水量1500~2000毫升比较合适。但夜间睡前要少饮水，以免小便过多，影响睡眠。

另外，春季养生"当需食补"。但必须根据春天人体阳气逐渐生发的特点，选择平补、清补的饮食，以免适得其反。营养学家认为，中老年人有早衰现象者、患有各种慢性病而体形屡瘦者、腰酸眩晕、脸色萎黄、精神萎靡者，可采用平补饮食，以防病治病。具有这种作用的食物有：荞麦、薏仁等谷类，豆浆、赤豆等豆类，橘子、苹果等水果，可长期服用。

老年人如有阴虚内热者，可选用清补的方法。这类食物有：梨、莲藕、荠菜、百合等。此类食物食性偏凉，食后有清热消炎作用，有助于改善不良体质。病中或病后恢复期的老年人的进补，一般应以清淡、容易消化的食物为主，可选用大米粥、莲子粥、青菜泥、肉松等。

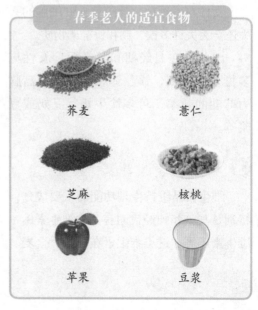

春季老人的适宜食物

荞麦	薏仁
芝麻	核桃
苹果	豆浆

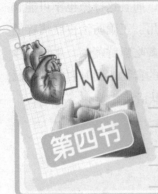

春季防病疗病养生

第四节

◎在疾病多发的春季，做好疾病的防治工作是非常重要的，而春季的防病疗病工作也是有章可循的。首先，我们要端正自己的态度，看重春季的疾病预防，所以我们要弄清楚春季易发那些旧病，提前做好预防工作。再者，我们在春季也要抓紧体检，确保自己的身体处在一种健康的状态。

冬去春来话保健，跳过疾患五陷阱

虽然春天给人的感觉是温暖的，但实际并非如此，为了抵御料峭的春寒，人们通常会采取一定的防御和保护措施，比如春天出门戴口罩，喝白酒御寒等，殊不知，这些单凭经验和感觉的做法经常会让你掉进养生的"陷阱"。

陷阱一：有的人认为，只要出门戴上口罩，就可以防止冷空气侵入呼吸道，从而预防感冒。

专家分析：鼻黏膜里有丰富的血管，血液循环旺盛，当冷空气经鼻腔吸入肺部时，一般已接近体温。人体的耐寒能力应通过锻炼来增强，若完全依赖戴口罩防冷，会使机体变得娇气，不能适应寒冷的天气，正邪相争于表，从而也会感冒。通过适度的体育锻炼可以提高人体的耐寒能力。

陷阱二：有的人因脸部被寒风吹得麻木，便用热水来洗脸，以迅速使面部恢复常温。

专家分析：冬天人的面部在冷空气刺激下，汗腺、毛细血管呈收缩状态，当遇上热水时会迅速扩张，这样容易使面部产生皱纹。建议用比体温稍低的温水洗脸，使气血运行慢慢恢复正常。

陷阱三：饮酒御寒。

专家分析：饮酒御寒，酒气上攻，浑身发热，这是酒精促使人体散发原有热能的结果。但发散太过，卫阳不足，容易导致酒后寒。

陷阱四：手脚冰凉用炉子烤。

专家分析：手脚冰凉时用炉子烤，通过热力的作用，能使局部气血流畅，腠理开疏，从而能达到活血祛风的作用。但是当手脚冰凉的时候马上用炉子烘烤，会造成血瘀。当经脉不流通、阳气不畅达时，就容易形成冻疮。所以，冰凉的手脚只能先轻轻揉搓，待皮肤表面变红时，再移到取暖器旁或放入热水中取暖，使其慢慢恢复到正常温度。

陷阱五：皮肤发痒，用手使劲抓或用热水烫。

专家分析：中医认为"热微则痒"，

痒是皮肤的自觉症状。冬天皮肤容易干燥和瘙痒，这是因为风邪克于肌表，引起皮肉间气血不和，郁而生微热所致，或者是由于血虚风燥阻于皮肤，内生虚热而发。浑身发痒时，用手使劲抓或用热水烫，不仅容易损伤皮肤，而且这样做也不可能起到根本的止痒作用。正确防治皮肤瘙痒的措施是多饮水，多吃新鲜蔬菜、水果，少吃酸辣等刺激性的食物，同时要经常用温水洗澡，保持皮肤清洁。

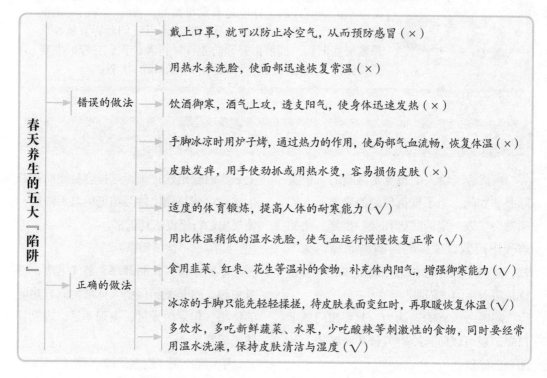

春天养生的五大「陷阱」

错误的做法
- 戴上口罩，就可以防止冷空气，从而预防感冒（×）
- 用热水来洗脸，使面部迅速恢复常温（×）
- 饮酒御寒，酒气上攻，透支阳气，使身体迅速发热（×）
- 手脚冰凉时用炉子烤，通过热力的作用，使局部气血流畅，恢复体温（×）
- 皮肤发痒，用手使劲抓或用热水烫，容易损伤皮肤（×）

正确的做法
- 适度的体育锻炼，提高人体的耐寒能力（√）
- 用比体温稍低的温水洗脸，使气血运行慢慢恢复正常（√）
- 食用韭菜、红枣、花生等温补的食物，补充体内阳气，增强御寒能力（√）
- 冰凉的手脚只能先轻轻揉搓，待皮肤表面变红时，再取暖恢复体温（√）
- 多饮水，多吃新鲜蔬菜、水果，少吃酸辣等刺激性的食物，同时要经常用温水洗澡，保持皮肤清洁与湿度（√）

春天发陈，小心旧病找上门

四季之中，气温、气压、气流、潮湿等气象要素最为变化无常的季节是春季。由于气象要素的多变，春天常引起许多疾病复发。最常见的如下。

1 冠心病

每年2~4月份是心肌梗死的一个发病高峰期。主要是天气变化无常、忽冷忽热、时风时雨，常使冠心病患者的病情加重或恶化。

2 风湿性心脏病

春天是"风湿性心脏病"复发率极高的季节。风湿性心脏病主要是由于风湿热反复发作侵犯心脏引起的。常因寒冷、潮湿、过度劳累以及上呼吸道感染后复发或加重。

❸ 关节炎

关节炎病人对气候的变化甚为敏感，尤其是早春，气温时高时低，时风时雨，关节炎患者症状明显加重。因此，患者应重视关节及脚部保暖。如果受寒，应及时用热水泡脚，增加关节的血液循环。

❹ 肾炎

春季是感冒的多发季节。而对肾炎患者来说，感冒不仅引起发热、流涕、鼻塞、咳嗽、咽痛等上呼吸道炎症，而且极

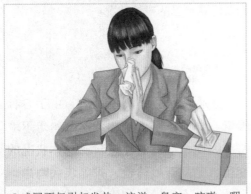

◎感冒不仅引起发热、流涕、鼻塞、咳嗽、咽痛，而且极易导致肾炎复发。

易导致肾炎复发。

❺ 精神病

精神病在3～4月份是发病的高峰，故民间素有"菜花黄，痴子忙"的说法，旧病也极易复发。因此，应特别注意预防，如保证充足的睡眠，遵医嘱正规治疗，发现有情绪异常者，应及时就医。

❻ 花粉症

每年春暖花开、艳阳高照时节，总有些人感到鼻、眼奇痒难忍，喷嚏连续不断，流涕、流泪不止。有的人还会出现头痛、胸闷、哮喘等症状，这是接触某种花粉后引起的过敏反应，又称"花粉症"。因此，在鲜花盛开、花粉飘飘的季节，有过敏体质的人应尽量少赏花，外出时要戴口罩、墨镜等，以减少接触花粉的机会。

❼ 哮喘病

哮喘病病人对气象要素的变化适应性差，抵抗力弱，极易引起复发或使病

春天易犯的疾病	冠心病	常因天气变化无常、忽冷忽热、时风时雨复发或加重
	风湿性心脏病	常因寒冷、潮湿、过度劳累以及上呼吸道感染后复发或加重
	关节炎病	常因寒冷、潮湿复发或加重
	肾炎	感冒不仅引起发热、流涕、鼻塞、咳嗽、咽痛等上呼吸道炎症，而且极易导致肾炎复发
	精神病	3～4月份是发病的高峰，应特别注意预防
	花粉症	春季百花齐放，易出现头痛、胸闷、哮喘等症状
	哮喘病	常因天气变化无常引起复发或使病情加重
	皮炎	多因花粉、尘埃、动物皮毛、阳光中的紫外线等引起

情加重。

⑧ 春季皮炎

春季皮炎是一种过敏性皮肤病，主要表现为脱屑、瘙痒、干疼等症状，有的表现为红斑丘疹和鳞屑等，还有些女性表现为雀斑增多或褐斑加重。因该症多发生在桃花盛开的季节，故也叫"桃花癣"。主要致病原有花粉、尘埃、动物皮毛、阳光中的紫外线等。因此，应尽量少晒太阳，不用劣质化妆品，多吃新鲜蔬菜，对易导致过敏的虾蟹等应禁食。

春季应该抓紧体检

体检是治疗疾病和保持健康的关键，很多疾病，如果等到有症状时才就诊，往往为时已晚。例如癌症，如果能在早期发现，手术切除后复发率很低。

年轻并不是忽视体检的理由。随着生活方式改变和生活节奏加快，一些疾病或危险因素在悄无声息地走近年轻人。比如，医院门诊中，高血压患者正在年轻化，心脑血管病发病年龄在降低，恶性肿瘤也不只是老年人专利。资料显示，原来癌症高发期是50至60岁，现在下降到30至40岁，男性肺癌、女性乳腺癌、子宫肌瘤发病年龄也呈下降趋势。

在经济条件允许的情况下，定期进行体检是非常有益的。有三大类人群一定要密切注意自己的身体状况。

① 中老年人和九大类慢性病患者

普通人到了36周岁以后，由于各种因素，体质下降，身体状况开始走下坡路，因此，要及时注意自己身体状况的变化，定期开展体检，排除疾病隐患。另外，九大类慢性病患者也需要经常体检，防止病情恶化。这九大类慢性病包括：结核病、晚期癌症、高血压病三期、卒中后遗症、冠心病、重症糖尿病、慢性肾功能衰竭、肾移植术抗排、慢性病毒性肝炎。

② 经常待在办公室的人群

办公室人群一般工作压力较大，且长期不运动，饮食结构普遍不合理，高脂血、高血压、腰椎间盘突出、失眠等亚健康状态比较常见。因此，也需要定期体检。

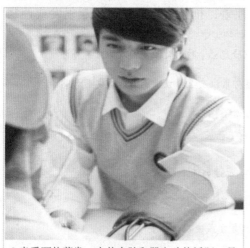

◎春季万物萌发，人体内脏和器官功能活跃，是体检的最佳时节。

❸ 特殊行业、特殊工种人群

一些人群工作环境比较特殊，经常接触高分贝噪声、粉尘、有毒物质等，这类人群需要定期体检，及早发现工作环境给身体带来的危害。

体检注意事项

→ 体检前三天常规休息和进食，饮食适宜清淡，禁止饮酒、服药（慢性病需长期服药者除外）

→ 做采血和B超检查需空腹进行，如需做前列腺、子宫、附件B超检查，当天起床后尽量不解小便或抽血后喝白开水使膀胱充盈，以便检查

→ 怀孕以及可能受孕者最好不要做放射线检查和宫颈涂片检查

→ 妇科检查仅限于已婚或者有性生活者，妇科体检请避开月经期

→ 体检当日应避免穿戴有金属饰品及印花的衣物（包括连衣裙和连裤袜）

→ 检查完毕后仍需认真对待，及时了解检查结果，对发现的问题应咨询医生并进行解决

春季储存药品防霉变

　　春季进入谷雨后，阴雨绵绵。在潮湿的季节里，家中贮存的药品很容易受潮变质。从药品的制剂特性看，下列几种药品要特别注意防霉变。

　　（1）冲剂及颗粒剂。这一类型药品是将细粉或提取物添加糖粉等辅料制成干燥颗粒状的内服药，如板蓝根冲剂、感冒退热冲剂、养胃冲剂等。此类药物在潮湿环境中极易潮湿霉变。

　　（2）散剂。散剂是一种或多种药物混杂制成粉末状剂型，如冰硼散、锡类散、西瓜霜等。由于散剂的表面积比一般药物大，很容易吸潮。受潮后会变色、结快，降低了药物的疗效，所以应加强防潮措施。

　　（3）泡腾片剂。泡腾片在临用前放置于适量水中会迅速崩解溶化，如维生素C泡腾片。这种剂型容易受潮变质，要维持干燥。

　　（4）糖衣片。有些药片常用蔗糖包裹便于吞服。糖衣片受潮后出现龟裂、色斑和相互黏着，这样的糖衣片不能再服用。

　　因此，药品到了谷雨季节应放在加盖的玻璃瓶内保存，贵重的药品在瓶内放置干燥剂，切不可把药品随便放在潮湿不通风的地方。

防病根本还需提高免疫力

大家都知道春季是多种疾病的高发季节，为什么呢？在寒冷的冬季，空气干燥、日照时间短、气压高、寒冷的刺激等使人体功能适应性收缩及调整，以减少热量消耗，人体处于一个闭藏状态。那么到了春季，日照时间长（列四季之首），气温飙升，春暖花开，万物复苏。人体的生理功能及新陈代谢的速度加快，生物钟节律比冬季大大加快，人体的生理功能表现为：春季亢进型。早春二月，春寒乍暖，气候处于冬春之交，时而出现冬令气候的特点，时而出现春日气候风光，冷暖气流交错活动频繁，反复多变。人体的生理功能一会儿表现为冬季收缩型，一会儿又表现为春季亢进型，需反复调整，与时俱进。一旦调整不及时，就极易患病。

① 免疫系统是最好的"医生"

在同一片蓝天下，同样经受早春气候反复无常的变化，为什么有的人生病，有的人不生病？那是因为人体免疫系统的强弱不同。人体与生俱来就拥有一个世界上最好的医生——免疫系统。健康人的免疫系统均衡运作，能够恰如其分地抵抗病原体感染，治疗伤口、杀死癌细胞。

② 不良生活方式危害免疫系统

让我们看看谁会破坏免疫系统：首先是我们周围环境的污染，这些有害的物质使人体产生损害健康细胞的自由基，自由基会破坏我们的免疫系统。吸烟、过量饮酒等不良嗜好会消耗体内大量的B族维生素族、维生素C（1支香烟燃烧产生3万亿个自由基、消耗25毫克维生素C）使身体的免疫力下降。生活不规律，不能保证充足的睡眠，也会使身体的免疫系统受到伤害。另外还有不适度的体育锻炼，运动过量产生的自由基对人体有杀伤作用，自然免疫系统会受到伤害。正确的体育锻炼应该是3~4次/周，20~40分钟/次的有氧运动。压力、精神抑郁、长期焦虑会削弱免疫系统抵抗疾病的能力。

③ 如何让免疫系统发挥作用

那么，如何让我们的免疫系统积极、有力地发挥作用呢？最关键的因素就是：均衡的营养。营养、免疫、疾病是三角的关系，均衡的营养会使你的免疫系统充满活力，能够最大限度地保护

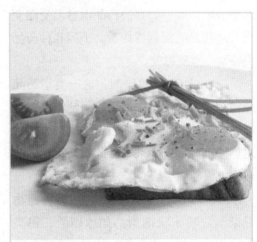

◎均衡膳食可为身体提供充足的营养，使免疫系统充满活力，保护机体不被入侵者杀伤。

机体不被入侵者杀伤。均衡的营养首先要做到每日营养素摄取的量和种类。每日摄取营养素种类应在40种以上。那么数量应该是多少呢？根据中国营养学会

推荐：食盐少于6克；油脂少于25克；奶类200克；豆类50克；禽蛋鱼肉150~200克；蔬菜400~500克；水果100~200克；五谷根茎类300~500克。

教你三招，预防春天"风温病"

中医所言"风温病"，多指流行性感冒、大叶性肺炎、流脑等疾病。因为此时是由寒转暖，温热毒即开始活动。如果平时身体虚弱，就会因受风热外邪而发生风温病（如流感等）。预防"风温病"的主要环节是增强"正气"，提高机体防御外邪的能力。下面介绍春季防感冒三招。

① 按摩指压法

将两手的中指和食指并拢，用指腹从两侧鼻翼起点轻轻擦至鼻根处，每次上下摩擦20次，感到温热为止。而后用拇指按压鼻下人中沟，点按30次，可促进鼻唇部的血液循环，鼻子不通气时用此法很有效。

② 冷水洗鼻法

用双手捧起干净冷水，对准鼻孔轻轻吸气，水入鼻孔后随即擤出，如此反复10余次，每天早晚各一次，可增强鼻腔耐寒抵抗力。

③ 牙刷消毒法

人们天天刷牙，牙刷毛常处于潮湿状态，其空隙正好是病毒生长的温床。空气中的病毒一旦落在牙刷上，会很快生长繁殖，人使用时也就容易患感冒。为防止由牙刷引起的感冒，应定期用开水浸烫消毒，并适时换用新牙刷。

按摩、中药各有招，与乙肝说再见

乙肝的临床表现主要有乏力、食欲减退、恶心、呕吐、腹泻及腹胀，部分病例有发热、黄疸，约有半数患者隐匿，在检查中才会发现。

乙型病毒性肝炎主要通过血液、性接触、密切接触等途径传播，所以乙肝发病常常具有家族性。但并不是每个感染病毒的人都会成为乙肝患者，这与患者感染的

病毒数量、毒力和感染方式等因素有着密切的关系，每个人的身体素质、免疫反应状态，也在乙肝病情和病程的转归上起着重要的作用。

① 通过按摩治疗乙肝

我们可以通过按摩防治乙型病毒性肝炎，以对治疗起到很好的辅助性作用。

（1）先按压肝俞穴，按压的时候采取坐姿，选择带有直、硬靠背的椅子，一般以大拇指按压同侧经穴，以小幅度旋转方式压揉，同时将身体向后靠，利用椅背帮助手臂加压按摩穴位，也可以用双手拇指按压穴位，同时身体后仰加压。肝俞穴位于背部第九胸椎棘突下方，距离脊柱二指宽度（食指和中指）的外侧。

（2）接着按压三阴交穴，按压的时候，最好采取盘坐姿，竖立单脚膝盖，使用对侧食指按压穴道。三阴交在小腿胫骨的内侧，距离内踝四指宽度的上方位置。

（3）最后按压足三里，按压时采取盘坐姿，竖立单脚膝盖，使用拇指和其他手指夹住脚，以拇指指腹按压穴道。足三里在外膝眼下四横指，小腿胫骨外侧约一横指处。

❷ 通过中药治疗乙肝

对于慢性乙肝的中药治疗，中医多遵循"湿温""瘟疫"等温病的传变规律辨证论治。颜德馨教授则指出，如果本病从气分论治，投以疏肝、清气、祛湿、解毒等法，虽然可能也有效果，但疗程长，见效慢，且病情极易反复。他经过多年的临床实践，悟出了采用清营泄热法治疗慢性乙型肝炎的思路，并自拟犀泽汤，取得非常好的疗效。其方如下：

组成：广犀角（锉末吞服）3克，泽兰15克，苍术9克，四川金钱草30克，土茯苓30克，平地木30克，败酱草15克。

用法：水煎服。

加减：湿热胶结，气、营分同病，见脘、腹、胁肋胀痛，恶心呕吐，可加沉香曲、川楝子、大腹皮、枳实、广木香、姜半夏、陈皮等辛开之品；血络瘀滞较甚而出现右胁刺痛，牙龈出血，舌质紫气，宜加丹参、桃仁、郁金、红花、赤芍、延胡索、三棱、莪术等通络之药；湿甚于热，以神疲肢重，不思饮食，小便混浊，大便溏而不畅为主者，配以藿香、佩兰、猪苓、茯苓、生苡仁、泽泻、木通等化湿利

乙肝病人的饮食注意事项	
	宜多进食新鲜蔬菜，如青菜、芹菜、菠菜、黄瓜、西红柿等；多吃水果，如苹果、生梨、香蕉、葡萄、柑橘等
	乙肝病人一旦病情好转，即应增加蛋白质的摄入，以利于肝细胞的再生和修复，但一定要注意逐步加量，不可急于求成。这类食物有牛奶、鸡蛋、鱼、精瘦肉、豆制品等
	乙肝病人体内往往缺乏锌、锰、硒等微量元素，部分病人还缺乏钙、磷、铁等矿物质。因此，宜补充含微量元素和矿物质的食物，如海藻、牡蛎、香菇、芝麻、大枣、杞子等
	乙肝患者不宜多食罐头食品、油炸及油煎食物、甜食、腌制食物等，尤其要少食方便面、香肠、味精、瓜子、松花蛋等食物
	乙肝病人饮茶有益于身心健康，但应注意适时、适量，在饭前1小时宜暂停饮茶，以免冲淡胃酸；不要在睡前和空腹时饮茶；茶水不宜太浓；一天茶水总量不要超过1000～1500毫升；幼儿患者不宜饮茶；服用补品、滋补药期间应避免饮茶，也不宜用茶水服药

水之类；热甚于湿，以发热不退，心烦易怒，目赤口苦，齿龈出血鲜红，大便干结为主者，加入银花、黑山栀、夏枯草、蒲公英、连翘等辛凉泄热之类；热毒甚者则选用白花蛇舌草、龙葵、蜀羊泉、蛇石打穿、半枝莲、七叶一枝花（重楼）等清热解毒之类。

功效：清营泄热，祛湿解毒，开郁通络。

颜老指出，有部分慢性乙肝患者经用犀泽汤治疗，病情好转，乙型肝炎表面抗原转阴，但停药后旋即病情反复，这是因为病情初愈，湿热还没有清尽，骤然停药会导致病毒死灰复燃，故应在疾病初愈后继续用药1～2月，或以犀泽汤化裁，改制成丸剂服用，以巩固疗效。

出外"踏青"，小心花粉过敏症

每到春暖花开时节，人们都喜欢到郊外踏青，但是这个时候，有一些人会出现一些不适，如打喷嚏、头痛、流眼泪、胸闷、哮喘等，这是一种过敏体质常见的症状——花粉症，也叫花粉过敏。

花粉性哮喘与吸入外界的某些变应原（包括各种风媒花粉、尘埃、螨类）有关，特点是发病有明显的季节性，尤以春季多见。如果不加以正确有效地避免和预防，轻者可导致哮喘病的复发，重者可危及生命。

对于花粉性哮喘，大家要给予足够的重视，去医院接受正规治疗，以防延误治疗时机。

虽然春季皮炎产生的原因很多，但最主要的是花粉过敏。春季，许多植物开花后，花粉弥漫在空气中，黏附在人体上，与皮肤接触后会产生变态反应。

易在春季发生过敏的人，一定要注意皮肤保护，以减少过敏性皮炎的产生，特别是因花粉引起过敏者，应尽量减少外出，更不要到树木花草多的公园或野外；

遇干热或大风天气，可关闭门窗，必须开窗时应关纱窗，以阻挡或减少花粉进入；外出要尽量避免风吹日晒，防止紫外线的过度照射，以防破坏皮肤的脂质保护层。产生过敏现象后，千万不要依赖激素类药物治疗，以免形成激素依赖性皮炎，造成更大的痛苦。

春季产生的过敏症状特别严重者应该在医生指导下进行药物治疗，也可自配一些简单易行的抗过敏敷剂，如将剥了皮的香蕉与阿司咪唑捣烂后混合搅匀，在面部做半小时的面膜，就可达到抗过敏的效果。

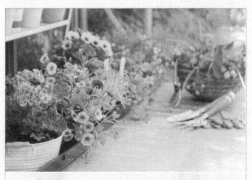

◎春季百花齐放，易引发头痛、哮喘等花粉过敏症状，对花粉过敏者应减少接触花朵的机会。

春季运动保健养生

◎春天是万木争荣的季节，人亦应随春生之势而动。冬天由于人们活动量小，无论身体或心理都处于低潮，到了春季就应该通过体育运动锻炼，慢慢使身体和精神达到良好的状态。但春练不要选择高强度的剧烈运动，以免由于过度活动和损耗，对人体养阳和生长产生不利影响。

室内进行的春季健身项目

春节是传染病高发的季节，再加上天气忽冷忽热，有时出外运动并不是最佳的选择，这时，我们就可以选择一些适宜的室内运动。让你躲在家里就能保持健美的身材，强健的体魄。

① 呼啦圈

春季在家，闲着也是闲着，不如打开电视，拿起呼啦圈。呼啦圈属于消耗热量较少的有氧运动，它有一些重量，转动时对身体有较好的按摩效果，可以让腰腹部的脂肪在运动和按摩的双重作用下一点点燃烧。

② 热舞

一个人在家，闲着无聊，那就打开CD，尽情随着音乐扭动身体，在热舞的中尽情享受挥汗的乐趣。

③ 室内瘦腿操

平躺在健身垫上，双腿在空中做蹬自行车动作，一次15分钟，共做三组，坚持7天你将看到瘦腿的效果。

④ 健身球

健身球是种很有乐趣的瘦身工具，在减肥的过程中能训练人的身体协调平衡能

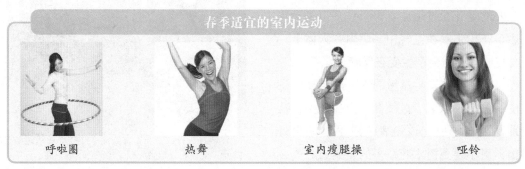

春季适宜的室内运动

| 呼啦圈 | 热舞 | 室内瘦腿操 | 哑铃 |

力。如果你不知道怎么玩的话，也可以去买书，或者下载教程去学习。

⑤ 哑铃

哑铃可以起到瘦手臂的效果，要注意的是，在哑铃的选择上，要选择适合自己的重量，太轻没有作用，太重不但不能减肥还会长肌肉。选择那种曲臂举起，能感到用力，但不费力的最为适宜。

"走为百练之祖"，春季早晚散散步

春天，万物复生，室外的空气越来越清新。春季早晚去散散步，有益身体健康。你可别小瞧散步，走路不仅是人体的基本活动形式，它也是一种锻炼身体、延年益寿的最佳途径。俗话说"走为百练之祖"，步行的优点是任何人在任何时间、地点都可以进行，而且动作缓慢、柔和，不易受伤，因此，特别适合年老体弱、身体肥胖和患有慢性病的人康复锻炼。步行是一种有益健康的便捷而有效的运动方式，无须器械、服饰，你可以在每天上下班、购物、逛公园时，只要是路不太远，凡是可以行走的地方都应选择步行。步行看似简单，其实蕴藏着许多你意想不到的健身效果。坚持步行能帮助你把"坐"掉的健康"走"回来。

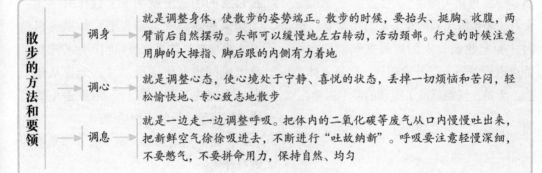

		就是调整身体，使散步的姿势端正。散步的时候，要抬头、挺胸、收腹，两臂前后自然摆动。头部可以缓慢地左右转动，活动颈部。行走的时候注意用脚的大拇指、脚后跟的内侧有力着地
散步的方法和要领	调身	
	调心	就是调整心态，使心境处于宁静、喜悦的状态，丢掉一切烦恼和苦闷，轻松愉快地、专心致志地散步
	调息	就是一边走一边调整呼吸。把体内的二氧化碳等废气从口内慢慢吐出来，把新鲜空气徐徐吸进去，不断进行"吐故纳新"。呼吸要注意轻慢深细，不要憋气，不要拼命用力，保持自然、均匀

不同人群宜选择不同的散步方法

人群	适宜的散步方法
体弱者	甩开胳膊大步跨。体弱者要达到锻炼的目的，每小时走5000米以上最好，走得太慢则达不到强身健体的目的。时间最好选在清晨和饭后，每日2~3次，每次半小时以上
肥胖者	长距离疾步走。肥胖者宜长距离行走，每日2次，每次1小时
失眠者	晚上睡前散步，缓行半小时，可收到较好的镇静效果

（接上页）

高血压患者	脚掌着地挺起胸。高血压患者散步，步速以中速为宜，行走时上身要挺直，否则会压迫胸部，影响心脏功能，走路时要充分利用足弓的缓冲作用，要前脚掌着地，不要后脚跟先落地，否则会使大脑不停地振动，容易引起一过性头晕
冠心病患者	缓步慢行。冠心病患者散步步速不要过快，以免诱发心绞痛。应在餐后1小时后再缓慢行走，每日2～3次，每次半小时
糖尿病患者	摆臂甩腿挺起胸。糖尿病患者行走时步伐尽量加大，挺胸摆臂，用力甩腿。最好在餐后进行，以避免餐后血糖升高，每次行走半小时或1小时为宜

慢跑，春天健康的零存整取

几场春雨过后，大自然到处是春意盎然。中医典籍《内经》中提到，春天的三个月，是推陈出新的季节，万物俱荣。此时，专家建议，人们应根据气候和身体特点进行锻炼，以升发阳气，恢复人体功能。于是，慢跑就成了绝佳的养生运动。

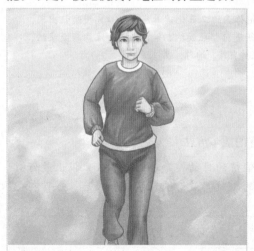

◎慢跑可升发阳气，恢复人体功能，是春季绝佳的养生运动。

你可能有所不知，早在两千多年前，古希腊的山岩上就刻下了这样的字句："如果您想强壮，跑步吧！如果您想健美，跑步吧！如果您想聪明，跑步吧！"我国民间也有俗话说："人老先从腿上老，人衰先从腿上衰。"跑步是见效最快、锻炼最全面的一种运动。

从科学角度来看，跑步有非常重要的健身作用。

❶ 增强心肺功能

跑步对于心血管系统和呼吸系统有很大的影响。青少年坚持跑步锻炼，可发展速度、耐力，促进心肺的正常生长发育。中老年人坚持慢跑，就是坚持有氧代谢的身体锻炼，可保证对心脏的血液、营养物质和氧的充分供给，使心脏的功能得以保持和提高。

❷ 促进新陈代谢，有助于控制体重

跑步锻炼既促进新陈代谢，又消耗大量能量，减少脂肪存积。对于那些消化吸收功能较差而体重不足的体弱者，适量的跑步就能活跃新陈代谢功能，改善消化吸收，增进食欲，起到适当增加体重的作用。可见，跑步是控制体重、防止超重和治疗肥胖的极好方法。

❸ 增强神经系统的功能

跑步对增强神经系统的功能有良好的作用，能够消除脑力劳动的疲劳，预防神经衰弱。跑步不仅在健身强心方面有着明显的作用，而且对于调整人体内部的平衡、调剂情绪、振作精神也有着极好的作用。

不仅如此，跑步作为一项实用技能，运用它锻炼身体，对正在成长的青少年来讲，是发展速度、耐力、协调等运动素质，促进运动器官和内脏器官功能的发展，增强体质的有效手段。

可见，在这个春意盎然的时节，没事出去慢跑两圈，对我们的身心大有裨益。

出外放放风筝，尽享春日之乐

春天放风筝是我国传统的民间娱乐活动，同时也是一项很好的健身运动。人们趁草长莺飞的大好时节，如果能忙里偷闲，到空气新鲜、负离子含量高于城市数十倍的郊外放放风筝，沐浴在融融的春光中，呼吸着郊野的新鲜空气，对身心健康和慢性疾病的康复，都是十分有益的。

在放飞风筝时，由于要不停地跑动，在急缓相间、有张有弛中，手、眼、身、法、步要紧密配合。古人在《续博物志》中说："春日放鸢，引线而上，令小儿张口而视，清眼明目，可泄内热。"这是由于在放风筝时，眼睛要一直盯着高空的风筝，远眺作用可以调节眼肌功能，消除眼部疲劳，从而达到保护视力的目的。

一只大风筝升入云霄后的拉力相当大，需要拿出全身的力量才能驾驭。由此可增进臂力，强健腰背肌群和足部关节，对提高反应能力大有益处。

春天放风筝也是一项有益人体健康的体育活动。寒冬，人们久居室内，气血郁积，春季到室外放风筝，可以呼吸到负离

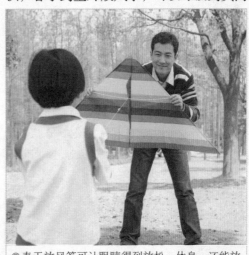

◎春天放风筝可让眼睛得到放松、休息，还能放松身心。

子含量高的新鲜空气，清醒头脑，促进新陈代谢。在放风筝时，或缓步，或迅跑，缓急相间，张弛有变，可活动周身关节，促进血液循环，是一项很好的全身运动。放风筝时昂首翘望，极目远视，能调节眼部肌肉和神经，消除眼的疲劳，防治近视眼，达到保护视力的目的，对防治颈椎病也十分有利。不过，在这里提醒你的是，放风筝时一定要注意安全，应选择没有车辆、高压线和平坦的地区，以防外伤和交通事故。在阳光明媚、空气清新的春日里，让我们与风筝结伴而行，投身大自然怀抱，尽情享受春日乐趣。

找个玩伴，春天一起来打羽毛球

每当春暖花开的时候，我们总能看到许多单位及团体举行羽毛球比赛。也有不少市民，都趁着大好的春光，选择羽毛球运动来活动活动一下腿脚。

其实，羽毛球是一种易学、有效的健身方法，从养生角度讲，是一项能够让人眼明手快，并使全身得到锻炼的体育项目。尤其适合在春季进行。

现代羽毛球运动于1870年起源于英国，后来盛行于西欧及美洲。一开始它是一项贵族运动，但随着后来的逐渐普及，到今天已成为一项大众喜爱的体育项目。

长期练习羽毛球的人都会有这种感受：通过经常观察对手挥拍情况和高速飞行中的球，使人能像武林高手一样，在对手击球的一瞬间便看清楚球拍翻转变化的微小动作。其实，让人练得"眼明手快"的原因很简单：因为运动中的羽毛球速度很快（据统计，一名优秀运动员的击球速度能达到每小时350千米），这就要求对方球员的眼睛紧紧追寻高速飞行的球体，眼部睫状肌不断收缩和放松，大大促进了眼球组织的血液供应，从而改善了睫状肌功能，长期锻炼就能提高人的视觉灵敏度和眼睛的反应能力。对于普通爱好者，尤其是中老年人和过度使用眼睛的人来说，如果能坚持练习，视觉敏感度将会明显提高。

另外，运动中锻炼者需要运用手腕和手臂的力量握拍和挥拍，还要充分活动踝关节、膝关节、髋关节等部位，做出滑步、踮步和弓箭步等各种步态，所以对于全身肌肉和关节的锻炼也是很充分的。在捡球、接球的过程中，不断弯腰、抬头等

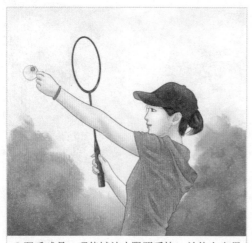

◎羽毛球是一项能够让人眼明手快，并使全身得到锻炼的体育项目，适合在春季进行。

动作，使腰部、腹部的肌肉也能得到充分锻炼。

美国大学运动医学会（ACSM）提出，要达到全身减肥的目的，每天应该做30分钟以上，每分钟心率为120～160次的中低强度有氧代谢运动。对于普通羽毛球爱好者来说，这恰恰相当于一场低强度单打比赛的运动量。

所以，春季坚持进行羽毛球锻炼，除了能使心血管系统和呼吸系统功能得到加强外，减肥功效也是很显著的。既然如此，在春天来临之际，那赶快给自己找个打羽毛球的玩伴吧！

三月旅游去休闲，缓解紧张生活

现在许多人在闲暇时都喜欢出外游玩，游览祖国的大好河山，但是大多数人都以为旅游只是玩玩、散散心而已。其实，从医学角度来讲，旅游有利于身心健康，而旅游也是自古以来人们所崇尚的养生之道，历代养生家都提倡远足郊游。

旅游能使你在紧张工作时的压抑或压力释放出来，没有压力和压抑也就是调节了你的新陈代谢，恢复了你机体正常的功能，这有利于健康，有利于长寿。

在远足跋山涉水之中，同时也活动了身体筋骨关节，锻炼了我们的体魄，使气血流通，利关节而养筋骨，畅神志而益五脏。对于年老体弱者，应只求慢步消遣，不必求快求远。对体胖者，旅行是减肥的好方法。

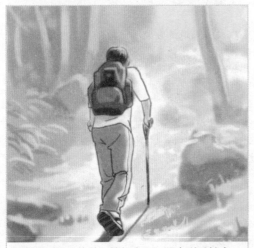

◎旅游可活动筋骨，放松身心，既有利于健康，也有利于长寿。

另外，不同气质类型的人应选择适当的旅游区，这与心理健康有一定关系。一般来讲，多血质者应去名山大川，直抒胸臆；胆汁质者宜游亭台楼树，静静心境；抑郁质和黏液质者以参观今古奇观和起落较大的险景胜地为宜，有助于改变抑郁情绪。

我们都知道，旅游的目的是达到放松和健身的效果。那么，在出发之前和旅游过程中做好充分的准备，能够让你玩得更开心。

首先，在出发前要对目的地有比较全面的了解。这样不仅节省时间，游览更多的景点，而且可以避免很多麻烦。行程的安排尽量具体，并考虑交通工具与当地气候等因素。

其次，衣着宜轻便、宽松、舒适。不宜穿化纤类的内衣裤；夏天旅游要戴浅色的遮阳帽；根据旅游地点和季节要适当带些保暖的衣服，即使在夏天，如果准备登高看日出，也要预备保暖的衣服；准备轻便的雨衣或折叠伞。

最后，保证饮食卫生。准备饼干、面包、巧克力糖果等以防途中饥饿；尽量不在卫生条件差的饭店吃东西；最好不要饮酒；如果出汗多应多喝些淡盐水，一次饮水不超过300毫升为宜。

当然，住宿还要安全、卫生、方便、舒适。住下后及时洗澡，更换内衣，用热水泡足有利于消除疲劳。

春季运动的好处多

春天，人们根据自己的身体情况进行各项锻炼，既可补充冬季寒冷之气所消耗的阳气，又能供奉将要来临的夏暑炎热之气消耗的阴津。

春季的日出之后、日落之时是散步的大好时光，散步地点以选择河边湖旁、公园之中、林荫道或乡村小路为好，因为这些地方空气中负离子含量较高，空气清新。散步时衣服要宽松舒适，鞋要轻便，以软底为好。散步时可配合擦双手、揉摩胸腹、捶打腰背、拍打全身等动作，以利于疏通气血，生发阳气。

另外，通过跳绳、健美操、拉丁舞、乒乓球、羽毛球等有氧运动，可调节心肺功能，增加肺活量，同时起到增强骨骼柔韧性、减少脂肪的功效。与此同时，通过一些器械操作等无氧运动，可以有针对性地锻炼身体局部部位，同时还可以塑造完美体形，增强美感，增强自信心。

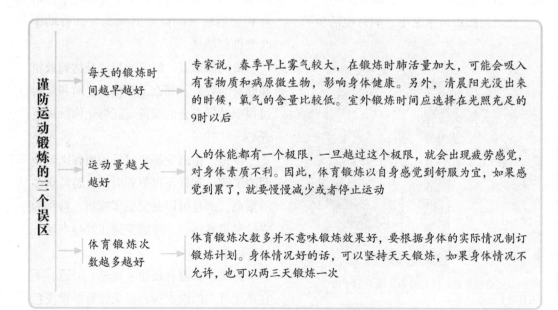

谨防运动锻炼的三个误区	每天的锻炼时间越早越好	专家说，春季早上雾气较大，在锻炼时肺活量加大，可能会吸入有害物质和病原微生物，影响身体健康。另外，清晨阳光没出来的时候，氧气的含量比较低。室外锻炼时间应选择在光照充足的9时以后
	运动量越大越好	人的体能都有一个极限，一旦越过这个极限，就会出现疲劳感觉，对身体素质不利。因此，体育锻炼以自身感觉到舒服为宜，如果感觉到累了，就要慢慢减少或者停止运动
	体育锻炼次数越多越好	体育锻炼次数多并不意味锻炼效果好，要根据身体的实际情况制订锻炼计划。身体情况好的话，可以坚持天天锻炼，如果身体情况不允许，也可以两三天锻炼一次

春季运动需要大量补水

水是生命之源，运动需要补水，春季独特的气候特点使得春季运动需要补充大量的水。

运动时的正确补充水分除了可补充身体流失的水分外，更可促进新陈代谢。如何于运动前、中、后补充水分，以下提供给大家做参考。

1 运动前

运动前半小时可先补充300~500毫升冷水，以备运动时所需水分，避免运动时缺水，并可延长运动时间。

2 运动中

每隔10分钟可补充100~200毫升冷水。人往往有"延迟口渴"的现象，提醒你别等到口渴了才喝水！若等到口渴才喝水表示体内已有失水现象。

3 运动后

（1）运动后应持续每15分钟喝水100~200毫升一直到尿液由黄色变白、透明为止。

（2）失水（全身流汗）达2千克以上须补充盐水。这是因为汗液中主要的电解质是钠离子和氯离子，还有少量的钾和钙。长时间运动，钠离子和氯离子的流失身体就无法适时地调节体液与温度等生理变化，这时如果只补充水分恐怕不足以应付电解质的流失，一旦严重缺水，就会感到全身酸软无力，甚至恶心呕吐。此时可以在水中加上小半匙的盐，以补充流汗流失的身体内的盐分。如果一味喝太多的白开水，还可能会稀释血液中的电解质，导致低血钠症。

补充盐水时要注意浓度不可过高，每1000毫升水中，盐分不要超过3克。盐分过高反而会加速脱水现象，而使体温升高（高于正常体温），导致疲劳提早发生，或延长疲劳的时间。

（3）若补充糖水，每1000毫升水中糖分不可超过25克，浓度太高将刺激胰岛素分泌，反而造成血糖降低。

（4）大量流汗后应饮用温水。很多人习惯在大汗淋漓之时灌一肚子的冰水，在激烈运动后喝冰水，容易刺激呼吸及消化系统，影响身体扩张；而过热的水，则容易灼伤口腔、食道，同时会造成胃部吸收减缓。

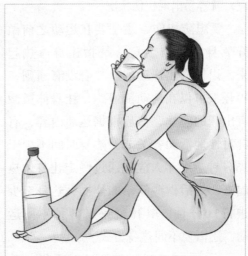

◎水是生命之源，运动前、中、后都需要注意补充水分。

（5）可适量饮用运动饮料，或食用水分含量高的水果来补充水分。目前市售的运动饮料含葡萄糖、电解质及水分，可以作为饮水的替代品，但不宜饮用过多，更不能以此来替代白开水。水分含量高的水果，如西瓜、水梨等也是良好的水分补充辅助来源之一。

春天运动需防扭伤

春天的气息越来越浓了，蛰伏了一冬的人们纷纷加入户外运动的行列中。但是，人们在春天运动的同时，也有不少人同时忽略了运动中的扭伤，春天运动，一定谨防扭伤。

关节是靠肌肉和韧带来保护的。冬天气温低，肌肉、韧带的柔韧性较差，对关节的保护力度减弱，所以运动中只要磕着、碰着一点儿，就会造成损伤，尤以关节扭伤为主。然而到了春天，随着温度的升高，肌肉弹性增加，不太容易扭伤，但人们往往运动热情过于高涨，会忽视了运动前的热身，肌肉缺乏对运动姿势的适应，就容易出现扭伤状况。

要想防扭伤，还是要在运动之前做好热身。所谓热身，是指让身体热起来，以微微出汗为准。热身没有通则，年轻人可以在运动前慢跑，让身体微微有出汗的感觉，然后根据运动内容，有针对性地活动各关节，热身时间不少于15分钟。老年人应先通过慢走让身体热起来，然后做些简单的体操，热身至少进行10分钟。具体说来，各种不同运动，还需要不同热身方式。

（1）打篮球前需要针对手指、手腕、膝盖、脚踝等部位热身，具体方法是双手互压手指韧带，向四个方向转动手腕，前后跨步压腿以及蹲起。

（2）打羽毛球前应注重肩、背肌肉的热身，压肩、拉背等方式最适宜。

（3）打乒乓球要针对手腕、肱二头肌和肱三头肌进行热身。一般来说，手腕、脚腕的绕环和拉抻运动最适宜。

（4）打网球要针对小臂和腰部进行热身，拉抻和绕环的动作最科学。

（5）跑步、走路健身需要格外加强双腿热身，如脚踝绕环、下蹲抻拉等。

如果不小心在运动中扭伤了身体，一定要及早处理，否则骨折、脱臼、扭伤等都会在机体里留下"记忆"，随时可能复发。

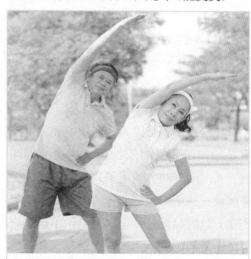

◎春季运动，要做好运动前的热身，以防扭伤。

春季风邪对人体的伤害

　　春季健身时以做到不出汗或微出汗为佳。若运动量过大，则会使津液消耗过多，损伤阳气；还会因出汗过多，毛孔开泄，易受风邪；风邪侵入人体，会阻塞毛孔，在身体上下窜行，导致人体经脉不通，使人发冷或发热。

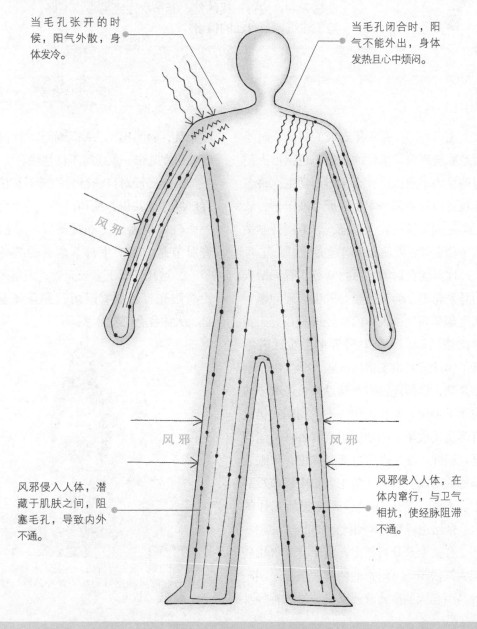

当毛孔张开的时候，阳气外散，身体发冷。

当毛孔闭合时，阳气不能外出，身体发热且心中烦闷。

风邪

风邪

风邪

风邪侵入人体，潜藏于肌肤之间，阻塞毛孔，导致内外不通。

风邪侵入人体，在体内窜行，与卫气相抗，使经脉阻滞不通。

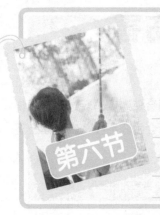

春季情志调养

第六节

◎春季是应该关注心情的季节，情绪性疾病是春季的常见疾病，因此在春季，进行情志调养非常重要。在春季的情绪性疾病中，我们首要警惕的是抑郁症，除此之外还要当心隐匿性精神病。值得一提的是，春季女性更易心情不好，女性一定要注重调节自己的情绪。

春天来了，要警惕"心病"高发

还记得吗？在每年春天的时候，时不时地就会有跳楼事件的报道，包括被人们普遍认为不应该有什么负担的学生。许多学校曾经针对部分学生开展心理干预，认为学生因为抗压能力不强，春节刚开学情绪不稳定等原因使心理问题突显。

你可能会费解，万物复苏，春天给人的总是希望，为何还容易发生心理问题？从生理学角度，人体内神经细胞在春天相对比较活跃，大脑对外界刺激也比较敏感，因此容易出现情绪问题。学生由于刚刚开学，情绪还没有调整过来；还有一些去年下半年开始找工作，不少到现在仍没有落实接收单位的学生也会有各种情绪问题。因此，学生群体主要是焦虑、失眠、抑郁的问题。同时，务工人员中因节后辞工、跳槽、裁员还没找到理想新工作的人，情绪也容易出现困扰。

有关专家分析指出，由于春季气压较低、气候干燥，时常的阴雨、灰霾、阴暗容易引起大脑激素分泌紊乱，导致神经功能紊乱，容易出现失眠等症状。同时，也容易引发紧张、焦虑等不良情绪。

阴郁气候对自杀行为的诱导在精神学界已经达成共识。换句话说，这是自杀的一个气候诱因。"春暖花开"之前的早春时节是容易产生自杀念头的"高发季节"，这几日属于多云天气，天空阴暗，没有阳光，还偶有阴雨，并且气压非常低，人往往会感觉非常闷。

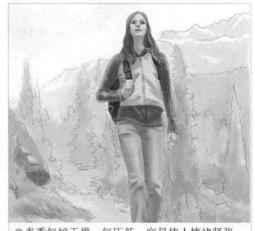

◎春季气候干燥、气压低，容易使人情绪紧张、焦虑，此时可到空气新鲜的野外郊游，放松身心，缓解焦虑情绪。

有报道指出，有两类人群是自杀的高危人群：第一类是处于更年期的女性，由于内分泌系统的改变导致焦虑、抑郁等不舒服的身体反应；第二类是应对挫折的"心理抗压能力"较低的青少年，他们处在人生发展的困难时期，因为身体发育太快，心理发育却滞后，此时开始迈入社会，对于各类挑战和压力还不能充分适应，并且容易受到感情的困扰，情绪波动大。

不仅是抑郁情绪，春季还容易发生睡眠障碍。多由生物节律失调所致，也就是"春困"现象；也有因为焦虑等原因导致的失眠。此季节，人们还很容易烦躁、易激怒、易于失控和易于极端化，即我们常说的情绪不稳定。这多由极度疲劳、低血糖、极度恐惧、过分紧张而引起。

那么，我们如何消除春季不良气候对情绪的负面影响呢？具体来讲，我们到春天尤其要注意合理作息，把握好工作的时间和进度，适当减少工作量，多出去走走，多亲近大自然。如出现烦躁、焦虑等情绪时，要意识到这是人体的季节性情绪波动，并非因为工作难度增加或者工作量的加大，要有充分的心理准备。人们可在晴天登山踏青，消除抑郁烦恼，缓解压力。

别人生气我不气，我找太冲穴出气

生活中，虽然我们都知道气大伤身的简单道理，但有些时候，我们还是会"情不自禁"地发火、生气。那么，如果实在无法控制生气，如何在生气后将伤害降到最低呢？

最简单的方法，就是生了气后，立刻按摩脚背上的太冲穴（在足背第一、二跖趾关节后方凹陷中）。它是肝经的原穴，可以让上升的肝气往下疏泄，这时这个穴位会很痛，必须反复按摩，直到这个穴位不再疼痛为止。

在中医里面，肝被比作是刚正不阿的将军，肝脏的阳气是很足的，火气很大，是不能被压抑的。肝主筋，卒中后遗症的患者通常都是手脚痉挛，这证明肝脏已受伤。肝开窍于目，肝血不足眼睛就酸涩，视物不清；肝火太旺，眼睛就胀痛发红。

如果一个人整天精神涣散，思想难以集中，魂不守舍，证明其肝气虚弱。有的人夜里总做噩梦，两三点钟便会醒来，再难入睡，这是肝脏郁结的浊气在作怪。

按摩太冲穴有利于疏肝理气，缓解易

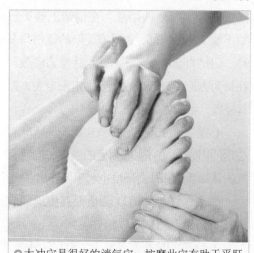

◎太冲穴是很好的消气穴，按摩此穴有助于平肝泄热、舒肝养血，缓解生气和焦躁的情绪。

生气、睡不好、压力大的烦恼心情。

此外，太冲穴还可以在你发热的时候帮你发汗，可以在你紧张的时候帮你舒缓，可以在你昏厥的时候将你唤醒，可以在你抽搐的时候帮你解痉。

按摩太冲穴可治疗感冒：感冒初起，有流涕、咽痛、周身不适等感觉时，先用温水浸泡双脚10~15分钟，而后用大拇指由涌泉穴向脚后跟内踝下方推按，连续推按5分钟，然后再用大拇指按摩太冲穴由下向上推按，双脚都按摩，每侧按摩5分钟。按摩后，即刻会感到咽痛减轻，其他症状也会随之减轻；坚持按摩几天，病症就能痊愈。

远离焦虑，心中自然无烦恼

焦虑是一种没有明确原因的、令人不愉快的紧张状态。在春天，人们很容易产生这种心态。适度的焦虑可以提高人的警觉度，充分调动身心潜能。但如果焦虑过火，则会妨碍你去应付、处理面前的危机，甚至妨碍你的日常生活。

处于焦虑状态时，人们常常有一种说不出的紧张与恐惧，或难以忍受的不适感，主观感觉多为心悸、心慌、忧虑、沮丧、灰心、自卑，但又无法克服，整日忧心忡忡，似乎感到灾难临头，甚至还担心自己可能会因失去控制而精神错乱。在情绪上整天愁眉不展、神色抑郁，似乎有无限的忧伤与哀愁，记忆力衰退，兴味索然，注意力涣散；在行为方面，常常坐立不安，走来走去，抓耳挠腮，不能安静下来。

心理学研究表明，导致焦虑的原因既有心理的因素，又有生理因素的参与，同时，人的认知功能和社会环境也起重要作用。

那么，你想知道自己是否有焦虑倾向吗？下面这个测试可以给你答案：

（1）觉得比平常容易紧张和着急吗？

（2）无缘无故地感到害怕吗？

（3）容易心里烦乱或觉得惊恐吗？

（4）觉得可能要发疯吗？

（5）觉得一切都很好，也不会发生什么不幸吗？

（6）手脚有时会发抖打战吗？

（7）因为头痛、背痛而感到很苦恼吗？

（8）感觉容易衰弱和疲乏吗？

（9）觉得心平气和，并且容易安静地坐着吗？

（10）心跳得很快吗？

（11）因为一阵阵头晕而苦恼吗？

（12）有晕倒发作，或觉得要晕倒似的感觉吗？

（13）吸气呼气都感到很容易吗？

（14）手脚麻木和刺痛吗？

（15）因为胃痛和消化不良而苦恼吗？

（16）常常要小便吗？

（17）手常常是干燥温暖的吗？

（18）容易脸红发热吗？

（19）容易入睡并且睡得很好吗？

（20）经常做噩梦吗？

评分分析：

"没有或很少时间"为1分；"小部分时间"为2分；"相当多时间"为3分；"绝大部分或全部时间"为4分。将

各项得分相加得出总分，总分乘以1.25，四舍五入取整数即得到标准分。焦虑评定的分界值为50分，分数越高，焦虑倾向越明显。

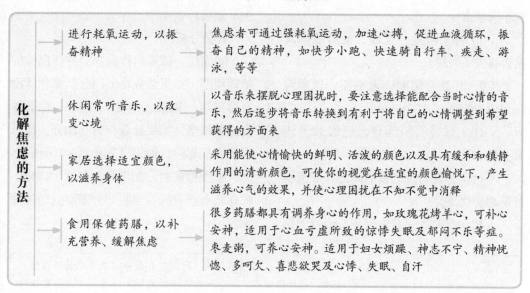

化解焦虑的方法	进行耗氧运动，以振奋精神	焦虑者可通过强耗氧运动，加速心搏，促进血液循环，振奋自己的精神，如快步小跑、快速骑自行车、疾走、游泳，等等
	休闲常听音乐，以改变心境	以音乐来摆脱心理困扰时，要注意选择能配合当时心情的音乐，然后逐步将音乐转换到有利于将自己的心情调整到希望获得的方面来
	家居选择适宜颜色，以滋养身体	采用能使心情愉快的鲜明、活泼的颜色以及具有缓和和镇静作用的清新颜色，可使你的视觉在适宜的颜色愉悦下，产生滋养心气的效果，并使心理困扰在不知不觉中消释
	食用保健药膳，以补充营养、缓解焦虑	很多药膳都具有调养身心的作用，如玫瑰花烤羊心，可补心安神，适用于心血亏虚所致的惊悸失眠及郁闷不乐等症。枣麦粥，可养心安神。适用于妇女烦躁、神志不宁、精神恍惚、多呵欠、喜悲欲哭及心悸、失眠、自汗

从抑郁中解脱，让快乐永相随

春天是万物生发的季节，疾病也不例外，所以抑郁症这种慢性疾病在春天都会发作或加重，这是疾病的正常规律。

抑郁是一种感到无力应付外界压力而产生的消极情绪，常常伴有厌恶、痛苦、自卑等情绪。它不分性别年龄，是大部分人都有的经验。对大多数人来说，抑郁只是偶尔出现，历时很短，很快就会消失。但对有些人来说，则会经常地、迅速地陷入抑郁的状态而不能自拔。当抑郁一直持续下去，愈来愈严重，以致无法过正常的生活，就会变成抑郁症。

抑郁的三大主要症状是情绪低落、思维迟缓和运动抑制。自杀是抑郁症最危险

的情况。

美国新一代心理治疗专家、宾夕法尼亚大学的David.D.Burns博士曾设计出一套抑郁症的自我诊断表"伯恩斯抑郁症清单（BDC）"。这个自我诊断表可帮助你快速诊断出你是否存在抑郁症。

评分标准可分为四个等级："没有"计0分，"轻度"计1分，"中度"计2分，"严重"计3分。

（1）你是否一直感到伤心或悲哀？

（2）你是否感到前景渺茫？

（3）你是否觉得自己没有价值或自以为是一个失败者？

（4）你是否觉得力不从心或自叹比

不上别人？

（5）你是否对任何事都自责？

（6）你是否在做决定时犹豫不决？

（7）这段时间你是否一直处于愤怒和不满状态？

（8）你对事业、家庭、爱好或朋友是否丧失了兴趣？

（9）你是否感到一蹶不振，做事情毫无动力？

（10）你是否以为自己已经衰老或失去魅力？

（11）你是否感到食欲缺乏？或情不自禁地暴饮暴食？

（12）你是否患有失眠症？或整天感到体力不支、昏昏欲睡？

（13）你是否丧失了对性的兴趣？

（14）你是否经常担心自己的健康？

（15）你是否认为生存没有价值，或生不如死？

评分分析：

测完后，请算出你的总分并评出你的抑郁程度：如果总分在0～4分，那你就没有抑郁症；如果总分在5～10分，你偶尔有抑郁情绪；如果总分在11～20分，你患有轻度抑郁症；如果总分在21～30分，你患有中度抑郁症；如果总分在31～45分，那你就有严重的抑郁症，并需要立即接受治疗。

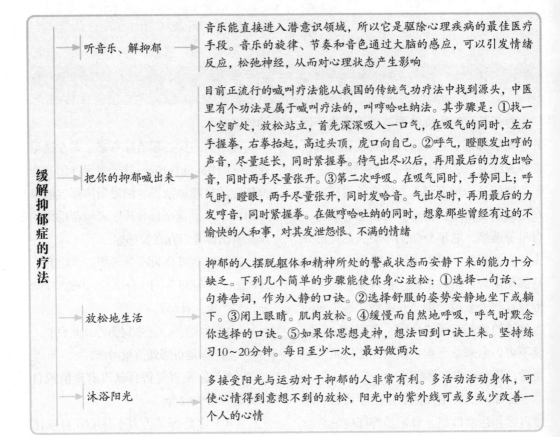

	听音乐、解抑郁	音乐能直接进入潜意识领域，所以它是驱除心理疾病的最佳医疗手段。音乐的旋律、节奏和音色通过大脑的感应，可以引发情绪反应，松弛神经，从而对心理状态产生影响
缓解抑郁症的疗法	把你的抑郁喊出来	目前正流行的喊叫疗法能从我国的传统气功法中找到源头，中医里有个功法是属于喊叫疗法的，叫哼哈吐纳法。其步骤是：①找一个空旷处，放松站立，首先深深吸入一口气，在吸气的同时，左右手握拳，右拳抬起，高过头顶，虎口向自己。②呼气，瞪眼发出哼的声音，尽量延长，同时紧握拳。待气出尽以后，再用最后的力发出哈音，同时两手尽量张开。③第二次呼吸。在吸气同时，手势同上；呼气时，瞪眼，两手尽量张开，同时发哈音。气出尽时，再用最后的力发哼音，同时握拳。在做哼哈吐纳的同时，想象那些曾经有过的不愉快的人和事，对其发泄怨恨、不满的情绪
	放松地生活	抑郁的人摆脱躯体和精神所处的警戒状态而安静下来的能力十分缺乏。下列几个简单的步骤能使你身心放松：①选择一句话、一句祷告词，作为入静的口诀。②选择舒服的姿势安静地坐下或躺下。③闭上眼睛，肌肉放松。④缓慢而自然地呼吸，呼气时默念你选择的口诀。⑤如果你思想走神，想法回到口诀上来。坚持练习10～20分钟。每日至少一次，最好做两次
	沐浴阳光	多接受阳光与运动对于抑郁的人非常有利。多活动活动身体，可使心情得到意想不到的放松，阳光中的紫外线可或多或少改善一个人的心情

对付神经衰弱，拉拉耳垂最有效

每到春天，我们总能听到类似这样的唠叨："一到春天我怎么就睡不好，记忆力也不好，真是奇怪。""春天，我没干什么累活儿，反而很容易就感到累。"想解开这些唠叨背后的谜团，我们就要从"神经衰弱"谈起了。

国外取消了"神经衰弱"这个说法，但这并不意味着没有人神经衰弱了，而是神经衰弱被归入情绪问题。之所以这样归类，是因为神经本身并没有出现生理的病变，有些处于神经衰弱状态的人，担心自己大脑会出问题，是不了解其中的原因所致。解决了其情绪困扰，精神状况自然会好转。

神经衰弱是指大脑由于长期的情绪紧张和精神压力，从而产生精神活动能力的减弱。症状时轻时重，病情波动常与心理因素有关。从事脑力劳动者占多数。

神经衰弱患者，一般易于兴奋也易于疲劳，碰到一点点小事，就容易激动，容易兴奋，但兴奋不久就很快疲劳，所以有很多患者非午睡不可，否则下午便支持不住；稍微做一点儿费力的工作，就感到疲倦不堪；走不了多远的路，就觉得很累。有的患者说话缺乏力气，声音低弱无力，在情绪方面，表现得很不稳定，常常为一点点小事而发脾气，不能自我控制；有时变得较为自私，只想着自己，如果别人对他疏忽了些，或没有按照他的意图办事，就大为不满或大发雷霆，因此常和身边的人闹矛盾。

神经衰弱的人经常表现出焦虑不安、恐惧和烦恼等多种情绪障碍，而且因为久治难愈，所以整天忧虑重重，闷闷不乐，时时考虑自己的病，对自己的病情过分注意，常把自己的病情变化做好记录交给医生看，担心自己得了大病。因而常询问医生自己得的是什么病，能不能治好。

神经衰弱的人在工作中也常常感到苦恼，看着别人工作起来那么有活力，自己却心有余而力不足，更为焦急、恐惧和苦恼。倘若听说自己的同学或同事不幸患病停学或去世的消息，就会马上联想到自己，唯恐自己也会有同样的结局，惶惶不可终日。

要治疗神经衰弱，中医常用拉耳垂的方法：先将双手掌相互摩擦发热，再用两手掌同时轻轻揉搓对侧耳郭2～3分钟，然后用两手的拇指和食指屈曲分别揉压对侧耳垂2～3分钟，最后开始向下有节奏地反

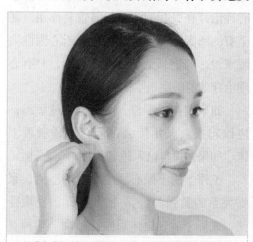

◎经常揉搓耳郭、揉压耳垂，可有效治疗神经衰弱症。

复牵拉耳垂30~50次，直至耳郭有热胀感为止，这时全身也产生一种轻松、舒适、惬意的感觉。照此法每天锻炼3~5次。

用拉耳垂的方法治疗神经衰弱，常常可以收到意想不到的效果，但预防神经衰弱还是十分重要的，注意保持良好情绪，才是防治神经衰弱的根本之法。

但锻炼时一定要注意以下三点：其一，由于耳郭是全身穴位的缩影地图，它与人体各组织器官相联系，因此锻炼时不可过于用力，以免损伤内脏器官；其二，由于此法有减慢心率作用，因此不适用于心率在每分钟50次以下的老人进行锻炼；其三，如果耳内或耳外患炎症，或有其他严重耳病者，要暂停锻炼或慎重锻炼，以免发生感染或加重病情。

消解压力，给自己一个甜甜睡眠

有的人躺在床上，十分想入睡，可就是睡不着，于是有人发明了数绵羊的方法，于是失眠者把精力都集中在数绵羊上，数到天亮还没有睡着，这种情况就是失眠。通常在春季比较高发。

失眠一般不会致命。但长期失眠会使人脾气暴躁，攻击性强，记忆力减退，注意力不集中，精神疲劳。失眠对人精神上的影响包括容易导致器质性的疾病，还会使人免疫力下降，使人的身体消耗较大，心理治疗在失眠治疗中起着重要作用。甚至有的睡眠障碍专家认为，对于心因性失眠来说，药物只是一种辅助治疗，只有心理治疗才能解决根本问题。

如果实在睡不着，而且越来越烦躁，应该起来做点儿什么，等有了睡意再上床。如果强迫自己入睡，往往事与愿违。

工作上的不顺心、学习上的压力、家庭关系的紧张、经济上的重负、爱情受挫、人际矛盾、退休后生活单调、精神空虚等因素是大多数失眠者失眠的原因。因此，药物及其他疗法只是一种症状治疗，一种辅助措施，唯有心理治疗才能更好地解决问题。

长期失眠的人，不妨试试以下方法。

（1）保持乐观、知足常乐的良好心态，避免因挫折而致心理失衡。

（2）有规律地生活，保持人的正常睡—醒节律。

（3）创造有利于入睡的条件反射机制，如睡前半小时洗热水澡、泡脚等。

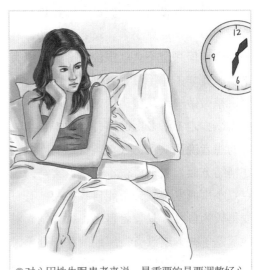

◎对心因性失眠患者来说，最重要的是要调整好心理，辅助进行药物治疗，方能有效解决失眠问题。

（4）白天进行适度的体育锻炼，有助于晚上的入睡。

（5）养成良好的睡眠卫生习惯，如保持卧室清洁、安静、远离噪声、避开光线刺激等，避免睡觉前喝茶、饮酒。

（6）限制白天睡眠时间，除老年人白天可适当午睡或打盹外，其他失眠的人应避免午睡或打盹，否则会减少晚上的睡意及睡眠时间。

（7）喝牛奶也有较好的催眠作用，不妨在睡前喝一杯热牛奶。

饮食习惯可以调节情绪

人的情绪、心理甚至性格与饮食习惯、营养摄入有着密切关系。春天本是情绪波动较大的季节，只要我们注意吃得对、吃得好、吃得合理科学，就可以让我们在春天远离怒、疑、懒、悲等坏情绪。

人的七情六欲往往通过人的情绪表现出来，而人的情绪又影响着身体。

① 怒

原因

有些暴躁是吃出来的。肉吃得多，体内的肾上腺素水平高使人冲动。糖吃多了，容易引发"嗜糖性精神烦躁"。几种与能量代谢有关的B族维生素（维生素B$_1$、维生素B$_3$、维生素B$_6$等）就会消耗得多，而维生素B$_1$缺乏会使人脾气暴躁、健忘、表情淡漠，维生素B$_3$缺乏与焦虑、失眠有关，维生素B$_6$的不足则导致思维能力下降。

日常生活中的一些食品有顺气的作用，它不仅能使人摆脱不良情绪的影响，而且还能缓解因为生气带来的胸闷、气逆、腹胀、失眠等症状。

玫瑰花：有理气解郁、活血散瘀之功。泡茶时放入几朵玫瑰花，饮之即可顺气，也可以单泡玫瑰花饮用。

山楂：中医认为山楂长于顺气止痛、化食消积，可以缓解气后造成的胸腹胀满和疼痛，对于生气导致的心动过速、心律不齐也有一定疗效。生吃、熟吃、泡水等各种食用方法皆有疗效。

啤酒：适量饮用啤酒能顺气开胃，可以使人及时走出愤怒的情绪。

莲藕：藕能通气，并能健脾胃、养心

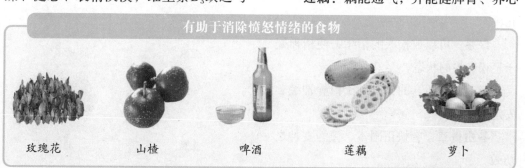

有助于消除愤怒情绪的食物

| 玫瑰花 | 山楂 | 啤酒 | 莲藕 | 萝卜 |

安神，亦属顺气佳品。

萝卜：有消积滞、清热化痰、理气、宽中、解毒之功效，长于顺气健胃。对气郁上火生痰者有清热消痰作用。萝卜最好生吃，以青萝卜疗效最佳，红皮白心者次之，胡萝卜无效。如有胃病者可饮用萝卜汤。

② 疑

原因

也许是压力太大，也许是期望过高，多疑的人都有些紧张，紧张的人都有些神经质，通常不快乐，甚至常受失眠困扰。多疑使心理安全指数降低，让人寝食不安。疑虑和忧思之人大多数是苍白、瘦弱的，这主要是能量、蛋白质摄取量过少过低，而导致贫血、体力不足。

导致多疑心理的原因，可能是长年吃素，从而导致身体得不到足够的脂肪以及那些含在动物性食品中的卵磷脂和肉碱，影响细胞对能量的利用、影响脑组织神经递质的合成和释放。

缺乏锌元素的人也容易抑郁、情绪不稳定。所以，多疑的人宜多食含锌量高的食物，如瘦肉、猪肝、鱼类、蛋黄等。

另外，改善多疑心理的食物还有以下几种。

绿茶：可以放松人的情绪，使精神处于轻松愉悦的状态。

蔬菜：其所含的钾有助于镇静神经、安定情绪。

冬虫夏草：有扶正固本、镇静安神之功效。

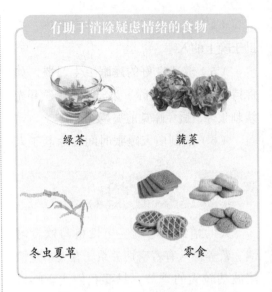

有助于消除疑虑情绪的食物

绿茶 　　　蔬菜

冬虫夏草 　　　零食

零食：在紧张工作的间隙，吃少许零食，可以转移人的视线，缓解焦虑。

③ 懒

原因

懒是一种症状，能反映饮食上的某种偏差。

盐多了：若食盐过量，食盐在体内积蓄，会出现反应迟钝、喜欢睡觉等现象。

缺铁：饮食太单调，又不注意荤素搭

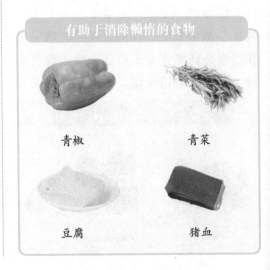

有助于消除懒惰的食物

青椒 　　　青菜

豆腐 　　　猪血

配摄食的人，就会容易出现缺铁现象。

以下食物可以充当生活中的克懒药，帮助你振奋精神，恢复体力。

血豆腐加青椒：血豆腐含有最易吸收的血红素铁，再加上青椒所含的维生素C辅助铁的吸收，绝对事半功倍。

青菜豆腐：少油盐、清淡而规律的饮食能使人保持振奋的状态，如多吃青菜、豆腐等食物。

④ 悲

原因

抑郁伤感催生营养不良，营养不良又会加剧抑郁伤感。缺乏色氨酸是诱发抑郁症的重要原因，记得要多补充富含色氨酸的食物——花豆、黑大豆、南瓜子仁、鱼片等。

以下食物也可缓解悲观抑郁的情绪。

香蕉、葡萄、苹果、橙子等水果中含有一种能够帮助人体制造"快乐激素"的氨基酸，帮助人们克服精神忧郁，缓解紧张情绪，让忧郁远离。

西红柿、红辣椒等蔬菜中含有丰富的β–胡萝卜素和西红柿红素，是改善焦虑情绪的天然馈赠。

浓浓的鸡汤含有多种游离氨基酸，所以鸡汤能平衡身体的需要，提高大脑中的多巴胺和肾上腺素，使人体充满活力和激情，克服悲观厌世的情绪。

维生素C缺乏可以表现为冷漠、情感抑郁、性格孤僻和少言寡语，多补充维生素C可缓解情绪。

海鱼，如鲑鱼、金枪鱼、沙丁鱼、凤尾鱼等，含有一些对改善情绪有益的脂肪酸，特别是奥米加3脂肪酸，能阻断神经传导路径，增加血清素的分泌量，使人的心理焦虑减轻。

每日摄入的食物种类最好不少于20种，以发挥杂食之利，提高膳食营养的覆盖。

有助于消除悲伤情绪的食物

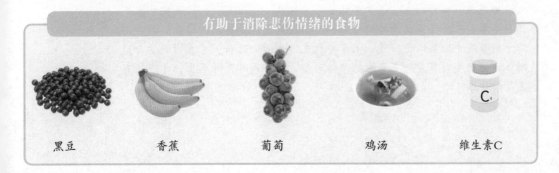

| 黑豆 | 香蕉 | 葡萄 | 鸡汤 | 维生素C |

第二章

一年之首阳气升发，立春、雨水话养生

● 立春，俗称打春，是二十四节气中的第一个节气，此时在气象上虽仍属冬季，但一年中最寒冷的隆冬一月已过，气温开始渐渐回升。雨水是二十四节气中的第二个节气，雨水不仅表示降雨的开始，也表明雨量开始增多。这两个时节是一年养生的起始时节，做好此时节的养生，才能拥有全年的好身体。

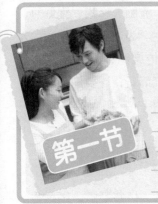

立春、雨水饮食养生

第一节

◎立春，雨水时节，千万不要轻视饮食养生。在这两个时节，有些习俗中本身就包含着养生之道，因此，遵循习俗饮食也不失为一种养生之道。除了遵循习俗养生之外，立春时节更宜吃"升发"物，雨水时节要补充热量，多吃一些清淡性的食物。

岁首开年春意满，立春养"生"最重要

立春是一年中的第一个节气，在每年的2月4日左右，"立"为开始之意，立春就是春天的开始，表明严冬已经过去，万物复苏的春季来临。立春过后，气温开始回升，白天渐长，降水也趋于增多。

在立春时节的养生，要着眼于"生"字，春季是一个万物复苏、充满生机和活力的季节，其实人的身体与大自然是相通的，春季也是人体阳气生发的季节。此时的养生重点就是养好人体的阳气，让它生发起来，尽快适应春天的气候，使新陈代谢从冬天恢复过来，得以正常运行。

另外，按自然界的属性，春属木，与肝相应。肝主疏泄，在志为怒，恶抑郁而喜调达。因此，在春季养生方面就要注意养肝，戒暴怒，忌忧郁，做到开朗乐观，心境平和，使肝气得以生发，达到养肝护肝之目的。

在生活习惯方面，立春是春季刚刚开始，寒冬已过，但气温回升还需要一段时间，所以"春捂"非常重要，不要急于脱掉厚重的冬衣，以免疾病侵袭。《千金要方》主张春时衣着宜"下厚上薄"。《老老恒言》亦云："春冻半泮，下体宁过于暖，上体无妨略减，所以养阳之生气。"

在饮食方面，应考虑这一节气阳气初生的特点，多吃辛甘发散之品，不宜食酸收之味。因为，在五脏与五味的关系中，酸味入肝，具收敛之性，不利于阳气的生

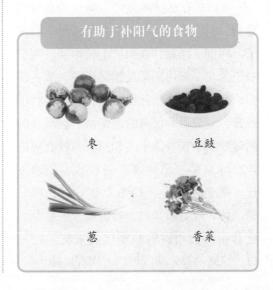

有助于补阳气的食物

枣　　　　　豆豉

葱　　　　　香菜

发和肝气的疏泄，可以多选择大枣、豆豉、葱、香菜、花生等食品。

立春养生中的另一重要方面就是防病保健，初春时节，天气由寒转暖，各种致病细菌、病毒也随之生长繁殖。温热毒邪开始活动，流感、流脑、麻疹、猩红热、肺炎也在此时发生。为避免春季疾病的发生，首先要消灭传染源；其次是要常开窗，保持室内空气清新；还要加强锻炼，提高自身免疫力。

吃春饼和春卷，即是习俗也是养生

春饼和春卷是春季的养生食品，不一定非要在立春这天吃，在春天的日子里随时都可以吃。中医认为，春季万物始生，具有阳气开始升发的特点，要特别注意对肝脏进行保养。在五脏与五味的关系中，酸味入肝，具收敛之性，不利于阳气的生发和肝气的疏泄。为顺应天时，要多吃一些柔肝养肝、疏肝理气具有辛甘发散性质的食物，而少食用具有收敛作用的食物，使春阳之气得以宣达，代谢功能得以正常运行。春饼和春卷的馅儿，用春天新鲜蔬菜调制，既可强身，又有迎接新春的意味。

春饼的做法并不复杂。将面粉用开水略烫，揉均匀，切成如包子剂大小的剂子，将剂子摁扁，表面抹上植物油，两个剂子合在一起用擀面杖擀圆擀薄，放在饼铛子上烙。两面烙熟出锅后，很容易将饼扯开，变成很薄很薄的两张饼。在烙饼的同时炒制卷在春饼中的和菜。原料有瘦肉丝、绿豆芽、嫩韭菜、细粉丝、胡萝卜丝、鸡蛋饼丝等。炒熟上盘，白、绿、褐、黄、红五彩娇艳，看着就令人垂涎。吃春饼讲究用饼将和菜包起来吃。咬一口，脆嫩鲜香，清淡可口，别有风味。

春卷色泽金黄，口感酥脆，馅鲜香。炸春卷就复杂得多了。第一步是制春卷皮。春卷皮是一种薄如绵纸的小饼，自己制作难度较大，市场上有卖的。第二步是做春卷馅。春卷馅的选择比较随意，可素可荤。用炒好的春饼和菜作馅也是很不错的。如果有荠菜，配上香干丝、冬笋丝、鸡肉丝炒熟作馅儿，那是别有风味。清代郑板桥赞曰："三春荠菜饶有味"，民间更有"三月三，荠菜当灵丹"的谚语。第三步是包春卷。将炒好的馅包在春卷皮里，四面折起。将包好的春卷放在油锅内炸至金黄色后捞出，装盘即可食用。

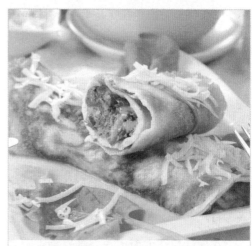

◎春饼和春卷的馅，采用春天新鲜蔬菜调制而成，既可养生防病，又有迎接新春的意味。

雨水时节要补充热量，但要以清淡食物为主

雨水节气中，地湿之气渐升，且早晨时有露、霜出现。由于气候变化无常，外感风寒，可使人复发旧病，也可诱发新病。所以针对这样的气候特点，饮食调养应侧重于调养脾胃和祛风除湿。进补应以疏散之品为宜，而厚味，滋腻之品则为所忌。宜选用既有丰富营养又有发散作用的食物与药物，起到既养生又防病的作用。一般的人，特别是身体虚弱的人，更要注意选择平补、清补的饮食。

现代医学认为，平补的饮食，非常适合正常人或病人食用。其实，适合用于平补饮食的食物很多。例如：小麦、荞麦、玉米等谷类；豆浆、豆腐、扁豆等豆类；橘子、金橘等果类。有条件的可选吃：芝麻、山药、核桃、大枣、莲子、蘑菇、银耳以及各种海产品，蛋类等。这些食品的性质以甘平为主，不寒不热，不腻不燥，是性平和缓的补品，适合普通人或慢性病患者长期选用。而且长期进行食补，也不会出现补之不当的偏差。对于阳虚、阴虚、血虚、气虚的病人来说，对症食用，会取得明显的养生效果。

所谓清补的饮食，是指凉性的食物，如甘蔗汁、芹菜、干品百合、螺、鸭肉、苦瓜、紫菜、海带、海蜇、绿豆等。一方面，食用这些清补的食物，具有补而不腻的特点。适用身体虚弱，胃弱，消化吸收能力差的人，也就是所谓不受补的人；另一方面，这类补品还具有清热的作用，适用于阴虚不足，或者气阴二虚，兼有口干舌燥、体质消瘦、怕热烦躁、低热不除的患者。一般肢冷性寒、大便秘泄、小便清长并兼有阳虚征象者忌食用。

另一方面，雨水时节，气候较为寒冷。人体为了御寒，要消耗一定的热量来维持基础的体温，所以，不可忽视高热量高蛋白类的饮食。

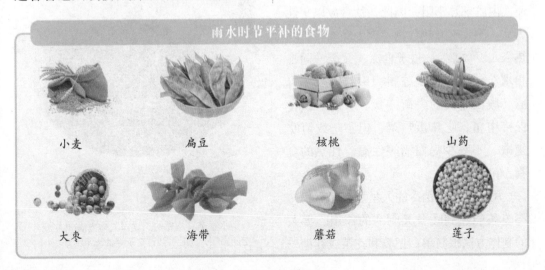

雨水时节平补的食物

小麦　　　　扁豆　　　　核桃　　　　山药

大枣　　　　海带　　　　蘑菇　　　　莲子

雨水时节适宜进补的食物

饮食类型	常见食物	适合人群	功效
平补饮食	小麦、荞麦、玉米等谷类；豆浆、豆腐、扁豆等豆制品类；橘子、金橘等果类	适合普通人或慢性病患者长期选用	性平和缓，可以增强人的体质。且长期进行食补，也不会出现补之不当的偏差
清补饮食	甘蔗汁、芹菜、干品百合、螺、鸭肉、苦瓜、紫菜、海带、海蜇、绿豆等	适用身体虚弱、消化吸收能力差的人；同时也适用于阴虚不足，或者气阴二虚，兼有口干舌燥，体质消瘦、怕热烦躁、低热不除的患者	性清凉，有滋阴补益、清热解毒的作用，可增进食欲、加强营养

雨水季节，"驱寒工作"要靠食物来完成

雨水初候河水解冻，鱼开始浮出水面；二候大雁开始由南向北迁移；三候草木开始萌动。雨水之后空气中水分增加，导致气温不仅低，而且寒中有湿。这种湿寒的气候对人体内脏和关节有一定的影响。此时节，用饮食"驱寒"很重要。

雨水时节经常出现的"倒春寒"容易使人内脏郁热壅阻，因此，饮食应以平性为宜，不宜吃燥热食物"火上浇油"。郁热令人"贪凉"，过于食凉，又会"同气相求"使湿寒伤及脏腑，引起胃寒、胃凉、腹泻之类的失衡症状。所以，饮食保持中庸，吃热饭热菜，但不吃或慎吃辣椒、不喝少喝白酒等性温、性热的食物为宜。

雨水之晨，怕冷的人早晨起床后喝一杯姜茶能起到暖身又驱寒的作用。姜茶的制作方法很简单：把姜和花茶或红糖一起冲泡即可服用。另外，大枣、花生、核桃、栗子以及黑米、黑豆、黑芝麻、黑木耳、黑枣、乌鸡等黑色食品，具有补肾的功效，也可多吃。

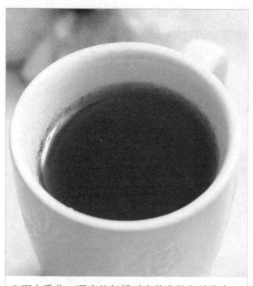

◎雨水季节，湿寒的气候对人体内脏和关节有一定的影响，此时可通过姜茶等食物来驱寒。

立春时节，补品吃不吃

立春时节，许多家庭里都还有冬天没吃完的滋补品，什么鹿茸、阿胶、冬虫夏草、膏方，继续吃怕上火，扔掉可惜，藏起来怕变质，这可怎么办呢？开春了，有的补品可吃，有的补品就不能再吃，我们要了解一二，才能不让补品害了自己。

1 冬虫夏草：四季能吃

冬虫夏草的主要功能是增强人体免疫力，补肺补肾，益精气，性偏温，一般情况下四季都可服用，不过随着天气转暖，健康的人量可以稍微减少。冬虫夏草关键是要防蛀。保存时，最好将其分开来用塑料袋封好，放冰箱的冷藏或者冷冻室中。只要年限别放太久，一般不会变质。

冬虫夏草煮水营养利用率很高，可以在水中放入3~6根冬虫夏草后，用文火煮，煮沸后就能喝了。等到虫草水变淡甚至呈现白色的时候就不要喝了，可以把虫草吃掉。

2 阿胶：开春不宜服

像阿胶一类的"腻"性滋补品，就不提倡在春天服用了。因为春季进补的原则是以平补为主，忌大热的滋补品。春季人体脾气较弱，也就是说胃肠的消化能力较差，这个时候应当吃些比较清淡的食物。滋补品中，除了虫草、燕窝等比较清淡外，其他的口味都有些偏重，盲目乱补可能会引起胃胀等消化道问题。

不过现在很多阿胶都是做成阿胶片的，里面加入了芝麻和核桃，中和了阿胶本身的"腻"性。二月份虽然已经开了春，但总体气温还较低，每天吃上两三片是可以的。到了阳春三月，也就是阴历二月，就别再吃了。

3 膏方：可以加点儿西洋参

传统观念认为，膏方用于滋补。但是，立春时节，"进补"的观念应该向"调补"转换，尤其是膏方，讲究"一人一方"，因人而异、因时不同。

开了春，冬天滋补型的膏方就可以暂停了。春天要吃膏方也可以，不妨加进西洋参等清凉的药味。膏方要冷藏保存，如果存放时间较久，膏方的表层出现小霉点，可以将有小霉点的部分除去，剩下来的部分重新入锅煎熬，同时准备好干净的容器，装入熬透的膏液，冷却后加盖保存。

立春食用补品的注意要点

冬虫夏草 ➡	一般情况下四季都可服用，但随着天气转暖，健康的人量可以稍微减少
阿胶 ➡	阿胶带有"腻"性，天热后不宜服用
膏方 ➡	春天吃的膏方，宜因人而异，最好加点儿西洋参等清凉的药味

春回地暖草如丝，雨水养生重"脾胃"

雨水是一年的第二个节气，在每年的2月18日前后，雨水以后，冰雪开始融化，雨量开始增多，空气湿润，气温也逐渐回暖。

雨水时节，在养生方面最需要强调的是"调养脾胃"，中医认为，脾胃为"后天之本""气血生化之源"，脾胃的强弱对于人体健康长寿来说至关重要。为什么说雨水节气时要注意调养脾胃呢？这还得从中医的五行学说讲起。

在五行学说里面，肝属木，木性可曲可直，条顺畅达，有生发的特性，故肝喜条达而恶抑郁，有疏泄的功能。而脾（胃）属土，土性敦厚，有生化万物的特性，脾又有消化水谷，运送精微，营养五脏六腑、四肢百骸之功效，为气血生化之源。五脏在病理上是相互联系相互影响的，按照五行的生克理论，木克土，即肝木过旺克伐脾土，也就是说，如果肝木疏泄太过，脾胃就会气虚；若肝气郁结太甚，脾胃则因之气滞。所以，春季养生既要注意养护肝木的生发之机，又要注意不要生发太过而伤及脾胃。

调养脾胃最重要的就是要从调整日常生活习惯做起：春季气候转暖，又多风干燥，应多吃蔬菜水果以补充人体水分。比较适合春天的食物包括：韭菜、香椿、百合、豌豆苗、茼蒿、荠菜、春笋、山药、藕、芋头、萝卜、荸荠、甘蔗等。在起居方面，应该顺应自然，早睡早起，劳逸结合，保护生机遵循自然变化的规律，使生命过程的节奏随着时间、空间和四时气候的改变而进行调整，以达到调养脾胃，延年益寿的目的。

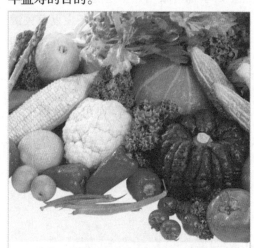

◎雨水养生最需要的是调养脾胃，这就需要人们平时多吃蔬菜水果以补充人体所需的水分。

雨水节气到，酸味食物少食

在春季里除了重视对肝脏的保养外，还应该注意对脾胃的调养，在日常饮食中应注意少食用酸味食物，多吃甘味食物，以调养脾胃。

雨水节气，标志着寒冷的天气逐渐消失，而春风拂面和绵绵春雨的日子正向我们走来。唐代著名医药学家和养生学家孙思邈在其著作《千金方》中论及春季的饮食养生时曾提出："春七十二日，省酸增甘，以养脾气"的饮食原则。传统饮食养生学认为，西红柿、柑、橙子、橘、柚、杏、木瓜、枇杷、山楂、橄榄、柠檬、石榴、乌梅、鳟鱼、蜂乳、醋等为酸味食物，而我们在日常生活中所食用的绝大多数食物都属于甘味食物，如米面、蔬菜、禽鱼肉蛋等。其实，具有酸味的食物往往含维生素C较多，所以只是强调适当地少食酸味食物而不是不食。

北方的春季多风，气候干燥，宜少食油腻食物，多吃些新鲜的蔬菜、水果，以补充人体水分。另外根据"食甘健脾"的原则，适量地多吃些大枣、山药、莲子及豆类食物有益于保养脾胃。

立春、雨水金牌食谱

从立春起，天气转暖阳气始发。此时人体的肝阳、肝火、肝风也随之上升，所以饮食应注意疏泻肝气。保持情绪稳定，使肝气顺达且不影响其他脏腑。进补应益脾胃，防肝气过盛。下面是立春时养生的参考食谱。

❶ 芹菜炒香干

原材料：香干300克，芹菜200克，姜末、蒜末各5克，干椒20克。

调料：味精、盐各5克。

做法：香干洗净切条；芹菜洗净切段；干椒剪成小段。锅加油烧热，下姜末、蒜末、干椒段炒香，放香干炒至水分干，再下芹菜炒匀，加盐、味精调味，炒至入味即可。

功效：清肺热、养胃、利水。

❷ 韭菜洋葱炒猪肝

原材料：韭菜200克，猪肝300克，洋葱100克。

调料：酱油3克，盐2克。

做法：韭菜洗净切段；猪肝洗净切片；洋葱洗净切片。锅中倒油加热，下入洋葱炒香，下猪肝炒，再倒入韭菜炒至断生。炒熟后加盐和酱油，调好味即

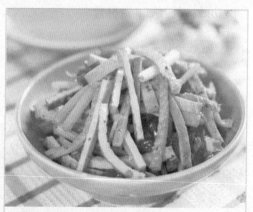

◎芹菜炒香干有清除肺热的功效。

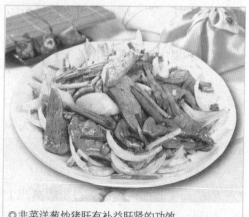

◎韭菜洋葱炒猪肝有补益肝肾的功效。

可出锅。

功效：补肝肾益精血，无病常吃也能健身益寿。

❸ 韭菜炒虾仁

原材料：韭菜200克，虾200克，姜5克。

调料：味精3克，盐5克，鸡精2克。

做法：韭菜洗净后切成段；虾剥去壳，挑去泥肠洗净；姜洗净切片。锅上火，加油烧热，下入虾仁炒至变色。再加入韭菜段、姜片，炒至熟软后，调入调味料即可。

功效：补肾阳，固肾气通乳汁，可作为糖尿病伴发习惯性便秘患者之膳食。

❹ 当归生姜羊肉汤

原材料：羊肉300克，当归、生姜各适量，枸杞、红枣各20克。

调料：盐6克，鸡精2克。

做法：羊肉洗净，切件，汆水；当归洗净，切块；生姜洗净，切片；红枣、枸杞洗净，浸泡。将羊肉、当归、生姜、枸杞、红枣放入锅中，加入清水小火炖2小时。调入盐、鸡精，稍炖后出锅即可食用。

功效：温中，补血，散寒。

❺ 莲子芡实薏米牛肚汤

原材料：牛肚250克，莲子、芡实、薏米各适量，红枣3颗。

调料：盐少许。

做法：牛肚加盐搓洗，再用清水冲干净，切块；莲子、芡实、薏米、红枣均洗

净待用。将上述材料放入汤煲内，倒入适量清水，用大火煮沸后转小火煲熟，调入盐即可。

功效：补益脾胃，补益气血。

❻ 牛奶苹果粥

原材料：大米、牛奶各100克，苹果50克。

调料：冰糖5克。

做法：大米淘洗干净，放入清水中浸泡；苹果洗净，切小块。锅置火上，注入清水，放入大米煮至八成熟。放入苹果煮至米粒开花，倒入牛奶、冰糖稍煮调匀便可。

功效：润肺通肠，补虚养血。

❼ 红枣首乌粥

原材料：大米100克，何首乌30克，红枣3枚。

调料：红糖适量。

做法：何首乌煎取浓汁，去渣，同大米、红枣入砂锅内同煮，粥将成时，放入少许红糖调味，煮沸即可。

功效：补气血、益肝肾。

❽ 荸荠海蜇汤

原材料：荸荠200克，海蜇皮100克。

调料：盐适量。

做法：将荸荠、海蜇皮洗净，一同放入锅中，加水炖煮1小时，盛起前加盐调味即成，饮汤食荸荠。

功效：清热化痰，生津止渴，疏肝除烦。

立春、雨水起居养生

◎起居一向是养生的重要一面，立春、雨水时节的养生也离不开起居上的养生。在立春、雨水这两个时节的起居养生上，有一些我们不得不遵守的时节起居原则，我们的心中一定要对这些原则有一个清晰明了的认识，才能做好起居养生。

立春养生方法多，"春捂"很重要

老话讲"春捂秋冻，不生杂病"。不过，一些人却走上了两个极端：有些年轻人要"风度"不要"温度"，春寒料峭之时过早地脱掉棉服换上单衣；有些老年人却死守老理儿，气温很高了也不减少衣物。"春捂"的原则是过犹不及，不"捂"不行，"捂"过头也不成，掌握好

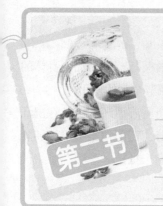

◎通常立春时节的温度还是偏低，所以外出的着装还是要以保暖为主。

"春捂"的尺度非常重要。

"春捂"并不是衣服穿得越多、捂的时间越长越好，而是强调衣物要随天气变化、根据自身身体素质而增减。一般而言，春季气温日差较大，早晚较冷，可多穿一些衣物；晴日的中午，可减少一些衣物；居室内可以让温度适当高一些，被子也可适当厚一点儿。

如果天气明显升温，可此时还穿着棉衣，就会超过身体的耐热限度，体温调节中枢就会适应不了，同样对健康不利。尤其是北方，春季干燥风大，如果捂出汗以后再在户外活动，被凉风一吹反而很容易着凉感冒。

春天换装时应遵循"下厚上薄"的原则，先把上衣减掉一些，裤子可晚一些减，下身宁热勿冷，这样有助于养阳气。特别是患有慢性支气管炎、肺气肿的老年人，初春时要尽量使身体"不冻不寒"，避免受凉加重疾病。

温水泡脚——经济又方便的养生之法

立春，雨水时节，用温水泡脚，能加快身体的新陈代谢，是经济又方便的养生之法。

民谚有云："春天泡脚，升阳固脱。"用温水泡脚，可以使体温升高，促进末梢血管的血流更加顺畅，并减轻心脏的负担；还会刺激穴位和反射区，促进脚部乃至全身的血液循环，从而加快身体的新陈代谢，起到调节全身的作用。

此外，泡脚使血液循环加快，在出汗的同时，解除疲劳，还能使某些毒素随着汗液排出，更有利于抵抗"春困"带来的烦恼。

长饮茶水——让身体焕发青春的好方法

春天万物复苏，人却容易犯困，此时若沏上一杯浓郁芬芳、清香爽口的花茶，不仅可以提神醒脑，清除睡意，还有助于散发体内的寒邪，促进人体阳气的生长。尤其是前列腺炎或前列腺肥大者、肝病者、少女经期前后和更年期女性等都宜饮用花茶。

当然，人的体质有燥热、虚寒之别，而茶叶经过不同的制作工艺也有凉性及温性之分，所以体质各异饮茶也有讲究。燥热体质的人，应喝凉性茶，虚寒体质者，应喝温性茶。

常见的茶叶主要分为绿茶、青茶（包括乌龙茶、铁观音、大红袍）、红茶、黑茶（普洱茶）等几大类。这基本上是根据茶叶发酵程度由低至高划分的。一般而言，绿茶中的铁观音由于发酵程度较低，属于凉性的茶；清茶中的乌龙茶、大红袍属于中性茶，而红茶、普洱茶属于温性茶。

有抽烟喝酒习惯，容易上火及体形较胖的人（即燥热体质者）喝凉性茶；肠胃虚寒，平时吃点苦瓜、西瓜就感觉腹胀不舒服的人或体质较虚弱者（即虚寒体质者），应喝中性茶或温性茶；老年人适合饮用红茶及普洱茶。不过要特别注意的是，苦丁茶凉性偏重，清热解毒、软化血管、降血脂的功能较其他茶叶更好，最适合体质燥热者饮用，但虚汗体质的人绝对不适宜饮用此茶。

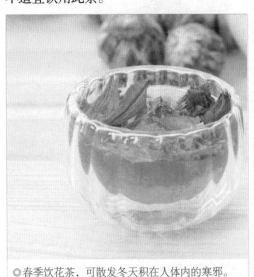

◎春季饮花茶，可散发冬天积在人体内的寒邪。

立春多失眠，如何提高睡眠质量

春天是人们最好的睡眠时节，因此人们常说"春眠不觉晓"，又有"春困"之说。一般来说，春天的睡眠质量比较高，也正适合进行调养。但是也有一部分人会出现睡眠问题，常见的情况如失眠，入睡困难，过度清醒、早醒；白天长睡不起，

夜间通宵不眠等。由于睡眠障碍的临床表现形式是复杂多样的，因此不能盲目地靠服用安眠药来解决问题。建议在专业医师的指导下通过药物、改变生活作息等方法改善睡眠问题，不可自行盲目使用安眠药。

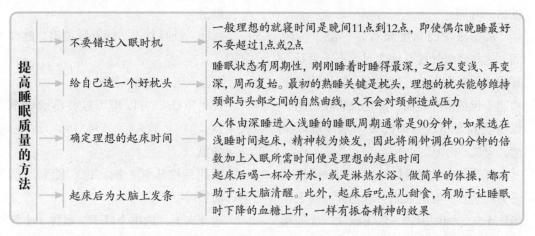

提高睡眠质量的方法	不要错过入眠时机	一般理想的就寝时间是晚间11点到12点，即使偶尔晚睡最好不要超过1点或2点
	给自己选一个好枕头	睡眠状态有周期性，刚刚睡着时睡得最深，之后又变浅、再变深，周而复始。最初的熟睡关键是枕头，理想的枕头能够维持颈部与头部之间的自然曲线，又不会对颈部造成压力
	确定理想的起床时间	人体由深睡进入浅睡的睡眠周期通常是90分钟，如果选在浅睡时间起床，精神较为焕发，因此将闹钟调在90分钟的倍数加上入眠所需时间便是理想的起床时间
	起床后为大脑上发条	起床后喝一杯冷开水，或是淋热水浴、做简单的体操，都有助于让大脑清醒。此外，起床后吃点儿甜食，有助于让睡眠时下降的血糖上升，一样有振奋精神的效果

闲来无事多梳头，健康加美丽的好方法

晋朝嵇康在其所著的《养生论》中讲道："春三月，每朝梳头一二百下，寿自高。"可见，春季闲来无事时梳梳头，不失为一种健康美丽的好方法。

《养生论》中讲到的在春天早上勤梳头，到底有没有道理？春天是阳气升发、万物复苏的季节，我们体内的阳气也顺应自然开始升发。《黄帝内经·素问·脉要精微论》称："头者，精明之府"，不但穴位丰富，而且是人体经络汇集的重要部位，"五脏六腑之精气皆上注于头面"。

一般人多认为，梳发是女人的事，是

保持美发不可缺少的日常修整之一，殊不知，勤梳头其实有助于养生。无论男女，乃至头发稀落的老翁，早起梳头，能有效刺激头部诸多经穴，有助于阳气舒畅和升发。现代医学也证明，这种做法可改善大脑的血液循环，并给头皮以适度的刺激，以促进血液循环，令人更神清气爽。

因此，春天里早起趁着一日中大自然阳气和体内阳气开始升发之时，适当梳梳头，刺激头部诸多经穴，能让体内阳气升发舒畅，令气血流通，使人神清气爽。

雨水节气几个防湿生活小妙招

大地回春，万物复苏，雨水时节是人们一年中"有爱有恨"的日子，因为空气中的湿气很重，衣服晾不干，地板、墙面总是冒水；而人体也因为"湿气"而变得容易疲累，身体容易出现毛病。其实我们可以借助"祛湿"食品，安然度过这一时期。

从中医学的角度来看，"湿"为阴邪，这与潮湿气候及饮食习惯不无关系。喜欢吃生冷食物、冻饮的人，脾胃的运化功能（包括营养运输、消化及吸收功能）都会受到影响，令体内多余水分难以排清，形成"内湿"。

有的人会觉得身体沉重、四肢困倦、乏力或头重，有的人则会容易食欲缺乏、消化不良、胸闷腹胀、渴不欲饮，大便稀薄或便秘等，但到医院就诊，却查不出任何疾病，这就是说明春天的湿气侵入人体，造成人体的不适。从养生保健来说，人们应该有的放矢，针对春天的潮湿，在日常生活中，有所侧重地多食玉米、山楂、黑木耳、苦瓜、黑芝麻、薏米等食物，这样有助于排毒祛湿。

❶ 食物祛湿

春天湿气大令人昏昏沉沉，建议多吃含钾丰富的食物，如香蕉、橙、苹果等，有利尿作用，能排除体内多余的水分，使人精神振奋，但有糖尿病等特殊体质的人吃水果要注意适量。

下面我们为大家推荐的祛湿食物。

薏米

属性：性味甘淡，能健脾祛湿。

适合人士：适用于脾虚泄泻、水肿及风湿人士。

食用方法：可用生薏米煲粥食用，亦可加入淮山（打碎）同煮。

黑豆

属性：性味甘平，能补肾益阴，健脾祛湿。

适合人士：脾虚，浮肿。

食用方法：可以用黑豆煲汤或煲水代茶饮。

冬瓜

属性：性味甘、淡、凉，能利水消肿，消热解毒。

适合人士：适用于口干、水肿、小便不利等。

食用方法：将带皮冬瓜加具有补脾健胃及利水消肿的鲤鱼同煮。

赤小豆

属性：性味甘、酸、平，能健脾利水，解毒消肿。

适合人士：肥胖性水肿、脚气、腹胀腹泻等症。

食用方法：治疗水肿可用赤小豆、桑白皮，水煎煮约20分钟，饮汤食豆。

黑芝麻

属性：性味甘平，能补肝肾、润五脏、润燥滑肠。

适合人士：肝肾不足，头发早白，病后体虚等，亦治肠道燥结等症。

食用方法：可用作煲汤或煮成芝麻糊，煮时宜少下糖。

山楂

属性：性味甘、酸、温，能消滞祛积，活血散瘀。

适合人士：适用于嗳气吞酸、腹痛以及高脂血、血瘀经闭、痛经、产后瘀血腹痛等症。

食用方法：用山楂12粒左右打碎加入少许糖煲水代茶饮。

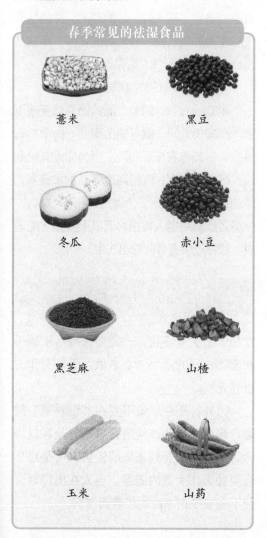

春季常见的祛湿食品

薏米　　　　黑豆

冬瓜　　　　赤小豆

黑芝麻　　　山楂

玉米　　　　山药

玉米

属性：性味甘平，健脾开胃，利水通淋。

适合人士：水肿及淋症。

食用方法：用玉米煎汤代茶，最好加入玉米须同煮；亦可配冬瓜皮、赤小豆等同用。

山药

属性：性味甘平，生津止渴。

适合人士：肥胖、脾虚食少、大便溏泄、阴虚消渴者。

食用方法：生食效果最好，可将去皮白山药和菠萝切小块，一起打成汁饮用，有健胃整肠的功能。

② 运动祛湿

通过运动出汗排出体内代谢产物是最快的排毒方法。但身体阳气提升有一个逐渐适应的过程，剧烈运动后出汗太多，容易导致器官负荷过重，造成不适症状。刚开始运动以慢跑、散步、郊游为宜，待身体较为适应再逐渐增大运动量。睡眠要顺应自然规律，应早起，适当午休，熬夜和赖床只会加重身体毒素的积累。

③ 调节情绪祛湿

有好心情就有抵抗力，有抵抗力就能抵挡湿邪的侵犯。因此，保持心情开朗是排毒的另一个重要因素。至于用什么方法，随个人喜好而定。最直截了当的是进行听觉和视觉刺激，譬如听欢快的音乐，做颜色鲜艳的菜，走出户外观赏大自然的五颜六色，都会令人心旷神怡。

二月休把棉衣撇，三月还有梨花雪

"春捂"的通俗说法有很多："春不忙脱衣""二月休把棉衣撇，三月还是梨花雪""吃了端午粽，再把棉衣送"等，都是前人的经验总结。

随着医学气象学的兴起，科学家对春捂有了许多更科学、更具体的研究，提出了一些供人们在实践中便于"操作"的数据，姑且称它是"春捂指数"。

（1）把握时机冷空气到来前24~48小时未雨绸缪。

医疗气象学家发现，许多疾病的发病高峰与冷空气南下和降温持续的时间密切相关。比如感冒、消化不良，早在冷空气到来之前便捷足先登。而青光眼、心肌梗死、中风等，在冷空气过境时也会骤然增加。因此，春捂的最佳时机，应该在气象台预报冷空气到来之前的24~48小时，再晚便是雨后送伞了。

（2）气温15℃是春捂的临界温度。

研究表明，对多数老年人或体弱多病的人来说，15℃可以视为捂与不捂的临界温度。

（3）注意温差，昼夜温差大于8℃是捂的信号。

春天的气温变化无常，前一天还是春风和煦，春暖花开，刹那间则可能寒流涌动，"花开又被风吹落"，让你回味冬日的肃杀。面对"孩子脸"似的春天，你得随天气的变化加减衣服。而何时加衣呢？现在认为，昼夜温差大于8℃时是该捂的信号。

（4）持续时间7~14天恰到好处。

捂着的衣衫，随着气温的回升总要减下来。而减得太快，就可能出现"一向单衫耐得冻，乍脱棉衣冻成病"。因为你没有捂到位。医学家发现，气温回冷需要加衣御寒，即使此后气温回升了，也得再捂7天左右，体弱者或高龄老人得捂14天以上身体才能适应。减得过快有可能冻出病来。

雨水时节，房事不宜过多

雨水时节，气候变化无常，所以行房事时要注意不要受凉风，并且不要过于频繁地进行性生活导致机体虚弱，而无法抵御"倒春寒"对身体造成的侵害。

雨水仍然是早春节气，特别是北方，仍然较为寒冷，因此，房事不宜过多，以便让肝气慢慢和缓的上升，避免因为体内能量（中气）消耗太过而失去对肝气的控制，导致肝气一下子往外跑得太多而出现

发热、上火等症状。一定要保持心境的平和常态。同时还要清心寡欲，不妄劳作，以养元气。

另外，还应尽量不要在"倒春寒"时进行房事，因为即使进行房事时是在温暖的卧室，不会受到寒风的侵害，可是房事会消耗人体大量的能量，当人在出门时，便不免要受到寒流的侵袭而得病。

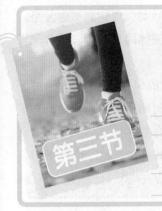

立春、雨水运动养生

◎运动自古以来都是养生不可或缺的一个方面，立春、雨水时节的养生当然也离不开运动养生。但在立春、雨水这两个时节，我们一定要在运动养生方面多加注意，选择适合这两个时节的运动，而不是为运动而运动，不顺应时令胡乱进行运动，会适得其反，对身体造成某种程度的损害。

养生最适宜的几个运动，让你在乐中养生

春季运动首先要选在室外，这样能改善呼吸、新陈代谢及血液循环的状态，越练越精神，就算是"春困"一类的恼人事也难以近身。但需要注意的是春季运动一定要选择最适宜的运动项目。

春暖花开的时节，人人都喜欢运动，但并非所有的运动项目都适合春季运动。适合春季进行的运动主要如下。

① 操类运动

操类有多种形式，如广播操、健美操及健身操等。它们适应范围广，对不同的人有不同的锻炼效果，适用于长期伏案工作的人。

② 慢跑

慢跑是一种简便而实用的运动项目，它对于改善心肺功能、降低血脂、提高身体代谢能力和增强机体免疫力、延缓衰老都有良好的作用。慢跑还有助于调节大脑皮质的兴奋和抑制，促进胃肠蠕动，增强消化功能，消除便秘。

慢跑前做3~5分钟的准备活动，如伸展肢体及徒手操等。慢跑速度掌握在每分钟100~200米为宜，每次锻炼时间以10分钟左右为好。慢跑的正确姿势为两手握拳，步伐均匀有节奏，注意用前脚掌着地能用足跟着地，慢跑后应做整理运动。慢跑锻炼时间以早晚为宜，宜选择空气新鲜、道路平坦的地方进行。

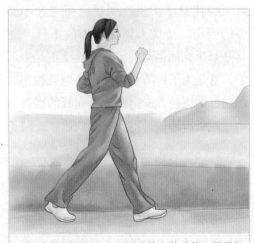

◎春季进行慢跑运动，可改善心肺功能，增强机体免疫力，有益于身心健康。

另外，在我国传统的健身方法中还有太极拳、气功、五禽戏、八段锦等，也是春季很好的锻炼项目，日常生活中的爬楼、骑车、甩手、仰卧起坐、退步行走等都是可以选择的项目。

③ 放风筝

春天放风筝是一种集体闲、娱乐和锻炼为一体的活动。放风筝时，通过手、眼的配合和四肢的活动，可达到疏通经络、调和气血、强身健体的目的，较适合于青少年。

中老年人在放风筝时要注意保护颈部，头颈不要长时间后仰，而应后仰与平视交替，以平视为主。

放风筝最好2~3人一起，选择平坦、空旷的场地进行为宜。

剧烈运动要避免，"升阳"壮体保健康

立春、雨水时节适宜户外运动。多与大自然接触，迎接春季和暖阳光，对改善肝脏功能及全身心的健康好处颇大。这样能改善呼吸、新陈代谢及血液循环的状态。

但是，经过了一个寒冷的冬季，内脏、肌肉等器官的功能都处于较低水平，骨骼和韧带更是僵硬得很，此时，如果运动强度或运动量超过人体所能耐受的界限，会使身体产生过度反应而引起不必要的损伤，造成人体免疫力的下降。尤其是从事剧烈运动前，热身运动更是少不了，这是为了预防肌肉和骨骼遭受损伤。在进行锻炼前，一定要进行充分的准备活动，让肌肉和韧带得到充分的放松，防止因为运动量的突然加大而造成肌肉和韧带损伤。

人们总认为出汗越多，运动效果越好。在气温适宜的情况下，这样确实能够取得很好的锻炼效果。然而，在乍暖还寒的初春时节，运动中身体活动量过大、出汗过多，容易让毛孔扩张，一旦被冷空气吹拂又没有及时做好保暖措施，容易诱发感冒等疾病。

另外，从肌肉、器官、内脏的承受能力来说，剧烈运动还会使肌肉拉伤，让人浑身酸痛或者由于强度过大，使人产生疲劳感。

所以说，春季锻炼不要盲目追求大汗淋漓，刚出汗就差不多了。

每天只需几分钟，简单的小运动也起大作用

雨水时节，人们除了可以进行通常的体育锻炼之外，还可以选择针对雨水节气的运动养生方法。专家为我们提供了几招简单易行的运动养生法，相信在雨水时节做会有很好的健身养生效果，不妨一试。

① 叩齿

叩齿，即上下牙齿轻轻叩击，发出"哒哒"声。早在明朝，寿龄达150岁的冷谦在他的《修龄要旨》中指出：每晨睡起时，叩齿36下。现代医学认为：叩齿有利于强健牙周组织，增强咀嚼力，自洁口腔。

轻快而有力的叩齿，能促进血液循环，强健牙周组织，增强咀嚼肌的功能，使人对食物咀嚼充分，胃液分泌增多，这样食物容易消化，营养吸收完全，人体自然就健康。叩齿，增加了唾液分泌，口腔容易自洁，细菌难以破坏牙齿和牙周组织。一副健全的牙齿使人健康，还使人看起来更漂亮，而且咀嚼肌多活动，面部皱纹少见，人也显得年轻。

叩齿宜在刷牙或漱口后进行。一般先叩盘牙36下，再叩门牙36下，后叩犬齿36下，只只牙齿都叩到。叩齿完毕，用舌尖舔舌腭面、上下颌唇颊沟，舔5圈，咽下唾液。每日早晚1次，每次二三分钟，持之以恒，对牙齿大有益处。

老年人牙齿磨损得高低不平，部分牙已松动脱落，可改用嚼齿法，轻咬牙齿用力嚼，早晚各嚼数十下，也能够健齿强身，延缓衰老。

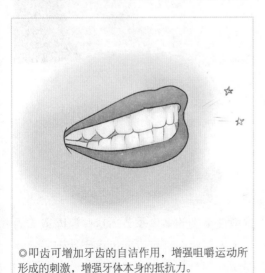

◎叩齿可增加牙齿的自洁作用，增强咀嚼运动所形成的刺激，增强牙体本身的抵抗力。

② "闭气发汗功"

雨水时节，人容易感冒，在这个时节，做一做"闭气发汗功"可以治疗感冒，减轻身体的痛苦。其具体方法是：端坐于椅子上，两脚分开与肩同宽，大腿与小腿呈90度角，躯干伸直，全身放松，下颌向内微收。排除心中杂念，双眼轻闭，用鼻子做深长匀细之吸气，吸满后闭气，尽量闭到最大限度，再慢慢地呼出，呼吸次数以出汗为度。

③ "摸膝动功"

雨水时节，做一做"摸膝动功"可以增强脊神经的功能，进而活跃内脏和躯干功能，对颈椎病，腰肌劳损等有奇效。

"摸膝动功"的具体方法：开脚站立，两脚距离与肩同宽，两臂松垂，掌心贴近股骨外侧，手中指尖紧贴风市穴；头顶正肓，舌顶上腭，体重平均在两脚，摒除杂念，使身心达到虚静和松空。两眼平视，两掌转至两大腿前面，含胸实腹，屈膝蹲身，溜臀部，头向前微低，两掌心摸到膝盖为止。身体慢慢直立，挺胸仰头使脊椎向后弯。蹲身手摸到膝盖低头，直身挺胸仰头为一次。共做36次。

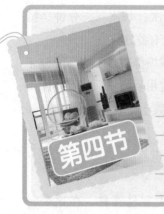

立春、雨水防病养生

◎春季是疾病的多发季节，立春、雨水这两个时节也不例外，因此，在立春、雨水这两个时节，我们一定要做好防病治病的准备。在立春、雨水这两个时节，我们主要的任务是护好肝，壮好胆，调养好脾胃，同时还要按摩鼻子防感冒，预防春困，护理皮肤，防备风湿的侵袭。

立春护肝，按摩太冲

春天肝气旺盛，是养肝护阳的最佳时机，不少人都在进行食疗。其实，平时常按摩太冲穴也是最有效简捷养护肝脏的方法之一。

通过按摩太冲穴，可以调理肝的疏泄气机功能。太冲穴具备补虚泻实的双重作用，点按此穴可以激发肝经气血，清肝利胆，平肝潜阳，活血化瘀，行气止痛。主要治疗头痛、眩晕、目赤肿痛、胁痛、月经不调、疝气等一切在中医辨证中属于肝郁气滞、肝胆湿热、肝阳上亢、肝风内动及肝阴血虚证候之疾病。

太冲穴位于足背侧，在第一跖骨间隙的后方凹陷处。自己按摩此穴时，可以采取坐位，操作要领是保持肩肘腕等关节尽量地松沉，继而以双手拇指指端着力，持续地点按此穴，也可以配合一指禅推法进行点穴。点穴的力度、幅度要做到持久、有力、均匀、柔和深透。每天按摩此穴两到三次，共点按3分钟即可。

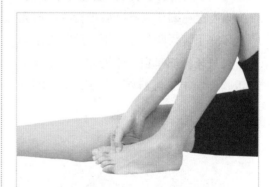

◎通过按摩太冲穴，可以调理肝的疏泄气机功能，养护肝脏。

立春防感冒，按摩鼻子效果好

立春时节，很多人打喷嚏、流鼻涕的症状更加严重了。一方面是因为气候变化无常导致的感冒；另一方面，春天也是过敏性鼻炎的多发季节。这些原因造成的鼻子不舒服，都可以通过按摩达到一定的缓解。

按摩鼻子的方法是：用两手食指和中指同时按摩眼内角鼻梁处，在有热感时，沿鼻梁、鼻翼两侧上下按摩30次左右。接着，按摩鼻翼两侧的迎香穴20次。迎香穴在鼻翼外侧0.5厘米处，按摩时可用两手拇指，也可用一手拇指、食指，每天最好做2次。再用两手食指、中指、无名指同时按摩眉心中央，然后沿眉毛向外按摩到两侧太阳穴，共60次。可反复按摩，早、中、晚各一次。

另外，捏鼻、擦鼻翼可促进鼻部血液流通，改变局部血液循环，从而达到通鼻窍之效。

按摩时手法应该由轻到重，注意不要损伤皮肤。除了早晨起床前、晚间睡觉前应该各按摩一次外，其他空闲时间也可进行。这种方法可以疏通经络，增强局部气

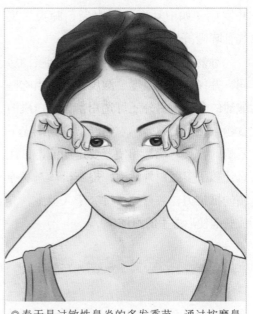

◎春天是过敏性鼻炎的多发季节，通过按摩鼻子，可缓解不适。

血流通，大大加强鼻子的耐寒能力，预防感冒和缓解鼻塞不通、流鼻涕等症状。

立春后儿童要防哪些病

立春来临，在屋里憋了一冬的孩子终于可以在温暖的阳光下玩耍了，可春季也

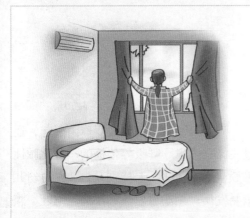

◎春季是各种病毒、细菌活跃的时期，要预防疾病，首先应让居室多通风，保持空气清新。

是各种病毒、细菌活跃的时期，尤其是流感、水痘、流脑、过敏性疾病等最易在此季节发生。此季节预防疾病总的原则是：多通风，保持空气清新，多喝水及吃蔬菜水果，适当锻炼身体。

① 流感：6个月至3岁婴幼儿最易"中招"

6个月至3岁的婴幼儿，是流感的高危人群。5~18岁的儿童和青少年，是流感的高发年龄组。流感主要表现为突发高热、头痛、乏力、呼吸道炎症、咳嗽、咽痛等，小儿流感还容易引起多种

并发症，如中耳炎、腮腺炎、肺炎、支气管哮喘等。

对策：定期用各种空气消毒剂喷洒房间，并保持适当温度、湿度；可适当吃些酸甜的食物，另外还可选用富含蛋白质的食物；孩子的被褥、衣物经常拿到阳光下暴晒，食具、玩具和便器要定期消毒；注意让孩子多做户外活动，提高机体对病原菌的抵抗力；教育孩子讲究个人卫生，养成餐前便后洗手的习惯。

❷ 水痘：易跟春天一起"发芽"

春天是传染病的高发季节。水痘是由带状疱疹病毒引起的小儿急性传染病。主要通过口腔飞沫经空气传染，也可通过接触被病毒污染的衣物、玩具、用具等传染，具有高度传染性，十岁以下的小孩最容易传染，占发病总数的90%以上。水痘起病可能只是流鼻涕、打喷嚏，许多人以为是得了感冒，两天后通常肢体会隆起一些红色小疹，之后会变成米粒大小的水滴状痘疹，里面充满液体，很痒。

对策：患水痘后无须特殊治疗，一般1~3天内痘疹从中心开始干枯、凹陷、结痂，如果不被抓破，1~3周后痂皮自然脱落。家长对患病孩子要加强护理，防止并发症，主要是保持皮肤清洁，可用炉甘石洗剂擦涂，破溃的地方可涂复方甲紫药水预防感染。饮食宜清淡，富有营养，多喝水，适当补充维生素。皮肤要保持干燥，衣被、床单质地要柔软，避免疱疹被弄破引发感染。

❸ 过敏：飞絮、花粉是"元凶"

春季空气干燥，加上风多、风大，花粉、飞絮的扩散量也大，过敏体质的孩子很容易在此期间诱发过敏性哮喘、皮炎、结膜炎及鼻炎等。

对策：过敏体质的孩子要远离变应原。对食物过敏的，要避免再次摄入过敏食物。有吸入性变应原过敏的，如花粉过敏，应尽量减少外出，避免在草地上玩耍；回家后应马上洗手、洗脸，更换衣服；室内避免种植花草；不要玩毛绒玩具。

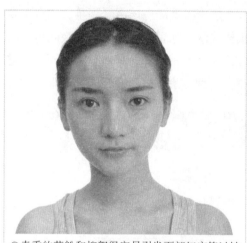

◎春季的花粉和柳絮很容易引发面部红疹等过敏反应。

❹ 流脑：发热、腹泻别小看

"流脑"是由脑膜炎双球菌引起，通过飞沫、咳嗽、呼吸等传播的一种化脓性脑膜炎，6个月以上特别是2~4岁的幼儿最易发病。别小看发热、头痛、呕吐、腹泻、食欲减退这些上呼吸道症状和消化道症状，接踵而来的可能是各种神经精神症状，如患儿对外界刺激的反应表现出淡漠、迟钝、烦躁、嗜睡等意识障碍，严重的患儿还可能出现昏迷、颅内压增高等，这些都是流脑的典型症状。

对策：春季应少带宝宝到人群密集、通风效果差的场所去；保持居住环境的空气清洁和流通，可采取每次只开一间屋子通风的方式，让室内空气流通；合理饮食，平时多喝水，多吃新鲜的蔬果；出门戴厚的口罩，可起到很好的预防作用。

雨水节气的首要工作——防病

雨水时节，天气变化不定，忽冷忽热。这样的气候条件对人体健康危害很大，所以大家要注意保健，防止一些易发病的流行。

❶ 宜防腮腺炎

腮腺炎，俗称"猪头风""胖腮"等。它是由腮腺炎病毒感染引起的传染性疾病，可通过接触，飞沫等传染，一年四季均可发病。但是，冬春交替季节，更容易发病。现代医学总结和概括出腮腺炎的主要症状是：以耳垂为中心的耳垂下方肿大，伴有明显疼痛或压痛、张口困难、发热、食欲下降等。一般潜伏期为2~3周，先是一侧肿大，接着另一侧也出现肿大，并伴有疼痛和热感。在这段时间里，应对病人进行隔离，消肿一周后，就不会传染了。

腮腺炎是一种传染性疾病，3岁以上抵抗力差的儿童和成人，均容易受到感染。冬春交替时节一定要警惕腮腺炎，尽量减少与腮腺炎病人接触，一旦有异常现象出现，立即找医生处理。

❷ 宜防心肌梗死

雨水时节时而冷，时而热，忽而干燥，忽而阴湿；气压亦时高时低，很不稳定。有的老年人由于患有冠心病，经不住气候的骤然变化而易突发心肌梗死。

医学研究认为，"倒春寒"的冷空气是促发心绞痛的罪魁祸首。实验证明，当温度在5~10℃时，冠心病患者的心电图往往会出现类似心绞痛的改变。

由于寒冷的刺激，心肌耗氧指数增加，交感神经兴奋，末梢血管收缩，外周阻力增加，左心室迅速收缩，使心肌缺氧。另外，寒冷还可能激发冠状动脉痉挛。统计表明，有67%的心肌梗死病人发病与寒冷相关。

❸ 宜防肺炎

雨水时节，温差变化较大，病原微生物容易大量滋生，因此也是肺炎和其他呼吸系统感染的高发期。肺炎是呼吸系统的常见病，发病率及死亡率较高。其中细菌性肺炎占肺炎的80%。

要预防肺炎，应尽量避免受凉、淋雨、酗酒，预防上呼吸道感染的发生，加强锻炼，增加营养，提高自身抵抗力。

雨水，养胃正当时

人体要靠五脏之气营养全身，但五脏之气必须依靠胃气才能运营。如果胃气不能与脏气一并运行，呈现出真脏脉，人就会死亡。

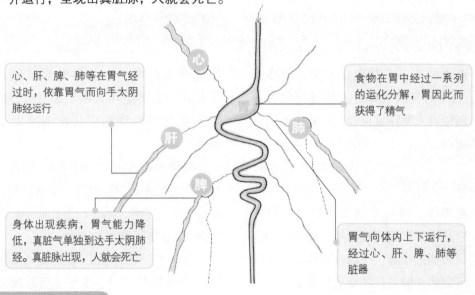

心、肝、脾、肺等在胃气经过时，依靠胃气而向手太阴肺经运行

食物在胃中经过一系列的运化分解，胃因此而获得了精气

身体出现疾病，胃气能力降低，真脏气单独到达手太阴肺经。真脏脉出现，人就会死亡

胃气向体内上下运行，经过心、肝、脾、肺等脏器

雨水需养脾胃

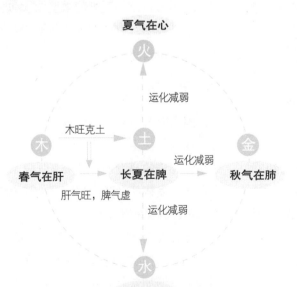

夏气在心

运化减弱

木旺克土

春气在肝　　长夏在脾　　秋气在肺

肝气旺，脾气虚

运化减弱

运化减弱

冬气在肾

从五行和人体五脏的关系看，肝属木，木性可曲可直，条顺畅达，有生发的特性，有疏泄的功能。脾属土，土性敦厚，有生化万物的特性，脾又有消化水谷，运送精微，营养五脏、六腑之功效，为气血生化之源。在五行相生相克关系传变中，木旺乘土，即肝木过旺克伐脾土，也就是说由于肝木疏泄太过，则脾胃因之而气虚，若肝气郁结太甚，则脾胃因之而气滞，两者皆肝木克脾土也。所以，雨水养生中既要注意春季阳气生发的特点，又要避免伤及脾胃。

雨水节气多关注皮肤问题

雨水时节，气候干燥，温度变化大，一冷一热很容易让皮肤受到刺激，皮肤内部的微血管会扩张，产生不适，因此，皮肤极易出现问题。

❶ 肌肤微微发红如何护理

很多人在春季雨水时节出现皮肤微红、微痒都会归结为皮肤过敏，但事实并不全是这样。健康的皮肤，拥有一层天然的保护膜——皮脂膜。春季皮脂膜较其他时间更易受损，肌肤略发红或感觉发紧正是其受损的表征之一。

护理方案：

（1）增加胶原蛋白。胶原蛋白能帮助肌肤迅速修复受伤的组织，提升细胞新陈代谢，增加抵御力。春季内外双修，给肌肤补充胶原蛋白能很好地预防肌肤出现过敏现象。

（2）常按摩调节肌肤微循环。如果

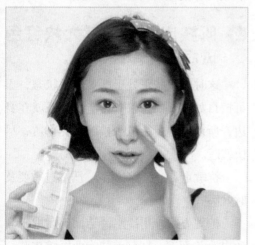

◎春天是皮肤最易过敏的季节，应坚持日常护理，增强肌肤抵抗力。

外出回家后常常"面红耳赤"，说明热胀冷缩间在皮肤表面产生了轻微的瘀血，是微循环不畅的表现。睡觉前适度进行面部按摩能有效缓解这一问题。

（3）改用弱酸性洁面产品。春季避免使用碱性成分及清洁力强的产品，以低泡的洁面产品为佳，减少清洁的次数，每日两次足矣，过度清洁会令敏感皮肤本来就很脆弱的皮质膜更加受伤。

（4）减少去角质的次数。春季多变的气候使我们的肌肤变得干燥、敏感，这时候应减少去角质的次数，以防止人为破坏本已脆弱的皮脂膜。油性肌肤每周1次，而中干性肌肤最好减少为每月1次为佳。而对于肤质偏薄者而言，春季最好不要使用磨砂型去角质产品，利用具有双重清洁效果的爽肤水即可。

❷ 肌肤瘙痒、有局部脱皮现象

春季皮肤易缺水，油水不平衡会导致肌肤干燥，出现瘙痒、脱皮的现象。如不及时修正，很容易让花粉、柳絮等易引发肌肤过敏的物质乘虚而入，导致肌肤过敏。

抗敏重点：保湿+防晒。

护理方案：

（1）保湿是关键。过敏往往是因为肌肤脆弱时被乘虚而入，而保湿正是保证肌肤处于健康状态的关键。别以为肌肤又干又痒的时候擦上滋润的乳霜就万事大吉，殊不知事实恰恰相反。太油太滋润的保养品，不但不易吸收，还更容易沾染粉尘刺激，使本已脆弱的肌肤，引发过敏。在肌肤出现轻量级过敏现象时，选择专门为敏感性肌肤设计的保湿水、质地轻润的乳液，迅速给肌肤补充水分，令其水油平衡，同时降低肌肤敏感度才是安全抗敏的首要任务。

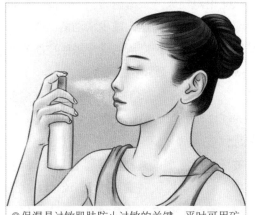

◎保湿是过敏肌肤防止过敏的关键，平时可用矿泉水喷雾为肌肤补充水分。

（2）防晒不可少。阳光虽然可以杀菌，但对于已经处于不稳定状态的肌肤而言，直接面对阳光就相当于往赤裸的伤口撒盐，有害无益。已经出现瘙痒、脱皮的肌肤，其皮层较薄，对紫外线的防御能力很差，所以要先涂抹基础保养品，再涂抹防晒品进行防护。而防晒品最好选择物理防晒的产品，尽量减少对皮肤的刺激。

❸ 肌肤出现少量红疹，不但脱皮、瘙痒，轻轻触碰还感觉到疼痛

此时的肌肤已经出现明显过敏现象，不可私自使用医用药膏。很多药膏含有激素，不但不能缓解过敏，还会火上浇油。

事实上，肌肤具有自愈能力。当过敏现象出现时，应立刻停止对肌肤做不该做的事情，尽量帮助肌肤减低敏感，给肌肤自我修护的时间。

抗敏重点：停止错误护理，尽快减低敏感。

护理方案：

（1）全面抗敏。很多人因为肌肤过敏就不敢使用任何护肤品，岂不知这样反而会令肌肤干燥而加重过敏现象。皮肤科医生特别指出，只有为肌肤充分保湿，才能缓和过敏症状并帮助细胞复原。在肌肤出现中量级过敏情况时，应停用所有精华类产品，转而换用专门的抗敏感产品，增强皮肤基底的抵抗力，如果仍不见好转或情况加重应该停用所有产品，寻求皮肤科医生帮助。

（2）冷水洁面。停用洁面产品，只使用冷水洁面。并在清洁后用毛巾冷敷5~10分钟，能有效帮助肌肤降温，并收缩毛孔，减缓过敏范围的扩散。切勿使用热水，那样会加深肌肤干燥状况，加重过敏症状。

❹ 肌肤出现水泡或大块红色斑点，瘙痒且疼痛。

这时候肌肤正处于严重过敏状态，不可擅自处理。而且很有可能变应原就在身边，所以应尽可能减少接触外界物质，尽快就医。

抗敏重点：医疗救治，严重过敏要及时就医。

护理方案：用冷水清洁面部后取干净丝巾遮盖面部，即刻前往专业医院皮肤科就诊，切勿私自用药。

第三章

身体苏醒平和为本，
惊蛰、春分话养生

● 惊蛰、春分时节，我国有些地区已是桃红李白，黄莺鸣叫，紫燕翻飞，大部分地区都已开始春耕。有谚语云："惊蛰过，暖和和，蛤蟆老角唱山歌。"惊蛰、春分时节的养生要根据自然物候现象、自身体质的差异，分别从精神、起居、饮食等方面进行合理的调养。

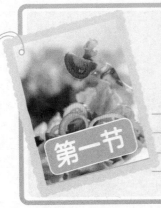

惊蛰、春分饮食养生

◎惊蛰、春分时节的饮食养生上要着重"中和"之道，多吃一些降火性的食物来平衡身体内的燥气。惊蛰时节要注重脾肺的保养，调养好肠胃。春分时节，要依节令规律，吃对符合节令的食物。

第一节

天气开始生燥气，多吃降火的食物来"中和"

春季由冬寒转暖热，人容易因气温渐高"上火"。"上火"是身体各器官不协调造成的，医学上称之为应激疾病。由早晚温差较大，人体不能保持新陈代谢的平衡和稳定导致生理功能失调而致"上火"。通常人们"上火"之前并没有明显的症状，但发病后则表现为咽喉干燥疼痛、眼睛红赤干涩、鼻腔热烘火辣、嘴唇干裂、食欲缺乏、大便干燥、小便发黄等，而严重的口疮、咽喉肿痛等症状会影响人体的正常饮食。一些爱美的女士脸上也会因"火气"比较大长出红红且发痛的痘痘，给生活和工作带来不便。这时，我们就要从饮食上进行调理，多吃降火食物来"中和"。

具体来说，春季可以多吃一些益气养阴的食品，如胡萝卜、豆腐、莲藕、荸荠、百合、银耳、蘑菇、鸭蛋等，有条件的也可以适量进食一些甲鱼。

再者，具有清理胃肠湿热功效的低脂肪、高纤维素、高矿物质的食物，比如新鲜的荠菜、韭菜、芹菜、菠菜和香椿等，日常买菜烧菜时不妨多选择一些。

另外，绿豆芽、黄豆芽、黑豆芽、蚕豆芽、豌豆芽等豆类食品对肝气疏通、健脾和胃有较大的益处，日常可以坚持食用。有条件的还可以熬些胡萝卜粥、山药粥、菊花粥、枸杞粥、西红柿鸡蛋汤食用，同样能达到春季养肝的目的。

春季养生宜多食的食物

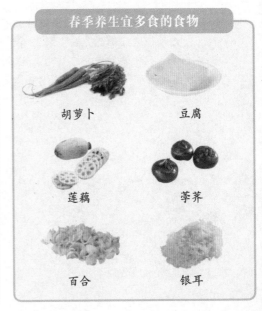

胡萝卜　豆腐

莲藕　荸荠

百合　银耳

让肠胃尝尝鲜——多吃野菜

每年的"惊蛰"与"春分"时期，是野菜盛产的时候。适当的多吃一点儿野菜，对身体有很好的保健作用。

不同野菜的保健功能大不一样，所以购买时，一定要挑选适合自己的品种。

马齿菜：又叫马齿苋、长寿菜，它的药用功能是清热解毒，凉血止血，能治糖尿病。它的吃法有很多种，焯过之后炒食、凉拌、做馅都可以。

婆婆丁：又叫蒲公英，它的主要功能是清热解毒，消肿和利尿，对肝有好处。它焯过后生吃、炒食或做汤都可以，比如海蜇皮拌婆婆丁、婆婆丁炒肉丝；还能配着绿茶、甘草、蜂蜜等，调成一杯能够清热解毒、消肿的婆婆丁绿茶。

苦菜：能够清热燥湿、消肿排脓、化瘀解毒、凉血止血，可抑制白血病。比较常见的吃法有蒜茸拌苦菜、酱拌苦菜、苦菜烧猪肝等。

蕨菜：又名蕨儿菜、龙头菜，蕨菜叶是卷曲状时，说明它比较鲜嫩，老了后叶子就会舒展开来。吃蕨菜能起到清热滑肠、降气化痰、利尿安神的作用。但干蕨菜或用盐腌过的蕨菜在吃前最好用水浸一下，使它复原。

荠菜：其主要食疗作用是凉血止血、补虚健脾、清热利水。春天摘些荠菜的嫩茎叶或越冬芽，焯过后凉拌、蘸酱、做汤、做馅、炒食都可以，还可以熬成鲜美的荠菜粥。

苋菜：有清热利尿、解毒、滋阴润燥的作用。除了炒食、凉拌、做汤外，苋菜也常用来做馅。比如凉拌苋菜、苋菜鸡丝、苋菜水饺等。

水芹菜：又叫水芹、河芹。水芹菜有清热解毒、润肺、健脾和胃、消食导滞、利尿、止血、降血压、抗肝炎、抗心律失常、抗菌的作用。

春分吃对八种节令食物

关于春天的饮食民间有很多流传，中医也有很多讲究，俗称吃"春"，下面就将"吃春"秘籍献给热爱美丽和美食的你。

❶ 红枣

我国古代名医孙思邈说过："春日宜省酸增甘，以养脾气。"意思是说，春季宜少吃酸的，多吃甜的。中医认为春季为肝气旺盛之时，多食酸味食品会使肝气过盛而损害脾胃，所以应少食酸味食品。但此时脾胃偏弱，胃肠的消化能力较差，不适合多吃油腻的肉食，因此，热量可适当由甜食供应。红枣正是这样一味春季养脾佳品。

❷ 蜂蜜

中医认为，蜂蜜味甘，入脾胃二经，能补中益气、润肠通便。春季气候多变，天气乍寒还暖，人就容易感冒。由于蜂蜜含有多种矿物质、维生素，还有清肺解毒的功能，故能增强人体免疫力，是春季最理想的滋补品。因此，在春季，如果每天能饮用1~2匙蜂蜜，以一杯温开水冲服或加牛奶服用，对身体有滋补的作用。

③ 春芽

春日食春芽。孔子说"不时，不食"，意思是，不是这个季节的（东西）就不吃。中医经典著作《黄帝内经》也说要"食岁谷"，就是要吃时令食物。春天里所有的植物都生发出鲜绿的嫩芽，可以食用的春芽有很多，如香椿、豆芽、蒜苗、豆苗、莴苣等。

④ 韭菜

春天气候冷暖不一，需要保养阳气，而韭菜最养人体阳气。韭菜含有挥发油、蛋白质、脂肪和多种维生素等营养成分，有健胃、提神、强肾等功效。春韭为韭菜中的佼佼者，味道尤为鲜美。其根白如玉，叶绿似翠，清香馥郁。春韭吃法多样，既可佐肉、蛋、虾、墨鱼等，又可做包子、水饺的馅料。炒绿豆芽或豆腐干时加些春韭，格外芳香可口。

⑤ 春笋

被誉为"素食第一品"的春笋作为美味佳肴，自古以来备受人们喜爱。文人墨客和美食家对它赞叹不已，有"尝鲜无不道春笋"之说。春笋笋体肥厚，美味爽口，营养丰富，可荤可素。做法不同，风味也各异，炒、炖、煮、煨皆成佳肴。

⑥ 樱桃

樱桃的成熟期早，素有"早春第一果"的美誉，目前在我国各地都有栽培。樱桃成熟时颜色鲜红，玲珑剔透，味美形娇，营养丰富。其性温，味甘微酸，具有补中益气、调中益颜、健脾开胃、祛风除湿等的功效。春食樱桃可发汗、益气、祛风及透疹，治疗体虚气弱、风湿腰腿疼痛等症。樱桃含铁量高，位于各种水果之首，常食樱桃可补充人体对铁的需求，促进血红蛋白再生，防止缺铁性贫血。需注

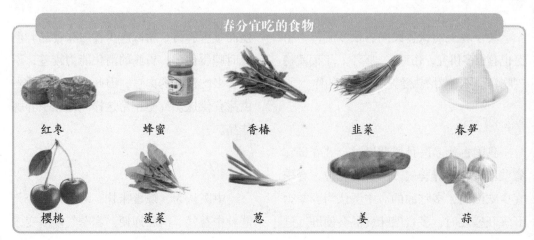

春分宜吃的食物

| 红枣 | 蜂蜜 | 香椿 | 韭菜 | 春笋 |
| 樱桃 | 菠菜 | 葱 | 姜 | 蒜 |

意的是，樱桃性热，不可多食，身体阴虚火旺应忌食或少食。

⑦ 菠菜

菠菜是一年四季都有的蔬菜，但以春季为佳，而不是赵本山和宋丹丹说的"秋菠"。春季上市的菠菜，对解毒、防春燥颇有益处。中医也认为菠菜性甘凉，能养血、止血、敛阴、润燥。因菠菜含草酸较多，有碍钙和铁的吸收，吃菠菜时宜先用沸水烫软，捞出再炒。

⑧ 葱、姜、蒜

不仅是调味佳品，还有重要的药用价值，可增进食欲、助春阳，还具有杀菌防病的功效。春季是葱和蒜在一年中营养最丰富，也是最嫩、最香、最好吃的时候，此时食之可预防春季最常见的呼吸道感染。北方人春天爱吃的小葱炒鸡蛋或小葱蘸酱，都是很有营养和顺应节气的最佳吃法。

此外，春季对于需要滋补调养的人，可以用西洋参、龙眼肉、党参、黄芪等炖鸡或瘦肉等，但爱过敏的人在春季一定要忌服"发物"，如虾、蟹、咸菜等食物。总的说来，春天的饮食最好多选择当季的食物，只有顺应节气吃对食物，才能强身健体，益寿延年。

春分、惊蛰养生食谱

惊蛰时节万物生发，天气由寒转暖，自然界各种生物萌生发育。此时节饮食养生应根据春令之气升发舒展的特点疏导春阳之气，以保障人体正常的新陈代谢。下面介绍一些春分、惊蛰时节的养生食谱。

① 椒香鲜鳝

原材料：鳝鱼250克，红、青椒各25克。

调料：盐3克，花椒40克，辣椒油适量。

做法：将鳝鱼治净；红椒、青椒洗净、切碎；花椒洗净。锅中水烧沸，放入鱼氽烫片刻，捞起；另起锅，烧热油，放入红椒、青椒、花椒，爆香。再放入鱼，调入盐、辣椒油，炒熟即可。

功效：补虚损，强筋骨补血止血。

禁忌：病属热症或热症初愈者忌食用。

② 蒜香茄子

原材料：茄子300克，葱1根，姜1小块，蒜少许。

调料：白糖、豆瓣酱各20克，酱油、料酒各10克，盐5克。

做法：茄子切块，放水中浸泡10分钟，捞出沥水；葱洗净斜切成丝；姜洗净切片；蒜洗净切片。锅烧油，倒入蒜片炒香，再下茄块炸成金黄色，下入豆瓣酱和其他调味料，炒匀即可。

功效：凉血，止血，消肿定痛。用于便血、高血压、动脉硬化、紫斑等病症尤宜。

③ 杜仲腰花

原材料：杜仲12克，猪腰250克。

调料：料酒、葱、姜、蒜、盐、酱油、味精各适量。

做法：将猪腰洗净对剖两半，切成腰花；杜仲洗净切成小片；葱洗净切段。将猪腰用盐、料酒、酱油腌渍入味。油烧热，投入腰花、葱、姜、蒜，加入杜仲快速炒散，放入味精炒匀即成。

功效：壮筋骨、降血压。

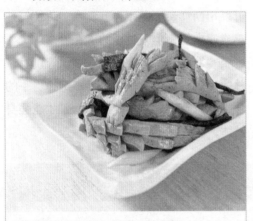

◎杜仲腰花有壮筋骨、降血压的功效。

④ 蛋花西红柿紫菜汤

原材料：紫菜100克，西红柿50克，鸡蛋50克。

调料：盐3克。

做法：紫菜泡发，洗净；西红柿洗净，切块；鸡蛋打散。锅置于火上，加入植物油，注水烧至沸时，放入紫菜、鸡蛋、西红柿。再煮至沸时，加盐调味即可。

功效：紫菜蛋汤有生津止渴的功效。

⑤ 花生蛋糊粥

原材料：花生米10克，鸡蛋1个，红枣5颗，糯米50克。

调料：蜂蜜5克，葱花适量。

做法：糯米洗净，放入清水中浸泡；花生米、红枣洗净。锅置火上，注入清水，放入糯米煮至五成熟。放入花生米、红枣煮至粥将成，磕入鸡蛋，打散略煮，加蜂蜜调匀，撒上葱花即可。

功效：健脾补胃、补血止血。

禁忌：生食过多，易致腹泻。腹泻或寒湿停滞者忌食。

⑥ 鸡肝大米粥

原材料：鸡肝120克，大米80克，姜末3克，葱花4克。

调料：盐2克，鸡精1克，酱油5克。

做法：大米淘净，泡好；鸡肝用水泡洗干净，切块，再加盐、酱油腌渍5分钟。水放入锅中，下入大米，大火煮沸，转中火熬煮至米粒软散。再下入鸡肝、姜末，小火将粥熬出香味，加盐、鸡精调味，撒上葱花即可。

功效：和胃，养肝，明目。

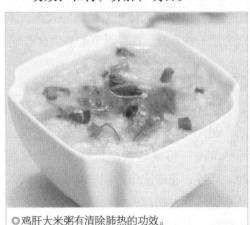

◎鸡肝大米粥有清除肺热的功效。

总之，春分时节的饮食调养，应当根据自己的实际情况，选择能够保持机体功能协调平衡的膳食。

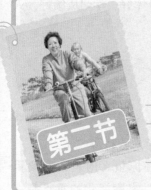

惊蛰、春分起居养生

◎惊蛰、春分时节在起居养生上也不能含糊。除了睡眠的保证之外，也要自制香袋防春困。做好居室内的绿化工作之外，也要抽时间出去走走，适当地晒晒太阳，去湖边垂钓散心，放松下紧张了一冬的情绪。

第二节

惊蛰时节话睡眠

惊蛰节气，意味着冬眠的虫开始苏醒。初候桃花开；二候黄鹂鸟在树上鸣叫；三候天上少有雄鹰的踪迹，取而代之是斑鸠的叫声。《黄帝内经·素问·六元正纪大论》讲这段气候指出："蛰复藏，水乃冰，霜复降，风乃至，阳气郁。"是说冷空气反复袭来，本来苏醒的虫又重新蛰藏，水也时而结冰，偏冷的气候遏制了春天万物的生发，导致了"阳气郁"的状态。

《黄帝内经·素问·四气调神大论》中讲："春三月，此谓发陈，天地俱生，万物以荣。夜卧早起，广步于庭，披发缓形，以使志生。……此春气之应，养生之道也。"人在春天，尤其惊蛰之后，5点前起床使体内的阳气得以抒发。如果有人习惯了晚起床，也应在5点前起来，活动半小时再睡个"回笼觉"，可减轻腰背酸痛。

经过一天紧张的工作学习，回家后以21点睡眠为宜。21点至23点是亥时，三焦经最旺。"三焦通百脉。"此时睡眠使百脉得以休养、滋阴潜阳，为明天的思维、行为储备能量。21点相当于"立冬"，22点"小雪"，23点"大雪"，24点"冬至"。睡得越晚阳气越受伤害。

从养生角度看，睡眠的质量主要在于时间段，其次才是时间长短。21点至5点，人处于地球的阴面，这8个小时细胞容易得到深层次的休眠。抓紧这个时间段的睡眠，人所获得的精力是其他时间不可

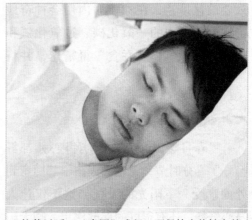

◎惊蛰过后，"春困"盛行，要保持身体健康首先要注意保持良好的睡眠。

比的。只要坚持实践一段时间，就会形成早睡早起的习惯。尤其是青少年，学会与太阳同行，不但身体好、学习成绩好，人也会漂亮。

惊蛰时节，居室要绿化

家庭居室绿化是春季养生的一个重要方面，现代科学研究认为，绿化有益于人的健康长寿。若能常在静谧、芬芳、优美的绿色环境中生活，这对于心、脑血管病、高血压、神经衰弱以及呼吸道疾病有良好的辅助治疗作用。

绿色植物还可以净化空气。尤其是绿色植物可过滤吸收放射性物质，消除噪声，改善和调节人体生理功能。植物的青绿色能吸收阳光中对眼睛有害的紫外线，有益于亮眼和消除疲劳，并使嗅觉、听觉以及思维活动的灵敏性得以改善。

美国环境专家比尔·沃尔弗顿经过反复对比实验，认为吊兰最适合养于居室，这是因为吊兰吸收空气中有毒化学物质的能力在所有实验植物中首屈一指，效果甚至超过空气过滤器。房间里只要放盆吊兰，在24小时内便会神奇地将室内环境中的一氧化碳、过氧化氮和其他挥发性气体"吞食"得精光，并将

它们输送到根部，经土壤里的微生物分解成无害物质并作为养料吸收了。

因此，我们在惊蛰之时，一定要重视居室庭院绿化。家庭绿化的重点是在阳台。在阳台上种些花卉，摆上盆景，既可以美化环境，又能对人体健康有好处。其次是室内，室内宜栽些能净化空气的植物。

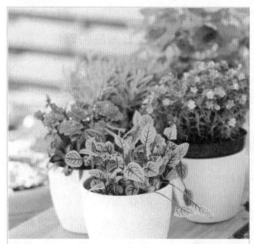

◎惊蛰时节，要注意居室内的绿化，做好室内的绿化工作，你将拥有一个更加良好的生活环境。

春分时节到，晒太阳能换来全身轻松

"春日暖阳亮堂堂，晒得心儿都舒畅。"春分时节，无论大人孩子都愿意到外面享受一下阳光的爱抚，这不仅让人身心舒畅，还有很好的保健作用。晒太阳

能补充维生素D，促进钙的吸收，强身健体。不过，晒太阳也有不少学问，晒以下三个部位不仅让人感到最舒服，还能维护健康。

❶ 晒后背，脾胃和

"前为阴，后为阳，晒后背，能起到补阳气的作用。"阳气虚弱会让人手脚冰凉，还常伴有脾胃不适，如肚子怕凉或吃了凉的东西易腹泻等。春天晒晒后背，能驱除脾胃寒气，有助于改善消化功能。此外，清代医家曾指出，"背为阳，心肺主之"，晒后背还能疏通背部经络，对心肺大有裨益。

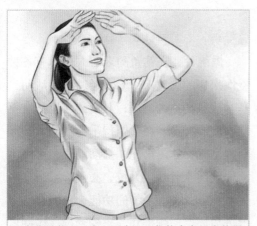

◎春分时节，适当晒晒太阳，你将会发现身体得到了前所未有的轻松。

❷ 晒双腿，不抽筋

"老寒腿"应该常出来晒晒。晒双腿能很好地驱除腿部寒气，有效缓解小腿抽筋，而且能加速腿部钙质吸收，让双腿骨骼更健壮，很好地预防骨质疏松。尤其是有风湿性关节炎的人，春天晒太阳能活化血脉，缓解病情，起到辅助治疗作用。另外，腿上还有很多穴位，通过阳光的刺激，能让人感到腿脚轻便，消除疲劳感。

❸ 晒头顶，补钙生发

太阳晒过头顶，能充分促进钙质的吸收。许多人晒太阳时，常喜欢戴着帽子，其实，春天阳光并没有那么强烈，穿着厚衣服又戴上遮阳帽，根本不能发挥晒太阳的作用。尤其是孩子，家长怕阳光伤害他们娇嫩的皮肤，总是给孩子戴帽子。其实只要控制好时间，晒晒孩子的头顶，有助于大脑的发育和头部骨骼成长。

春分谨防"房劳"过，生活平和养生道

由于经过了寒冬，人体各项机能在春天开始活跃起来，性腺也不例外，再加上春天天气暖和，人的活动能力也增强，所以此时人的性欲会特别旺盛，而有的年轻人仗着身强力壮，任由自己的欲望泛滥，很容易导致中医所说的"房劳过度"，从而引起阳痿。

除了男性，女性的生殖健康在春季也会受到威胁。春天气温改变，湿度增加，是适宜细菌滋生繁殖的季节，这一时期，也正是女性尿道炎发病的高峰期。因为女性尿道较短，尿道口又在会阴部附近，使细菌容易侵入尿道；加上春季气温通常可达20℃以上，人体出汗多，女性的外阴部汗腺又特别丰富，如果护理不当，容易使外阴局部长时间潮湿。此时细菌会繁殖得特别快，引起尿道发炎，出现尿频、尿急，严重者还会出现畏寒、发热等症状。

所以，即使在春天这样容易产生性冲动的季节里，年轻人性生活频率最好控制在每周1~3次，中年人每周1次左右，而老年人则适宜每两周1次。

春分时节多垂钓，养生养心乐中来

"一竿在手乐无穷，多跑鱼塘少求医。"春分正是万物生发的时节，也是垂钓的好时机，在这样的春日选择垂钓，是一项对中老年人身心健康十分有益的体育活动。那么垂钓为什么能够使人修身养性呢？

① 磨炼耐心

从垂钓的这种活动方式来看，它可以磨炼一个人的性格，尤其是对于那些急脾气的人来说，垂钓的时候，即使再急也要耐着性子，专心致志地等着鱼儿上钩，什么私心杂念都没工夫想。所以，这项运动在钓鱼的同时也在锻炼着一个人的意志。

② 提高免疫力

从垂钓者所处的环境来看，青草、绿水这种天然的场所能够有效地改善人的机体功能。这种环境中，空气中多含有对人体健康有益的负离子。有很多研究已经表明，含有较多负离子的空气对人体有着许多益处，主要表现为血液中的氧和血红蛋白增多，从而有利于消除疲劳，提高人体的免疫力。

③ 调节神经系统

垂钓还能有效地调节中枢神经系统的功能。当你与大自然融为一体的时候，周围绿树郁郁葱葱，野花争奇斗艳吐着芬芳，绿草散发着清香，小鸟在空中歌唱，再看那碧波荡漾的水面，微风下片片涟漪，这诗情画意般的环境，会使来这里的每一个垂钓者养性怡情，疲劳、忧思和俗事瞬间会消失得一干二净。

④ 有利于慢性病的康复

据统计，在钓鱼的老年人中患有各种慢性疾病的人达41.7%，经过垂钓活动，基本治愈高达占21%；其余的人也都有不同程度的好转。经常坚持垂钓活动，呼吸新鲜空气，沐浴阳光，摇动筋骨，可以不同程度地改善呼吸系统、心血管系统、消化系统以及神经系统的功能，从而有利于促进肩周炎、颈椎病、支气管炎、慢性胃炎、消化不良、神经症、习惯性便秘、慢性肝炎、高脂血等疾病的康复。

⑤ 注意事项

虽然垂钓对于人体的健康十分有利，但也要注意以下几个问题：钓鱼时一定要注意安全；每隔一段时间要起身活动一下，包括身体、四肢、双眼等；阴雨天尽量避免垂钓，以防关节或腰腿疼痛；甩动渔竿时不要用力过猛，以免造成肩臂、手指、手腕损伤；做好防晒、防蚊虫措施；以休闲为主，不宜争强好胜；老年人垂钓，一定要量力而行，不要过于疲劳。

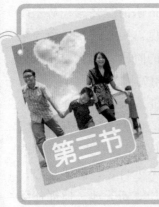

惊蛰、春分运动养生

◎适合惊蛰、春分时节的一些运动既健康又简单。不管你有多忙，都要抽出时间做一做简单而养生的运动，让你的身体始终处于一种充满活力的状态。只要身体充满活力，你的精力才会充沛，身心才会健康。

第三节

放松情怀——春分让我们去春游

春分时节，梅花、樱花、桃花、油菜花、郁金香进入盛花期，各地赏花节庆也陆续开幕，尤其是天气迅速回暖的刺激，春游活动也活跃起来。

孔子曾让他的学生各言其志，曾点说："暮春者，春服既成，冠者五六人，童子六七人，浴乎沂，风乎舞雩，咏而归。"孔子大为赞赏。其实曾点并没有讲什么深奥的义理或远大的志向，只是说春天要和大伙儿一起出去走走，在沂河里沐浴，在舞雩台上吹吹风，然后唱着歌儿回家。这不就是我们常说的"春游"吗？其实，春游对于养生，对于修身养性，意义太大了。

春生夏长，秋养冬藏。在春天的六个节气里，立春、雨水还是春寒料峭的早春；惊蛰，春雷一响，惊醒了沉睡了一个冬天的万事万物，大地苏醒，草木萌发，人体也在这时候萌发新的生机。过了春分，到了清明和谷雨，草木已经舒展开来，花也开了，风也暖了，到处生机勃

勃，人这时也该舒展心情、舒活筋骨了，这便是适合春游的暮春时节。在这样的时光里，你不出去走走，接受自然的洗礼和阳光的沐浴，而是闷在斗室之内，是不是会错过美好时光呢？

春游，还不仅仅是舒活筋骨、放飞心

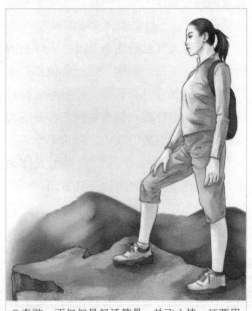

◎春游，不仅仅是舒活筋骨、放飞心情，还要用心体会大自然的生机。

情，还要用心体会大自然的生机，与大自然交流信息。

自然界的生机处处有之。"春水碧于天，画船听雨眠"，你看那一江春水，它是不是由隆冬的千里冰封，融作绿水，化静为动，汩汩向东？苏东坡的诗里说："竹外桃花三两枝，春江水暖鸭先知。蒌蒿满地芦芽短，正是河豚欲上时"，水为至阴之物，然在主生主发的春天，也会变得活泼，变得温暖。你再看那春风，是不是由凛冽的西北风化作了温和怡人的东风？风乃天地之使，《黄帝内经·灵枢》里有一篇叫九宫八风，即风有八向，从西北方向吹来的风叫折风，折便是折杀消损之意，从东面吹来的风叫婴儿风。婴儿是人生命的起点，是生长最快的阶段。那么婴儿风当然是与生长育化相关了。

自然界的生机是微妙而又神奇的，它有着让人惊叹的伟大力量，而这又需要你去用心地领会。百草萌生的时节里，你真的应该亲近自然，舒展身心，将自己融入这一片清新天地，捕捉住缕缕生机，将这份欣欣向荣植入心田，作为滋养五脏六腑的营养。老子说："人法地，地法天，天法道，道法自然"，效法自然，无违天道，养生之"道"与你也就更进一步了！

平常运动做烦了，不妨做做健身瑜伽操

春天来了，阳光明媚，鸟语花香，正是人们强身健体的最佳时机。如果平常的运动做烦了，不妨做做健身瑜伽操。

随着春天气温的逐渐升高，人体血液循环加快，使每一细胞、每一部位都产生新的变化。加强春季锻炼，使身心保持长盛不衰，精力旺盛，健康祛病。春分练习瑜伽具有排毒换肤的作用。在这个季节，风和日丽，万物生机萌动，对于人体来说，其生理变化主要有以下几方面：一是气血活动更强，新陈代谢开始旺盛；二是人体的肝脏功能在春季逐渐旺盛，具体表现为肝主疏血、肝主疏泄的功能增强。在西医来讲，肝脏是人体的化学工厂，它把我们饮食中的毒素全都排泄出去。在人体五脏之中，只有肝脏可以在割掉一部分后再生。在春天多练习瑜伽的体式和呼吸，可以促进血液循环，强健肝脏的排毒功能，会让你的皮肤更年轻，更具活力。

在忙碌的一天中，让我们以瑜伽的招式，以柔缓、柔韧的方式唤醒身体，给颈部、颈椎一个悠长的舒展，让春的气息从活跃你的身体开始。

第一招：完全式呼吸法

清晨起床前，四肢放松，眼睛微闭，做5次完全呼吸法。

方法：用鼻吸气，腹部隆起，胸肺扩张，呼气时先收胸肺再收缩腹部，其间速度缓慢，顺畅。

第二招：单鼻孔呼吸法

下午，当春困向你袭来时，做单鼻孔呼吸法。

方法：(1)把右手食指和中指放在额上。(2)用右手的大拇指按住鼻翼，左鼻孔呼出气后，再慢慢地吸。(3)吸气后，用无名指按住左鼻翼，屏气直到难受之际，从右鼻孔呼出气来。(4)气呼出后，再用同一个鼻孔吸气，同样再次按住鼻孔屏气，依次重复3个回合。

第三招：顶峰式

伸展身体，改善头部及下肢的血液循环，舒筋活络。

方法：跪坐地上，双手撑地，以猫式准备；吸气，同时伸直膝部，提高臀部，直至脚跟着地；形成一个三角形，保持姿态20~30秒；还原后以婴儿式休息一会儿。

第四招：幻椅式

动作：山式站姿，双腿并拢，抬头挺胸，背部挺直；呼气，双腿并拢向后蹲坐，想象后方有一个座椅，直至大腿与地面成平衡；然后踮起脚尖，保持这个姿态5至8个呼吸；吸气还原至山式站姿。稍作休息，重复动作2~3次。

第五招：肩旋转

动作：跪坐或站立，腰背挺直，双臂放在锁骨上；拱背，双臂手肘互触；吸气，手臂向上抬起，双臂贴着双耳；呼气，双臂向外打开，保持扩胸，手肘下沉，直至碰到腰侧；还原至初始动作，相反方向再做，重复5~8次。

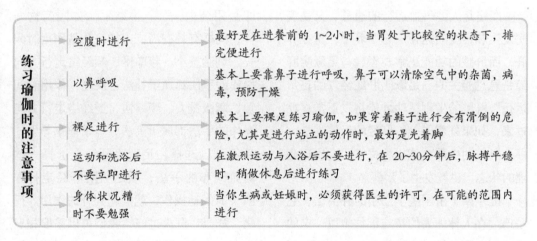

练习瑜伽时的注意事项	空腹时进行	最好是在进餐前的 1~2小时，当胃处于比较空的状态下，排完便进行
	以鼻呼吸	基本上要靠鼻子进行呼吸，鼻子可以清除空气中的杂菌，病毒，预防干燥
	裸足进行	基本上要裸足练习瑜伽，如果穿着鞋子进行会有滑倒的危险，尤其是进行站立的动作时，最好是光着脚
	运动和洗浴后不要立即进行	在激烈运动与入浴后不要进行，在 20~30分钟后，脉搏平稳时，稍做休息后进行练习
	身体状况糟时不要勉强	当你生病或妊娠时，必须获得医生的许可，在可能的范围内进行

春分养生运动

春分时的养生运动很多，其中"二月坐功法"和"胸部导引功"可以有效地防治肝肾类疾病，让你的肝与肾保持健康。

1 "二月中坐功"

进入春分时节，万物生长茂盛，机体的功能活动转向加强。"二月中坐功法"适宜于春分时节锻炼，可于春分时开始，终至清明为止。春季在气候变化上以风气变化较大，在人体中以肝气变化较为突出，肝病较多见。肝与肾同居下焦，肝肾同源，肝病及肾，有耳聋、耳鸣等症。采用"二月中坐功法"锻炼，有利于对这些病症的防治。

具体方法：每日5点左右，盘腿静坐，运气调息，双手握拳头颈肩肘向后活动，用力做五六次，牙齿叩动36次，深呼吸，津液入丹田9次，可治：胸臆肩背经络虚劳邪毒，腰背酸麻，耳后肩臑肘臂外背痛，肺胃邪毒积蕴，眼珠发黄口发干，流鼻血，喉部痛，嗓音哑，牙龈肿痛，头闷，面部浮肿，目暗畏明，鼻不闻臭，耳聋耳鸣，遍身疙瘩，皮肤瘙痒等症。

② "胸部导引功"

春分时节，如果你有经常胸闷的现象，不妨试试"胸部导引功"。

"胸部导引功"的具体方法：自然站立，双脚分开与肩同宽，双臂自然下垂，掌心朝内侧，中指指尖紧贴风市穴，拔顶，舌抵上腭，提肛，净除心中杂念。全身放松，两眼轻轻闭起来，膝盖微屈，安静地站立5分钟左右，然后意念想由两乳有两条线往下沉流，到肚脐为止，连续想5分钟。

自己动手做经络按摩，经济又健康

经络是人体气血运行的通道，又是疾病发生和传变的途径。春季养生，重在养肝，而肝脏的功能正常与否，与足厥阴肝经是息息相关的，足厥阴肝经经气的正常运行，肝脏的生理活动才能得以正常；反过来，如果外邪侵入，肝经的经气失常，那么肝脏的生理功能也将失常，会出现病理的状态，也就发生了疾病。

推拿属于祖国医学当中的外治法，它是通过在人体体表的特定部位施以一定的手法来达到保健治疗的目的的，从而达到调节内脏的生理功能，这种由外调内的方法的原理，其根本的一条是建立在经络理论的基础之上的，也就是说，手法作用于人体体表的经络穴位上，来调节经穴的气血，再通过经穴来调节内脏的生理功能。

推拿手法怎样调节经络的气血呢？推拿手法如同中药，古人亦有论述："用推即是用药……"，推拿手法如同药物一样，同样有补有泻，比如，凡是作用时间长、刺激量小、频率慢、顺经络走行方向操作的手法都属于补法；反之，作用时间短、刺激量大、频率快、逆经络走行方向操作的手法都属于泻法。春季推拿养生，我们可以选择在足厥阴肝经上选择一些轻柔缓和的手法，顺足厥阴肝经走行方向长时间地操作，就能起到补的作用。反之，如果，肝火过旺，我们可以采取相反的方法操作，就能起到泻肝火，平干熄风的作用。

春季推拿养生重视保养肝胆，因为肝胆是互为表里的一对脏腑，同样，其表现在经络上，对我们推拿养生具有重要指导意义的经络也是足厥阴肝经和足少阳胆经一表一里两条经络，这都是互为络属互为表里、密不可分的。

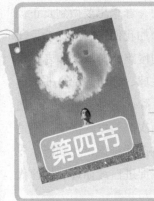

惊蛰、春分防病养生

◎惊蛰、春分时节，要做好防病工作首要的是调和阴阳，护好肝脾。与此同时，体内积攒了一冬的垃圾也是时候该排一排了。除此之外，在惊蛰、春分时节，也要谨慎对待"节气炎"，留心传染病，让你的身体远离疾病的侵袭。

第四节

身体垃圾不小视，惊蛰排毒正当时

人体在经过一个冬天，体内已经积蓄了一定的毒素，常可见到的人体的外在表现是：找不到原因的头痛、体重大幅增加、便秘、口气难闻、脸上出现色斑、下腹部鼓胀、皮肤失去光泽、失眠、注意力不集中、无缘故的抑郁、生暗疮等问题。惊蛰，是蛰虫惊而出走矣。那么人体中的毒素也应该排出，以利身体健康。下面就为大家介绍一些惊蛰排毒方案。

① 排毒第一步——喝

人体的70%都是由水组成的，因此，想要合理地调节身体的平衡，最自然的办法莫过于用水来进行。春季干燥易上火，多喝水是我们都知道的一种常识，通过喝水能够有效地帮助身体自我排出毒素。这里说的水不单单是指白开水，而是包括蜂蜜水、淡盐水、绿茶等。

每天早晨，女性应该空腹喝一杯加一勺蜂蜜量的温水，蜂蜜能迅速帮助排便，清除废物；男性则可以喝一杯淡盐水，这

种喝法与蜂蜜水有着异曲同工的妙处，有缓解便秘，排出体内毒素的作用。

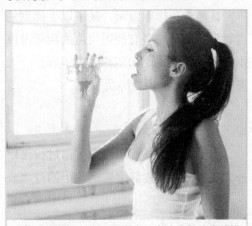

◎春季干燥易上火，多喝水可有效地帮助身体排除毒素。

② 排毒第二步——吃

蔬菜类：黄绿色的蔬菜是富含纤维和维生素的天然排毒物质，尤其是绿豆芽是非常好的排毒食品。同时，黄瓜、西红柿、菜花、南瓜、胡萝卜也都是非常不错的促进肠胃蠕动排除毒素的蔬菜。

水果类：苹果、梨、木瓜等都是清肠

胃的常用水果，应该多吃一些。

粗粮类：现代人的肠胃由于有大量的油脂包围，因此，蠕动起来非常的缓慢，所以应该多选择一些含有大量膳食纤维的食品。利用它们来帮助我们"刮油""排毒"。

吸"毒"佳品类：除了以上说到的一些食品外，还有一些特别强的吸"毒"食品可以多吃一些。例如，食用菌，如黑木耳、银耳、蘑菇、香菇等，多食食用菌能增加你的抗病毒能力；同时，动物的肝脏、血制品能够非常有效地清洁脏器、血液中的垃圾，而且所含的B族维生素也很丰富。

其他：在排毒方面，除了以上提到的食物外，还有一些有药用价值的物质可以用来帮助我们，比如芦荟胶囊、麻仁、大黄等都有排毒、通便等功效。

❸ 春季排毒第三步——动

我们身体的排毒功能除了通过排便以外，还可以通过皮肤上天然流出的汗水来将毒素带出，因此，春季想要做到真正彻底的排毒，还应增加我们平时的运动，让身体出汗，简单的慢跑、游泳，或者是带有趣味性的打羽毛球、登山等都是非常适合春季来进行的。除此之外，有条件的还可以每周进行一两次蒸桑拿的洗浴，通过扩张毛孔，来促进排汗排毒，达到清除皮肤上的油腻污垢，促进血液循环、加速代谢、清洗血管作用。

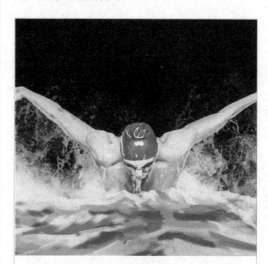

◎春季多进行慢跑、游泳等运动，可有效促进身体排汗排毒。

春来遍是桃花水，春分养生调阴阳

每年的3月21日左右就是二十四节气中的春分。春分日是春季九十天的中分点，这一天南北半球昼夜相等。春分一到，雨水明显增多，全国平均地温已稳达0℃以上。此时，我国大部分地区的越冬作物已进入春季生长阶段，早稻也开始播种，正是春意融融的好季节。

由于春分节气平分了昼夜、寒暑，所以人们在这个节气的养生保健也要注意保持人体内部的阴阳平衡。

现代医学研究证明：人在生命活动的过程中，由于新陈代谢的不协调，可导致体内某些元素的不平衡状态出现，并因此导致早衰和疾病的发生。而一些非感染性疾病都与人体元素平衡失调有关。如心血管病和癌症的发生，都与体内物质交换平衡失调密切相关。平衡保健理论研究也认为，在人生不同的年龄段里，根据不同的生理特点，调整相应的饮食结构，补充必要的微量元素，维持体内各种元素的平衡，有益于我们的身体健康。

关于保持人体阴阳平衡的方法，《黄帝内经·素问》中说："调其阴阳，不足则补，有余则泻。"也就是说：虚则补，实则泻。如益气、养血、滋阴、助阳、填精、生津为补虚；解表、清热、利水、泻下、祛寒、去风、燥湿等则可视为泻实。总之，无论补或泻，都应坚持调整阴阳，获得机体平衡的原则，以科学方法进行养生保健，才能有效地强身健体、防止疾病、延缓衰老。

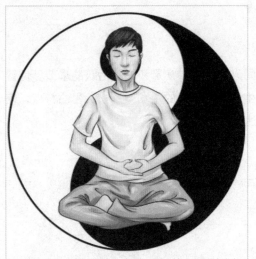

◎春分节气平分了昼夜、寒暑，此时养生要保持人体内部的阴阳平衡，虚则补，实则泻，以强身健体。

惊蛰养生，首要工作是护肝

中医认为肝脏与草木相似，惊蛰时节人体的肝阳之气渐升，肝气活跃，阴血相对不足。此时，人体一定要顺乎阳气的升发、万物始生的特点，好好的养肝护肝。如果春天没有养好肝气，周身气血就会运行紊乱，其他脏腑器官受干扰而致病。现代流行病学调查也证实，惊蛰属肝病的高发季节。

其中有两种人最需要养肝：一种是过劳一族，另一种是肝火旺的人。

过劳一族：过度操劳的结果之一就是肝气偏弱。因为长时间的工作状态让身体各器官血液需求量大大增加，血气消耗很大，而肝是体内的藏血器官，疲于工作就会受损。所以过劳族第一要维护的就是肝脏。首先，要调整工作心态，不要过度追求完美，量力而行地制订工作计划。其次，不妨在饮食上吃些养肝食物，例如加班的零食换成话梅、杏脯之类，别吃伤肝的甜味夹心饼干；绿色蔬菜也要作为晚餐的必备，白菜、包心菜和菠菜等各式叶菜对应人体的肝胆，能协助器官加速排出体

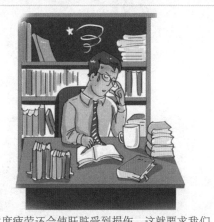

◎过度疲劳还会使肝脏受到损伤，这就要求我们减少工作，避免因过劳而带来身体上的伤害。

惊蛰重在养肝

惊蛰过后万物复苏，是春暖花开的季节，同时也是各种病毒和细菌活跃的季节。惊蛰时节人体的肝阳之气渐升，阴血相对不足，养生应顺乎阳气的生发、万物始生的特点，使自身的精神、情志、气血也如春日一样舒展畅达，生机盎然。

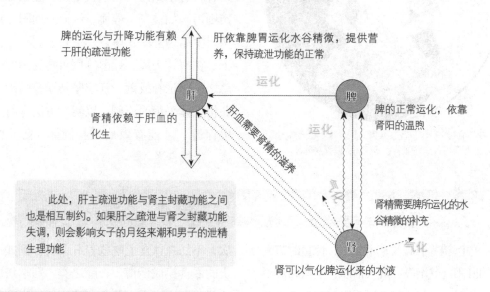

脾的运化与升降功能有赖于肝的疏泄功能

肝依靠脾胃运化水谷精微，提供营养，保持疏泄功能的正常

运化

肝

脾

肾精依赖于肝血的化生

肝血需要肾精的滋养

运化

脾的正常运化，依靠肾阳的温煦

气化

此处，肝主疏泄功能与肾主封藏功能之间也是相互制约。如果肝之疏泄与肾之封藏功能失调，则会影响女子的月经来潮和男子的泄精生理功能

肾精需要脾所运化的水谷精微的补充

肾

气化

肾可以气化脾运化来的水液

惊蛰要注重四种体质的养生

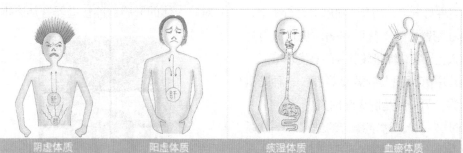

阴虚体质	阳虚体质	痰湿体质	血瘀体质
阴虚体质的人容易阴虚火旺，着重在调养肝肾，可进行食补，选择清淡的食品食用，参加一些舒缓的运动锻炼。	阳虚体质的人对气候适应能力较弱，建议加强饮食调节和体育锻炼，多食用补阳食品，多晒太阳提升阳气，以提高身体免疫能力。	痰湿体质的人，随着雨水惊蛰后阴雨天气增多，应特别防止湿邪侵袭，多吃一些化痰祛湿、健脾利湿的食物。	血瘀体质的人要注意精神调节，保持乐观心境，最好食用舒血化瘀的食物。

内的毒素。

肝火旺的人：春天阳气骤升，引动体内热气，热性体质的人经常"肝火"旺盛，标志符号为易长痤疮、怕热出汗、经期长。他们的养肝方案要远离烟酒、禁厚重口味的饮食。建议可以早晚餐前空腹喝一杯保青茶：将枸杞、大枣、山楂、茯苓、灵芝、白术、决明子各10克，甘草5克加水煎煮30分钟即可饮用，可以滋阴清肝火。

上班族养肝要"趁早"

肝的生理机能旺盛的季节是春天，而又以惊蛰、春分时节最旺，对于上班族来讲，将下面的养肝方法贴剪下来，贴在记事本上，贴在电冰箱上，贴在电脑上……一方面学点儿养生常识，一方面时刻提醒自己，除了工作，健康也是你生活的一个重要组成部分。

❶ 爱护眼睛

上午9点到单位，打开电脑，直到中下午，依旧重复着上午的故事，一天下来，眼睛酸得不行，也不舍得离开座位。长此以往，必定会导致眼睛干涩、痛痒，如何缓解这种症状呢？

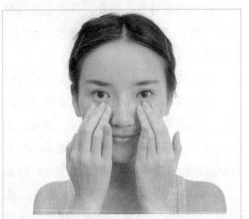

◎经常按揉眼周穴位，可使眼内气血通畅，放松眼部肌肉。

养肝依据：中医认为，人的五官与五脏密切相关，具体为目对肝、舌对心、口对脾、鼻对肺、耳对肾。因此，眼睛的健康取决于肝脏，肝血畅旺，眼睛能够得到滋养。如果过分用眼的话，就会过度消耗肝血，使肝脏不断地处于紧张的工作中，日积月累，就会影响肝脏的健康。

自救招数：在电脑前工作20~30分钟后，最好放松休息一下，可以做一些护眼运动。适当做一些眼部按摩，通过对眼部周围穴位的按摩，使眼内气血通畅，改善神经营养，以达到消除睫状肌紧张或痉挛的目的。

❷ 按时休息

通宵玩游戏、没完没了地看热播剧、把工作带回家……别人晚上12点睡觉你都觉得早，号称"夜猫子"。

养肝依据：每天主动找时间休息，是对肝的最大钟爱。休息能降低体力消耗，减少糖原、蛋白质的分解及乳酸的产生，从而减轻肝脏的负担。万不可等到劳累感袭来才想到丢下手中的工作，这叫被动休息，此时体内的代谢废物——乳酸、二氧化碳等已积累较多，对肝脏已经造成了伤害。

自救招数：晚上11点到凌晨3点血液流经肝、胆，此时最该做的是睡觉，给肝创造一个良好的工作环境。肝脏最弱的时间是下午1点至5点，所以最好把辛苦工作尽量堆在上午，到了下午，每工作1小时让身体休息5分钟，以减少肝脏损耗。

③ 多动少坐

可能你听过这样的案例，有些朋友新买了辆车，就会变得不爱运动，做什么都想安车代步，甚至可能连上个厕所都想开车去。你可能觉得这很可笑，但是你很可能处在"五十步笑百步"的处境中。想想看，你一周运动了几次？是不是连上三楼都非得坐电梯不可？

养肝依据：积极从事体育锻炼是护肝的又一有效方法，因为运动既可削减超标体重，防止肥胖，消除过多脂肪对肝脏的危害，又能促进气体交换，加快血液循环，保障肝脏得到更多的氧气与养料。

自救招数：初春的运动不必制定减脂

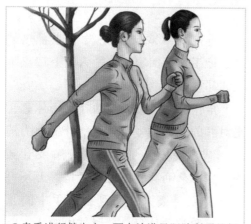

◎春季进行健步走，可有效满足肝脏所需的氧气，滋养肝脏。

目标，只要将身体舒展开就好。3月最适合的运动是健走。我们坐着时，对氧气的需要量为每分钟250立方厘米，如果肌肉长期得到的是这种低限量供给，肌肉力量将下降；而健走时需氧量增至每分钟1000立方厘米，可以满足肌肉对氧气的需要。

④ 护肝健脾地吃

肝脏是身体内以代谢功能为主的一个器官，不良的饮食习惯会严重伤害到肝脏。如常饮酒，酒精量的增加会加重肝脏的负担并直接损害肝脏组织。常吃泡面，泡面都经过油炸，而且油中往往添加了防止食物酸化的安定剂，这种安定剂本身即是一种致癌物质，会引起肝大。因此养肝护肝一定要注意饮食。

养肝依据："春七十二日，省酸增甘，以养脾气。"唐代孙思邈在《千金要方》中提醒大家。春天生机勃发，正是肝气条达之时，酸味入肝，具有收敛之效，要适可而止，过则可能影响阳气的升发和肝气的疏泄，甚至会致肝郁或肝火更旺，容易伤及脾胃。因此，孙思邈建议要"省"酸。"省"字在此应解作"少"，而非"省略"不吃之意。

自救招数：现在饮食应尽量清淡可口，建议可多吃些味甘性平的食物以"醒脾"，如蔬果类的南瓜、扁豆、菠菜、芹菜、莴笋、胡萝卜、花菜、油菜等。从五行跟五脏的关系来看，脾属"土"，肝属"木"，脾健则"土固"，土固可以御"木"，因此，以甘养脾间接地也能起到护肝、益肝之效。

惊蛰节气，哪几种疾病经常来找麻烦

惊蛰处于冬春季节交替时期，气温变化幅度较大，并会出现雷雨或连续阴雨。是一个疾病多发的季节。下面为大家介绍一些小毛病的预防手法。

❶ 急性肠道传染病（痢疾）

痢疾是由痢疾杆菌引起的传染病，多发生在春季和夏天。春天和夏天由于气候炎热，各种细菌和霉菌繁殖迅速，食物如果储存不科学极易被细菌和微生物所侵蚀，将食物污染。人如果不注意误吃了这种食品，就会引发肠胃疾病，轻者会出现胃部不适和拉肚子，食欲减退，重者会出现脱水和高热。

预防办法：

（1）控制传染源。当发现痢疾病人时，应该及时隔绝，对病人曾经使用过的餐具和生活用品，及其经常接触的用品要彻底消毒。

（2）把住病从口入这一关，改变不良的生活习惯。健康的人要坚持饭前便后洗手，不要喝生水，瓜果一定要洗干净再吃，凉拌食物多放些生大蒜和食用醋。

（3）治疗方法。饮食上应该以流体或是半流体为主；多饮些淡盐水及果汁；辅助治疗时可以在用餐时吃些大蒜。

❷ 流行性结膜炎（红眼病）

流行性结膜炎是一种腺病毒引起的传染性很强的眼病，一般在春季流行。它能够通过接触传染，如：手、公用毛巾、脸盆，或是游泳时通过被污染的水传染。

预防办法：家庭最好分用毛巾、洗脸盆，并注意经常的消毒，注意个人卫生，不要用不干净的手去揉眼睛。在公共游泳场游泳时，要注意眼睛的消毒。

❸ 食物中毒

春天，天气逐步炎热起来，容易引发食物腐败变质。另外，在春天生食的食物也逐步多了起来，有的蔬菜瓜果上还残存有一些农药，如果消毒不及时彻底，也会引起食物中毒。引发食物中毒的病菌主要有沙门氏细菌、金黄色葡萄球菌、大肠杆菌、黄曲霉毒素。

预防办法：餐具要定期消毒，厨房用具要经常在阳光下晾晒；购买食品时要认真地检查，防止把变质的食品买回家，剩余的食品要科学保管，防止被苍蝇污染；变质的剩饭、菜要扔掉。

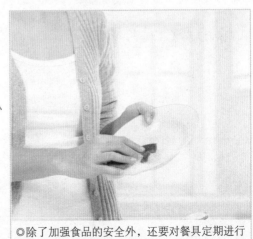

◎除了加强食品的安全外，还要对餐具定期进行消毒，方可有效减少食物中毒。

第四章

去除湿热内在调养，
清明、谷雨话养生

●清明是二十四节气中的第五个节气，一般在每年公历的4月4日或5日。谷雨是二十四节气中的第六个节气，一般在每年公历的4月20日或21日，是春季的最后一个节气。在春末时节，我们更要在饮食，起居，运动等方面做好养生。

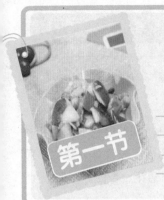

清明、谷雨饮食养生

◎清明，谷雨时节是野菜，茶的旺季，在这两个时节的饮食养生，除了要在正统的食物上多加注意之外，也可选择适合养生的野菜尝尝鲜。对于爱喝茶的人士来说，这是一个幸福的时节，但要注意的是要选择对身体健康的新茶来喝。

第一节

饮食要有度，暴饮暴食很"受伤"

清明，谷雨时节，尤其要注意饮食调理，避免暴饮暴食，以免因为暴饮暴食患上下面的疾病。

❶ 胃肠炎

暴饮暴食可加重胃肠负担，导致胃肠功能紊乱或受到病毒、细菌感染，出现胃肠黏膜充血、水肿而致单纯性急性胃肠炎，表现为上腹不适、疼痛、呕吐、腹泻等症状，严重者可引起发热、脱水、酸中毒等。

❷ 胰腺炎

暴饮暴食及酗酒，不仅可引起胰液大量分泌，造成胰管内压力增高，致使胰管扩张而发生急性胰腺炎，表现为突发腹痛、恶心、剧烈呕吐，并有脉搏细速、血压下降等休克症状。由于其发病急，病情凶险，需及时送医院救治。

❸ 胆囊炎

暴饮暴食及大量饮酒所致的胰液大量分泌及胆道口括约肌痉挛，可使胰液反流入胆囊，被胆汁激活的胰酶便可引起急性胆囊炎，出现剧烈胆绞痛，同时还可伴发热、呕吐、右下腹压痛等症状，病情较重者应及时送医院救治。

对形体肥胖者，须减少甜食，限制热量摄入，多食瓜果蔬菜。对老年高血压者应特别强调低盐饮食，在降低摄盐的同时，还应增加钾的摄入，如多食用蔬菜、水果类食品。

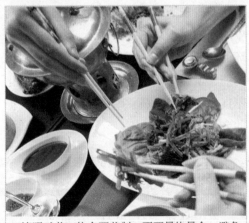

◎清明时节，饮食要节制，不要暴饮暴食，避免引起各种疾病。

清明养生，四类食物最滋补

清明节期间，吃哪些食物才最合适呢？下面，我们为大家介绍四种最适合于清明时节的滋补食物。

① 可利五脏、通血脉的食物——菠菜

菠菜为春天应时蔬菜，具有滋阴润燥、舒肝养血等作用，对春季因肝阴不足所致的高血压、头晕、糖尿病、贫血等都有较好的辅助治疗作用。

哈佛大学的另一项研究发现：每周吃2~4次菠菜的中老年人，可降低患视网膜退化的危险。贫血者可取菠菜100克煮汤；视力模糊者可取鲜菠菜、羊肝各500克，将水烧沸后入羊肝，稍滚后下菠菜，并加适量盐、麻油、味精，熟后即可食用。

② 可健脾补肺的食物——山药

山药其黏液蛋白，能预防心血管系统的脂肪沉积，保持血管弹性，防止动脉硬化，减少皮下脂肪沉积，避免肥胖。山药中的多巴胺，具有扩张血管、改善血液循环的功能。另外，山药还能改善人体消化功能，增强体质。过年过节期间若有消化不良，可以用山药、莲子、芡实加少许糖共煮。

③ 可渗湿和补益的食物——银耳汤

在汤品调理中，可多用利水渗湿和补益，养血舒筋的药材。如银耳、薏仁、黄芪、山药、桑葚、菊花、杏仁等。

④ 可益肝去烦的食物——五谷粥

清明还要多食种子植物如燕麦、荞麦、稻米、扁豆、薏仁、花生、黄豆、咖啡豆、葵花子等。种子植物营养丰富，多食清明五谷养生粥可益肝、除烦去湿和胃、滑肠、补虚、增强抵抗力、延年益寿。

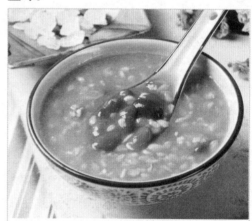

◎菠菜、山药、银耳汤、五谷粥等都是适合清明时节养生的滋补食物。

谷雨时节的蔬菜养生经

谷雨时节，气温升高，雨量增多，人体更为困乏，但人体的消化功能却正处于旺盛时期，是身体补益的大好时机。在这个时节吃蔬菜养生，可谓事半功倍。

谷雨时节，人容易缺乏族维生素B$_2$和维生素C，一些人会发生口唇糜烂、口角发炎的病症，俗称"烂嘴角"。针对这一症状，宜多吃些黄豆芽。

黄豆含有胰蛋白酶抑制剂和较多的植酸，影响了营养成分的吸收与利用。黄豆在发芽的过程中，胰蛋白酶抑制剂大部分被破坏，同时，大豆含有的蛋白质还被分解为可溶性的肽与氨基酸，不但增加了豆芽的鲜度，而且使豆芽中蛋白质的利用率比黄豆至少提高了10%。黄豆芽中还含有一种干扰素诱生剂，能诱生干扰素，干扰素能干扰病毒代谢。人在春天较易发生病毒性感冒等杂症，因此，春天吃黄豆芽还能增强人体抵抗病毒感染的能力。

清明、谷雨养生食谱

清明时节饮食调养方面，须定时定量，不暴饮暴食；也须减少甜食，限制热量摄入，多食瓜果蔬菜。雨水时节，阴寒湿冷，郊外虽阳光初发，但乍暖还寒。因此饮食上应注意摄入有助于阳气升发，且能驱散阴寒之品。以下是雨水时节养生的参考食谱。

① 大白菜炒双菇

原材料：大白菜、香菇、平菇、胡萝卜各100克。

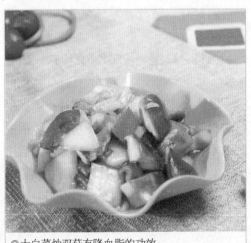

◎大白菜炒双菇有降血脂的功效。

调料：盐3克。

做法：大白菜洗净，切段；香菇、平菇均洗净，切块，烫片刻；胡萝卜洗净，去皮切片。净锅上火，倒油烧热，放入大白菜、胡萝卜慢炒。再放入香菇、平菇，调入盐炒熟即可。

功效：清热除烦、益胃气降血脂。适宜高血压、冠心病、牙龈出血者。

② 河塘鲈鱼

原材料：鲈鱼400克，上海青50克。

调料：醋8克，生抽12克，盐、味精、红椒各少许。

做法：鲈鱼去鳞和内脏，洗净，切片；上海青洗净，切去叶部，用沸水汆一下备用；红椒洗净，切丝。锅内注油烧热，放入鲈鱼片滑炒至变色，注水焖煮至熟，加入盐、醋、生抽、红椒炒匀入味，用味精调味，起锅装盘，以上海青围边即可。

功效：补脾胃养气血，消水肿益肝肾。

❸ 芹菜炒牛肉片

原材料：芹菜、牛肉各150克，姜丝、蛋液、红椒丝各适量。

调料：酱油、胡椒粉、盐各4克，淀粉水15克，木瓜粉、淀粉、香油各10克。

做法：芹菜去叶洗净，切段；牛肉洗净切片，加酱油、木瓜粉、淀粉及蛋液调匀。锅中油加热，爆香姜丝，放入红辣椒丝及芹菜以大火略炒，加入牛肉丝炒至熟。加盐、胡椒粉、香油、淀粉水，炒匀即可。

功效：治疗脾胃虚弱，气血不足，虚损羸瘦，体倦乏力及高血压所致的头痛脑涨，颜面潮红。

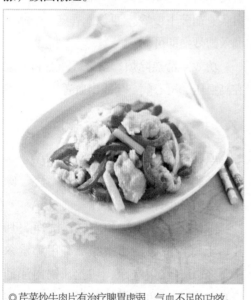

◎芹菜炒牛肉片有治疗脾胃虚弱，气血不足的功效。

❹ 萝卜清汤

原材料：牛肉300克，海带片5克，白萝卜300克。

调料：葱末1.1克，胡椒粉0.1克，蒜头10克，盐6克，葱40克，水1000克，蒜泥适量。

做法：牛肉洗净；葱、蒜头清洗干净，葱斜切段；锅里放入牛肉与水煮7分钟，放入葱、蒜头再煮30分钟左右；葱末、蒜、胡椒粉混合，做成调味酱料。白萝卜、海带片均收拾好后放入锅中，用酱料调味，煮至熟，过滤汤后盛入盘中即可。

功效：止咳化痰，顺气消食，除燥生津，清热解毒，通利大便。

❺ 枸杞蛋羹

原材料：枸杞15克，鸡蛋2个。

调料：盐适量。

做法：将鸡蛋打入碗内加入枸杞，加入少许盐，调匀，隔水炖熟即成。

功效：补肝肾，壮阳。可预防和治疗中老年人的老花眼，对肝肾不足引起的头昏多泪也有效。

❻ 猪肝拌豆芽

原材料：猪肝、绿豆芽各100克，虾米、姜末适量。

调料：白糖、酱油各5克，盐、醋各3克。

做法：猪肝洗净，切成薄片；绿豆芽择去根洗净备用；虾米用开水泡软。锅中加入水、盐烧开，将猪肝和绿豆芽熟后捞出，装入盘内。将猪肝片加入所有调味料腌渍入味，加入豆芽，撒上虾米即可。

功效：养肝明目，补益气血。

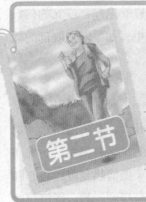

清明、谷雨起居养生

第二节

◎清明、谷雨时节，爱睡懒觉的人一定要改掉睡懒觉的习惯，早点起床锻炼身体。有空时，不妨走出家门，到野外踏青。但要注意的是在你贪图这两个时节的阳光时，也不要让阳光伤害了你。

清明，早点儿起床迎接健康

清明是人之阳气生发的难得时段，为了能使阳气更好地生发，人们应有意识地调整作息，早点起。曾有一种说法，认为5时为一日的"惊蛰"，而"惊蛰"时不起床，就会导致6时清浊不分，7时不清不明。

中医里，7时至9时是辰时，属胃经最旺，如不早起会导致阳气欲发而不能发，化为内火上扰心肺及脑，可引起心躁、喉干、头昏、目浊等不适。当然，也不是说从此时起必须5点就起床，但尽量把自己的作息时间向前调，积极进行户外活动和体育锻炼却是必要的，踏青问柳、登高赏花、跑步做操等，不仅能舒筋活络、畅通气血，还能畅达心胸、怡情养性、增强抗病能力。

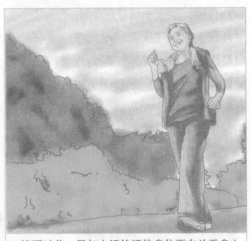

◎清明时节，早起去锻炼锻炼身体更有益于身心健康。

降压减脂，莫过清明

清明对健康有着重要的意义，这个时候，肝火很旺所以不再适合进补了。此时养生要以降压减脂为主。

❶ 三步可减肥，滋阴补阳

减肥的秘诀在于减腹，因为肠胃消化系统都聚在这里，小腹一旦凸起来便是发胖的前兆，所以控制小腹的脂肪是防胖的关键。减腹的秘诀是温腹，怎么做呢？有三个方法最为见效：

每周拍腹排毒一次就可无毒一身轻——在肚脐两边脂肪最丰厚的地方，或者摁上去有脂肪结块的地方，用双手拍打10分钟。大多数人都能拍出红紫青黑灯不同颜色的痧斑、包点，这就是体内瘀滞的寒湿、火毒被拍出来的表现。拍完后马上喝一杯温水，能加速排毒。

每天敲天枢穴排便减肥法——天枢穴属于胃经，又联系大肠，最能通肠道排宿便，是名副其实的减肥大穴。在肚脐旁开三指的位置。每天至少敲打两次，每次5~10分钟，敲至小腹发热为止。

每天揉腹三次，胜吃人参一支——小腹是阴中之阴，是寒气最爱聚集的地方，所以揉腹很关键。手心的劳宫穴是火穴，有温养的效果。经常以手心按摩小腹至发热，不但可以有效地驱寒暖腹，还能养元补气、滋阴培阳。每天早中晚各揉一次小腹，先按逆时针方向揉，后按顺时针方向揉。揉的次数最低以36遍起，或36的倍数也可以。力度要适中，如果能把腹部的软组织带动起来更好。

❷ 苦菊拌苋菜，补肝清心减肥

苦菊能清热祛肝火，有抗菌解热消炎明目等作用，嫩绿的，微苦很爽口，洗净后拌拌就能吃；苋菜能清热利湿，去心肺的热火。这两样蔬菜搭到一起，能清热解毒、通利大便，还能去肠胃的火气。这样一个小凉菜就能祛三样火，还能清热减肥排毒养颜。

做法：苋菜放入沸水中焯一下捞出来，苦菊直接洗净，将这两样用调料拌匀即可。

这道菜有三种人不太适合吃，一是脾胃虚寒，吃点儿凉东西就难受的人；二是长期拉肚子的人；三是孕妇。

除此之外，凡是各种上火症状的人，例如口臭、脸上长疙瘩、痤疮、便秘、脾气暴、烦躁、燥热、痔疮等，都适合吃。

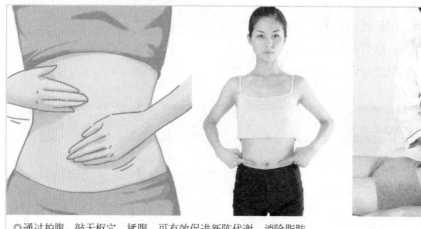

◎通过拍腹、敲天枢穴、揉腹，可有效促进新陈代谢，消除脂肪。

清明外出"踏青"才健康

清明踏青，不仅可欣赏大自然的美好景色，而且是锻炼身体、增强免疫力的最佳方式。

清明节，又称为"踏青节"，三天的小长假对于很多家庭来说都是一种"诱惑"，都想借此机会到野外走一走，郊游一番。清明时节踏青可谓好处多多。

首先，踏青有益于改善血液循环。清明时节，天气转暖，郊野春游，做些轻微活动，可以增强下肢肌肉和筋腱的活力，使气血运转、冠状动脉血循环得到改善，是最佳强心法。

其次，踏青可以按摩人体脏器。清明时节，芳草萋萋，信步闲游，全身都会受到震荡，这种震荡可以防止血管壁出现沉淀物；有节奏的步行，低频、适度的颤动，对内脏器官更能起到按摩的作用。

再者，踏青可以调整人体代谢。清明时节，春和景明，空气新鲜，大气中的"长寿素"——阴离子较多，是调整人体代谢、治疗精神紧张的天然"药物"。

享受阳光的同时，别让阳光伤害了

清明是外出踏青旅游的旺季，但人们在享受外出阳光的同时，有没有想过阳光对人体的伤害呢？

很多春季出游的人，都会发现，在户外玩的时候只顾着开心，但回到家后，皮肤又痒又痛。

人群中约有30%的人会对紫外线产生过敏，其中春天人体对紫外线敏感性最高。光过敏是紫外线照射（如日晒）后，暴露部位的皮肤出现红色斑疹、丘疹或大疱性皮疹，会伴有灼热和痒痛感。春天的光过敏问题更要引起重视，因为春天的紫外线看上去并不强烈，因此许多女性出门都不用隔离霜、防晒霜，其实春天属于光过敏的高发期。

另外吃了含有光过敏性物质的食物，如菠菜、荠菜、芹菜、莴苣、马兰头等，出门后，便容易出现皮肤红肿、发痒的情况。因此这些含有光过敏性物质的食物最好选在晚上吃，也不要餐餐都吃。本来就有过敏体质的人，更应避免吃这些食物。

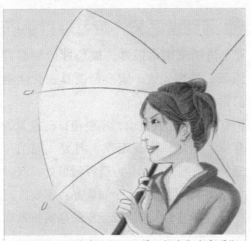

◎清明是外出踏青旅游的旺季，但人们在享受阳光的同时，还要注意避免阳光对人体的伤害。

清明、谷雨运动养生

第三节

◎清明、谷雨时节，是适合运动的时节，但要注意的是运动一定要适度，千万不要动得过大，以免伤害了身体。值得庆幸的是，适合清明雨水时节的运动大多是简单而养生的运动。我们为大家精选了一些适合清明谷雨时节的运动。

清明出行，踏青"四防"

清明出行踏青，要做好五方面的预防工作，出行时才能多一份保障，才能更放心地出行。

❶ 山路湿滑难行，防滑鞋是首选

爬山时，若选择不合脚的鞋子不仅会使足部受损，严重的甚至可能引起各种并发症。爬山不应穿着凉鞋、拖鞋、尖头鞋、高跟鞋或新鞋，可选软皮面或布面等透气性好的圆鞋头、厚胶底鞋或尼龙搭扣的运动鞋，最好是防滑又耐磨的徒步鞋。出行前应仔细检查清除鞋内的小沙石等杂物，鞋垫皱褶也要整理铺平。

❷ 杂草林地行走，不妨"打草惊蛇"

春季是蛇活动的频繁期，特别是在闷热欲雨或雨后初晴时，蛇经常出洞活动。在山间灌木、杂草林地行走时，可先用棍棒敲击草丛，"打草惊蛇"将蛇赶走；遇蛇袭击，不要直线跑，更不要向下坡逃跑，可左右拐弯交替作"之"字形躲避；若被蛇咬，伤者切忌惊慌奔跑，要缓慢行走或由他人运送，剧烈活动会使血液循环加快，增加人体对毒素的吸收，加重中毒症状。伤者要立即用止血带或手帕、绳索等在伤口5厘米处进行缚扎，每隔15~30分钟放松1分钟，以免肢体坏死。伤者应到医院救治。

❸ 遇到雷雨天气避免接打手机

清明节雨水很多，惊蛰过后便有雷雨天，祭扫先人一定要带雨具，并注意防雷。

在野外遇强雷雨，不要使自己成为最高点，应尽快离开山顶、河流、湖泊，避免多人拥挤一起，应选择最低处，双脚并拢蹲下，除下身上金属物品；不要靠近电杆、高塔、大树以及墙根的避雷接地装置，不要接触金属管线、电线。

同时，雷雨天气应尽量避免接打手

机。因为手机开通电源后，所发射的电磁波极易引来感应雷，使人遭受雷击。

如果不幸遭到雷击，电流会使人的心跳、呼吸停止，但只要抢救及时多数可以恢复，亲友应及时向120求救，并马上以心肺复苏法现场抢救。

④ 爬山运动量大，随身带巧克力

爬山时体能消耗大，老人、妇女容易出现低血糖症状，出行之前，最好准备点儿巧克力、糖果或含糖饮料。糖类食品是人体吸收最快的化合物，一旦出现头晕、怕冷、出冷汗、手颤等低血糖反应时，马上吃一点儿糖分较高的食物能有效缓解症状。当出现低血糖症状时，糖尿病病人适合进食无糖食物或点心，比如苏打饼干，不可食用含糖太高的食物。

同时，还应多喝水，适当补充水分。首选是纯净水加盐，在家里面的时候加一点儿盐，这样有助于登山出汗的时候补充

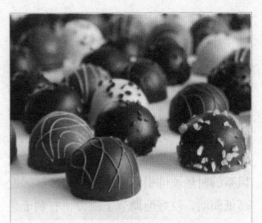
◎爬山时可带点巧克力，这样当遇到突发情况时，巧克力可以快速帮助你补充体力。

流汗时流失的盐，喝水一定要小口喝，每次喝两三口，人体才能有效吸收。

此外，到野外扫墓还应注意预防花粉过敏。有过敏体质的人到野外可戴口罩、墨镜、手套等，穿上长袖衣裤，尽可能减少皮肤外露。行走时应选择花草树木上风口行走，必要时还应带上防过敏的药物。

雨天山上气温低，市民应及时增减衣物，预防感冒。

清明时节适宜做的三类养生运动

清明时节天气转暖，适当地进行运动是必须要做的，但是并不是所有的运动都适合在清明时节进行，下面我们为大家挑选了一些最适合清明时节进行的运动。

① 和缓运动型

在春风和煦的日子里，健走、慢跑等相对安静的运动更适合刚刚从寒冬走过来的你。且走且跑且停，时快时慢，

这种走走停停、快慢相间的健走或慢跑可以稳定情绪，消除疲劳，亦有改善心肺功能、降低血脂、提高身体代谢能力的保健作用。

② 休闲趣味型

远足、徒步可以练习脚力，带动身体的大循环。对于远足与徒步有一定困难，或是受时间限制的人，可以选择集休闲、

娱乐和锻炼为一体的放风筝。

放风筝是一种回归自然的良好运动，人们可以尽情呼吸新鲜空气。随着人在地面操纵风筝线，来回奔跑、有张有弛，不知不觉间使手臂、腰部及腿部的肌肉得到有效锻炼。同时，放风筝也是许多伏案工作者锻炼脊椎的最好方法之一。人们在放风筝的时候须仰望蓝天，视线随风筝远近高低而动，较好地调节了视力，有利于缓解视疲劳。

❸ 保健养生型

春练对于年轻朋友而言可能更为简单易行，但对于中老年人而言春练更要科学合理，有针对性。所以建议选择一些太极、五禽戏、八段锦等具有保健养生功效的气功功法来习练。

谷雨养生功

❶ 放松入静功

"放松入静功"的适应病症：此功法可滋阴补肾，能调理神经，治神经衰弱、烦躁不安、气管炎、高血压失眠等症。

"放松入静功"的具体方法：仰卧，周身放松，头枕在高低适度的枕头上，两脚与肩同宽，两手放身体两侧大腿旁边，手心向下，轻轻闭起眼睛。意想头顶放松，两耳朵放松，两肩放松，两大臂放松，两小臂放松，两手掌放松，两手指放松，然后再想头顶放松，脸部放松，腹部放松，会阴部放松，两大腿放松，膝盖放松，小腿放松，脚面放松。大脚趾、二脚趾、三脚趾、四脚趾、小脚趾依次放松，脚心放松，两脚好像浸泡在温水中内，最后连续默念："全身放松"三遍。

❷ 百会观想功

"百会观想功"适应病症：头痛、头晕、提高记忆思维功能。

"百会观想功"具体方法：自然站立，双脚分开与肩同宽，双臂自然下垂，掌心朝内侧，中指指尖紧贴风市穴，拔顶，舌抵上腭，提肛，净除心中杂念。全身放松，观想前后发际连线与两耳尖连线之交点处——百会穴。长时间观想可增强大脑生理功能，使大脑处于相对抑制状态，促进大脑气血之供应。

❸ 照胃运趾功

"照胃运趾功"的适应病症：消化不良。

"照胃运趾功"的具体方法：自然站立，双脚分开与肩同宽，双臂自然下垂，掌心朝内侧，中指指尖紧贴风市穴，拔顶，舌抵上腭，提肛，净除心中杂念。两手掌相互摩擦至热，两手心对正胃部，距离约10厘米，十个脚趾同时抓地，每次做10分钟。每次饭后1小时做此功，效果显著。

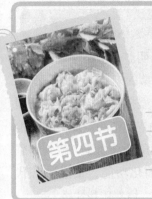

清明、谷雨防病养生

第四节

◎清明、谷雨时节也是疾病的多发时节。在这两个时节，我们要做好很多疾病的防治工作。但要注意的是清明、雨水时节的养生一定要与自然同气相求，在此基础上，要防治花粉症、高血压、神经痛等疾病的侵扰。

清明要防止肿瘤快速发展

清明前后，冷暖空气经常交汇，从而容易形成阴雨绵绵的天气。肿瘤患者体内残留的肿瘤细胞的生长速度和增殖能力也在此时变得相对旺盛，当肿瘤细胞的生长速度超出临床治疗及免疫系统能控制的时候，就很容易导致肿瘤复发、转移。此外，由于肿瘤患者免疫力比较低，外界各种细菌、病毒生长繁殖活跃，容易侵入人体，造成感染，也在一定程度上为肿瘤复发转移提供了条件。

除此之外，清明节作为我国传统祭祖和扫墓的节日，容易引起人们的哀思，加上阴雨天气的影响，情绪容易产生波动。对于肿瘤患者而言，乐观的心态是康复的重要保障，伤感、悲哀的情绪会导致身体免疫功能下降，致使患者更容易受到外界细菌、病毒的侵袭。所以在这段时间，肿瘤患者一定要注意控制情绪，避免造成复发转移。

在这段时期，肿瘤患者需加强定期复查。患者要保持精神开朗、情绪舒畅。

患者不宜随意减少衣物。起居方面做到早睡早起，常到室外、公园等空气清新的地方进行适当的锻炼。科学合理的饮食搭配有助于降低春季病情复发的概率，此季宜多吃含蛋白质、矿物质、维生素丰富的食品，特别是多吃新鲜的时令蔬菜及水果。此外，还应该服用生物制剂提高免疫力，避免复发转移。

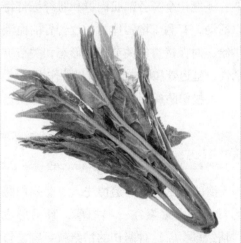

◎清明时节，人体激素分泌旺盛，肿瘤患者要减少摄入生发性食物，如香椿等，以防肿瘤的快速发展。

养体固神，动中有静练太极

清明、谷雨时节，身体差、精神差的人士可多练习一下太极拳。

太极拳符合医理，具有健身功效。太极拳根据古代养生术吐纳导引及医学的经络、气血、形神相因论等医学养生理论，确立了注重意气、形神合修的修炼方法。

太极拳是一种合乎生理与体育原理的健身运动，其特点为：动作柔和，平缓舒展，动静结合，缓慢连贯，协调自然。既能抗老延年，又可防病治病。

据有关调查资料证实，练拳老人在30秒内蹲起20次运动实践之后，血压和脉搏的改变在3分钟里有87.5%~90%的人恢复正常，而不练拳的人仅有22.2%的人恢复正常。另有报告指出，长期坚持练拳者动脉硬化率是35%，不练拳者为46.4%。经常练拳，能保持"腹实胸宽"状态，有利于维持肺组织的弹性，改善肺的通气功能；还能让全身各部肌肉群和肌纤维都得以活动，有利于增强体力，改善骨的血液供给，对保持脊柱关节正常形态和关节灵活性，延迟骨和肌肉衰老有显著作用。

太极拳防病治病、强身抗老的作用已得到不容置疑的证明。一个医学调研组曾在50~80岁长期练拳的老年人中进行医学调查，结果表明，坚持打太极拳可以延缓肌力衰退，保持关节韧带的敏捷灵活，推迟心脏功能减退，降低高血压，改善肺脏机能，增强胃肠消化功能，促进新陈代谢，提高免疫能力，培养乐观性格。

太极不拘时间，不限地点，不用设备，不需过分力量，老弱皆宜，外增体力，内固精神，是一种非常好的群众体育运动。

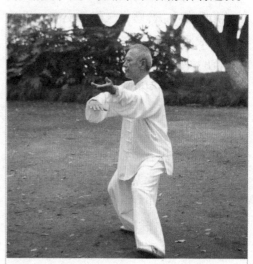

◎清明、谷雨时节锻炼选太极，可以减轻和消除异常情绪反应。

清明时节，警防高血压

清明节是扫墓、追悼先人、悲痛伤感的日子，大家聚在一起扫墓，容易形成"情绪场"，这种悲伤的情绪就更容易传染。而上了年纪的老年人，本来体质就阴虚阳亢，若是情绪再出波动，就更容易出现高血压复发或是加重。

中医对高血压病的辨证要点，除观察血压变化外，还要对病人眩晕、头痛等全身症状进行分析。病因多见年老体虚、情志失调、劳倦久病、饮食偏嗜等。其病理主要为阴阳失调，本虚标实。常见证型有：阴虚阳亢证（头痛头晕，耳鸣眼花，失眠多梦，腰膝酸软，面时潮红，四肢麻木）；肝肾阴虚证（头晕眼花，目涩而干，耳鸣耳聋，腰酸腿软，足跟痛）；阴阳两虚证（头目昏花，行走如坐舟船，面白少华，间有烘热，心悸气短，腰膝酸软，夜尿频多，或有水肿）。

患有高血压的人在进行养生时，应针对阴阳失调，本虚标实的病理，以调和阴阳，扶助正气为大法，采用综合调养的方法，如情志调摄。因为本病与情志因素关系密切，在情志不遂、喜怒太过之时，常常影响肝木之疏泄、肾水之涵养。

以下是防治高血压的小偏方：

阴虚阳亢证：老人可取野菊花5至10克，加水煮沸3至5分钟代茶饮。

肝肾阴虚证：可选食蜂乳。

阴阳两虚证：可取枸杞、胡桃肉、黑芝麻各20克水煎，每日一次与汤同服。

减轻高血压病症的方法

- 对老年高血压者应特别强调低盐饮食，在降低摄盐的同时，还应增加钾的摄入，如多食用蔬菜、水果类食品

- 避免参加带有竞赛性的活动，以免情绪激动；避免做负重性活动，以免引起屏气，而引起血压升高等

- 饮食调摄方面，须定时定量，不暴饮暴食。对形体肥胖者，须减少甜食，限制热量摄入，多食瓜果蔬菜

- 在情志方面，应当减轻和消除异常情志反应，移情易性，保持心情舒畅，选择动作柔和、动中有静的太极拳作为首选锻炼方式

- 耐心排便。切忌排便急躁、屏气用力，最好要坐便这样可持久，蹲位易疲劳。如有习惯性便秘要多吃些蔬菜、香蕉等水果和纤维多的食物，以防诱发脑出血的危险

"谷雨"养生要防潮

从"谷雨"起，各地雨量开始增多，湿度逐渐大起来。一定湿度的空气本是正常的，也是正常人所需要的，但是过于潮湿的空气会让人体由内到外都有不适反应。

此时养生要顺应自然环境的变化，通过人体自身的调节，使内环境（人体内部的生理环境）与外环境（外界的自然环境）的变化相适应，保持人体各脏腑功能的正常。

此时气温虽然开始转暖，但早晚仍较凉，早出晚归者要注意及时增减衣服，避免受寒感冒。过敏体质的人这个季节应防花粉过敏及过敏性鼻炎、过敏性哮喘等，特别要注意避免与变应原接触，减少户外活动。

谷雨养生忌动肝火

谷雨时节，要把祛湿养肝作为养生的重中之重，少动肝火，防止肝气郁结。

谷雨养肝的合理饮食有以下原则。

① 补充优质蛋白质

因为春季的气温变化大，冷热刺激可使人体内的蛋白质分解加速，导致机体抵抗力降低，从而容易传染或者复发疾病。这时需要补充优质蛋白质食品，如鸡蛋、鱼类、鸡肉和豆制品等。

② 摄取足够的维生素和无机盐

富含维生素C的食物有助于肝脏解毒，对保肝护肝有着非常好的功效。小白菜、油菜、西红柿和柑橘、柠檬等新鲜水果蔬菜，富含维生素C，具有抗病毒的作用；胡萝卜、苋菜等黄绿色蔬菜，富含维生素A，具有保护和增强上呼吸道黏膜和呼吸器官上皮细胞的功能；富含维生素E的芝麻、绿色卷心菜、菜花等，可以提高人体免疫功能，增强机体的抗病能力。

③ 选择清淡食物

春季肝气最旺，而肝气旺会影响脾，容易出现脾胃虚弱病症。

如果多吃酸味食物，就会使肝功能偏亢，所以春季饮食适宜选择辛、甘、温之品，忌酸涩食品。饮食应该清淡可口，少吃油腻、生冷及刺激性食物，应多吃富含蛋白质、矿物质、维生素的食品，特别是各种黄绿色蔬菜，如瘦肉、豆制品、蛋类、胡萝卜、菜花、大白菜、柿子椒、芹菜、菠菜、韭菜等。肝炎病人忌吃蛋黄。因为蛋黄中含有大量的脂肪和胆固醇，而脂肪和胆固醇都需要在肝脏内进行代谢，这样肝脏的负担加重了，极不利于肝脏功能的恢复。

④ 多吃真菌类蔬菜

蘑菇、香菇、金针菇、黑白木耳等菌类蔬菜，富含蛋白、多糖、维生素、脂肪、必需氨基酸和无机盐等成分，经常食用有助于肝脏的滋养与修复、提高机体免疫力、防癌抗肿瘤等作用，可以很好地保护肝脏。

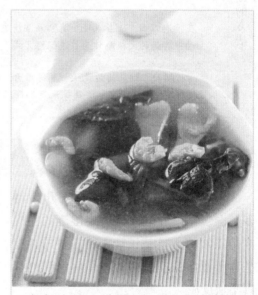

◎春季肝气最旺，会影响脾，故饮食应该清淡可口，以免加重肝脾负担，如香菇油菜汤、清炒苤麦菜等。

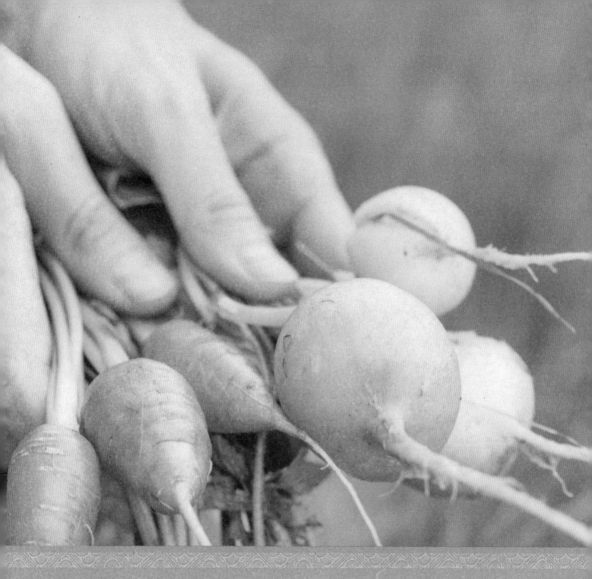

第二篇

炎炎酷暑需护身——夏季养生

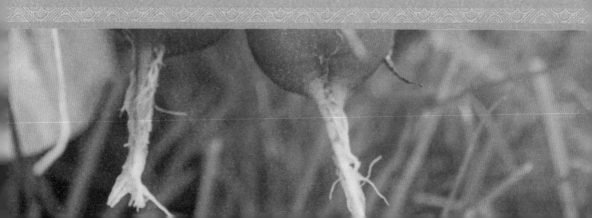

第一章

夏季养生总说

●夏季烈日酷暑，是一年中气温最高的季节，在夏季里心气最容易耗伤，特别是人体的新陈代谢十分旺盛，因此夏季最需要注意养生保健，以让你的身体在夏季中保持健康。

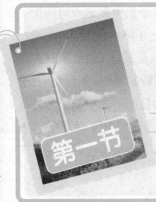

夏季的特点

◎夏季炎热的气候对人体的生理和心理产生的影响不同于其他季节，在夏季要做好养生保健首先要调节好自己的生理和心理活动。

第一节

夏季气候的特点

目前科学界有很多划分四季的方法，在日常生活中，人们通常把立夏节气的到来作为夏季的开始，立夏是从天文学角度来划定的。气象部门通常以阳历划分四季，6~8月为夏季。但这样的划分方法都有个弊端，就是我国南方在6月之前早就烈日炎炎，而在东北到7月份才能感觉到夏日的气息。

因此，气象工作者就研究出一种尽量符合自然景象的四季划分标准，以5天平

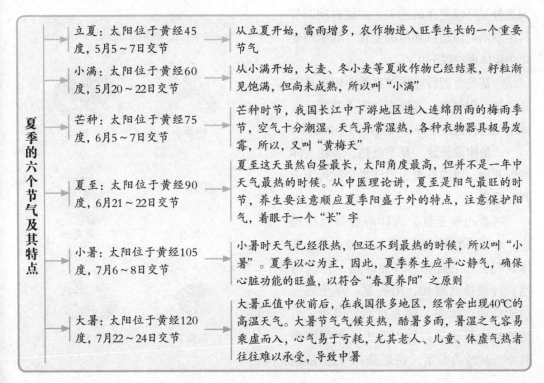

夏季的六个节气及其特点

立夏：太阳位于黄经45度，5月5~7日交节	从立夏开始，雷雨增多，农作物进入旺季生长的一个重要节气
小满：太阳位于黄经60度，5月20~22日交节	从小满开始，大麦、冬小麦等夏收作物已经结果，籽粒渐见饱满，但尚未成熟，所以叫"小满"
芒种：太阳位于黄经75度，6月5~7日交节	芒种时节，我国长江中下游地区进入连绵阴雨的梅雨季节，空气十分潮湿，天气异常湿热，各种衣物器具极易发霉，所以，又叫"黄梅天"
夏至：太阳位于黄经90度，6月21~22日交节	夏至这天虽然白昼最长，太阳角度最高，但并不是一年中天气最热的时候。从中医理论讲，夏至是阳气最旺的时节，养生要注意顺应夏季阳盛于外的特点，注意保护阳气，着眼于一个"长"字
小暑：太阳位于黄经105度，7月6~8日交节	小暑时天气已经很热，但还不到最热的时候，所以叫"小暑"。夏季以心为主，因此，夏季养生应平心静气，确保心脏功能的旺盛，以符合"春夏养阳"之原则
大暑：太阳位于黄经120度，7月22~24日交节	大暑正值中伏前后，在我国很多地区，经常会出现40℃的高温天气。大暑节气气候炎热，酷暑多雨，暑湿之气容易乘虚而入，心气易于亏耗，尤其老人、儿童、体虚气热者往往难以承受，导致中暑

均气温为标准，春季过后五天平均气温稳定超过22℃时开始进入夏季，当温度低于22℃时就意味着夏季的结束秋季的开始。

夏季是一年当中气温最高的时期，这其中既有内陆地区的干燥酷热，又有沿海地区潮湿闷热。但夏季的天气绝不是用一个热字可以概括的。夏季是一年中天气变化最剧烈、最复杂的时期，我国大部分地区的降雨主要集中在这段时间里。近三十年来北京全年降水量是570毫米，而仅仅夏季的降水量就达423毫米，占全年降水量的74%，特别是7月下旬和8月上旬，常常是大雨和暴雨的集中期。另外，各种灾害性天气，例如雷电、冰雹、雷雨大风、洪涝、干旱、台风等也都多发生于此时。

夏季气候对人体的生理影响

夏季炎热的气候对人体的生理产生相当大的影响，我们要协调好自身来适应夏季炎热的气候。

夏季的气候特点即炎热，是一个酷暑蒸人的季节。人类为了适应大自然的变化，在漫长的进化过程中，形成了一种能洞悉外界环境变化的能力，并能自动调节其生理活动以适应环境的变化。其生理变化主要体现在以下几点：

一是气血运行旺盛，夏季主阳，是阳升之极，阳气盛、气温高，充于外表，人体阳气运行畅达于外，气血趋向于体表。

二是津液外泄，夏季炎热，易使人体腠理开泄、津液外泄，出汗量要远远大于其他季节。

三是心通于夏，人体心脏与夏季相应，心脏的生理功能在夏季比较旺盛，具体表现在心主血脉，气血旺盛，运动畅达，汗液排泄增加，阳气充，浮于外，功能活动亦加强，精力充沛。因此，为更好地在夏季进行饮食养生，必须把握时令与脏腑的关系，在夏季3个月里做到有目的地补充心脏所消耗的能量，以保护心气。

中医五行里，心属火，心主血，所以心最喜欢的颜色就是红色。养心最好吃些红色食物，如胡萝卜、樱桃、红枣、葡萄柚、藏红花、苹果等。

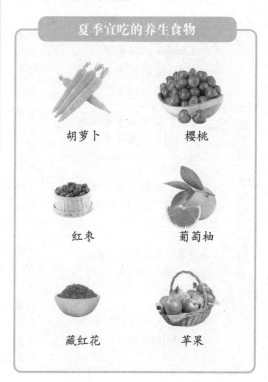

夏季宜吃的养生食物

胡萝卜　　　　　樱桃

红枣　　　　　葡萄柚

藏红花　　　　　苹果

夏季气候对人体的心理影响

夏季气温高，是疾病的高发季节，人们不仅应该注重生理卫生保健，也应该注重心理的保健。夏季的心理卫生保健应注意以下事项。

应用心理学原理战胜高温酷暑：藐视高温，确立战胜高温的信心，关键是不能怕热。"心静自然凉"，这是对人们心理状态的总结，要热中求静，情绪要稳定。

注意夏季人际交往中的心理卫生：夏天人的火气都大，不仅表现在家庭矛盾增多，朋友间的争吵增加，陌生人之间的纠纷更易发生，行为不端的犯罪率也有增加趋势。所以注意人际交往中的心理卫生非常重要。首先自己要冷静，遇事要注意克服冲动情绪；其次是要正确对待别人的冲动行为，以避免不必要的伤害。

注意灾害和疾病情况下的心理卫生：夏季自然灾害和人为的伤害事件容易发生，疾病也容易流行。一旦发生灾害、伤害或疾病后，心理上要做好认真防范，要努力减轻应激的强度，减轻自己的应激反应，并努力做好应激状态下的心理卫生工作，确保自己的身心健康。

预防夏季情感障碍症：夏季情感障碍症的主要症状是情绪烦躁、多变、爱发脾气、思维紊乱、行为异常、记忆力下降，对事物缺少兴趣，对人缺乏热情。

专家研究发现，人的情绪、心境和行为与气象条件关系很大，低温环境有利于人处于较佳的精神状态，而在气温回升变化幅度较大时，人的精神情绪容易产生波动。在正常人中，约有16%的人在夏季会发生"夏季情感障碍症"，尤其当气温超过 35℃、日照超过 12 小时、湿度高于80%，中暑和"夏季情感障碍症"的发生概率都会急剧上升。

当然，造成"夏季情感障碍症"的内因还是人体对环境的不适，由此产生的食欲不佳、睡眠不足和体内代谢方面的紊乱，会影响到脑神经的活动。所以夏季必须注意改善居住环境，既要有效地锻炼身体，又要在睡眠和营养方面遵循夏季的养生之道，平时也要注意修身养性，从而最大限度地避免或减轻"夏季情感障碍症"。

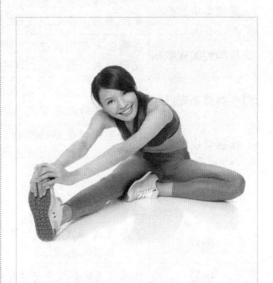

◎预防夏季情感综合征，应坚持锻炼身体、改善居住环境，还应注意保持睡眠和营养供给。

夏季易感的疾病类型

夏季气候炎热，是人体新陈代谢旺盛的时期，人体阳气外发，伏阴在内，此时要顺应自然，注意养生，对防病健身、延年益寿是大有裨益的。除了科学养生外，也要记得预防疾病，夏天也是很多疾病的高发期。

夏季易发肠道疾病

急性胃肠炎	夏季气温较高，食物变质速度快，细菌易于繁殖，故发病率高，多为沙门氏菌属感染，儿童、年老体弱者易感染此病
细菌性食物中毒	凡进食被细菌及其毒素污染的食物，引起的急性中毒性胃肠炎和其他症状，称细菌性食物中毒
细菌性痢疾	由痢疾杆菌引起的肠道传染病，以结肠化脓性炎症为主要病变，还可能表现出全身中毒、腹痛、腹泻、血便以及里急后重等症状
霍乱	由霍乱弧菌所致的烈性肠道传染病
手足口疾病	为肠病毒感染

夏季易发皮肤病

光感类皮肤病	这是人体对阳光发生强烈反应所致，多见于皮肤白皙的人。皮肤经阳光照射后，会出现发红、肿胀，甚至长出水疱，称为光感性皮炎
汗液障碍类皮肤病	在高温天气下，皮肤"呼吸"困难，汗液排泄不畅，于是皮肤病积于皮内形成，如痱子、汗疱疹、汗腺囊瘤等
微生物感染皮肤病	汗液浸渍皮肤，尘埃黏附，容易招致葡萄球菌、链球菌和真菌的感染，容易引起毛囊炎、脓疱疮、汗斑等
接触性皮肤炎	指的是一群疾病的总称，凡是因为接触到物质而引起皮肤产生发炎过敏的现象，都可以称之为接触性皮肤炎

夏季易发的其他疾病

感冒	夏季室外温度高，如果突然进入有空调温度较低的室内，冷热温差大，易引起感冒
中暑	在温度高的环境中待的时间久了，又没有及时补充水分，会引起中暑
空调综合征	空调居室的低温环境能刺激机体，引起皮肤汗腺和皮脂腺收缩，血液流动不畅，并使神经调节紊乱，因而产生一系列的症候群
虫媒传染病	由病媒生物传播的自然疫源性疾病，常见的有流行性乙型脑炎、鼠疫、莱姆病、疟疾、登革热等危害性较强的传染病

夏季的应季蔬果

蔬菜水果中含有丰富的营养成分，炎热的夏季，适当地食用一些蔬果，可以补充身体必需的营养元素，远离疾病的侵袭。

① 夏季的应季水果

在夏季，我们应该多食一些水果，下面推荐一些夏季常食的水果。

枇杷：枇杷果肉中含碳水化合物、蛋白质、脂肪、粗纤维、钙、磷、铁、胡萝卜素、各种维生素等，有止咳、润肺、健胃、清热等医疗功效。

草莓：草莓营养丰富，其中含有的胡萝卜素是合成维生素A的重要物质，具有明目养肝作用。

樱桃：吃樱桃能获得多种营养素及铁质，可防止缺铁性贫血的发生，并能强壮身体，促进生长发育。而且由于樱桃颜色艳丽、外形可爱，小朋友更加容易接受。

杨梅：果实中含有钾、钙等矿物质和微量元素的含量明显高于其他水果，有清凉解暑、开胃生津的作用，而且对大肠杆菌、痢疾杆菌等有抑制作用，能治痢疾腹痛。

杏：杏含有较多的抗癌物质，有清热解毒作用，还可以辅助治疗风寒肺病，润肺化痰等。

西瓜：西瓜除不含脂肪外，富含人体所需要的多种维生素和矿物质，有解热消暑、除烦止渴的功效，还能提供能量、调整体力、提高耐力。

桃：桃蛋白质的含量比苹果、葡萄高1倍，比梨多7倍。铁的含量比苹果多3倍，比梨多5倍。因此被称为"果中皇后"，有美肤、清胃、润肺、祛痰利尿的功能，还可以预防贫血。因其含丰富果胶，常食可预防便秘等。

哈密瓜：哈密瓜果实含有大量糖、维生素和纤维素，具有止渴，除烦热，利小便等功效。

李子：李子有促进血红蛋白再生的作用，适度食用李子对健康大有益处。还具有清肝热、生津液、利小便的作用。

葡萄：果实含有大量的天然糖、维生素、微量元素和有机酸，能促进新陈代谢，对血管和神经系统发育有益，还能预防感冒。

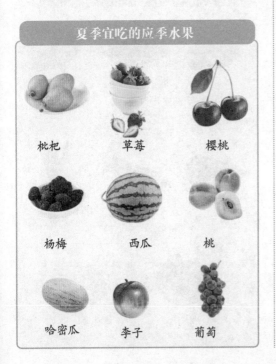

夏季宜吃的应季水果

枇杷	草莓	樱桃
杨梅	西瓜	桃
哈密瓜	李子	葡萄

② 夏季的应季蔬菜

夏天生长的蔬菜大多是露天种植，光照充足，光合作用强，有利于其中叶绿素、维生素和其他营养素的积累和转化。同时，露天种植有利于促进植物的代谢和从土壤中吸收养分，增加蔬菜中的矿物质含量。夏季的应季蔬菜其营养价值、安全性都优于大棚蔬菜。下面介绍几种应季的蔬菜。

冬瓜：冬瓜是四季都可食用的蔬菜，更适合于夏季食用，具有利水、消痰、清热、解毒的功效。

黄瓜：中医认为黄瓜具有清热、利尿、除湿、滑肠、降脂的功效。但其性寒，不宜空腹生吃。

苦瓜：苦瓜是大自然送给我们的最好的夏季食物，具有较高的营养价值，有燥湿、清热、开胃的作用，可用于防治中暑发热、热病烦渴、肝热目赤、肠炎痢疾、痈肿丹毒等病症。

西红柿：有生津止渴、健胃消食、凉血平肝、清热解毒的功效。但其性寒凉，故脾阳虚、经常便秘泄泻者不宜多食。

茄子：茄子能散血、消肿、宽肠。所以，大便干结、痔疮出血的人，多吃些茄子大有益处。但茄子属于寒凉性质的食物，因脾阳不足而消化不良、容易腹泻的人，则不宜多食。

芹菜：芹菜的营养很丰富，有平肝、清热、凉血、除烦的功效，还有明显的降压作用，对预防高血压、动脉硬化有一定作用。但是芹菜性滑，故脾胃虚寒，胃寒受凉容易泄泻的人应该少食。

芦笋：芦笋可以退热除烦、止血止呕，所以对胃热上逆、食欲不好的人有很好的清热开胃效果。也可以治疗外感热病后出现的口渴及小便短涩。

南瓜：南瓜营养丰富，有防癌和抗癌作用。南瓜中硒和维生素E的含量较高，也有抗氧化、抗衰老的作用。而南瓜中的锌具有预防前列腺肥大和增强性功能的特殊作用。

生姜：生姜中含有姜醇、姜烯、水芹烯、柠檬醛和芳香等油性的挥发油、姜辣素等成分，能促进人体血液循环、兴奋神经系统，有助于祛风散寒，并能加强胃肠道的消化功能，有温中止呕、和胃止泻之功效。

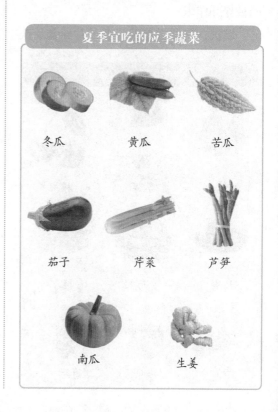

夏季宜吃的应季蔬菜

冬瓜　　黄瓜　　苦瓜

茄子　　芹菜　　芦笋

南瓜　　生姜

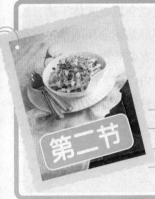

夏季生活起居养生

第二节

◎夏季气候炎热，室内的气温也居高不下，而太阳毒辣，室外的暴晒也让人不敢贸然出行。这个季节，无论是室内还是室外都有着让人无法忍受的事项：室内的空调病，室外的晒伤，所以，夏季的生活起居上室内室外都要多注意一些。

夏天室内空气要常保清洁

夏季高温导致封闭的室内甲醛释放量增加，同时由于蚊香等影响室内的空气质量，因此，夏天室内空气要常保清新。

① 高温导致甲醛释放多

夏季室内空气质量的下降源于装修材料，板材中游离的甲醛、苯及建筑混凝土中的氨类添加剂在高温条件下的释放量都会增加。游离甲醛的释放量增加具有一定条件，通常在25~30℃。另外，空气流通不畅是导致多数人家中空气质量下降的重要原因。一方面，常开空调的室内空气流通差；另一方面，空调的送风系统对流有限，这都影响空气置换。

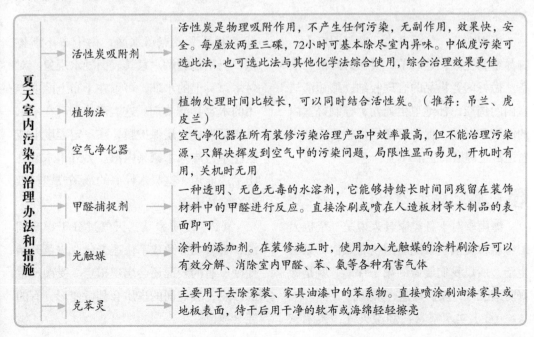

夏天室内污染的治理办法和措施		
	活性炭吸附剂	活性炭是物理吸附作用，不产生任何污染，无副作用，效果快，安全。每屋放两至三碟，72小时可基本除尽室内异味。中低度污染可选此法，也可选此法与其他化学法综合使用，综合治理效果更佳
	植物法	植物处理时间比较长，可以同时结合活性炭。（推荐：吊兰、虎皮兰）
	空气净化器	空气净化器在所有装修污染治理产品中效率最高，但不能治理污染源，只解决挥发到空气中的污染问题，局限性显而易见，开机时有用，关机时无用
	甲醛捕捉剂	一种透明、无色无毒的水溶剂，它能够持续长时间同残留在装饰材料中的甲醛进行反应。直接涂刷或喷在人造板材等木制品的表面即可
	光触媒	涂料的添加剂。在装修施工时，使用加入光触媒的涂料刷涂后可以有效分解、消除室内甲醛、苯、氨等各种有害气体
	克苯灵	主要用于去除家装、家具油漆中的苯系物。直接喷涂刷油漆家具或地板表面，待干后用干净的软布或海绵轻轻擦亮

② 蚊香影响空气质量

夏天蚊子多，蚊香自然必不可少。目前市场上的蚊香产品琳琅满目，包括盘式蚊香、片型电蚊香、液体电蚊香等。在使用蚊香时，说明书都写着"为保证驱蚊效果，封闭空间为佳"。这似乎也说明在缺乏空气流通的情况下，蚊香中的"有效成分"却极可能造成夏季夜间室内空气质量下降。不同种类的蚊香均含有一种名为"菊酯"（还可细分为丙烯菊酯、四氟甲醚菊酯等）的有效成分，这种化学物质用来麻醉或者毒死蚊子，在少量、短暂接触时不会对身体造成伤害，但在开空调等空气无法正常流通的条件下，大量吸入菊酯可能会导致头晕以及神经系统的问题。

在密闭、狭小的空间中，长时间与某些蚊香溶剂接触时也会造成人体不适，现在运用较广泛的溶剂是煤油和酒精，这两者对人体呼吸道都有刺激作用。建议在使用蚊香时，先将屋内门窗紧闭，人在室外进行活动，待开始使用半小时后，再进入室内把蚊香放至通风处，开窗通风。

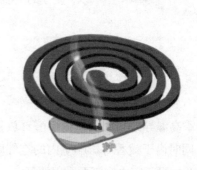

◎蚊香内含有毒化学物质，在使用蚊香时，人应先在室外活动半小时后，再进入室内开窗通风。

梅雨季节需防物品变潮

梅雨季节，气温升高，空气湿度大，物品容易变潮，这时节，要做好防潮的准备。做好闲置物品的合理收纳，缩短清洁室内的周期，杜绝卫生死角，控制好室内的温度和湿度，保护好家居设施，为家人营造舒适健康的生活环境。

① 家具防潮要做好

梅雨季对于各类家具来说是一个极大的考验，受潮发霉随时困扰着人们的家居生活。所以我们要做的第一件事，就是做好防潮工作，保护好这些家具。

（1）实木家具：潮湿天气，实木家具表面易形成点点水滴，用干布不断擦拭，仍不能缓解木家具表面凝水现象。对付木家具上的水珠，可以在干布上蘸取专用的木家具清洁剂。这类清洁剂可在木家具表面形成一层保护膜，在一定程度上能阻止水汽渗入木家具内部。另外，木家具防潮还能用一些吸水性好的纸张或塑料纸贴在家具表面。

（2）皮质家具：天气过分干燥或潮湿，都容易导致皮革快速老化。皮革开始变硬，有的表面还会出现霉点。受潮严重的沙发，其表面的皮质会稍微变形，有的还会褪色。

皮质家具最好在除尘后，在其表面抹上保养专用的貂油、绵羊油、皮革油等，这样不仅可以软化皮质，也可以防潮防霉。碰到下雨天，还可用软干布擦去表面湿气，而霉点则可用除霉剂清除后，再涂上皮革保养油。

（3）金属家具：黄梅天，卫浴间和厨房的金属挂件容易出现锈蚀现象。尤其是铁制家具，表面褪色并出现斑点。金属家具要经常用湿布和柔和的清洁剂擦洗，尽量避免在潮湿环境中使用金属家具。如碰上潮湿天气，最好用干燥的抹布进行清洁。对铁艺家具，发现有锈斑时则应及时补漆。

（4）布艺沙发：很多买了布艺沙发的人们都会发现，在阴雨潮湿天，家里的沙发摸起来老是发潮，有的地方还长出了霉斑。不但影响布艺沙发的美观，还给生活带来不健康隐患。阴雨天气，除了可以多开空调来除湿外，不少聪明的主妇还会用吹风机轻吹沙发。这个方法可轻松去除

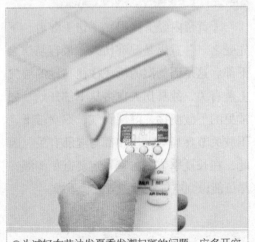

◎为减轻布艺沙发夏季发潮起斑的问题，应多开空调来除湿，或用吹风机吹沙发去除沙发内的湿气。

沙发内湿气，值得推荐。

（5）木地板：黄梅天，木地板与踢脚线的接口处容易受潮，甚至会出现黑色霉斑。木地板铺设时的防潮处理是一个非常重要的环节。铺设完毕，最好在使用一段时间后，请专业人士上门打蜡，这样可以尽量挥发掉在施工中残留的潮气，延长木地板的使用寿命。

❷ 梅雨季节用品放置有讲究

（1）卫生间别放拖把。卫生间比其他居室潮湿得多，是很多细菌寄生的地方，门把手、洗脸盆、水龙头、冲水按钮等处随时都会有肠道或呼吸器官细菌。在潮湿的卫生间里，拖把就成了一个细菌繁殖的好地方。如果再用这样的拖把拖地板，则会使室内也受到细菌污染。这时如果皮肤上有一些破损，容易引起皮炎、湿疹等皮肤病。为了保持卫生间的清洁，应将拖把放在阳台的通风处。

（2）家具不要挨着窗。梅雨季节，家具应避免临窗摆放，以免在阴雨天气中受潮，胀坏表面，损坏榫卯。很多家具还怕风，尤其是带面的家具，如桌、箱柜类等，受"干缩湿胀"的影响，在风口处吹久了容易开裂、翘曲。

伏天过后，气候由潮变干或由干变潮，应适时打开柜门、拉开抽屉，使家具内外同步过风，以免因一面过于干燥或过于潮湿而翘曲。过风时，不能让家具暴露在阳光下或风口处，应置于阴凉、干燥处。

（3）钢琴防潮常抽湿。钢琴对环境

湿度有较高的要求。为了防止钢琴受潮，应该严格按照钢琴的维护说明做防潮保养。可以将空调开到抽湿状态来为钢琴除潮，一般开启时间为1至2个小时。如果钢琴因受潮而音调不准，不要自己随便调试，应该打电话请专业人员上门调试。

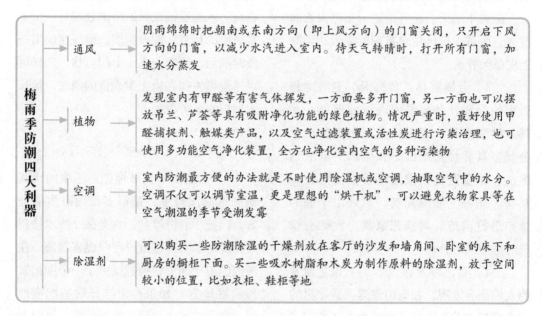

梅雨季防潮四大利器

通风	阴雨绵绵时把朝南或东南方向（即上风方向）的门窗关闭，只开启下风方向的门窗，以减少水汽进入室内。待天气转晴时，打开所有门窗，加速水分蒸发
植物	发现室内有甲醛等有害气体挥发，一方面要多开门窗，另一方面也可以摆放吊兰、芦荟等具有吸附净化功能的绿色植物。情况严重时，最好使用甲醛捕捉剂、触媒类产品，以及空气过滤装置或活性炭进行污染治理，也可使用多功能空气净化装置，全方位净化室内空气的多种污染物
空调	室内防潮最方便的办法就是不时使用除湿机或空调，抽取空气中的水分。空调不仅可以调节室温，更是理想的"烘干机"，可以避免衣物家具等在空气潮湿的季节受潮发霉
除湿剂	可以购买一些防潮除湿的干燥剂放在客厅的沙发和墙角间、卧室的床下和厨房的橱柜下面。买一些吸水树脂和木炭为制作原料的除湿剂，放于空间较小的位置，比如衣柜、鞋柜等地

保足阳气，长夏防湿"三注意"

中医称夏末秋初为长夏时期，其气候特点是多湿，所以《理虚元鉴》特别告诫说："长夏防湿。"这个季节多雨潮湿，水汽上升，空气中湿度最大，加之或因外伤雾露，或因汗出黏衣，或因涉水淋雨，或因居处潮湿，以致感受湿邪而致发病者最多。

现代科学研究证实，当热环境中空气相对湿度较大时，有碍于机体蒸发散热，而高温条件下蒸发是人体的主要散热形式。空气中大量水分使机体难以通过水分蒸发而保持产热和散热的平衡，出现体温调节障碍，常常表现出胸闷、心悸、精神萎靡、全身乏力。总体来说，长夏防湿，主要应做到以下几点。

❶ 居住环境，避免潮湿

《黄帝内经》提出："伤于湿者，下先受之。"意思是湿邪伤人，最容易伤人下部。这是因为湿的形成往往与地的湿气上蒸有关，故其伤人也多从下部开始，如常见的下肢溃疡、湿性脚气、妇女带下、下肢关节疼痛等，往往都与湿邪有关。因此，在长夏季节，居室一定要避免潮湿，尽可能做到空气流通，清爽、干燥。

❷ 饮食清淡，易于消化

祖国医学认为，湿为阴邪，易伤阳

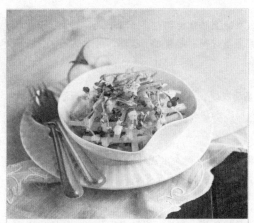

◎长夏季节最好少吃油腻食物，多吃清淡易于消化的食物，以免伤害脾胃。

气。因为人体后天之本——脾喜燥而恶湿，所以，长夏季节湿邪最易伤脾，一旦脾阳为湿邪所遏，则可导致脾气不能正常运化而气机不畅，可见脘腹胀满、食欲缺乏、大便稀溏、四肢不温等症。若影响到脾气升降失司，还能出现水液滞留，常见水肿形成、目下呈卧蚕状，也可见到下肢肿胀。因此，长夏季节最好少吃油腻食物，多吃清淡易于消化的食物。饮食也不应过凉，因为寒凉饮食最能伤脾的阳气，造成脾阳不足。

❸ 避免外感湿邪

由于长夏阴雨连绵，人们极易感受外来湿邪的侵袭，出现倦怠、身重、嗜睡等症，严重者还能伤及脾阳，造成呕吐腹泻、脘腹冷痛、大便稀薄。因此，长夏一定要避免湿邪侵袭，做到外出带伞、及时避雨。若涉水淋雨，回家后要立即服用姜糖水。有头重、身热不扬等症状者，可服藿香正气水等。

此外，由于天气闷热，阴雨连绵，空气潮湿，衣物极易发霉，人也会感到不适。穿着发霉的衣物，容易感冒或诱发关节疼痛，因此，衣服要经常晒一晒。

走出夏天睡眠误区，做个"仲夏夜之梦"

看过《仲夏夜之梦》的人，肯定对剧中轻松、愉快的情节印象深刻。那么，你有没有想在炎热的夏季做一个美满的"仲夏夜之梦"呢？炎热的夏天是人们最难入眠的季节。夏季天长夜短，人们白天活动的时间延长，夜间睡眠的时间不足，再加上暑热湿盛，更使人心浮气躁。蚊虫叮咬、他人干扰等，都使人难以入静。其实，只要你能够走出下列睡眠误区，就一定会舒舒服服地睡个好觉，拥有一个恬静的"仲夏夜之梦"。

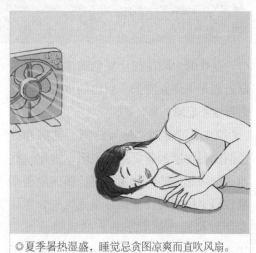

◎夏季暑热湿盛，睡觉忌贪图凉爽而直吹风扇。

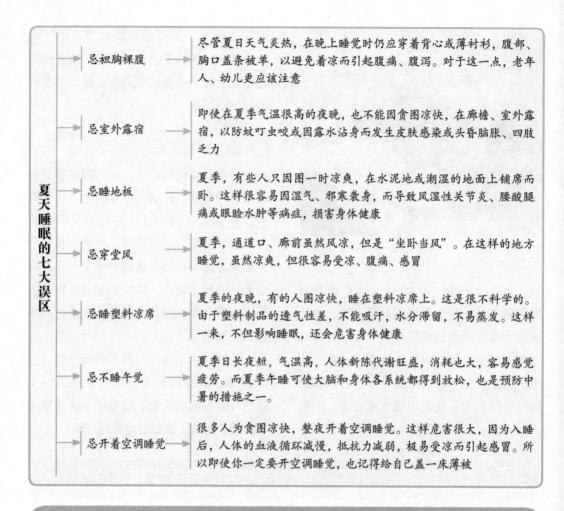

夏天睡眠的七大误区

忌袒胸裸腹 → 尽管夏日天气炎热，在晚上睡觉时仍应穿着背心或薄衬衫，腹部、胸口盖条被单，以避免着凉而引起腹痛、腹泻。对于这一点，老年人、幼儿更应该注意

忌室外露宿 → 即使在夏季气温很高的夜晚，也不能因贪图凉快，在廊檐、室外露宿，以防蚊叮虫咬或因露水沾身而发生皮肤感染或头昏脑胀、四肢乏力

忌睡地板 → 夏季，有些人只因图一时凉爽，在水泥地或潮湿的地面上铺席而卧。这样很容易因湿气、邪寒袭身，而导致风湿性关节炎、腰酸腿痛或眼睑水肿等病症，损害身体健康

忌穿堂风 → 夏季，通道口、廊前虽然风凉，但是"坐卧当风"。在这样的地方睡觉，虽然凉爽，但很容易受凉、腹痛、感冒

忌睡塑料凉席 → 夏季的夜晚，有的人图凉快，睡在塑料凉席上。这是很不科学的。由于塑料制品的透气性差，不能吸汗，水分滞留，不易蒸发。这样一来，不但影响睡眠，还会危害身体健康

忌不睡午觉 → 夏季日长夜短，气温高，人体新陈代谢旺盛，消耗也大，容易感觉疲劳。而夏季午睡可使大脑和身体各系统都得到放松，也是预防中暑的措施之一。

忌开着空调睡觉 → 很多人为贪图凉快，整夜开着空调睡觉。这样危害很大，因为入睡后，人体的血液循环减慢，抵抗力减弱，极易受凉而引起感冒。所以即使你一定要开空调睡觉，也记得给自己盖一床薄被

夏日防晒妙招

夏季的太阳往往让我们的皮肤难以负荷，如果不注意防护，白白的皮肤就会被晒得惨不忍睹。

（1）多吃西红柿可防晒。德国和荷兰两国科学家的研究结果表明，多吃一些西红柿可起到防晒作用。德荷两国的科学家在研究中发现，如果每个人每天食用40克西红柿酱，被太阳晒伤的风险将减少40%；如果再加上10克橄榄油，那么防晒的效果就会更好。科学家认为，这可能是番红素在防晒伤方面起着主要的作用。

（2）外出注意防护措施。外出时尽可能戴帽子、撑阳伞、戴太阳眼镜、穿长袖衣裤，以保护肌肤。每次晴天外出时，都应涂防晒品，而且应每隔2~3小时擦一次。而游泳时也应涂防晒品，并且还应使用防水且防晒指数较高的防晒品。只要从事过户外活动，无论日晒程度如何，回家后都应先洗澡，并以按摩的方式轻轻擦拭全身，先用温水，再用冷水冲淋，并全身

抹些护肤露。

（3）不能吃感光蔬菜。如果是比较容易长斑的皮肤，盛夏季节最好不要吃"感光"蔬菜。芹菜、香菜、白萝卜等属于"感光"蔬菜，这些蔬菜让爱长斑的皮肤更容易长出色斑。这个季节应该多吃一些抑制色素沉淀、让皮肤变白皙的蔬果，例如猕猴桃、草莓、西红柿、橘子、卷心菜等。

（4）晒后不能用热水洗脸。如果在外边晒了一天，再用热水洗脸，就如同被热水灼伤。只有凉水才能令毛孔收缩，令肌肤冷却下来，达到消热退红的作用。而使用了热水，会让毛细血管扩张、充血，

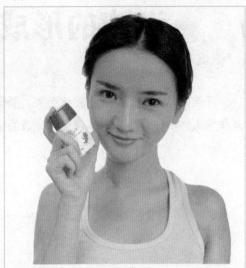

◎夏季外出时，都应涂防晒品，且应每隔2~3小时擦一次，以免晒伤晒黑。

出现片片潮红甚至长出晒斑。

盛夏出汗，别马上冲凉

炎炎夏日，大家几乎都有这样的体验：动不动就出一身汗，黏糊糊的，甚是不爽。这时，如果能立刻冲个凉水澡多好啊！停！千万别这样想。

养生专家指出，盛夏出汗千万不能立即洗冷水澡。这是因为，夏天气温高，锻炼刚结束时，人体仍处于代谢旺盛、皮肤血管扩张的状态，这时如果立即洗冷水澡，皮肤受到冷水刺激，会通过神经反射引起皮肤血管收缩，结果可使出汗散热受阻，反而会使散热困难、体温升高。同时，皮肤血流量减少使回心血量突然增加，会增加心脏负担。

夏天气温接近人体的温度，人体散热方式以汗蒸发为主，所以用热来除热才是比较好的养生方法。常见的夏季除热良方

有以下几种。

（1）用热毛巾擦身：夏天，人的脸面和躯干难免多汗，及时擦汗可促使皮肤透气，但必须用热毛巾，才能适应人体降温节律。

（2）洗热水澡：夏天洗冷水澡会使皮肤收缩，洗后反觉更热，而热水洗澡虽会多出汗，但能使毛细血管扩张，有利于机体排热。

（3）热水洗脚：古人云："睡前洗脚，胜似补药。"夏季也不例外。当时虽然感觉有点热，但事后反而会带来凉意和舒适。

（4）喝热茶：冷饮只能暂时解暑，不能持久解热、解渴，而喝热茶却可刺激毛细血管普遍舒张，体温反而明显降低。

汗液的形成

　　汗液由体内的营卫之气转化而来，腠理开泄时，营卫之气就以汗液的形式排出体外。夏季是人体出汗最多的时节，了解汗液的生成有利于帮助我们排热解闷。

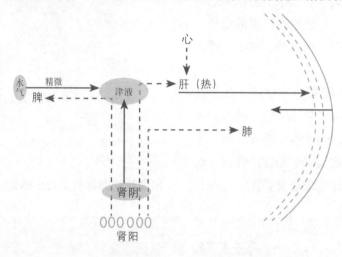

人体在没有汗液生成时，整个机体处于固摄状态

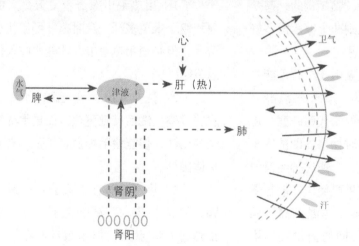

卫气性质剽悍，行走迅疾，遇到毛孔就会向外流泄。

食物在体内的运化或人体的运动会使人体产生大量的热量，平时紧闭的腠理就会开泄，毛孔张开，于是汗液蒸腾而出。

人体发汗时，机体处于宣散状态

　　由于外界气温升高或体表感受风邪，也会使体表腠理开泄，卫气就不再按照原来路线循行，从开泄的毛孔处流泻出来，称为"漏泄"。

126

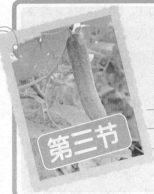

夏季健康饮食养生

第三节

◎夏季炎热的时候，使得人们的食欲往往不会特别好。这个季节，要多食"苦"来改善食欲不好的状况，同时要多吃稀食来养胃，饮食原则上要以清淡为主。

吃得科学营养，过个"清苦"的夏天

人体要适应自然环境、季节气候的变化。夏天的特点是"热"，故以"凉"克之，"燥"以"清"驱之。因此，夏季营养补充的关键之一就在于"清"。

炎夏的饮食应以清淡质软、易于消化为主，少吃高脂厚味及辛辣上火之物。清淡饮食能清热、防暑、敛汗、补液，还能增进食欲。多吃新鲜蔬菜瓜果，既可满足所需营养，又可预防中暑。主食以稀为宜，如绿豆粥、莲子粥、荷叶粥等。还可适当饮些清凉饮料，如酸梅汤、菊花茶等。同时，也不要饮烈性酒，不用过浓的调味品，忌食辛辣食物等。

饮食清淡还要特别注意少钠多钾。钠主要以盐的方式存在，摄入过多可能诱发诸如高血压、冠心病、中风等多种致命性疾病。一旦提高了人体细胞内的钾含量，削减钠的含量，不仅能降低上述诸病的发病概率，而且能纠正细胞变异，甚至促使癌细胞"改邪归正"。一日三餐吃淡一点，将每天的食盐量控制在6克以下，不仅是夏季的饮食原则，也适用于其他季节。

除了清淡以外，夏季饮食还应该吃点苦味食物。祖国医学认为，夏季人之所以常有精神萎靡、倦怠乏力的感觉，乃是源于夏令暑盛湿重，既伤肾气又困脾胃之故。而苦味食物可通过其补气固肾、健脾除湿的作用，达到平衡身体功能的目的。苦瓜、苦菜、蒲公英、莲子、百合等都是佳品，可供选择。

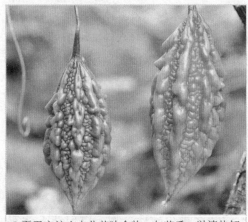

◎夏天应该吃点儿苦味食物，如苦瓜，以清热解暑、增加抵抗力、消暑祛病。

再有，夏季不能暴饮暴食，就是不能吃得过饱，尤其晚餐更不应饱食。谚语说："少吃一口，活到九十九。"《黄帝内经·素问》指出："饮食有节""无使过之。"老人、小孩消化能力本来不强，夏季就更差，吃得过饱，消化不了，容易使脾胃受损，导致胃病。如果吃八成饱，食欲就会继续增强。

另外，夏季酷热，肠胃功能受其影响而减弱，因此在饮食方面就要调配好，有助于脾胃功能的增强。细粮与粗粮要适当配搭吃，一个星期应吃三餐粗粮，稀与干要适当安排。夏季以两稀一干为宜，早上吃面食、豆浆，中午吃米饭，晚上吃粥。荤食与蔬菜搭配合理，夏天应以青菜、瓜类、豆类等蔬菜为主，辅以荤食。肉类以猪瘦肉、牛肉、鸭肉及鱼虾类为好。老人以鱼类为主，辅以猪瘦肉、牛肉、鸭肉。

夏季要少吃生冷食物，少冷饮，特别是冰。老人脾胃消化吸收能力已逐渐衰退，小儿、儿童消化机能尚未充盈，在夏季又要受到暑热湿邪的侵扰，影响了脾胃的消化吸收功能，如吃生冷食物、喝冷饮，就会损害脾胃。生冷食物是寒性食物，寒与湿互结，就会使脾胃受损，导致泄泻、腹痛之症发生。

夏季要按时进餐，不能想吃就吃、不想吃就不吃，这样会影响脾胃功能的正常活动，使脾胃生理功能紊乱，导致发生胃病。

碱性食物，夏季均衡膳食必选

夏至以后，酷暑的脚步近了，饮食自然不能不重视。盛夏之际，除了讲究饮食卫生、预防肠道传染病外，这"营养经"究竟该怎么念？

由于夏天炎热，人体出汗多，水分和矿物质流失大，同时人体活动增加，对能量的需求也较多。因此，应注意膳食营养摄入的均衡性。

从生理学角度讲，人体正常状态下，机体的pH值应维持在7.3～7.4，略呈碱性。夏天人体新陈代谢旺盛，体内产生的酸性废物较多，较容易会形成酸性体质，容易引发病患。所以，此时特别需要注意多进食碱性食物，以保证人体正常的弱碱性。

对于酸碱性食物的区分，大家可能都存在错误观念，以为靠舌头品尝，以味觉来判定是酸味或涩味；或取石蕊试纸，按理化特性，看其颜色的改变，变蓝为碱性，变红为酸性；或以平日饮食之经验来区分，以为柠檬、醋、橘子、苹果等食物口味偏酸，因此属于酸性食物。总之众说纷纭。事实上，食品的酸碱性与其本身的pH值无关（味道是酸的食品不一定是酸性食品），主要是食品经过消化、吸收、代谢后，最后在人体内变成酸性或碱性的物质来界定。产生酸性物质的称为酸性食品，如动物的内脏、肌肉、植物种子（五谷类）。产生碱性物质的称为碱性食品，如蔬菜瓜豆类、茶类等。

常见的碱性食物有茶、白菜、柿子、黄瓜、胡萝卜、菠菜、卷心菜、生菜、芋头、海带、柑橘类、无花果、西瓜、葡萄、板栗、葡萄酒等。碱性食物除了增高体内碱性，还供给各种营养素，非常值得夏季多多进食。而各色汽水、酒类、牛奶和各色奶制食品，含糖分的甜品、点心及肥肉、红肉等，大多属于酸性食品，不宜过多食用。

总之，夏季气温高，人体汗液分泌旺盛，营养流失比较大，因此必须及时补充营养。尤其要顺应节气多吃些碱性食物。

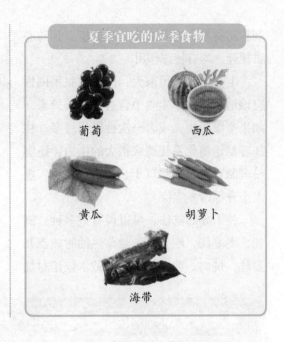

夏季宜吃的应季食物

葡萄　　　西瓜

黄瓜　　　胡萝卜

海带

夏季适当吃姜，非常有益健康

古医书《奇效良方》中有这样的记载："一斤生姜半斤枣，二两白盐三两草，丁香、沉香各半两，四两茴香一处捣。煎也好，煮也好，修合此药胜如宝。每日清晨饮一杯，一世容颜长不老。"

我国传统中医认为，生姜性温而味辛，能健脾胃、散风寒，有"姜能御百邪，故谓之姜"之说。尤其是在炎热的夏季，人体受暑热侵袭或出汗过多，促使消化液分泌减少，而生姜中的姜辣素却能刺激舌头的味觉神经和胃黏膜上的感受器，通过神经反射促使胃肠道充血并促进消化液的分泌，从而起到开胃健脾、促进消化、增进食欲的作用。此外，夏季人们喜欢食冷制品，若贪食过多，则易致脾胃虚寒，出现腹痛，腹泻等症状，而生姜有温中，散寒，止痛的

功效，可避免上述症状的发生。此外，生姜中所含的挥发油则有一定的杀菌解毒功效，夏季食用生姜还具有暖胃、祛痰、祛风、解毒等功效。

临床研究表明，生姜还会有一种类似水杨酸的有机化合物，相当于血液的稀释

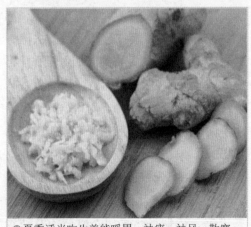

◎夏季适当吃生姜能暖胃、祛痰、祛风、散寒、解毒。

剂和防凝剂，对降血脂、降血压、预防心肌梗死，均有特殊作用。

生姜虽然作用很大，但夏季服用同样应该适量。由于生姜中含有大量姜辣素，如果空腹服用，或者一次性服用过多，往往容易给消化系统造成很大的压力，还容易刺激肾脏，引起口干、喉痛、便秘、虚火上升等诸多症状。

关于姜的吃法，可以说有很多种。例如，喝姜汤，吃姜粥，炒菜热油时放点儿姜丝，炖肉、煎鱼加姜片，做水饺馅时加点儿姜末，等等。

不过，姜既然有药理作用，就应该注意它的一些用法和禁忌，有两方面问题是应该注意的。

第一，姜不要去皮。有些人吃姜喜欢削皮，这样做不能发挥姜的整体功效。鲜姜洗干净后即可切丝或片。

第二，不要吃腐烂的生姜。腐烂的生姜会产生一种毒性很强的物质，可使肝细胞变性坏死。

自制药粥，防暑降温、开胃健脾

在炎热的夏季，人的胃肠功能因受暑热刺激，其功能会相对减弱，容易发生头重倦怠、胸脘郁闷、食欲缺乏等不适，甚至引起中暑，伤害健康。为保证胃肠正常工作，就要在饮食上对机体起到滋养补益的作用，增强人体抵抗力，有效地抵御暑热的侵袭，避免发生中暑。下面的防暑降温粥能帮你清凉度夏。

藿香粥：藿香15克（鲜品加倍），加水180毫升，煎煮2～3分钟，过滤去渣；粳米50克淘净熬粥，将熟时加入藿香汁再煮2～3分钟即可，每日温食3次。藿香味辛性温，是夏令常用药，对中暑高热、消化不良、感冒胸闷、吐泻等有理想的防治作用。

薄荷粥：先取新鲜薄荷30克，或干薄荷15克，煎汤取汁备用。再取100克大米煮成粥，待粥将熟时加入薄荷汤及适量冰糖，煮沸一会儿即可。此粥具有清热解暑、疏风散热、清利咽喉的功效。薄荷叶性味辛凉，气味清香，很是可口。

莲子粥：莲子有清心除烦、健脾止泻的作用。用莲子粳米同煮成莲子粥，对夏热心烦不眠有治疗作用。

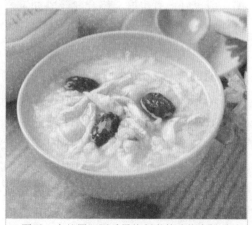

◎夏天，人的胃肠因受暑热刺激其功能会相对减弱，可通过食用莲子粥以消除暑热，增强食欲。

荷叶粥：取新鲜荷叶一片，洗净切碎，放入纱布袋中水煎，取浓汁150毫升，加入粳米100克，冰糖适量，加水500毫升，煮成稀粥，每天早、晚食一次。荷叶气香微涩，有清热解暑、消烦止渴、降低血压和减肥等功效，与粳米、冰糖煮粥香甜爽口，是极好的清热解暑良药。

"夏日吃西瓜，药物不用抓"

西瓜又叫水瓜、寒瓜、夏瓜，堪称"瓜中之王"，因是汉代时从西域引入的，故称"西瓜"。它味道甘甜、多汁、清爽解渴，是一种富有营养、最纯净、食用最安全的食品。西瓜生食能解渴生津，解暑热烦躁。我国民间谚语云：夏日吃西瓜，药物不用抓。说明暑夏最适宜吃西瓜，不但可解暑热、发汗多，还可以补充水分。

西瓜还有"天生白虎汤"之称，这个称号是怎么来的呢？白虎汤是医圣张仲景创制的主治阳明热盛或温病热在气分的名方。该病以壮热面赤、烦渴引饮、汗出恶热、脉象洪大为特征，一味西瓜能治如此复杂之疾病，可见其功效不凡。

关于西瓜的功效，《本草纲目》中记载其"性寒，味甘；清热解暑、除烦止渴、利小便"。西瓜含有的瓜氨酸，不仅具有很强的利尿作用，是治疗肾脏病的灵丹妙药，对因心脏病、高血压以及妊娠造成的水肿也很有效果；西瓜可清热解暑，除烦止渴。西瓜中含有大量的水分，在急性热病发烧、口渴汗多、烦躁时，吃上一块又甜又沙、水分充足的西瓜，症状会马上改善；吃西瓜后尿量会明显增加，由此可以减少胆色素的含量，并可使大便通畅，对治疗黄疸有一定作用。

新鲜的西瓜汁和鲜嫩的瓜皮还可增加皮肤弹性，减少皱纹，增添光泽。因此，西瓜不但有很好的食用价值，还有很经济实用的美容价值。

西瓜除了果肉，其皮和种子中也含有有效成分。比如，治疗肾脏病可以用皮来煮水饮用，而膀胱炎和高血压患者则可以煎煮种子饮用。

但是，西瓜性寒，脾胃虚寒及便溏腹泻者忌食；含糖分也较高，糖尿病患者当少食。

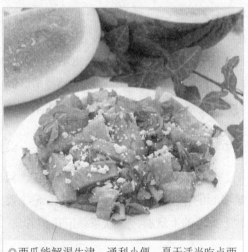

◎西瓜能解渴生津，通利小便，夏天适当吃点西瓜，还可治疗暑热、发汗多等疾病。

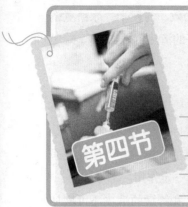

夏季防病疗病养生

第四节

◎夏季是中风、肠道类疾病的多发季节，夏季一定要做好这两方面疾病的防治工作。除此之外，夏季，人们也易受空调病的侵袭，经常暴晒在太阳底下的人还面临着中暑的威胁，炎炎夏日，我们一定要最好完全的准备，才能度过一个健康安全的夏季。

清热解暑，中药、药茶各显神通

夏季的天气闷热潮湿，常使人困倦乏力、食欲减退、烦躁易怒，严重时还会出现胸闷、头痛、呕吐、腹泻等症状。这时，喝些药茶可以清热解暑，防治疾病。

药茶的制作方法很简单，每种配方剂量在3克左右，只需开水冲泡。在此，我们为朋友们推荐几种药茶。

❶ 清咽明目"去火"药茶

（1）明目茶：现代人已离不开电脑，而长时间盯着电脑屏幕，眼睛容易疲劳。此时，不妨喝点用枸杞子、白菊花、生晒参等配成的药茶，可有效缓解眼睛疲劳。

（2）利喉清咽茶：由西青果、射干、麦冬、黄芩组成，具有消炎止痛、利喉清咽的作用。尤其是因工作繁忙而导致"上火"的上班族，这款茶很值得推荐。

❷ 养心安神"老年"药茶

（1）决明子苦丁茶：用炒决明子和苦丁茶等纯正中草药冲泡，具有清热降

火、平肝明目、降血脂和降血压的功效，特别适合有高血压的老年人服用。

（2）养心安神茶：由五味子、旱莲草、刘寄奴配方，可防治失眠多梦、头痛头昏、神经衰弱等。

注意，药茶虽能防暑，但药性偏凉，脾胃虚寒的人不宜过多服用。

❸ 老少皆宜"全能"药茶

（1）六月神仙茶：以六一散、青蒿、荷叶为主料，该药茶具有清热解毒、利湿消暑的作用，老少皆宜。夏季，正是服用六月神仙茶的最好时间。

（2）消暑茶：以金银花、藿香、生地为配方，具有清热解毒、消肿祛暑的功效，每天喝1杯，可预防中暑、热伤风等。

注意，以上药茶配方在药房或超市都可买到，具体用量配伍应该遵医嘱。

除了药茶，我们还可选择一些具有解暑功能的单味中药，也有相当不错的效果。

藿香：化湿解暑，和中止呕。可治疗

感冒头痛、胸脘闷胀、恶心呕吐、神疲体倦等症，每次10克，分2~3次煎服；鲜品效果更好，量可加至25~35克。

香薷：发汗解表，祛暑化湿。可治疗夏日乘凉饮冷，外感风寒后所致的发热无汗、腹痛腹泻等症。每次3~5克，煎服。平素体弱、汗出过多者慎用。

荷叶：解毒清热，祛暑利湿。可治疗中暑头闷、胃口不开、痱毒、身痒等症，取鲜荷叶一角（四分之一叶），或干荷叶9克，搓碎，煎水代茶饮用，每天1剂。

金银花：清热解毒消暑。可治疗暑热心烦、小儿疮疖、身热疲乏，每次10克，开水冲泡，代茶饮。

竹叶：清热除烦利尿。可治疗夏日受热心烦，小便色深黄、量少不畅、口舌生疮，每次10克，分2次煎服。

薄荷：疏散风热，清利头目。可治疗夏季暑湿秽浊之气所致腹痛吐泻、咽喉肿痛、头痛目赤等症，每次3~6克，开水冲泡，代茶饮。

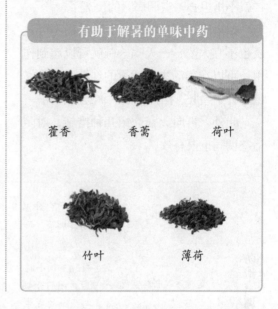

有助于解暑的单味中药

藿香　　　香薷　　　荷叶

竹叶　　　薄荷

有姜汤补暖，轻松远离空调病

中医认为，空调病症状属暑湿症。夏天气候炎热，人体腠理开泄，若长时间处在空调环境中，则容易产生此病。那么，有没有什么既简单又有效的办法来对付"空调病"呢？

令人意想不到的是，最简便有效的东西竟然是我们厨房里常用的生姜。针对吹空调引发的症状，我们来看看姜汤是如何对付它们的。

很多人晚上睡觉喜欢开着空调，空调的凉气再加上凉席，真可谓凉快！可是早晨起床胃部和腹部开始疼痛，伴有大便溏泻的症状。这个时候喝一些姜汤，能驱散脾胃中的寒气，效果非常好。而对一些平常脾胃虚寒的人，可以喝点儿姜枣汤（即姜和大枣熬的汤），有暖胃养胃的作用。

空调房里待久了，四肢关节和腰部最容易受风寒的侵袭，导致酸痛，这个时候，可以煮一些浓浓的热姜汤，用毛巾浸水热敷患处。如果症状严重，可以先内服一些姜汤，同时外用热姜汤洗手或者泡脚，这样能达到散风祛寒、舒筋活血的作用，最大限度上缓解疼痛。

长时间吹空调加之室内外温差过大，很容易引起风寒感冒。主要体现在恶寒、头疼、发热、鼻塞、流涕、咳嗽等症状，这个时候喝上一碗姜汤，你会发现感冒症状好了许多。

如果想预防"空调病"，可以在上班之前带一些生姜丝，用生姜丝泡水喝，这样就不用担心"空调病"的侵袭了。

如果想缓解"空调病"，姜汤不可过淡也不宜太浓，一天喝一碗就可以起到作用。可以在姜汤中加适量的红糖，因为红糖有补中缓肝、活血化瘀、调经等作用。

此外，再向大家介绍几种措施，对防治空调病也很有效。

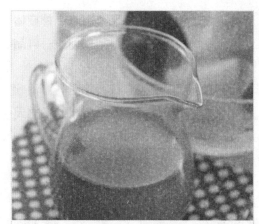

◎要预防"空调病"，每天喝一碗姜汤就能起到作用。

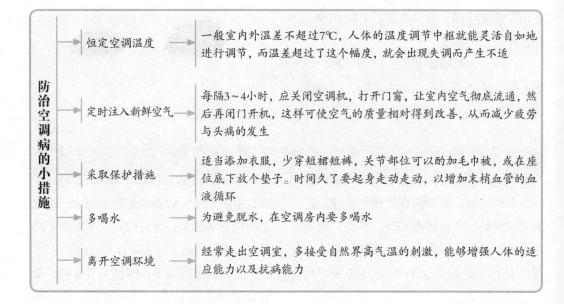

防治空调病的小措施

恒定空调温度	一般室内外温差不超过7℃，人体的温度调节中枢就能灵活自如地进行调节，而温差超过了这个幅度，就会出现失调而产生不适
定时注入新鲜空气	每隔3～4小时，应关闭空调机，打开门窗，让室内空气彻底流通，然后再闭门开机，这样可使空气的质量相对得到改善，从而减少疲劳与头痛的发生
采取保护措施	适当添加衣服，少穿短裙短裤，关节部位可以酌加毛巾被，或在座位底下放个垫子。时间久了要起身走动走动，以增加末梢血管的血液循环
多喝水	为避免脱水，在空调房内要多喝水
离开空调环境	经常走出空调室，多接受自然界高气温的刺激，能够增强人体的适应能力以及抗病能力

夏天细心调理防中风

中风是急性脑血管病的总称，是一类病。一些研究显示，人们在夏天更容易罹患缺血性脑血管疾病。天气越热，中风越多。这一类病又分为两个性质不同的类型，即出血性中风和缺血性中风。出血性中风包括脑出血和蛛网膜下腔出血，缺血性中风包括脑血栓形成、脑栓塞、腔隙性脑梗死和短暂性脑缺血发作。

目前医学界已经证实，中风的危险因素有：高血压、心脏病、糖尿病、高脂血症、吸烟、颈动脉狭窄等，饮酒过多、缺乏运动也会增加中风的可能性。中风的治疗与预防，主要针对上面的危险因素进行干预。

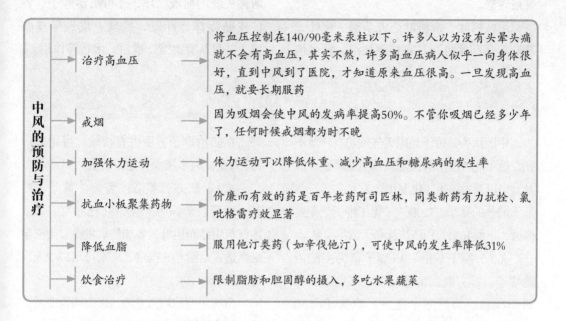

中风的预防与治疗	治疗高血压	将血压控制在140/90毫米汞柱以下。许多人以为没有头晕头痛就不会有高血压，其实不然，许多高血压病人似乎一向身体很好，直到中风到了医院，才知道原来血压很高。一旦发现高血压，就要长期服药
	戒烟	因为吸烟会使中风的发病率提高50%。不管你吸烟已经多少年了，任何时候戒烟都为时不晚
	加强体力运动	体力运动可以降低体重、减少高血压和糖尿病的发生率
	抗血小板聚集药物	价廉而有效的药是百年老药阿司匹林，同类新药有力抗栓、氯吡格雷疗效显著
	降低血脂	服用他汀类药（如辛伐他汀），可使中风的发生率降低31%
	饮食治疗	限制脂肪和胆固醇的摄入，多吃水果蔬菜

端午来一次草药浴，百毒不沾身

按照民间习俗，人们要在端午节举行一些保健活动以预防疾病。"草药浴"就是这种习俗的内容之一。端午传统的"草药浴"除了用香草外，还可用鲜艾草、菖蒲、银花藤、野菊花、九节枫、荨麻、柳树枝、野薄荷、桑叶等煎水沐浴。

艾叶浴对毛囊炎、湿疹有一定疗效。

菖蒲叶及根芳香化湿可治恶疮疥癣。

新鲜的桑叶性味苦、甘、寒，具有疏风清热、清肝明目等功能，用它煮水洗澡，可使皮肤变细嫩。

薄荷挥发油有发汗、解热及兴奋中枢的作用，外感风热、咽喉肿痛的病人洗浴特别有用，可消炎、止痛、止痒。夏季常用此沐浴，可防治湿疹、痱子等皮肤病。

野菊花有散风、清热、解毒、明目、醒脑的作用。

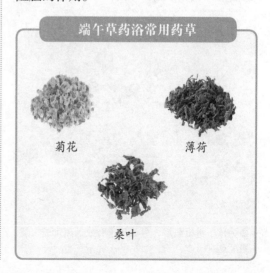

端午草药浴常用药草

菊花

薄荷

桑叶

银花藤有清热解毒、通经络的作用，沐浴后，凉爽舒畅，可败毒除燥，治痱效果最理想。

用桉树叶、麻柳叶、九节枫、柳叶、荨麻等草药沐浴，具有祛风除湿、活血消肿、杀虫止痛、止痒嫩肤等功效。

草药浴不但可消除疲劳、清洁皮肤、增强皮肤的血液循环，还可防治痱子、各种皮肤瘙痒、汗斑、狐臭、皮炎等皮肤病，并且具有润滑、增白、增香等作用。

小儿痱子，药浴法让宝贝清爽度夏

中医认为，痱子是因天气闷热、汗泄不畅、热不能外泄、暑湿邪蕴蒸肌肤所致。故外治当以清暑解表、化湿止痒为主。

酷热的夏季，如果孩子得了痱子，不要惊慌，下面介绍的药浴法让孩子清爽度夏。

（1）痱子草浴：以痱子草为主洗浴治痱子。该方既能清暑化湿，又能解表而通畅汗路，为治痱子良方。取痱子草30克，配苦参、黄柏、苍术各20克，薄荷6克，藿香15克。每日1剂，水煎洗浴，一日2次。一般当天即可止痒，连洗5～7天即愈。

（2）薄荷浴：薄荷含挥发油，油中主要成分为薄荷脑、薄荷酮及乙酸薄荷脂

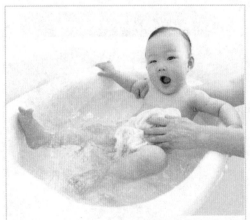

◎为孩子进行药浴，可让孩子有效远离痱子，清爽度夏。

等，在防治痱子方面也有特效。可用鲜薄荷150克，煎水洗澡，老少皆宜。

（3）复方苦芩浴：苦参、黄芩、白芷、薄荷、防风各30克，红花20克。将上述材料用纱布包好，多加些水煮沸，待凉至温度适宜后给小儿洗浴。每剂可用1～2天，每天洗浴2～3次。

每次用药前均需煮沸，以防药物变质。此方能清热燥湿、芳香化浊、活血止痒。

（4）土茯苓浴：此方具有解毒、利湿、祛风之效。将土茯苓30克水煎取汁，待温，用干净毛巾蘸药液外搽患处，每天3～5次；另取适量加入温水中洗浴，每天1次，连续3～5天。

（5）桃叶浴：用桃叶来防治痱子是一种古老的偏方。可使痱子迅速消散，并起到解毒消炎、止痛止痒的作用。

具体方法是：将桃叶阴干后盛于袋中，使用时取50克泡在热水里给孩子们洗澡，可以预防痱子的发生。如果长痱子的情况严重，用桃叶熬成汁掺到洗澡水中，或者直接用来涂抹患处，效果更佳。熬桃叶汁时，其比例是桃叶100克加水1000毫升。将其煎熬到只剩一半水量即可。

（6）风油精浴：在温热水中加入十

几滴风油精或20～30毫升十滴水，洗浴后也能使人精神抖擞，浑身凉爽，同时也是防治痱子最为简便易行的方法。

（7）牙膏浴：把平时刷牙用的牙膏量的4～5倍，药物牙膏（如两面针、田七牙膏等为优）溶于水中，充分溶解搅匀后洗澡，洗后不仅感觉凉爽舒适，且痱子也会尽快消退。

夏季食物中毒的急救措施

炎夏日是食物中毒事件高发的季节，但只要注意饮食卫生，科学进餐，就可以轻松避免不必要的麻烦。

如果饮食不慎，造成食物中毒，我们究竟应该怎样做呢?

常见的几种食物中毒及其预防措施

易引发中毒的食物	中毒原因	中毒表现	预防措施
豆浆	生大豆含有一种有毒的胰蛋白酶抑制物，可抑制体内蛋白酶的正常活性，并对胃肠有刺激作用	潜伏期数分钟到1小时，出现恶心、呕吐、腹痛、腹胀，有的腹泻、头痛，可很快自愈	豆浆必须煮开再喝
豆角	豆角品种很多，豆角引起中毒的原因一般认为是由于豆角中所含的皂素和血球凝集素引起的	潜伏期为数十分钟至5小时。主要为胃肠炎症状，以呕吐为主，并伴有头痛、出冷汗、腹痛、腹泻，有的四肢麻木，胃部有烧灼感，预后良好，病程一般为数小时或1～2天	将豆角烧熟煮透
发芽土豆	土豆中含有一种生物碱，叫龙葵素，人一次食用0.2～0.4克可发生中毒。正常土豆中龙葵素的含量较少，发芽后皮肉变绿，龙葵素含量增高	一般在进食后10分钟至数小时出现症状，胃部灼痛，舌、咽麻，恶心，呕吐，腹痛，腹泻，严重中毒者体温升高，头痛，昏迷，出汗，心悸。儿童常引起抽风、昏迷	土豆应贮存在低温、通风、无直射阳光的地方，防止生芽变绿生芽过多
亚硝酸盐	亚硝酸盐可使正常的低铁血红蛋白被氧化成高铁血红蛋白，失去输送氧气的功能	潜伏期30分钟至3小时，口唇、指甲及全身皮肤青紫，呼吸困难，并有头晕、头痛、恶心、呕吐、心跳加快，呼吸急促，有的昏迷，终因呼吸衰竭而死亡	不吃腐烂变质蔬菜。加强宣传、忌误食亚硝酸盐

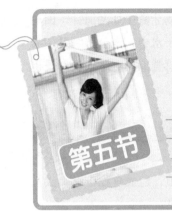

夏季运动保健养生

◎夏季天气炎热，紫外线强烈，因此，夏季外出运动或者游山玩水的时候一定要注意防紫外线的过度照射。而对于经常坐办公室的上班一族，也要经常利用上班间隙做做小运动，缓解下身体和精神上的疲劳。

第五节

30分钟 "轻运动"，健康快乐过一夏

进入夏季，人们往往在酷热的侵袭下一动都不想动，即使那些很多喜欢运动的朋友，也会突然不知道该如何健身了。

对此，养生专家指出，夏季更适合"轻运动"，而且运动量最好控制在半个小时左右为宜。此外，运动后还必须注重科学补水。

所谓"轻运动"，就是体能消耗少、技术要求低、时间要求松的运动养

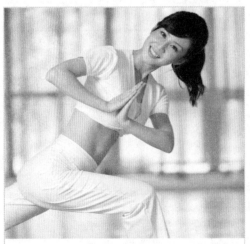

◎夏季适合"轻运动"，如瑜伽、走路等，以免因为过度运动对身体造成伤害。

生方式。选择适合自己的"轻运动"方式，我们可以避免因为过度运动对身体造成伤害。

例如，上下班的时候，大家可以不乘坐交通工具，而是采取步行的方式。只要时间控制在1小时内，没有让身体感觉过度疲惫，就可以了。除此之外，练瑜伽、健美操等也是不错的选择。

你可能会问，那么"轻"，能达到运动量吗？能起到锻炼的作用吗？要知道，在夏季的高温天气中，人体本身的热量消耗就很大，一旦健身时过量，很容易使人体的血糖偏低、抵抗力下降，严重的则会导致昏厥，所以夏季过量运动对健康反而不利。具体来讲，我们在夏季，应尽量避开在阳光下进行户外运动。对一般的普通人而言，每天坚持30～45分钟的运动就可以，30分钟的运动时间最佳。

再有，由于夏季气温高，人体消耗大，大量运动会加速体内水分流失，因此一定要注意对身体消耗的水分进行及时的

补充，所以在运动前的半个小时，至少要喝两杯水。

如果户外运动时间超过半个小时，一定要带瓶水，最好是能够补充盐分的生理盐水或淡盐水。此外，运动后大量饮水，不但不利于血液循环系统、消化系统，还会给心脏增加负担。而且大量饮水还会导致出汗更多，而盐分也会进一步流失，并容易引发痉挛、抽筋。因此，运动后补水一定不可过量。

玩玩健身球，疏通经络筋骨健

最初作为一种康复医疗设备，健身球是用来帮助那些运动神经受损的人恢复平衡和运动能力。随着它在协调、康复腰、背、颈、髋、膝盖等功能作用上的突显，逐渐被延伸推广为一种流行的健康运动。

健身球由于运动量小，不受场地、气候的限制，非常适宜在夏天练习。若能坚持练习健身球，对偏瘫后遗症、颈椎病、肩周炎、冠心病、手指功能障碍等疾病均有较好疗效。其原因在于：人体五指之上有许多穴位，是几条经络的起止点，而经络则是联系人脑神经和五脏六腑的纽带。常练习者，可通过这些穴位和经络产生不同程度的刺激，从而达到疏通经络、调和气血的目的。此外，由于铁球与手掌皮肤的频繁摩擦，也会因静电及热效应的产生，起到增进血液循环，治疗周身各部位疾病的作用。

那么，具体如何运用健身球进行锻炼呢？这里就向大家介绍五种比较简单、常用的有效方式。

（1）单手托双球摩擦旋转：即置双球于单手掌心中，手指用力，使双球在掌心中顺转和逆转。在旋转时手指要紧贴球体，使双球互相摩擦，而不要碰撞。

（2）单手托双球离心旋转：即在上述动作熟练后，逐步达到双球互相离开旋转。手指动作，旋转方向均与摩擦旋转相同，只是将手指伸开，用力拨弄双球，使双球在掌心中飞速旋转，而不碰撞。其速度一般要求为顺转150~200次／分。

（3）双手四球运动：即在单手运动的基础上，逐步锻炼双手四球运动。方法是：两手同时做单手动作，此动作需要充分发挥大脑的协调作用才能做到。此动作难度大，要求技术高，但效果要比单手运动好。

（4）用铁球按摩、揉搓、锤击身体

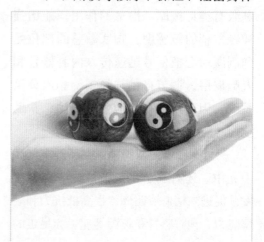

◎健身球是老少皆宜的活动，有疏通经络、调和气血的功效。

的不适部位，可减轻疼痛，也能锻炼手力，对常患肩肿不适、腰酸腿痛的老人大有好处。

（5）用单手或双手虎口使劲握球，或用手掌心使劲握球，有酸热的感觉，经常这样锻炼对提高指力、腕力、握力、臂力均有帮助。

赤脚走路，激活你的"第二心脏"

根据生物全身理论，足底是很多内脏器官的反射区，被称为人的"第二心脏"。赤足行健身法在中国香港、中国台湾、日本、西欧等世界许多国家和地区流行，是人们夏季运动的一大养生项目。

有关专家认为：人体各器官在脚部均有特定反射区，摩擦刺激这些相应的反射区，便能激发潜能，调整人体失衡状态，达到防治疾病、延年益寿的目的。比如它对神经衰弱、近视眼、遗尿、前列腺肥大、急性扭伤、高血压、胃肠病、糖尿病、偏头痛、肾炎、关节炎等疾病都有较好的疗效。

赤脚走路时，地面和物体对足底的刺激有类似按摩、推拿的作用，能增强神经末梢的敏感度，脚底敏感的部位受到刺激后会把信号迅速传入内脏器官和大脑皮层，调节自主神经系统和内分泌系统，因而可以有效地强健身体，帮助抗病与防病。

另外，经常使双脚裸露在新鲜空气和阳光中，还有利于足部汗液的分泌和蒸发，促进末梢血液循环，提高抵抗力和耐寒能力，预防感冒和腹泻等症。赤足走的另一种功效是释放人体内积存过多的静电。对于幼儿来说，足底皮肤与地面的摩擦还可增强足底肌肉和韧带的力量，有利于足弓的形成，避免扁平足。

赤足健身本是好事，但锻炼方法须讲究。医学专家说：人体有几百个针灸穴位，其中在脚板上有60多个，光着脚踩鹅卵石，就好比针灸穴位一样，可以起到按摩和治病健身的作用。但是专家特别告诫：足部有60多个内脏反射区，并非刺激得越多越好。什么穴位需要刺激、需刺激多长时间都是有科学道理的，不能随意。选择鹅卵石路径健身时，要尽量选择鹅卵石头光滑圆润、大小适中的。另外，踩鹅卵石尽量不要赤足。尤其是老人小孩，行走不当，很容易伤害脚部。

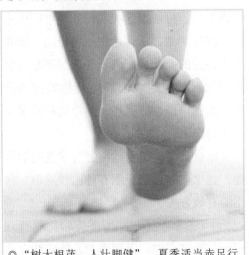

◎ "树大根茂，人壮脚健"，夏季适当赤足行走，有极佳的养生保健作用。

空抓，改善全身血液循环

很多朋友反映，夏季热得要命，白天忙了一整天，晚上想停下来活动活动，却发现手臂酸得根本抬不起来。对此，我们为大家推荐一种最简单的夏季"轻运动"——空抓。这项运动非常容易掌握，且不受场地限制，每天练一练，不仅可以缓解疲劳，对手臂也有很好的塑形效果。

从生理学角度讲，手上的骨关节、肌腱和韧带都很多，它们的活动可以牵扯到上半身。双手在空中反复抓捏，不仅能使手灵活，而且能带动臂肌、胸大肌和颈部肌肉群都参加运动，从而改善上半身的血液循环，缓解肩周炎、颈椎病和偏头痛。

空抓的方法很简单，挺胸抬头（站姿或坐姿均可），伸直双臂呈水平状，目视前方，然后双手以每秒钟一次的节奏反复抓捏，像抓捏极有弹性的东西那样。同时，双臂慢慢上抬，双手不断往上抓，直至超过头顶。

空抓时要保持呼吸均匀，捏时用力不要太大，速度最好不要太快或太慢，也不要时快时慢，而且手捏和手松时十指都要到位。

很多脑出血患者中，近70%的人是右脑半球的微血管破裂出血。专家认为这与患者的生活习惯有关。大部分人的大脑左半球控制右半身，在生活中人们右手的使用明显多于左手，大脑左半球得到的锻炼也就多于右半球，所以缺少锻炼的右脑半球的脑血管壁就显得脆弱，容易发生破裂。因此，这类朋友平时应多活动左手，可采用空抓手的方法，每天早、中、晚各做几百次，以达到锻炼右脑半球血管的目的。

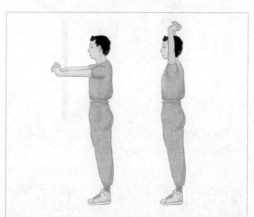

◎空抓可改善全身血液循环，对肩周炎、颈椎病和偏头痛等症都有很好的疗效。

常爬楼梯，让锻炼"风雨无阻"

爬楼梯对于现代人来说是最简便的运动方式，根据医学研究证实，平均每爬一层楼，就可以增加10秒钟的寿命。经常走楼梯锻炼，能够有效地增强体力。爬楼梯时，不仅双脚与双臂都得到锻炼，全身的肌肉也都会产生运动感，因此，爬楼梯是一种全身性的运动。

经常爬楼梯的人比乘电梯的人心脏病发病概率要少1/4，每天上下六层楼3~5次，比那些不运动的人死亡率低1/3。每天爬楼梯不但能增强心肺功能，而且能增强肌肉与关节的力量，还能提高髋、膝、踝关节的灵活性。这是由于爬楼梯时加强了心肌的收缩，加快了血液循环，促进了身体的新陈代谢。另外，爬楼梯时静脉血液回流的加快，可以有效防止心肌疲劳和静脉曲张。爬楼梯时腰部、臀部、大腿部用力较大，从而使这些部位的脂肪消耗加快，有利于减肥。

爬楼梯能够增强人体细胞的新陈代谢，有效地增强肌肉的活力。这种有氧运

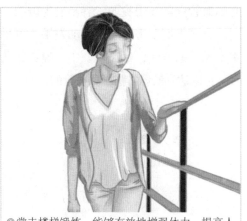

◎常走楼梯锻炼，能够有效地增强体力，提高人体免疫力。

动可以改善血液循环与呼吸系统，还可以提高骨髓的造血功能，这样一来，人体内的红细胞与血红蛋白数量就能明显地增多，有助于提高人体免疫力。

爬楼梯锻炼时应注意以下几点。

（1）爬楼梯是一项比较激烈的有氧锻炼形式，锻炼者须具备良好的健康状况，并严格遵守循序渐进的原则。

（2）爬楼梯的速度与持续时间应掌握好，初始锻炼者，应采取慢速度、持续时间长的方式。随着锻炼水平的提高，可以逐步加快速度或延长持续时间，当自己的体力能在1分钟内登完5~6层楼或能持续10分钟以上时，即可过渡到跑楼梯。

（3）锻炼过程应以适中强度为宜，以不感到吃力为度。

（4）爬楼梯锻炼应与步行、慢跑等健身锻炼相结合，不要以此来取代其他一些锻炼。

练习瑜伽，赶走浮躁、净化心灵

彼得曾说过：健康本身是欢乐与满足的源泉。在夏季的诸多运动项目中，瑜伽不仅仅能放松身心，更是选择了一种净化心灵的生活方式。

瑜伽是一套完整的体系，包括体格技巧、健康饮食、个人卫生、静坐运气、自悟冥想。它也是最安全、最有效率的运动形式，能消除忧虑，调节内分泌，促进排泄。

具体来讲，瑜伽具有七个方面的养生

作用：

（1）血液循环：瑜伽运动可加速心跳和富氧血的循环，进而加强身体的血液循环。

（2）排毒：几乎所有的瑜伽课程都能让你流汗、练习深呼吸和加速心脏律动（促进血液循环），而且能透过扭转和弯曲的姿势按摩并刺激排泄器官。定期瑜伽练习具有非常大的排毒功效。

（3）体力和灵活度：瑜伽的姿势能

加强并延展肢体的结缔组织。不管你的身体是柔软还是僵硬，是虚弱或还是强壮，瑜伽都能改善你的身体和心志，给你带来健康。

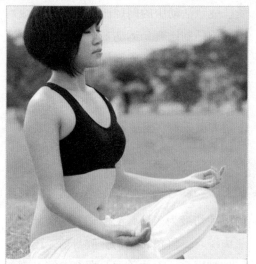

◎瑜伽是一项非常健康安宁的运动，能有效锻炼身体，净化心灵。

（4）释放压力：定期练习瑜伽能够让身心更平静，增强免疫系统的功能，更能排出因压力所产生的毒素。很多学员都认为瑜伽是对一天辛劳工作所带来的压力的完美释放。

（5）自信心：瑜伽让我们觉得健康、强健及柔软，更能提高我们外在及内在的自信。

（6）呼吸管理：呼吸质量往往直接影响我们的心灵及身体，当我们学习如何控制及缓和我们的呼吸时，会发现我们能更有效地控制我们的身体和心灵。

（7）减重：定期练习瑜伽后，不会感到特别饿，所选择的食物也较健康。能够帮助新陈代谢和减少想大吃一顿的念头，达到减肥的目的。

网球：健康的有氧运动

网球是一项优美而激烈的运动，它的由来和发展可以用四句话来概括：孕育在法国，诞生在英国，开始普及和形成高潮在美国，现在盛行于全世界。网球运动能够提高人的体育意识，培养人们运动健身的兴趣和习惯，对增强练习者的体质有良好的作用。近年来，随着人们生活水平的提高，人们的健康意识逐渐增强，越来越多的人加入网球运动的行列中。

如果在夏季的清晨或傍晚，从事一下网球运动，可以起到很好的保健养生作用。不过，早晨在打球前最好不要吃早餐，也不要空腹，最好喝一杯牛奶。晚上打球应在饭后1小时，或者打球再进餐。

关于网球运动的养生作用，主要可以

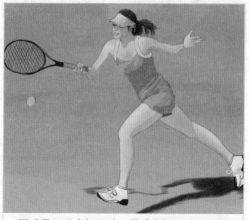

◎网球是一项有氧运动，夏季多打网球，可有效锻炼身心。

体现在三方面：

（1）网球是一种户外有氧运动，网球运动能促进血液循环系统的改善，消耗多余热量，使心肺功能得到提高，也可以增强人体免疫能力，提高抗病能力和病后康复速度，达到增进健康、增强体质、强化身心的目的。

（2）网球运动是疏解压力、调节免疫力的最佳运动之一。在网球运动中，要全神贯注，排除一切杂念，快速地奔跑击球、大力扣杀，这样可以把一天的疲劳、困扰等挥洒得干干净净，使身心得到放松。

（3）网球有助于培养人的综合素质。业余活动中的网球比赛大多是无裁判下的信任制比赛，运动员一定要诚实，把好球说成出界或把出界说成好球都是不诚实的表现。诚信品质的体现贯穿于整个网球活动的全过程。此外，网球运动还有助于培养人乐观、团结、自信的素质。

夏季运动要避免受伤

夏季运动中人们常易受伤，常见的损伤有擦伤、扭伤、挫伤、肌肉拉伤、脱臼、骨折等。针对不同的受伤种类，也要有不同的处理方法。

在健身运动中，肌肉、韧带等软组织的运动伤最为多见，因此加强易伤部位的肌肉练习，可预防受伤。健身前，还可进行扩胸展臂、上体前屈、踢腿抬腿、蹲起站立等热身运动。

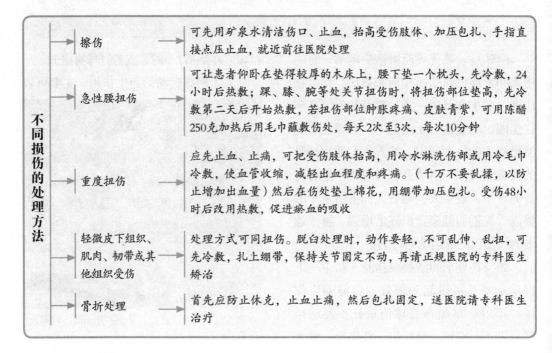

不同损伤的处理方法	擦伤	可先用矿泉水清洁伤口、止血，抬高受伤肢体、加压包扎、手指直接点压止血，就近前往医院处理
	急性腰扭伤	可让患者仰卧在垫得较厚的木床上，腰下垫一个枕头，先冷敷，24小时后热敷；踝、膝、腕等处关节扭伤时，将扭伤部位垫高，先冷敷第二天后开始热敷，若扭伤部位肿胀疼痛、皮肤青紫，可用陈醋250克加热后用毛巾蘸敷伤处，每天2次至3次，每次10分钟
	重度扭伤	应先止血、止痛，可把受伤肢体抬高，用冷水淋洗伤部或用冷毛巾冷敷，使血管收缩，减轻出血程度及疼痛。（千万不要乱揉，以防止增加出血量）然后在伤处垫上棉花，用绷带加压包扎。受伤48小时后改用热敷，促进瘀血的吸收
	轻微皮下组织、肌肉、韧带或其他组织受伤	处理方式可同扭伤。脱臼处理时，动作要轻，不可乱伸、乱扭，可先冷敷，扎上绷带，保持关节固定不动，再请正规医院的专科医生矫治
	骨折处理	首先应防止休克，止血止痛，然后包扎固定，送医院请专科医生治疗

夏季健身注重健脾、养心、生津

夏季气温高闷热，人体消耗特别大，各器官的老化比其他季节更为明显，坚持夏季健身运动益处多，夏季健身运动以健脾、养心、生津为主。

❶ 改善和增强消化系统的功能，有效地协调神经的兴奋度，增进人们的食欲及保持大便通畅。

❷ 促进呼吸系统功能，使气体交换充分，血液中氧含量增高，物质的氧化过程更加完善，保证身体各项新陈代谢。

❸ 增强心血管系统的功能，可使心肌收缩有力，心排血量增加，改善血液黏度，加快血液循环、使心率变慢，心脏负担减轻，心肌耗氧量减少。

❹ 改善骨骼肌与关节韧带的弹性和韧性，保持人体动作的灵活和谐。

❺ 避开烈日的直接照射。

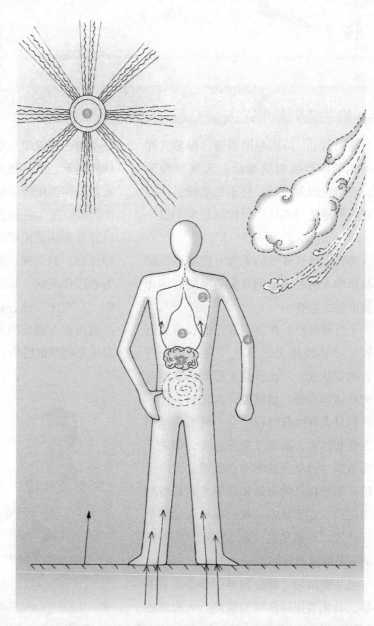

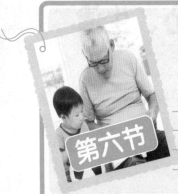

夏季情志调养

第六节

◎夏季天气炎热，阳气旺盛，容易使人情绪波动，出现烦躁、抑郁等不良情绪。养生之道一直在讲，怒伤肝、悲伤肺、喜伤心、思伤皮、恐伤肾，因此夏季我们一定要宁心静神，以免情绪中暑。

精神内守，健康常驻

夏天到了，阵阵热浪袭来，很多人都会不约而同地唠叨这类话：天气异常地热，心情也跟着烦躁；打不起精神说话，安安静静地还待不住；想忙碌起来干点儿活，却一动也不想动……

其实，虽然夏季的天气有些糟糕，很容易影响人的心情，但我们心境的好坏却对养生至关重要。

《黄帝内经》在谈到真正的长寿之道时说："恬淡虚无，真气从之，精神内守，病安从来。"也就是说要学会掌控自己的身体和欲望。虽然说，人之初，性本善，但是人在成长过程中会不可否认地出现贪婪和欲望，所谓欲望无止境，如果不懂得节制，迟早会被埋葬在欲望之火中。所以，掌控自己的身体和欲望才是长寿的不二法门。在生活中，我们很难看见哪个斤斤计较、心事重重、杂念丛生、心胸狭窄的人是能够长寿的。

但是要做到"养心调神"却是非常不容易，首先要保持良好的情绪。人的情感活动和心理健康与身体的健康有着十分密切的关系。从某种意义上说，心理精神因素对身体健康的影响更大，甚至超过了生理因素。医生在就诊的病人中发现，一些机能性疾病是由精神心理因素造成的，如神经症、偏头痛、消化不良等，可以称之为心因性疾病。某些器质性疾病，如溃疡病、高血压、冠心病的产生和加重，也与心理因素有密切的关系，有时甚至造成危及生命的严重后果。

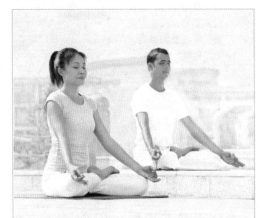

◎心境的好坏对养生来说至关重要，要确保身体健康首先要养心调神，保持良好情绪。

"百岁而动作不衰者，以其德全不危也"

在调摄情志，倡导养生中，如何养性是古代养生家非常重视的一个问题。养性，又称养德，系专指道德修养的意思。这一点在闷热的夏季，同样十分重要。

孔子强调："修身以道，修道以仁""大德必得其寿"，说明只有具备高尚道德修养的人，才能获得长寿。孟子发展了孔子的学说，对修身养性的具体内容做了补充和发挥。他提倡"不动心""寡欲""收心"，以达到养"浩然之气"的目的。

孙思邈在《千金要方·养性序》中指出："养性者，所以习以成性，性自为善……性既自善，内外百病皆不悉生，祸乱灾害亦无由作，此养生之大经也。"他认为，如果不能活到百岁的人，主要是不注重道德修养，"所习不纯正"所致。

美国哈佛大学曾做过有趣的实验：让学生们看一部反映妇女帮助病人、穷人的影片，看后立即收集学生的唾液进行分析，发现A种免疫球蛋白有所增加，抗呼吸道感染的免疫力提高。现代生理学研究证实，当人在充满信心和乐观时，大脑产生的大量内啡肽，使人轻松愉快，且促进血液循环，增进食欲，降低疲劳；内分泌系统活跃，分泌出有益健康的酶、激素和神经递质等，使人达到最佳状态，促进健康。

那么，注重养性，为什么会使人健康长寿呢？《黄帝内经》中解释说：一个人不谋私利，不患得患失，始终保持乐观的态度，机体内的生理活动就能始终按规律进行。如此则形体健壮，精神饱满，形与神俱，便能尽终其天年。养性，养德能养神，从而维护元气，使人长寿。因而，孔子的"仁者寿"是有很深医理在内的。

至于如何养性，概括起来有这样八个字：即性善，仁礼，知足，忍让。《养老奉亲书》中说："百战百胜不如一忍，万言万当不如一默。"也有养生家说道：神强者长生，气强者易灭。谦和辞让，敬人持己，免除忧患，不使形神受伤，可以延年。

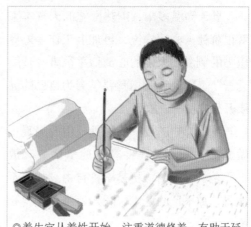

◎养生宜从养性开始，注重道德修养，有助于延年益寿。

兴奋适可而止，过喜反而更伤"心"

大喜、狂喜同样不利于健康。过度兴奋，同样具有把人推向绝境的作用。而且，对于时常经受巨大压力的人来说，过度兴奋比过度悲痛离"绝境"更近！这是为什么呢？

人的心理承受能力，同人的生理免疫能力有相似之处。经常出现的巨大压力使心理的抗御力如同人体里的白细胞那样经常处于备战与迎战的活跃状态，故心理虽受压抑但仍能保持正常生存的状态，不至于一下子崩溃。过度兴奋则不同，对于心理经常承受巨大压力的人来说，与形成已久的被压抑的心理反差是那么巨大，使心理状态犹如从高压舱一下子获得减压，难免引起灾难性后果。

为了防范上述悲剧的发生，防止过度兴奋，同防止过分悲痛同等重要。这就要求我们学会释放心理压力。为了释放心中

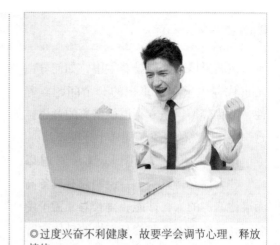

◎过度兴奋不利健康，故要学会调节心理，释放情绪。

的狂喜，可以借助于山川的明媚、朋友的温情乃至心灵自设的"拳击台"以应对可能突降的幸运所可能引发的过度兴奋。

放下，给你的健康开一扇窗

夏天高温多雨，闷热潮湿的天气本来就很难让人心情愉悦，再加上工作等外界压力的刺激，人们的心情似乎很难"晴朗无云"。对此，我们就要学会为自己的健康开一扇窗——放下。

我们都知道放下的好处，但要想真正做到放，却不是一件容易的事情。"放下"是一种觉悟，更是一种自由。如果不懂得"放下"的艺术，我们就难免变得心胸狭隘。

两个和尚一道到山下化斋，途经一条小河，两个和尚正要过河，忽然看见一个妇人站在河边发愣，原来妇人不知河的深浅，不敢轻易过河。一个年纪比较大的和尚立刻上前去，把那个妇人背过了河。两个和尚继续赶路，可是在路上，那个年

纪较大的和尚一直被另一个和尚抱怨，说作为一个出家人，怎么背个妇人过河，甚至又说了一些不好听的话。年纪较大的和尚一直沉默着，最后他对另一个和尚说："你之所以到现在还喋喋不休，是因为你一直都没有在心中放下这件事，而我在放下妇人之后，同时也把这件事放下了，所以才不会像你一样烦恼。"

其实，生活原本是有许多快乐的，只是我们常常自生烦恼，"空添许多愁"。许多事业有成的人常常有这样的感慨：事业小有成就，但心里却空空的，好像拥有很多，又好像什么都没有。总是想成功后坐豪华游轮去环游世界，尽情享受一番。但真正成功了，仍然没有时间、没有心情去了却心愿，因为还有许多事情让

人放不下……

很多时候，我们舍不得放弃一个放弃了之后并不会失去什么的工作，舍不得放弃已经走出很远很远的种种往事，舍不得放弃对权力与金钱的角逐……于是，我们只能用生命作为代价，透支着健康与年华。但谁能算得出，在得到一些自己认为珍贵的东西时，有多少和生命休戚相关的美丽像沙子一样在指掌间溜走？而我们却很少去思忖：掌中所握的生命的沙子的数量是有限的，一旦失去，便再也捞不回来。

改掉暴躁脾气，在心中藏一片清凉

暴躁是一种特殊情况下，将痛苦和压抑毫无理性地释放；暴躁是在听到不顺耳的话或遇见不如意的事时，火气不加克制地喷放。暴躁的人，容易让健康过早地逝去，而且经常表现为精神恍惚、无精打采。这类人很容易受天气的影响，如夏季的酷热就会使他们更加暴躁。

脾气暴躁，经常发火，不仅是诱发心脏病的致病因素，而且会增加患其他病的可能性，它是一种典型的慢性自杀。因此，为了确保自己的身心健康，必须学会控制自己，克服爱发脾气的坏毛病。

下面，来测试一下，你是否是一个暴躁的人。对下列问题，请诚实地回答"是"或者"否"。

（1）从感情的角度来讲，你的情绪不稳定。

（2）有较强的报复心理。

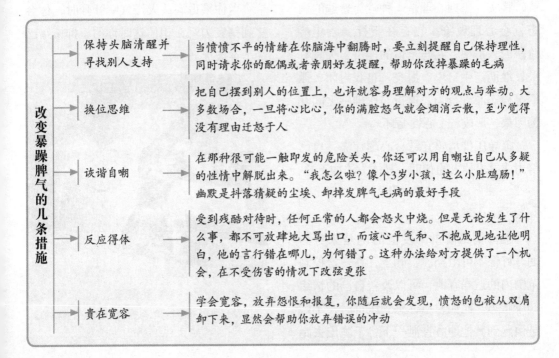

改变暴躁脾气的几条措施	保持头脑清醒并寻找别人支持	当愤愤不平的情绪在你脑海中翻腾时，要立刻提醒自己保持理性，同时请求你的配偶或者亲朋好友提醒，帮助你改掉暴躁的毛病
	换位思维	把自己摆到别人的位置上，也许就容易理解对方的观点与举动。大多数场合，一旦将心比心，你的满腔怒气就会烟消云散，至少觉得没有理由迁怒于人
	诙谐自嘲	在那种很可能一触即发的危险关头，你还可以用自嘲让自己从多疑的性情中解脱出来。"我怎么啦？像个3岁小孩，这么小肚鸡肠！"幽默是抖落猜疑的尘埃、卸掉发脾气毛病的最好手段
	反应得体	受到残酷对待时，任何正常的人都会怒火中烧。但是无论发生了什么事，都不可放肆地大骂出口，而该心平气和、不抱成见地让他明白，他的言行错在哪儿，为何错了。这种办法给对方提供了一个机会，在不受伤害的情况下改弦更张
	贵在宽容	学会宽容，放弃怨恨和报复，你随后就会发现，愤怒的包袱从双肩卸下来，显然会帮助你放弃错误的冲动

（3）不容易相信别人，疑心有点重。

（4）比较容易注意到别人的缺点。

（5）别人很容易就会激怒你。

（6）你有时觉得自己的情绪好像一颗定时炸弹。

（7）有人说你很粗鲁。

（8）很多人说你不理解别人。

（9）很容易发怒。

（10）当事情不按你的方式进行时，你就会生气。

（11）生气时，有时会干出自己也不相信的事情来。

（12）有时会在公众场合发脾气。

（13）别人觉得你的脾气不容易捉摸。

如果有10个或以上的"是"，说明你确实是一个脾气暴躁的人，请注意调适。

客观来讲，暴躁就像一颗炸弹，一旦爆炸，不仅会炸伤自己，还会危害到与其他人的关系。因此，改变暴躁的性格，让自己心态平和，是十分必要的。

四大妙招，拯救你压抑的内心

夏三月，每当到遭遇天气闷热的时候，尤其是那种大雨欲下又止的灰暗天儿，我们总是会感到心情非常压抑。此时若再出现一些其他不顺心的事情，心里就会更不好受，健康当然也会受到影响。

其实，压抑心理是一种较为普遍的病态社会心理现象。它存在于社会各年龄阶段的人群中，它与个体的挫折、失意有关，继而产生自卑、沮丧、自我封闭、孤僻等病态心理行为。挫折与压抑感之间互为因果，形成一个恶性循环。

疏导压抑情感宜结合心理疗法，自己努力或寻求他人的帮助。具体方法如下。

① 运动法

压抑情绪能量的发泄的确是来势汹汹，好像不可阻挡。实际上，在一定控制范围内的适当宣泄，可以改善自己的情绪健康状态。比如，当你感到压抑时，不妨赶快跑到其他地方宣泄一下，干脆出去跑一圈，或做一些能消耗体力又能转移自己思想的体育运动，踢足球、打篮球、高尔夫、保龄球等都是不错的选择。特别是在活动中与人的合作和接触，又让我们有了新的交流，使情绪有了宣泄的渠道。

当你累得满头大汗气喘吁吁时，你会感到精疲力竭，相信这时你的压抑情绪已经基本被抚平了。

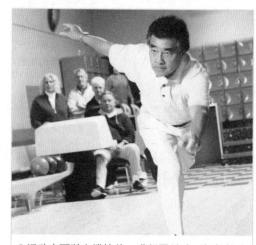

◎运动也可以宣泄情绪，进行踢足球、打保龄球等活动，能增进与人的交流，消除不良情绪。

② 眼泪法

对于压抑情绪的能量发泄，还有一种方法，就是在我们感到十分压抑时不妨大哭一场。哭，也是释放积聚能量、调整机体平衡的一种方式。许多人在痛哭一场之后，觉得畅快淋漓，压抑的心情也会随着泪水的流落而减少许多。那么，为什么会这样呢？

经过研究发现，奥秘在于眼泪。美国生物学家曾挑选了一批志愿者，组织他们观看一些令人悲痛欲绝的电影或戏剧，并要求他们在痛哭时把事先发放的试管放在眼睛下面，将眼泪收集起来。他们发现，在哭泣以后，对心动过速、血压偏高均有不同程度的减轻。经过化学分析得知，原来在这些流出的眼泪中，含有一些生物化学物质，正是这些生化物质能引起血压升高、消化不良或心率加剧。把这些物质排出体外，对身体当然是有利的。

③ 倾诉法

倾诉，是缓解压抑情绪的重要手段。当一个人被心理负担压得透不过气来的时候，如果有人真诚而耐心地来听他的倾诉，他就会有一种如释重负的感觉。所谓"一吐为快"正是这个道理。对此，现代心理学中有"心理呕吐"的说法。美国心理学家罗杰斯认为，倾听不仅能使听者真正理解一个人，对于倾诉者来说，也有奇特的效果，心理上会出现一系列的变化。他会感觉到他终于被人理解了，内心有一

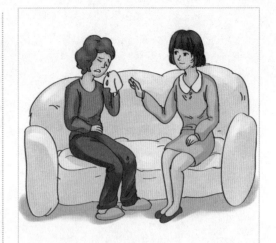

◎长期压抑内心可导致心理问题，故我们要学会疏导压抑的情感，通过流泪，向爱人、朋友或心理医生倾诉等方法疏泄情感。

种欣慰之感进而使压抑感得到缓解，心理上似乎感到一种解脱，还会产生某种感激之情，愿意谈出更多心里话，这便是转变的开始。

④ 宣泄法

如果以上三种方法对你均没有产生效果，那么你就必须寻求心理医生的帮助了。心理医生会引导人们把自己心中的积郁倾吐出来，这称为宣泄疗法。宣泄疗法在现实表现中有一定的功效。当人们把自己的压抑情绪体验宣泄出来时，不仅能减轻宣泄者心理上的压力，也能减轻或消除他们的紧张情绪，容易使发泄者恢复到平静的心情。在生活中，我们经常可以看到有些心胸开阔、性情爽朗的人，他们心直口快把自己的压抑情绪诉说出来，便不再愁眉苦脸了。所以，这种人的心理矛盾往往能获得及时解决。

第二章

万象更新静养身心，
立夏、小满话养生

●立夏、小满在公历5月、农历4月中，称之为孟夏（夏之初），此时天气渐热，植物繁盛。对人体而言，此时人体的心脏功能处于旺盛时期，特别是代谢和心脏、血液循环功能日益旺盛，要特别注意养护。

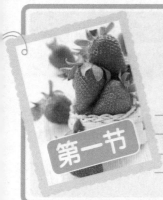

立夏、小满饮食养生

第一节

◎立夏之后，饮食应以低脂、低盐、多维、清淡为主，同时在饮食上也要注意增酸减苦，适当食用一些排毒减肥菜，在清除人体内毒素，保证身体健康的同时，也不用为胖所困。

骤雨当空荷花香，立夏小心"心火旺"

每年的5月6日是立夏，立夏表示即将告别春天，是夏天的开始。在天气炎热的时候，心里会有莫名的烦躁，人也会变得暴躁易怒喜欢发脾气，这就是气温过高导致心火过旺所致，也是中医"心主神明"的表现。

现代医学研究发现，人的心理、情绪与躯体可以通过神经——内分泌——免疫系统来互相联系、互相影响。所以，情绪波动起伏与机体的免疫功能降低以及疾病的发生都是有关系的。特别是老年人，由生气发火引起心肌缺血、心律失常、血压升高甚至猝死的情况并不少见。所以，立夏要养心，就要做到精神安静、喜怒平和，多做一些比较安静的事情，如绘画、书法、听音乐、下棋、种花、钓鱼等，以保持心情舒畅。

在饮食方面，立夏以后天气渐热，应多吃清淡、易消化、富含维生素的食物，少吃油腻和刺激性较大的食物，否则易造成身体内、外皆热，而出现上火的痤疮、口腔溃疡、便秘等病症。还应该多喝牛奶，多吃豆制品、瘦肉等对"养心"有好处的食品。

立夏以后虽然天气渐热，但毕竟还没到伏天酷热之时，所以不要急于换上单薄的衣服，晚上睡觉也不要盖得过少，以免夜里受寒感冒。老年人更要注意避免气血瘀滞，以防心脏病发作。

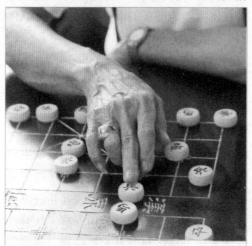

◎立夏要养心，可多做一些有益身心的事，如下棋、钓鱼等，以保持心情舒畅。

初夏时节，吃什么水果好

初夏时节，多食一些健康养生的水果是饮食养生中不可缺少的一部分。

每一种水果的营养价值和药用价值各不相同，如果在夏天有针对性地选购并食用水果，可以达到滋身养体的功效。

（1）夏日吃西瓜，药物不用抓。我国民间有句谚语：夏日吃西瓜，药物不用抓。说明暑夏最适宜吃西瓜。

西瓜有清热解暑、利小便、降血压的功效，对高热口渴、暑热多汗、肾炎尿少、高血压等有一定的辅助疗效。

但西瓜属寒性食物，易伤脾胃，所以脾胃虚寒、平常有慢性肠炎、胃炎及十二指肠溃疡等或大便稀溏的人最好少吃。正常人也不宜食用过量，否则会损伤脾胃而引发消化不良或腹泻。

（2）木瓜素有"百益果王"之称，能治疗蛋白质消化障碍。木瓜中含有一种称为番木瓜的重要消化酶，可将蛋白质类食物分解成可消化的状态，因此人们常以木瓜来治疗蛋白质消化障碍。这种物质在木瓜树的叶部及尚未成熟的木瓜果皮中含量最多。

（3）菠萝皮中富含菠萝蛋白酶，有丰富的药用价值。菠萝中的酵素也能分解蛋白质。每100克菠萝果实中所含的维生素C高达30毫克，并含有丰富的水分。它的果肉中和木瓜一样含有一种能分解蛋白质的酵素，因此它能柔软肉质、消解血块。

（4）草莓汁能减少日晒痛。草莓的叶部煮沸后可当作一种收敛剂，并能治

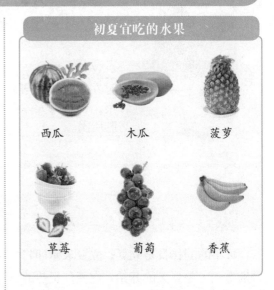

初夏宜吃的水果

西瓜　　木瓜　　菠萝

草莓　　葡萄　　香蕉

疗腹泻、发热、口内溃疡及牙龈疾病。此外，草莓汁还是一种美容盛品，昔日少女以它来减少日晒引起的疼痛。

（5）葡萄抗氧化。葡萄籽含有大量的OPC抗氧化剂，OPC是一种强效类黄酮，主要存在于表皮与种子里，红色葡萄籽尤其是OPC的主要来源，是增强人体内抗氧化活动的潜在关键，可保护免疫氧化损伤，并延缓老化过程。

（6）香蕉抗忧郁并助眠。香蕉为人类最古老的水果之一，其营养价值相当高，是天然钾的来源，可以抑制引发高血压、心血管疾病的钠，维持正常血压和心脏功能；还富有让人远离忧郁的族维生素B_6及对抗紧张的矿物质镁，并也是必需氨基酸——色氨酸的超级来源，其和族维生素B_6、烟碱酸及镁一起作用，是人体制造血清素的主要原料，具有抗忧郁、镇定、安眠之功效。

立夏养生原则——增酸减苦

立夏时节，时值乾卦，自然界的变化是阳气渐长、阴气渐弱，相对于人体脏腑来说，是肝气渐弱，心气渐强，此时的饮食原则是增酸减苦，补肾助肝，调养胃气。此时饮食宜清淡，以低脂、易消化、富含纤维素为主，应多吃蔬果、粗粮。平时可多吃鱼、鸡、瘦肉、豆类、芝麻、洋葱、小米、玉米、山楂、枇杷、杨梅、香瓜、桃、木瓜、西红柿等；少吃动物内脏、肥肉等，少吃过咸的食物，如咸鱼、咸菜等。

平时可多食以下食疗方调补身体。

① 党参鳝鱼汤

原材料：鳝鱼200克，党参20克，红枣10克，佛手5克。

调料：盐、鸡精各适量。

做法：将鳝鱼杀死，去内脏，洗净切段。党参、红枣、佛手洗净，备用。把全部用料加适量清水，武火煮沸后，文火煮1小时，调味即可。

功效：有补益肝肾、调中健胃的功效。

② 蒲公英清凉茶

原材料：蒲公英75克。

调料：清水适量。

做法：将蒲公英用清水洗净，放入锅中备用。往锅里加入适量的水，用大火煮沸后，转小火再煮约1小时。趁热去除茶渣，静置待凉后即可饮用。

功效：有益气清心、健脾消滞的功效。

③ 淮山土茯苓煲瘦肉

原材料：猪瘦肉450克，淮山30克，土茯苓20克。

调料：盐5克。

做法：将淮山、土茯苓洗净，沥干水，备用。先将猪瘦肉汆烫去血水，再切成片备用。锅内加入2000毫升清水，放入淮山、土茯苓、猪瘦肉，待大火煮开后改用小火煲3小时，加盐调味即可起锅。

功效：淮山、土茯苓都有养胃、健脾化湿行气的功效。

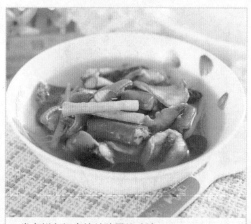

◎党参鳝鱼汤有补益脾胃的功效。

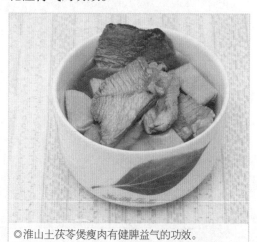

◎淮山土茯苓煲瘦肉有健脾益气的功效。

立夏养生

立夏后，昼长夜短，气温升高，最容易引发睡眠不足、心理疲惫病症，立夏后夜晚天气热难以入睡，而第二天又亮得早，太阳升高，热又卷土重来，睡不着。如此下去，进而会产生不良情绪，如焦虑、忧郁、急躁等，甚至会对生理造成损害，如食欲缺乏、消化不良、免疫功能低下，引发或加重失眠症，造成神经症、溃疡病、糖尿病、心脑血管病等。

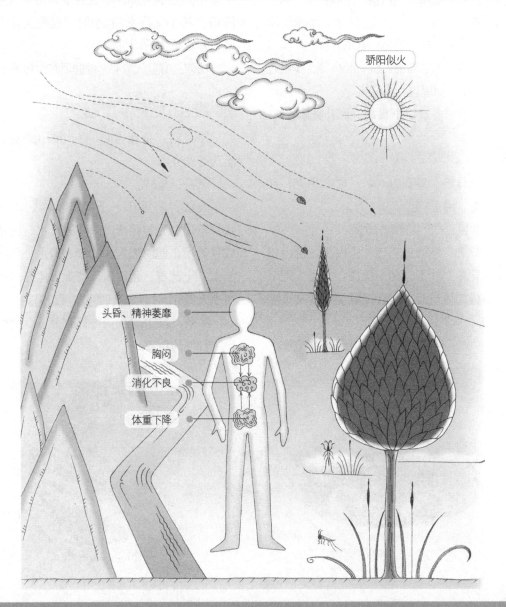

骄阳似火

头昏、精神萎靡

胸闷

消化不良

体重下降

对待苦凉茶，要谨慎

立夏时节，每天喝点凉茶是很多人的度夏之道，但要注意的是不是每个人都适合喝凉茶，要根据个人的体质来决定你是否适合喝凉茶，以及适合喝什么样的凉茶。

从中医角度讲，人体有气虚、阳虚等9大类型的体质，大多数人体质偏于平和，但从临床来看，脾胃虚寒、内热体质的人，在夏季饮食的选择上应该有所区别。

脾胃虚寒的人，睡觉时喜欢蜷卧着，周身怕冷，易闹肚子，大便稀，舌质淡白，应该少吃寒凉食物，多吃温热食物，

如生姜、葱、蒜、牛肉、鸡肉、鹅肉、虾、鲫鱼、鳝鱼和鲢鱼等，鸭肉寒凉，最好不要吃。

内热体质的人，平时动则汗出，较怕热，口干喜热饮，手心脚心发热，舌红，大便干燥，可以适当吃些凉性食物，也可以吃些偏冰凉的食品。

多数凉茶属寒性，脾胃虚寒的人不适合饮用，若一次性喝太多凉茶，会伤到脾胃，还会引起腹胀、腹泻等症状。即便是体质温和的人，也不宜一次性大量摄入过多凉茶。

温补身体的小满养生汤

小满时节，人体的生理活动也处于最旺盛的时期，消耗的营养物质为四季二十四节气中最多。所以，这个时节，大家要及时适当补充营养，才能使身体五脏六腑不受损伤。多喝汤，既能补充水分，也易于营养吸收，具清热、养阴、祛湿、暖胃、温补等功效的汤品是首选。

1 丝瓜排骨汤

原材料：丝瓜1条，排骨200克，杏仁适量。

调料：盐3克，姜片5克。

做法：丝瓜去皮，洗净，切成段；杏仁洗净。排骨洗净，斩件，飞水。砂煲注水，放入姜片、排骨用大火煲沸，放入丝

瓜、杏仁，改换小火煲炖2小时，加盐调味即可。

功效：能清热利肠、生津止渴、解暑除烦；有防治坏血病、促进小儿大脑发育。

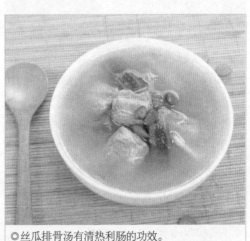

◎丝瓜排骨汤有清热利肠的功效。

② 冬瓜瘦肉汤

原材料：冬瓜100克，瘦肉200克，薏米、生姜各适量。

调料：盐6克。

做法：冬瓜洗净，去皮，切块；瘦肉洗净，切件；薏米洗净，浸泡；生姜洗净，切片。瘦肉放入沸水中汆去血水后捞出。将冬瓜、瘦肉、薏米、生姜放入锅中，加入适量清水，炖煮1.5个小时后放入盐调味即可。

功效：能利水消痰、清热解毒，对体质虚弱引起的轻度浮肿、肺热引起的喘咳、痰盛以及暑热烦闷等症有一定的食疗作用，同时还有降血压、减肥的作用。

③ 平菇木耳鸡汤

原材料：鸡300克，平菇50克，黑木耳30克。

调料：盐6克。

做法：鸡去毛，内脏洗净，斩件，汆水；平菇洗净；黑木耳泡发，洗净。将鸡、平菇、黑木耳放入炖盅中，加适量水，盖好。用小火慢炖1.5个小时，加入盐即可食用。

功效：有降低血压、降低胆固醇、防治血管硬化、调节自主神经、补血和血、健美养颜的作用，适用于血虚、面色苍白、肌肤干燥、虚烦失眠等。

④ 胡萝卜鱿鱼煲

原材料：鱿鱼150克，胡萝卜100克。

调料：花生油10克，盐少许，葱段、姜片各2克。

做法：将鱿鱼洗净切块，汆水；胡萝卜去皮洗净，切成小块备用。净锅上火倒入花生油，将葱、姜爆香，下入胡萝卜煸炒，倒入水，下入鱿鱼煮至熟，入盐调味即可。

功效：鱿鱼可抑制血液中的胆固醇含量，缓解疲劳，恢复视力，改善肝脏功能。鱿鱼胡萝卜煲，味道香甜鲜美，有健脾开胃，养阴生津、补虚润肤的功效，对身体虚弱等症有一定的食疗作用。

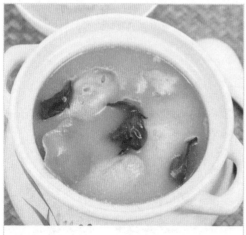

◎平菇木耳鸡汤有降低血压的功效。

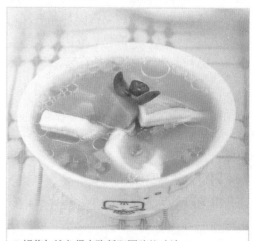

◎胡萝卜鱿鱼煲有降低胆固醇的功效。

小满时节，养生泡茶有妙方

随着气温的逐渐攀升，许多人越来越食欲缺乏。中医认为，长夏主脾土，湿热是当令之时，由于天气炎热，出汗比较多，体能消耗自然也增加；而且许多人在此时喜欢吃冷饮，脾胃虚寒体质的人易造成脾胃不和，运化失常，也就容易乏力、食欲缺乏等。在这种情况下，多喝一些清凉降火且性质温和的中草药茶是一种不错的选择。

① 菊花决明饮

原材料：菊花10克，决明子15克。

调料：白糖适量。

做法：将决明子洗净打碎。将菊花和决明子一同放入锅中，加水600毫升，煎煮成400毫升即可。过滤取汁，加入适量白糖即可饮用。

功效：此饮具有清热解毒、清肝明目、利水通便之功效。

② 麦芽山楂饮

原材料：炒麦芽10克，炒山楂片3克。

调料：红糖适量。

做法：取炒麦芽、炒山楂放入锅中，加1碗水。煮15分钟后加入红糖稍煮。滤去渣，取汁饮用。

功效：本品具有消食化滞、健脾开胃的功效，可用于厌食、腹胀等症。

③ 薏米红枣茶

原材料：薏米50克，红枣25克。

调料：绿茶2克。

做法：将绿茶用沸水冲泡；红枣洗净，去核备用。把薏米与红枣混合，放入锅中，注入适量清水一起煮至软烂。放入绿茶，再一起煮3分钟，待稍凉即可饮用。

功效：此汤具有清热利湿、益气生津、补血养颜的功效。

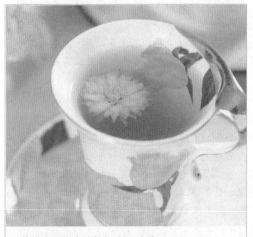

◎菊花决明饮有清热解毒的功效。

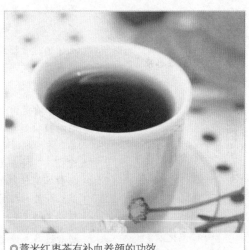

◎薏米红枣茶有补血养颜的功效。

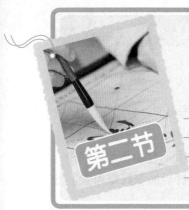

立夏、小满起居养生

第二节

◎立夏、小满时节，日照时间延长，天亮得早，黑得晚。此时，人们的作息时间应随之做一些调整，晚睡早起，中午最好午睡一下，以保证精力充沛。在生活起居中，不要贪凉，要注意防风防湿。另外，外出时还应做好防晒工作。

立夏时节谨防腹泻

腹泻大体上可分为感染性腹泻比如痢疾、肠炎等，以及非感染性腹泻或叫功能性腹泻，如消化不良引起的腹泻，无论是感染性还是非感染性腹泻，都容易在夏季发生，而且发病人群不分男女老幼。这和夏季的炎热气候以及人们在夏季的生活习惯有关。

在夏天，人们喜食生冷，喜欢把东西从冰箱拿出来直接食用；人们在空调环境中停留得过久，或睡眠时贪凉，或在健身运动后洗冷水澡；在湿热环境下细菌繁殖、滋生快，食物容易变质等，都给以上的因素创造了条件，因此腹泻高发也就不难理解了。

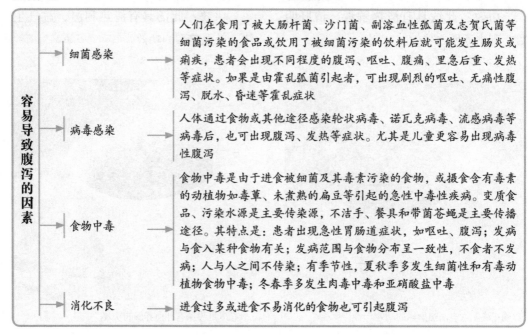

容易导致腹泻的因素	细菌感染	人们在食用了被大肠杆菌、沙门菌、副溶血性弧菌及志贺氏菌等细菌污染的食品或饮用了被细菌污染的饮料后就可能发生肠炎或痢疾，患者会出现不同程度的腹泻、呕吐、腹痛、里急后重、发热等症状。如果是由霍乱弧菌引起者，可出现剧烈的呕吐、无痛性腹泻、脱水、昏迷等霍乱症状
	病毒感染	人体通过食物或其他途径感染轮状病毒、诺瓦克病毒、流感病毒等病毒后，也可出现腹泻、发热等症状。尤其是儿童更容易出现病毒性腹泻
	食物中毒	食物中毒是由于进食被细菌及其毒素污染的食物，或摄食含有毒素的动植物如毒蕈、未煮熟的扁豆等引起的急性中毒性疾病。变质食品、污染水源是主要传染源，不洁手、餐具和带菌苍蝇是主要传播途径。其特点是：患者出现急性胃肠道症状，如呕吐、腹泻；发病与食入某种食物有关；发病范围与食物分布呈一致性，不食者不发病；人与人之间不传染；有季节性，夏秋季多发生细菌性和有毒动植物食物中毒；冬春季多发生肉毒中毒和亚硝酸盐中毒
	消化不良	进食过多或进食不易消化的食物也可引起腹泻

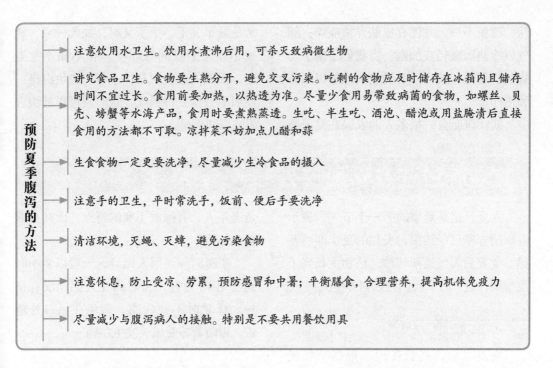

预防夏季腹泻的方法

- 注意饮用水卫生。饮用水煮沸后用，可杀灭致病微生物

- 讲究食品卫生。食物要生熟分开，避免交叉污染。吃剩的食物应及时储存在冰箱内且储存时间不宜过长。食用前要加热，以热透为准。尽量少食用易带致病菌的食物，如螺丝、贝壳、螃蟹等水海产品，食用时要煮熟蒸透。生吃、半生吃、酒泡、醋泡或用盐腌渍后直接食用的方法都不可取。凉拌菜不妨加点儿醋和蒜

- 生食食物一定更要洗净，尽量减少生冷食品的摄入

- 注意手的卫生，平时常洗手，饭前、便后手要洗净

- 清洁环境，灭蝇、灭蟑，避免污染食物

- 注意休息，防止受凉、劳累，预防感冒和中暑；平衡膳食，合理营养，提高机体免疫力

- 尽量减少与腹泻病人的接触。特别是不要共用餐饮用具

腹泻用药主要有抗菌药、止泻剂、微生态制剂等几种。腹泻虽然是个常见病、多发病，也有很多非处方药可用，但患者最好在发病初期到医院进行检查，分辨一下是感染性腹泻还是功能性腹泻，是细菌感染还是病毒感染，是食物中毒还是消化不良、受冷引起，这样才能有的放矢，否则，不经医生诊断自行用药，很容易用错药。

小满时节，防潮湿葆青春

小满时节气温明显增高，雨量增多，雨后，气温会急剧下降，所以这一节气中，要注意气温变化，雨后要添加衣服，不要着凉受风而患感冒。又由于天气多雨潮湿，所以如果起居不当必将引发风疹、风湿症、汗斑、湿疹、香港脚、湿性皮肤病等病症。夏天天气闷热潮湿，正是皮肤病发作的季节。

《金匮要略·中风历节篇》中说："邪气中经，则身痒而瘾疹。"可见古代医学家对此早已有所认识。此病病因不外乎三点：①湿郁肌肤，复感风热或风寒，与湿相搏，黔肌肤皮毛腠理之间而发病；②由于肠胃积热，复感风邪，内不得疏泄，外不得透达，郁于皮毛腠理之间而来；③与身体素质有关，吃鱼、虾蟹等食物过敏导致脾胃不和，蕴湿生热，郁于肌肤发为本病。风疹可发生于身体的任何部位，发病迅速，皮肤上会突然出现大小不等的皮疹，或成块成片丘疹样，此起彼

伏，疏密不一，并伴有皮肤异常瘙痒，随气候冷热而减轻或加剧。当我们了解了发病的机理后，就可以有的放矢地加以预防和治疗。

就汗斑而言，很多人的衣服在夏天常是湿了又干、干了又湿，如此一来，就成了汗斑上身的好环境。在不知不觉当中，很多人会发现身体上有一块块白斑，或眉毛好像变得稀疏，这时候可得赶快去看皮肤科医师。

立夏养生注意事项

立夏，这是夏季的第一个节气，表示温暖的春季已经结束，炎热的夏季即将开始。立夏后天气逐渐转热，植物生长到了茂盛期，这一时节我们应如何养生呢？

① 早起晚睡要午休

立夏之后，昼长夜短。根据节气变化，相对于冬春季节，人们可晚些入睡，早点起床，以顺应自然界阳盛阴虚的变化。但是应增加午休。专家点评：由于立夏时天亮得早，人们起得早，而晚上相对睡得晚，易造成睡眠不足，老百姓常说的"春困，秋乏，夏打盹"。为了防止睡眠不足的"夏打盹"，就要增加午休，尤其是老年人，有睡眠不实的特点，因此更需要"午休"。

午睡时间要因人而异，一般以半小时到 1 小时为宜，长时间让人感觉没有精神。睡觉时不要贪凉，避免在风口处睡觉，以防着凉受风，发生疾病。

② 饮食低脂宜清淡

立夏之后，天气逐渐转热，饮食宜清淡，应以易消化、富含维生素的食物为主，大鱼大肉和油腻辛辣的食物要少吃，比如水煮鱼。

中医认为立夏后阳气上升，天气逐渐升温，如果此时人们还多吃些油腻，

◎立夏之后，昼长夜短，应增加午休，以免睡眠不足。

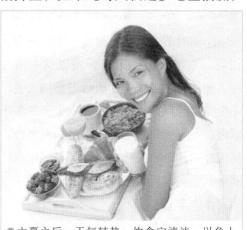

◎立夏之后，天气转热，饮食宜清淡，以免上火，引发口腔溃疡、便秘等病症。

或是易上火的食物，就会造成身体内、外皆热，而出现上火的痤疮、口腔溃疡、便秘等病症。立夏以后饮食原则是"春夏养阳"，养阳重在"养心"。养心可以多喝牛奶，多吃豆制品、鸡肉、瘦肉等，既能补充营养，又可达到强心的作用。平时多吃蔬菜，水果及粗粮，以增加纤维素和维生素的供给，能起到预防动脉硬化的作用。

此外饮食上还应注意以下几个方面。

（1）少吃凉食：气候特别炎热的时候，适当地吃一些凉食或者喝一些冷饮会让人感觉身心舒适，还能起到一定的驱暑降温作用。但是，这些食物不宜吃得太多。凉粉、冷粥吃得太多就容易伤胃。而雪糕、冰砖等是用牛奶、蛋粉、糖等制作而成，不可以食用过多，否则容易导致胃肠温度下降，引起不规则收缩，诱发腹痛、腹泻等症状。目前市场上的饮料品种很多，但是营养价值不高，还是少饮为好。如果喝多了冷饮还会损伤脾胃，影响食欲，甚至可能导致胃肠功能混乱。

（2）吃水果应该适度：从营养学的角度来说，人体多种基本营养需求——碳水化合物、矿物质、蛋白质等，都不是单单依靠吃水果就能满足的，长期靠"水果化"生存，容易导致蛋白质摄入不足，对人体的内分泌系统、消化系统、免疫系统等都产生不利影响。有些年轻的朋友喜欢在夏天的时候光靠吃水果来减肥，其实不是很科学。光吃水果不但会导致很多疾病，而且因为大部分水果含糖量很充足，所以长期大量摄入，并不能达到减肥效果。

（3）避免生食水产品：水产品的营养丰富且味道好，夏天生食口感也是一流的。不过，像炝虾、毛蚶、泥蚶、魁蚶、醉虾、醉蟹、咸蟹等海鲜食品，安全风险较大。因为海鲜中含有很多寄生物，未经高温消毒，吃了容易传染疾病。很多人认为，没有经过加热或是高温烹饪的食物，含有的营养元素不会流失，生吃就是最好的。实际上，像蔬菜、水果这些食物生吃比较好，它们所含有的维生素、纤维等营养元素不会缺失。但是生吃蔬菜水果时一定要洗干净，因为现在蔬菜、水果多含有农药。

夏季三大养心穴：阴陵泉、百会和印堂

夏季，是一年气温最高的季节，人体的新陈代谢十分旺盛，很多人在炎热的夏天常常出现全身乏力、食欲缺乏、容易出汗、头晕、心烦托个正着，甚至被中暑、呕吐、腹泻、心肌梗死等疾病困扰。

为什么会出现这些现象呢？一年四季中，因夏季属火，又因火气通于心，火性为阳，所以，夏季的炎热最易干扰心神，使心神不宁，引起心烦。而心烦就会使心跳加快，心跳加快就会加重心的负担，这也是夏季心脑血管疾病、肺心病、心肌梗死等发病率明显增高的原因，如不注意生

活的小细节很容易导致心肌梗死的发作。因此，夏季养生重在养心。

夏季养心就要坚持每天按揉阴陵泉、百会和印堂。因为这三个穴位可以健脾利湿，能保护好心脏。

每天坚持按揉阴陵泉3分钟，可以保持整个夏天脾胃消化功能正常运转，还可以把多余的"湿"去掉，为秋天的健康打好基础。取穴时，将手放到膝盖内侧的横纹上，摸到一个凸起的骨头后，请顺着骨头的下方和内侧继续摸，待触摸到一个凹陷的地方，即为此穴。每天按揉百会可以大大提升人体的阳气，让人神清气爽。百会位于头顶最上方，也就是两耳往头顶连线的中点处，每天用两手的中指叠压起来按在穴位上3分钟就可以了。每天按揉印堂可以使大脑清醒，眼睛明亮，它在两眉中间的位置，每天用拇指和食指捏起眉间的皮肤稍往上拉100次，只要每天坚持就能达到养心的目的。

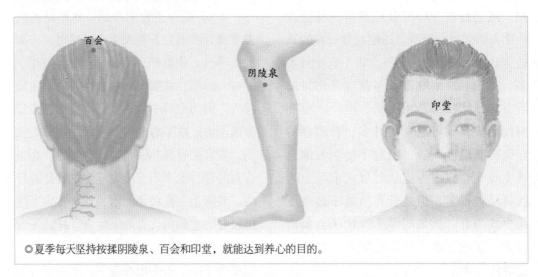

◎夏季每天坚持按揉阴陵泉、百会和印堂，就能达到养心的目的。

养心，最好为自己培养一个爱好

中医一贯强调"养生之要，首在养心"，但这个"心"具体怎么养，就仁者见仁、智者见智了。李振华教授提出的爱好养生法，实际上就是从养心的角度来养生。他认为，人要有所依托，有一种健康的爱好，这样才能保持对社会、对生活的兴趣，进而使身心健康。

事实上，李振华教授本人就是爱好养生法的受益者，已至耄耋之年的他，依然吃得好、睡得香，这与他每天练习书法不无关系。练习书法讲求姿势正确，即要求头正身直、臂开足安、悬肘松肩，要求平气凝神、排除杂念。表面看起来挥毫起笔只有手在动，实际上是手指、腕、肘、肩带动全身的运动，将精、气、神全部倾注于笔端。整个过程酷似打太极拳，又像练气功。意力并用，动静结合，既增强了手、脑的协调能力，又锻炼了四肢的功能。可以说，书法不但是一种艺术享受，也是一种健身活动。

除了书法之外，绘画、垂钓、养花、下棋等，都是很好的养生方法，大家不妨抽出一些时间来，从中选择一种有意识地加以培养。

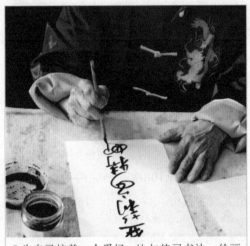

◎为自己培养一个爱好，比如练习书法、绘画等，可以达到养心的目的。

① 绘画

绘画既是一种陶冶性情的好方法，也是一种运动方式，无论是站立还是坐着，都要用全身之力，聚精会神。手指、手腕、肘、肩同时运动，协调一致。粗犷之处，一挥而就，大刀阔斧；细腻之处，犹如发丝蝉翅，一丝不苟。当一幅满意的作品完成时，又会产生一种成功之后的喜悦之感，有益身心健康。

② 垂钓

垂钓可谓是一种动静结合的活动，静中有动、动中有静。对于净化人的心境、锻炼人的意志有着神奇的作用。钓鱼者要有很强的耐力，这是一种体能的消耗过程，又是心态的调整过程，也是培养毅力的过程。

③ 养花

养花是一种令人愉快的劳动。浇水、施肥、修枝、灭虫等，劳动强度虽然不大，但可舒筋活络，解除疲劳，增强体内新陈代谢。特别是看到自己亲手培育的花草，发芽吐绿、花蕾绽开的时候，那种愉悦的心情是无法形容的。无论是在居住的屋子，还是办公的地点，摆几盆花在窗台上，你的屋子马上就会显得有生气，充满活力，更主要的是体现出居住人的品位，不仅陶冶了自己情操，而且也会潜移默化的影响别人。

④ 下棋

棋类是被众多人喜爱的一种娱乐活动，也是一种斗智的艺术，它能显著提高人的思维的深度和注意力集中的时间，提高人的智力。茶余饭后，两军对垒，杀上几盘，不仅能调节情绪，增长智慧，还能陶冶性情，锻炼意志，其乐无穷。

总之，我们要经常参加一些动脑、动嘴、动手、动脚而又有益身心健康的文体活动，不仅可以增长知识，提高技巧，而且能愉悦身心、提高身体素质和抗病能力。

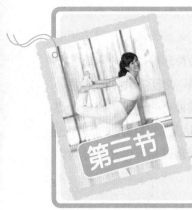

立夏、小满运动养生

第三节

◎立夏、小满时节，有许多既保健又养生的运动，不管你是否爱运动，是否有运动的习惯，为了身体的健康，都不妨尝试一些简单而又健康养生的运动。

小满运动养生讲方法

俗话说："冬练三九，夏练三伏"，这说明夏天的运动锻炼对健康起着重要作用。小满时节的运动也不例外，但要注意的是运动要讲方法。

夏天常参加锻炼比不坚持锻炼的人其心脏功能、肺活量、消化功能都好，而且发病率也较低。但夏天天气炎热，对人体消耗较大，故夏季参加体育活动必须讲究方法，只有合理安排才能收到好的健身效果。

① 健脑开智法

适应病症：此功法可防治脑血管硬化，增强记忆力，开发大脑智力。

具体方法：端坐于椅子上，两脚分开与肩同宽，大腿与小腿呈90度角，躯干伸直，全身放松，下颌向内微收。两眼轻闭，两手合谷相对，手心向内置于小腹部。或者自然站立，双脚分开与肩同宽，双臂自然下垂，掌心朝内侧，中指指尖紧贴风市穴，拔顶，舌抵上腭，提肛，净除

心中杂念。两眼轻闭，两手合谷相对，手心向内置于小腹部。吸气时意想头顶百会穴，呼气时意想脑后风池穴，呼一吸为一息，共做108息。两手上抬至头顶两侧。手掌向上向后沿两侧头顶画圆弧108次，再反向画圆弧108次，画完两手松垂下落至大腿即收功。

② 便秘疏导法

适应病症：老年性便秘，习惯性便秘等。

具体方法：自然站立，双脚分开与肩同宽，双臂自然下垂，掌心朝内侧，中指指尖紧贴风市穴，拔顶，舌抵上腭，提肛，净除心中杂念。两眼平远视，两臂侧平上起45度。意念想大拇指与食指分开，以中指为轴，大拇指、食指向后转至最大限度。然后放松，两掌自然返回连续，翻转20分钟，此功最好每晚睡前练，一般当晚或次日清晨即可大便。注意，拇指为手太阴肺经。食指为大肠经，意念大拇指与

食指即肺与大肠相表里。年老体弱不能站立练功者，可坐着用两手食指肚由两内眼角睛明穴沿鼻两侧向下抚按至迎香穴，抚按时意念小腹及肛门，每次抚按108次，每天早晚各做1次。

③ 治糖尿病法

适应病症：糖尿病、腹痛。

具体方法：双腿并拢站立，双臂自然下垂，两掌心贴近股骨外侧，中指指尖紧贴风市穴，拔顶，舌抵上腭，净除心中杂念。松肩垂肘，两臂左右展开，向前画弧，合掌当胸。两掌向前下伸直，指尖向前，略高于肚脐。左掌翻转朝上，左肘后撤，两手向左肋画平圆，右小臂紧贴左肋。画完大指翻转朝上，转腰两掌回到体前。右掌再翻转朝上，右肘后撤，两掌向右画平圆，至左小臂紧贴右肋为度。两大指转向上转腰，两掌回到体前。左边画一个平圆弧，右边画一个平圆弧为依次，做24次。做完收功，仍然合掌当胸。两小指分开，无名指分开，中指分开，食指分开，大指分开，两臂自然垂下。然后双腿并拢站立，双臂自然垂下，两掌心贴近股骨外侧，中指指尖紧贴风市穴，拔顶，舌抵上腭，净除心中杂念，左手食指点按承浆穴36下。

小满养生运动

① "膻中观想功"

"膻中观想功"的适应病症：心肌炎、肺炎、咽喉炎、气管炎等。

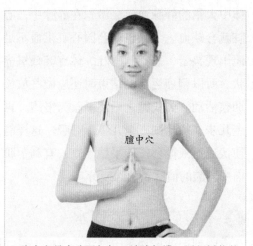

◎膻中穴具有疏通气机、消除气滞、通经活络的功效。

"膻中观想功"的具体方法：自然站立，或采取舒适的坐姿，双臂自然下垂，掌心朝内侧，用拇指或中指按住风市穴，拔顶，舌抵上腭，提肛，净除心中杂念。全身放松，意念观想两乳之间的膻中穴，久观此穴可贯通阴阳，连接上下。每次观想20分钟，每天早晚各做1次。

② "治低血压功"

"低血压功"的适应病症：此功久练能使低血压回升。

"低血压功"的具体方法如下。

（1）双腿并拢站立，双臂自然垂下，两掌，贴近股骨外侧，中指指尖紧贴风市穴；拔顶，舌抵上腭，去除心中杂念。两眼轻闭，屈肘两手慢慢抬起，两手心对正两乳，与两乳相距离10厘米左右，意念由两手心射出两道白光，射入两乳内，由腹部上来两股气流在两乳内与白光相接，每次静坐20分钟左右，练毕自然收功。

（2）自然站立，双脚分开与肩同宽，双臂自然下垂，掌心朝内侧，中指指尖紧贴风市穴，拔顶，舌抵上腭，提肛，净除心中杂念。全身放松，两臂侧平举，好似在水内游泳，撩水到头顶。两手由头顶经面部下按至两乳停止，手心转向内对正两乳。相距10厘米左右，意念手心两道白光直照射两乳内部，由小腹向上两股气流与白光相接，每次站20分钟，功毕，两手放下自然收功。

❸ "脊椎运动功"

"脊椎运动功"的适应病症：可增强脊神经的功能，中枢神经包括脑神经和脊神经。脑神经有12对，脊神经31对（包括颈神经8对，胸神经12对，腰神经5对，尾神经5对，骶神经1对）。脊神经可以支配躯干及四肢，全身大部分骨骼肌的运动，及大部分内脏的活动，脊神经后根可增强感觉传导，活跃内脏和躯干功能，可防治癌症。对颈椎病、腰肌劳损、腰背疼痛有特效。

"脊椎运动功"的具体方法：自然站立，两眼平视，两掌转至两大腿前面，含胸实腹，屈膝蹲身，溜臀部，头向前微低，两掌心摸到膝盖为止。身体慢慢直立，挺胸仰头使脊椎向后弯。蹲身手摸到膝盖低头，直身挺胸仰头为一次。共做36次。

立夏运动过后五不宜

从立夏之后，应该经常到户外去运动，运动不但可以排汗强身，还可以有效排除身体内的毒素。激烈运动后，身体血液循环加速，也会流很多汗，这时有很多人都会选择冲个凉水澡或者喝一杯冰水，这都是对身体有害的做法。具体应注意以下几个方面。

❶ 不宜立即停下来休息

剧烈运动时血液多集中在肢体肌肉中。由于肢体肌肉强力地收缩，会使大量的静脉血迅速回流给心脏，心脏再把有营养的动脉血送给全身，血液循环极快。如果剧烈运动刚一结束就停下来休息，肢体中大量的静脉血就会淤积在静脉中，心脏就会缺血。大脑也就会因心脏供血不足而出现头晕、恶心、呕吐、休克等缺氧症状。所以剧烈运动刚结束时还应做些放松调整活动。如长跑之后逐渐改为慢跑、再走几步、揉揉腿，做几下深呼吸。这样能使快速血液循环慢慢平稳下来，有利于肌肉中乳酸的清除，消除疲劳。

❷ 不宜立即大量饮水

剧烈运动后如果因口渴一次性大量喝水过多，会使血液中盐的含量降低。天热汗多，盐分更易丧失，更易使细胞渗透压降低，导致钠代谢平衡失调，发生肌肉抽筋等现象。由于剧烈运动时胃肠血液少、功能差，对水的吸收能力弱。过多的水渗入到细胞和细胞间质中。脑组织是被固定在坚硬的颅骨内，脑细胞肿胀会引起脑血压升高，使人头疼、呕吐、嗜睡、视觉模糊、心律缓慢等水中毒症状。一次性喝水过多，胃肠会出现不舒适胀满之感，若躺下休息更会因挤压膈肌影响心肺活动。所以剧烈运动后口虽渴也不宜一次性喝水过多，应采用"多次少饮"的方法喝水。

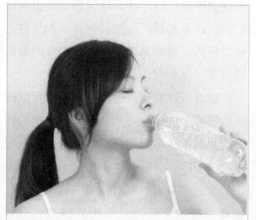

◎剧烈运动后不宜一次性喝水过多，应采用"多次少饮"的方法喝水。

❸ 不宜立即饮啤酒

剧烈运动后，有人把啤酒当水大口大口地喝，这易使血液中尿酸急剧增加导致痛风。

❹ 不宜马上洗冷水澡、游泳、吹风或用空调

有一些人因图一时痛快，剧烈运动刚一结束，马上就用电风扇吹，进入空调室或者在阴凉风口处乘凉。这会带走身体很多热量，使皮肤温度下降过快，通过神经系统反射活动，会引起上呼吸道血管收缩，鼻纤毛摆动变慢，降低局部抗病力量，此时寄生在呼吸道内的细菌病毒就会大量繁殖，极易引发伤风、感冒、气管炎等疾病。还有一些人剧烈运动后立即就下水游泳或立即进行冷水浴，由于肢体温度和水的温度相差悬殊，也易发生小腿抽筋。因此剧烈运动后应先擦干汗液，等汗不再出的时候，再进行游泳或冷水浴较为妥当。

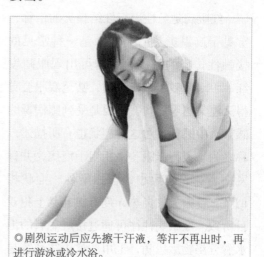

◎剧烈运动后应先擦干汗液，等汗不再出时，再进行游泳或冷水浴。

❺ 不宜立即吃饭

剧烈运动时，由于血液多集中在肢体肌肉和呼吸系统等处，而消化器官血液相对较少，消化吸收能力差，运动后需要经过一段时间调整，消化功能才能逐渐恢复正常。所以剧烈运动后，如果马上就吃饭，一般都吃不香，且营养吸收能力也差。

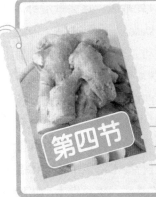

立夏、小满防病养生

◎立夏、小满时节，气温明显增高，由于贪凉卧睡，是风湿症、湿性皮肤病的高发期。同时由于天热贪凉，微生物繁殖较快等原因，易造成消化道疾病和皮肤病的高发。这时节，一定要防治疾病，千万不要让疾病把你打垮。

第四节

立夏时节，谨防红眼病

红眼病是急性流行性结膜炎的俗称，常见于高温炎热的天气，是一种常见的接触性传染的眼病，患者可出现眼睛发红，眼屎增多，怕光流泪，甚至双眼会觉得又涩又热等症状，主要是受到腺病毒的感染。中医自古对这种症状也有所描述，称之为"天行赤眼"，相当于疫病，并称发病者"无问大小，皆相染易，症状相似"，皆因天气炎热，疫毒热邪易上犯双目所致。红眼病往往可通过接触患者的泪水、分泌物后患病，毛巾、枕巾往往容易污染而作为传染的中介物，甚至使用患者用过的受污染的眼药水也会被传染上。

立夏之后，闷热的天气很利于红眼病的流行，应及早做好预防。喜欢游泳的人可适当滴点儿消炎眼药水，而戴隐形眼镜人群一旦眼睛发红并有明显异物感或有显示炎症时，则应暂时放弃戴隐形眼镜。

不过，并非所有眼睛发红的症状都是红眼病，临床上急性虹膜睫状体炎早期也会出现眼红的症状，建议患者若出现疑似症状还是要到医院眼科确诊，如果自己盲目用药，很容易误诊或错过治疗的最佳时机。

患者一旦确诊，还是到眼科治疗室冲洗结膜囊，洗眼时可加些双黄连之类的药液清热解毒，尽量把藏在眼里的病菌及分泌物洗干净，并在医生的指导下频滴消炎眼药水，症重者也可对症喝些疏风清热、解毒凉血的中药。只要积极治疗，一般3~5天就会明显好转。针对有些人喜欢用药熏洗双眼的做法，医生提醒：红眼病属"热病"，用热汤水熏洗对病情不一定有利。若想加强疗效，建议可将服中药后的"药渣"重煮，等汤药放凉后用其洗眼，效果更佳。

而在饮食上，红眼病患者应忌吃热毒或煎炸油腻的食物以及虾蟹海鲜，多吃清淡食品多喝水，保持大便通畅。可适当用冬瓜、薏米、扁豆以及木棉花汤等。

立夏养生，小心脾胃损伤

很多人在夏天容易出现各种各样的胃肠道问题，其中的原因，一方面是由于消化功能本来就易受天气影响，入夏后人体胃口自然变差；另一方面，由于人们贪凉嗜好冰寒的食物，刺激肠胃，使胃受到强烈的低温刺激后，血管骤然收缩，血流量减少，从而影响胃肠道消化液的分泌，导致生理功能失调。很多老人、儿童以及消化功能不良者就往往在夏季出现腹部疼痛、胃炎等情况。

从养生方式来说，在夏季养护脾胃，最好能多进稀食，吃粥喝汤，既能生津止渴、清凉解暑，又能补养身体。此外，新鲜蔬菜水果能补充足够的维生素、水和无机盐。在食物中，清热利湿的食物有西瓜、苦瓜、桃、乌梅、草莓、西红柿、黄瓜、绿豆等，这些都有一定消暑作用。而从冰箱里取出来的食物，最好不要急着吃，应在常温下放一会儿再吃，且一次不要吃得太多，特别是老年人、儿童及有慢性胃炎、消化不良的人更应少吃或不吃。

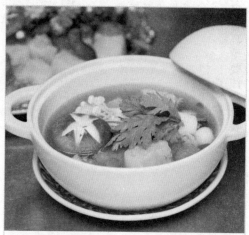

◎立夏后随着气温逐渐升高，人的脾胃功能受到炎热刺激后变弱，因此饮食宜清淡。

骨关节病可"冬病夏治"

"冬病夏治"，就是冬天易发的疾病在夏天治疗，这是中医择时施治的方法之一。特别是颈椎病、膝关节骨性关节炎、腰椎间盘突出症、腰椎管狭窄症、类风湿性关节炎、肩周炎、网球肘等骨关节疾病，这一类疾病在中医辨证中都属于阴寒性质的疾病，夏季，尤其是"三伏天"采取治疗，可以收到良好的远期疗效。

中老年人群随着年龄的增长，人体内的阳气逐渐衰退，机体的防御功能减弱，脊柱、骨关节的退行性老化逐渐加重，加之风、寒、湿等属于阴寒性质的病邪侵袭人体，骨关节疾病就会发生了。在颈部就会出现颈部僵硬、头昏、肩背酸痛、上肢麻木、畏寒怕冷等症状；在腰及膝关节就会出现腰痛、一侧或两侧下肢疼痛、麻木，不能久站久立久走等；在膝关节就会表现为膝关节疼痛、畏寒怕冷、喜温喜热，甚至出现关节肿胀、活动不利的症状。许多中老年人到了夏季尤其是"三伏天"，还在穿秋裤、戴护膝。因此增强和改善体质，顾护正气，祛除和防止外邪侵

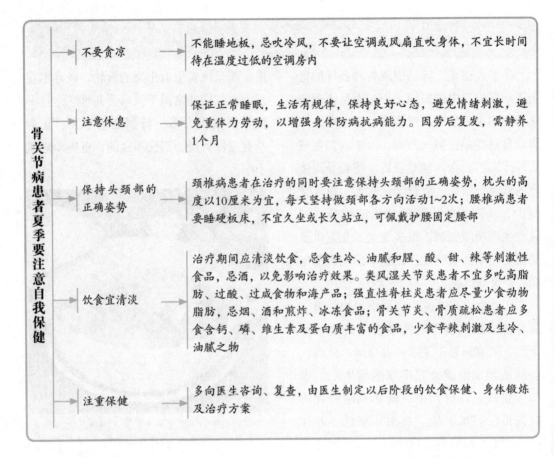

骨关节病患者夏季要注意自我保健

	不要贪凉	不能睡地板，忌吹冷风，不要让空调或风扇直吹身体，不宜长时间待在温度过低的空调房内
	注意休息	保证正常睡眠，生活有规律，保持良好心态，避免情绪刺激，避免重体力劳动，以增强身体防病抗病能力。因劳后复发，需静养1个月
	保持头颈部的正确姿势	颈椎病患者在治疗的同时要注意保持头颈部的正确姿势，枕头的高度以10厘米为宜，每天坚持做颈部各方向活动1~2次；腰椎病患者要睡硬板床，不宜久坐或长久站立，可佩戴护腰固定腰部
	饮食宜清淡	治疗期间应清淡饮食，忌食生冷、油腻和腥、酸、甜、辣等刺激性食品，忌酒，以免影响治疗效果。类风湿关节炎患者不宜多吃高脂肪、过酸、过咸食物和海产品；强直性脊柱炎患者应尽量少食动物脂肪，忌烟、酒和煎炸、冰冻食品；骨关节炎、骨质疏松患者应多食含钙、磷、维生素及蛋白质丰富的食品，少食辛辣刺激及生冷、油腻之物
	注重保健	多向医生咨询、复查，由医生制定以后阶段的饮食保健、身体锻炼及治疗方案

袭是本病的防治关键。

夏季伏天是治疗骨关节病的最佳季节，一方面自然界夏季阳气旺盛，人体之阳气亦随之欲升欲旺，体内凝寒之气处于易解的状态，此时利用针、推、灸、罐等中医传统的综合治疗方法，阳虚者予以助阳，内寒凝重者予以温里祛寒。在这套疗法中，推拿、针灸可以疏通经络，扶助阳气，温里祛寒，配合穴位拔罐、灸疗从而更好地发挥扶阳祛寒的治疗目的。另一方面，夏季天气炎热，人体腠理开泄，在此季节对骨关节病的患者进行针灸、推拿、拔罐相结合的综合疗法，能很好地调节人体脏腑功能，行气活血，改善体质，祛除风、寒、湿、邪，达到治疗目的，有助于彻底清除病邪"宿根"。

小满养生重在醒脾强胃

小满时节，人体四肢百骸，因夏劳需耗较多精气，特别需要气血津液的灌溉。传统医学脏腑顺安工程及灵子点穴疗法创始人刘承山传人、亚健康专家闫珉川提示，脾为后天之本，气血生化之源；胃为水谷之海。脾主运化升清，胃以灌润。因此，小满养生重在醒脾强胃，养心安神。同时，此节气还是皮疹多发季节，肺主气、司呼吸，肺主皮毛，主一身之表，所以小满养生还应注意益气润肺。

在小满节气前后连续三天服用小满顺安养生汤，可益气养心、健脾益气，燥湿化痰，使气血生化有源，四肢百骸得以灌溉，五脏六腑适应小满节气转变。

方中的核心成分包括西洋参3克，其甘平大扶元气，健脾养胃；麦冬2克，养阴润肺、益胃生津、清心除烦，为养阴润燥之佳品；夏多暑湿，天人相应，方中云茯苓6克，甘淡渗湿健脾；怀山药6克，益气养阴，平补脾肺肾；当归3克，补血活血，为血中的圣药；大乌枣2枚，补脾胃、助运化、生精微、化营血、养心神，兼调和营卫之功、调和诸药；百合3克，甘微寒平，养阴润肺止咳、清心安神。具体方法是：将小满顺安养生汤的核心成分填充于洗净的小雏鸡腹内，清水煮，水开10分钟后，依个人喜好添加调味品。煮熟后将汤、鸡一块服下。最佳食用时间为11~13时。最好选用江西泰和乌鸡，因其富含优质蛋白质和不饱和脂肪酸、蛋氨酸、组氨酸、赖氨酸，特别是富含极高滋补药用价值的黑色素。可养阴退热、补益肝肾，养血调经，使皮肤细嫩，不发皮疹。

小满时节要防湿邪

进入小满，空气闷热潮湿，洗的衣服不容易晾干，阴暗潮湿的墙壁、地面会长出很多绿色的苔藓；居住或工作的环境阴暗湿冷，日久易患关节痛。对日常生活中的"湿"人们并不陌生。但有些患者因皮肤起丘疹、瘙痒流水，或足趾间瘙痒，破溃、流水等来医院就诊时，医生告诉他是"湿证"时，患者常常不解地问"湿证"是什么病？

"湿邪"有内湿，外湿之分，由于受到自然界的湿气侵袭而发生疾病的称外湿证；若饮食不节，过食甘甜油腻厚味之物，使脾运化水湿的功能减退，从而湿从内生，发生的疾病，称内湿证，或称脾湿证。湿邪致病，无处不到，上下内外皆可侵犯，患病后的临床表现也多种多样，中医统称为"湿证"，是一组证候的总称。

根据湿邪侵犯人体的不同部位，临床可有不同的表现，如湿邪伤及体表，患者可表现为头重如裹，身热无汗，全身不适，四肢倦怠等；湿邪伤及肌肤，可见皮肤起疱疹，或起水疱，手足皮肤奇痒，破溃后流水等；湿邪流注关节，可见关节肿胀疼痛，肢体沉重，手足笨重，活动不便等；湿邪蕴于胃肠，可见上腹部满闷不舒，口中黏腻不爽，或恶心呕吐，肠鸣腹痛，大便泄泻等。

此外，湿邪还可与风邪、寒邪、热邪等其他致病因素结合在一起致病，可见头晕目眩，头重目黄，下肢浮肿，午后发热，身重倦怠，肢体麻木，咳嗽气喘，腰痛阴汗，小便混浊，大便脓血，甚者昏迷不醒等。

湿证的产生与体质、生活的环境、饮食习惯密切相关。中医认为，"胖人多痰湿"意即肥胖的人多属痰湿体质，易患湿证：环境阴暗潮湿、多雨季节或喜吃甜食、生冷，饮酒，肥甘厚腻食物等都易产生湿证。

因此，要预防湿证的产生，就要从生活习惯的改变开始，少吃冰冷、甜食，少吃油腻，少饮酒，减少湿病之源，居住或工作环境潮湿的就要注意开窗通风、晒被褥，适当吃些薏米、冬瓜、苦瓜、赤小豆等祛湿利水的食物，还要注意锻炼身体，从多角度预防湿证的发生。

夏天吃姜，五项注意

自古以来中医学家和民间有"生姜治百病"之说。因为姜中含有姜醇、姜烯、水芹烯、柠檬醛和芳香等油性的挥发油；还有姜辣素、树脂、淀粉和纤维等。所以，姜在炎热时节有兴奋、排汗降温、提神等作用；可缓解疲劳、乏力、厌食、失眠、腹胀、腹痛等症状；生姜还有健胃增进食欲的作用，夏令气候炎热，唾液、胃液的分泌会减少，因而影响人的食欲，如

◎ 正所谓"冬吃萝卜夏吃姜，不用医生开药方"。夏日吃姜无疑对人的身体有益。

果在吃饭时食用几片生姜，会增进食欲；生姜对胃痛亦有缓解或止痛作用，胃炎及胃、十二指肠溃疡所发生的疼痛、呕吐、泛酸、饥饿感等用生姜50克煎水喝，可使症状迅速消除。

夏季，细菌生长繁殖异常活跃，容易污染食物而引起急性肠胃炎，但是适当吃些生姜或用干姜加茶用沸水冲泡后饮之，能起到防治作用。科学家通过研究发现，生姜能起到某些抗生素的作用，尤其对沙门氏菌效果明显。生姜还有杀灭口腔致病菌和肠道致病菌的作用，用生姜水含漱治疗口臭和牙周炎，疗效显著。

夏天，人们好贪凉，喜爱电扇空调对着用，很容易感受风寒，引起伤风感冒。这时及时喝点儿姜糖水，将有助于驱逐体内风寒。中医认为生姜能"通神明"，即提神醒脑。夏季中暑昏厥不省人事时，用姜汁一杯灌下，能使病人很快醒过来。对一般暑热，表现为头昏、心悸及胸闷恶心的病人，适当喝点儿生姜汤大有裨益。

第三章

防燥润肺回收阳气，
芒种、夏至话养生

●从芒种节气开始，天气甚热，雨水较多，湿度增大，北方进入雷雨、阵雨天，南方则已进入梅雨天，要注意防湿。

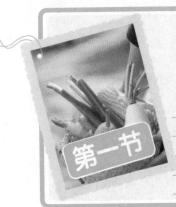

芒种、夏至饮食养生

◎芒种、夏至时节，气温进一步升高，湿气也在加重。人体新陈代谢旺盛，汗易外泄，耗气伤津之时，唐代医学家孙思邈告诉我们，应该吃"清淡之物，大小麦曲，粳米为佳"，以调理身体。也就是说这段时期的饮食要清淡，以多食瓜果蔬菜、豆类为佳，少吃肉食。

夏至饮食避冷凉

夏至，一年中最热的时候随即到来。在炎热的夏季，人们往往很难拒绝冷饮的诱惑，冰镇饮料、冰棒等成了人们夏天的最爱。但是，炎热夏季要适度吃冷饮，否则容易引发疾病。

冷饮制品会刺激胃肠道，导致各种消化酶减少，胃肠道的蠕动发生紊乱，出现胃痛、食欲缺乏、大便失调，最终造成脸色黄而晦暗，营养不良，医学上形象地称之为"冰棒脸"。

炎热夏天吃大量冷饮，还会引起胃肠道血管的突然收缩，血流减少，胃肠道正常的生理功能发生紊乱；还会使咽部血管收缩，血流减少，使局部抵抗力降低，上呼吸道的病菌会大量繁殖，引起咽喉部位炎症。

下列人群特别不适宜冷饮：肠胃差或患有慢性胃炎、胃病、胃溃疡或十二指肠溃疡的人；咳嗽、哮喘、支气管炎病人(以免刺激喉咙，引致痰痒、加重病情)；患冠心病及高血压病人(体内的大量冷液，会使血管收缩，血压上升)。

夏至养生面食是主角

我国民间有"冬至饺子夏至面"的说法。夏至吃面的习俗之所以延续数千年而流传至今，与其自身的科学性有一定的关系。

第一，夏天是小麦收获的季节，用新小麦粉制成的面条，不仅口感好，而且营养价值略胜一筹。这是因为长期存放的小麦不仅少了新鲜小麦浓郁的麦香，而且营养成分也会改变，特别是小麦胚中维生素E、叶酸等营养物质的含量会降低。第二，面条有凉面与热面之分，特别适合在闷热、潮湿的夏季食用。气温较高时人们对热气腾腾的饭菜常常没有太大的食欲，如果此时来碗沁人心脾的凉面，再配上点

爽口的小菜，不仅能唤起人们的食欲，而且会让人享受到更多的清凉，起到解暑的

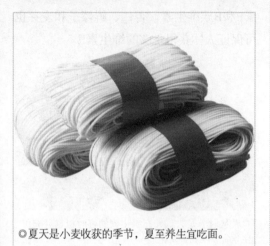

◎夏天是小麦收获的季节，夏至养生宜吃面。

作用。湿气较重的夏季，如果偶尔吃上一碗热气腾腾的打卤面或鸡蛋面，令身体微微出汗，将体内的暑湿之邪排出体外，自然会觉得全身轻松。

此外，除了小麦粉制成的面条外，人们还可以因人而异地选择一些荞麦面、燕麦面、黄豆面等杂粮面。如荞麦面中的B族维生素和烟酸含量较高，且还含有其他谷类中很少具有的芦丁成分，烟酸和芦丁具有降血脂、软化血管、预防脑出血的作用，适合高脂血、高血压、冠心病患者食用。此外，荞麦面还具有辅助降低血糖的作用，是糖尿病患者的食疗佳品。

芒种饮食宜维生素化

充足的维生素能帮助身体各种机能运作得更加流畅自如。以下是一个自我检查的方法，可帮助你了解是否摄取了足够的维生素，之后才能"对症下药"。

（1）是否经常感冒、疲劳、情绪紧张抑郁、皮肤松弛老化、牙龈发炎、容易皮下出血、贫血、孕妇、哺乳期妇女及经常吸烟、喝酒、饮浓茶。

结论：缺乏维生素C。

（2）是否眼睛怕光，易疲劳，头屑多、易脱发，晨起口苦、口干，青春痘、易患结膜炎、角膜炎、白内障，耳朵痒、耳屎多、女性白带多，阅读、用电脑、看电视等用眼时间长、工作在阳光下、海滩或沙漠上。

结论：缺乏维生素A。

（3）是否消化功能紊乱、缺乏耐力、皮肤粗糙、脚气病、神经炎、手脚麻木、精神不稳定。

结论：缺乏族维生素B_1。

（4）是否失眠、口臭、无原因头痛、头晕、精神倦怠、眼睛发干、发痒、充血、口角炎、舌炎、酒糟鼻。

结论：缺乏族维生素B_2。

（5）是否肌肉痉挛、外伤不易愈合、花粉过敏、晕车、晕船、孕妇呕吐严重、情绪抑郁。

结论：缺乏族维生素B_6。

（6）是否食欲缺乏，记忆力不佳，贫血，呼吸不均匀，烦躁不安、注意力不集中、素食者。

结论：缺乏族维生素B_{12}。

（7）是否四肢无力、易出汗、皮肤干燥、头发分叉、面部褐斑、流产早产、

高血压、性功能减退、精神紧张、经常接触防腐剂、漂白剂、农药、化肥以及其他有毒物品。

结论：缺乏维生素E。

由于饮食习惯和生活习惯的不同，每个人缺乏的维生素种类可能并不一样，我们应该根据自己的情况来判断对哪类维生素应该"特别关注"。

在食物中，含有维生素A和维生素C的水果和蔬菜是胡萝卜、甜菜、杏和甜瓜等，它们是获取维生素A的首选，可以提供人体每日所需的全部维生素A。维生素C含量较多的蔬菜有红辣椒、西红柿、小白菜、红苋菜，其次是猕猴桃、草莓、西瓜等水果。它们还能给我们带来大量的维生素E和B族维生素。杏仁、鲜榛子和麦芽也可保证人体获得足够的维生素E。

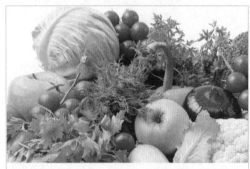

◎芒种时节是人们补充维生素的好时机，补充维生素宜多吃新鲜蔬果。

夏至宜多吃五种苦味菜

以夏天要多吃苦味蔬菜，可以预防中暑。生菜、苦瓜、芹菜、苦笋、莲子心、莴苣、芥菜、莜麦菜等都属于苦味菜。在夏季可以多食用。

（1）苦瓜。苦瓜为夏季食用佳品，营养丰富，具有增食欲、助消化、除热邪、解疲乏、清心明目、益气壮阳等作用。未熟嫩果作蔬菜，成熟果瓤可生食，既可凉拌，又可炒肉、烧鱼，清脆爽口，别有风味。

（2）莴笋。莴笋又叫千金菜、莴菜。中医认为，莴笋性凉，味苦、甘，入肠、胃经，它具有通利小便、开胸利膈、顺气调中、清热止渴的作用。适于治疗小便不利、脾胃气滞、饮食不振、消渴多饮等病症。莴笋可炒、可拌，炒要用大火快炒，拌要放少许精盐稍腌后，挤去汁，再食用。

（3）蒲公英。蒲公英是一种营养丰富的蔬菜，在食用方面，夏季多用嫩叶凉拌，也可烹调。蒲公英多吃不伤人，而且

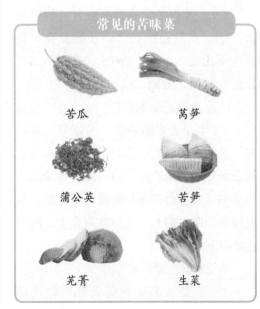

常见的苦味菜

苦瓜　　　　莴笋

蒲公英　　　苦笋

芜菁　　　　生菜

还可入药治病。中医认为，蒲公英性味甘、苦、寒，入肝、胃经，具有清热、解毒、止泻、利胆、保肝、健胃、降血压、提神、抑菌、抗癌等作用。

（4）苦笋。中医认为，苦笋味甘，性凉而不寒，具消暑解毒、减肥健身、健胃消积等功效。苦笋是夏季餐桌上的可口菜肴。人们通常用苦笋、排骨，加上咸菜配制成苦笋煲，苦甘可口，味道鲜美，吃后令人回味无穷。

（5）芜菁。芜菁又名鸡毛菜。中医认为，芜菁性平，味苦、辛、甘，入胃、肝、肾经，具有开胃下气、祛湿解毒的作用。适于治疗食积不化、消渴、热毒风肿等病症。芜菁风味佳，可以代粮，也可菜用，或盐渍加工。

夏至养生"三字经"

夏至，意味着酷暑来了，饮食自然不能再按秋冬"菜单"来，否则很可能造成部分营养成分的不足和失衡，进而影响正常神经调节与免疫调节等生理功能，引发相关疾病。念好夏至养生的"三字经"，并施之以行，你会更加健康。

① 均：营养摄入要均衡

夏天炎热，人体出汗多，水分和矿物质流失大，同时人体活动增加，对能量的需求也较冬天为多，因此应注意膳食营养摄入的两个均衡。

营养要均衡

即各种营养成分的均衡。对大多数人而言，只要不偏食、不挑食，注意好饮食中荤素、粗精的搭配，使蛋白质、B族维生素、族维生素E、族维生素C、碳水化合物，以及钙、镁、锌等矿物质得到全面均衡的摄入，一般就能避免营养失衡。特别是可以多吃瓜果类应季蔬菜，会比较好地摄入维生素和矿物质。同时，夏季饮食应以清淡为主，少食肥腻。

进出的均衡

夏季饮食的秘诀，还要坚持进、出平衡的原则，身体消耗多少热量，就需要补充多少热量，热量不足会降低人体功能，而摄入过量则会造成脂肪堆积导致肥胖，对健康不利。同样，夏季人体活动多，生理功能旺盛，消耗的蛋白质、维生素、矿物质也相应增多，这就需要了解自己缺乏哪些成分，进行针对性的饮食和营养添加剂补充。

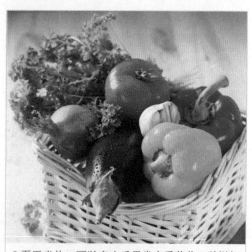

◎夏天炎热，可以多吃瓜果类应季蔬菜，以增加维生素和矿物质的摄入。

② 碱：多进食碱性食物

人体正常状态下，机体的pH值应维持在7.3~7.4，即略呈碱性。机体pH值若较长时间低于7.3，就会形成酸性体质，使身体处于亚健康状态，其表现为机体不适、易疲倦、精神不振、抵抗力下降等。这种状况如果得不到及时纠正，机体就会遭到严重损害，引发心脑血管疾病和癌症、高血压、糖尿病、肥胖等严重疾患。

夏天人体新陈代谢旺盛，体内产生的酸性废物较冬春季节为多，所以就特别需要注意一点：多进食碱性食物，以保证人体正常的弱碱性。这里的碱性食物不是指其本身酸碱度为碱性，而是在人体内分解代谢后呈碱性，例如水果含果酸，呈酸性，但进入人体分解后就呈碱性，这才是我们需要的碱性食物。

碱性饮品包括新鲜蔬菜鲜榨汁，大部分水果鲜榨汁。碱性食品包括各种蔬菜和大部分水果。它们除了增高体内碱性，还供给各种营养素，包括多种维生素、矿物

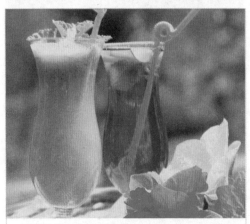

◎夏天人体新陈代谢旺盛，宜多食用水果鲜榨汁等碱性饮品，以免形成酸性体质。

质、酶、纤维素等，非常值得夏季多多进食。而可乐、汽水、酒、牛奶和各色奶制食品、含糖分的甜品、肥肉、红肉（如牛、羊肉）等，大多属于酸性食品，不宜过多食用。

③ 水：补水要及时正确

夏季气温高，人体汗液分泌旺盛，水分自然会流失比较大，因此必须及时补充水分。但是补充水分只及时还不够，尚需注意"正确"二字。专家指出，符合卫生标准的矿泉水是夏季补水的理想来源，除了补充组织细胞丧失的水分外，它还能够给人体补充一些随汗液排出而流失的无机盐矿物质，可谓一举两得。

此外，补水的量也要正确。通常说的"每天要喝8大杯"其实不科学，因为每个人失水量不同，需要补充的量自然各异。基本的标准是让自己不口渴、眼睑丰润有光泽。如果过量饮水，一来加重肾脏负担，二来饮水过多反而会造成水中毒，损害健康。

夏季补水还可以自制蔬果汁、汤饮、粥膳、药酒、茶膳、豆浆等，但不能暴饮暴食，以免打乱胃肠道的正常活动；而且要讲究卫生，一些自制饮品可现制现吃，以免病原微生物乘虚而入。老人、儿童因为脾胃功能弱，应少吃生冷食物，少喝冷饮。饮品食材可以选用绿豆、西瓜、莲子、冬瓜、萝卜、鹌鹑、鸭肉、鸡肉、鱼、西红柿、黄瓜、生菜、牛乳、甘蔗、梨、百合、苦瓜、菊花、山楂、薏米。

芒种、夏至养生食谱

芒种、夏至时节，多雨潮湿，天气异常闷热，故易伤脾胃，所以，饮食要少油腻，注意保护脾胃，以免影响消化功能。芒种、夏至时节进补食谱如下。

1 鲫鱼炖豆腐

原材料：鲫鱼1条，豆腐250克。

调味料：盐3克，味精、醋、料酒、香菜、胡椒粉、葱、姜段、花椒油、花生油、清汤各适量。

做法：鲫鱼洗净，改刀成块待用。豆腐洗净切成块。锅置火上，加油烧热，下葱、姜爆锅，放入鱼煎一下。再加入清汤和豆腐块，急火烧开，慢火炖30分钟，放盐、味精和料酒拌匀调味，加入醋、胡椒粉和香菜，淋少许花椒油，出锅即可。

功效：具和胃补虚、除湿利水的功效。

2 酿冬瓜

原材料：冬瓜片500克，冬菇、冬笋、豆腐各适量。

调味料：姜末5克，香油10克，盐、味精各3克，生粉15克。

做法：冬瓜去皮、瓤，切块，放开水锅内煮至六成熟时捞出。豆腐压碎；冬菇和冬笋洗净切末，与豆腐和调料拌成馅。把馅夹在冬瓜片里，碗中加鲜汤、盐、味精，蒸10分钟取出，扣在盘内；把汤放入锅内烧沸，用生粉勾芡，淋入香油，浇在冬瓜上即成。

功效：益气养阴，健脾补肾。

3 蒜蓉丝瓜

原材料：丝瓜300克，蒜20克。

调味料：盐5克，味精1克，生抽少许。

做法：丝瓜去皮后洗净，切成条状，排入盘中。蒜去皮，剁成蓉，下油锅中爆香，再加盐、味精、生抽拌匀，舀出淋于丝瓜排上。将丝瓜入锅蒸5分钟即可。

功效：调中益气，清湿热，凉血热。

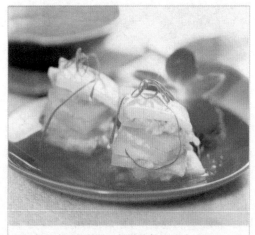

◎酿冬瓜有益气养阴、健脾补肾的功效。

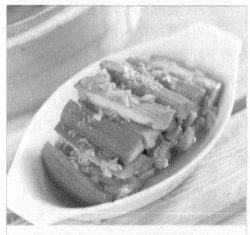

◎蒜蓉丝瓜有调中益气、清暑热的功效。

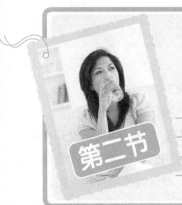

芒种、夏至起居养生

◎芒种，夏至时节，在生活起居方面，要晚睡早起，适当地接受阳光照射，以顺应阳气的充盛，利于气血的运行，振奋精神。夏日昼长夜短，中午小憩可助消除疲劳，有利于健康。

第二节

芒种习俗多，养生要科学

芒种时日，我们很多地方都有不同的传统习俗，千万不要小看这些习俗，正是这些古来悠久的习俗中蕴含着深刻的养生之道。

芒种也是种植农作物时机的分界点。芒种之前，种植各种农作物的成活率高，过了这个节气，由于天气炎热，农作物的成活率也越来越低，因此，农事种作都以这一时节为界。农谚"芒种，忙忙种"说的就是这个道理。

安苗是皖南的农事习俗活动，始于明初。每到芒种时节，种完水稻，为祈求秋天有个好收成，各地都要举行安苗祭祀活动。家家户户用新麦面蒸发包，把面捏成五谷六畜、瓜果蔬菜等形状，然后用蔬菜汁染上颜色，作为祭祀供品，祈求五谷丰登、村民平安。

贵州东南部一带的侗族青年男女，每年芒种前后都要举办打泥巴仗节。当天，新婚夫妇由要好的男女青年陪同，集体插秧，边插秧边打闹，互扔泥巴。活动结束，检查战果，身上泥巴最多的，就是最受欢迎的人。

在南方，每年五六月是梅子成熟的季节，三国时有"青梅煮酒论英雄"的典故。青梅含有多种天然优质有机酸和丰富的矿物质，具有净血、整肠、降血脂、消除疲劳、美容、调节酸碱平衡，增强人体免疫力等独特营养保健功能。但是，新鲜梅子大多味道酸涩，难以直接入口，需加工后方可食用，这种加工过程便是煮梅。

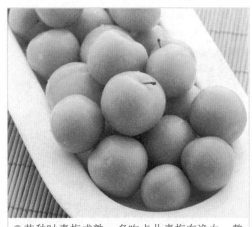

◎芒种时青梅成熟，多吃点儿青梅有净血、整肠、降血脂、消除疲劳、美容等益处。

另外，我国的端午节多在芒种日的前后，民间有"未食端午粽，破裘不可送"的说法。此话告诉人们，端午节没过，御寒的衣服不要脱去，以免受寒。

端午节有吃粽子、龙舟竞渡和喝雄黄酒等习俗。吃粽子是有益于健康的。中医认为，包粽子的苇叶和荷叶都有清热解暑效用，粽子的主料糯米可益气、生津、清热。以红枣和栗子为馅的粽子更是解暑的佳品，枣味甘、性温，有补中益气、养血安神的功效；栗子具有补气健脾、益肾的功效。夏日里，酷热难耐，很多人会上火、中暑，时常吃粽子，能够起到清热解暑的作用。只是糯米黏性大，性温滞气，老年人、儿童或有胃肠道疾病的患者应慎食。

端午节这天，很多地方还有饮雄黄酒的习俗，认为雄黄酒能杀肚虫。事实上，这是不科学的，而且很危险。雄黄虽杀虫、除湿止痒，但有剧毒，日服0.3克便可使人中毒，轻者呕吐、恶心、腹痛、大小便不下继发喉炎、头痛等，重则可使心、肝、肾、肠受损。因此，饮雄黄酒的习俗应该抛弃。

端午节民间还有悬艾叶、菖蒲、蒜头的习俗。艾、菖蒲和蒜被称为"端午三友"。艾与菖蒲中含有芳香油，它们和大蒜一样都有杀菌作用。艾与菖蒲可驱蚊蝇、虫蚁，净化空气。可见，古人插艾和菖蒲是有一定道理的。端午节时近夏至，寒暑交替，蚊蝇滋生，细菌生长繁殖快，悬艾叶、菖蒲、蒜头具有驱虫杀菌的作用，值得提倡。

芒种夏至日常要多补水

芒种，夏至时节，随着气温的升高，人体丢失的水分多，必须及时补充。

当皮肤内的含水量保持在15%至20%时，皮肤表面就光滑、娇嫩，如婴儿的肌肤一般；而当皮肤内的含水量由于各种原因少于10%时，皮肤首先出现的是干涩的紧绷感，表面会有细小的脱屑，继而会形成细小的皱纹。长期缺水的皮肤还会干裂而且非常容易过敏。因此多喝水十分必要。

一般每天需摄取2至3升水，分4至5次饮用较为合理。尤其是早晨起来饮一小杯开水，可及时补充一夜消耗的水分，降低血液浓度，促进血液循环。如果有条件，可饮矿泉水、柠檬水等。矿泉水中含有钙、镁、硝等多种矿物质及二氧化碳，能促使皮肤细腻红润。

补水也有各种各样的方法，但要注意的是一定要用健康的养生的补水方法来为自己的健康再多加一层保障。

补水应该白天、晚上均匀地喝，不要1小时内连续喝4大杯水。每天喝水的最佳时刻是：早晨起床后，一定要喝水。早晨喝水最好是空腹，以小口小口地缓慢速度喝下450毫升的水，喝完后做一些简单运动，不可静坐；上午10点左右，喝水可以补充工作时所流失的水分；下午3点左右，可以用下午茶的时间喝喝水；还有是睡前，睡眠中血液的浓度会增加，喝水可以冲淡血液。

蔬菜中的水分是经过多层生物膜过滤的天然、洁净、营养且具有生物活性的水。一个人每天吃500克的瓜菜，等于喝了450毫升高质量的水，且瓜类蔬菜具有降低血压的作用。而夏季暑湿之毒会影响人体健康，吃些苦瓜、黄瓜、西红柿、茄子、芹菜、生菜等凉性蔬菜有利于生津止渴，除烦解暑，清热泻火，排毒通便。

在一般人印象里，多喝水是好事，但专家提醒，过量饮水可导致"水中毒"——也就是"脱水低钠症"。

大量出汗后又大量补水更易导致水中毒。有些人在夏天干渴得难受时，或在运动、劳动出汗之后，一口气来个牛饮，觉得很痛快、很解渴，岂不知这是错误的饮水方法。因为人在劳动、运动之后或者经历过酷热煎熬，身体出了很多汗，这不仅丢失了水分，同时也丢失了不少盐分。如果一次大量喝进白开水而不补充盐分，水分经胃肠吸收后，又经过出汗排出体外，随着出汗又失去一些盐分，结果血液中的

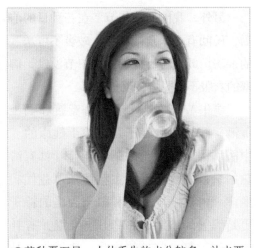

◎芒种夏至日，人体丢失的水分较多，补水要及时。

盐分就减少，吸水能力随之降低，一些水分就会很快被吸收到组织细胞内，使细胞水肿，造成水中毒。这时人就会觉得头晕、眼花、口渴，严重的还会突然昏倒。

人在大量出汗后感到口渴，并不完全是体内缺水，而是唾液量少而稠，嘴里发黏，咽喉干燥引起的感觉。这时喝水应先用水漱漱口，润湿口腔和咽喉，然后喝少量的水，停一会儿后，再喝一些，这样分几次喝，这样既能有效补水，也不会因"水中毒"而损害健康了。专家建议，劳动或运动出汗后，若能及时补充点儿淡盐水，那样会更好。

使用冰箱很方便，但别给肠炎添麻烦

电冰箱给人们的生活带来了极大的方便，但是，如使用不当，就会诱发多种"电冰箱病"，其中最为突出的是"电冰箱肠炎"。

芒种夏至时节，由于气候炎热，许多

人喜欢吃冰箱中的食物。吃时好像冰凉透心，浑身舒坦，令人惬意。但好景不长，往往几小时后即出现耶尔氏菌中毒症状，俗称"电冰箱肠炎"。临床上的表现为：腹部隐痛、畏寒、发热、浑身乏力、恶心

呕吐、厌油、食欲缺乏和轻中度腹泻，严重者可致中毒性肠麻痹。

冰箱在生活中只是冷藏工具。它不是保险箱，更不是消毒柜。在低温环境下，病菌只是被抑制、停止生长而已，但并未冻死。在适当条件下，病菌仍可繁衍滋生。而若干种特别病菌如李斯特菌、耶尔氏菌等，能在零下的低温环境下滋生繁衍，恣意妄为。如果人吃后，就会诱发电冰箱肠炎。所以，夏季使用冰箱一定更要适度，不要什么东西都往冰箱里放，以免惹上电冰箱肠炎。

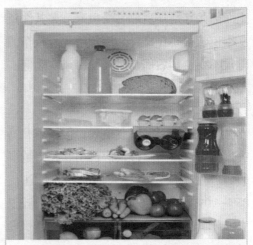

◎使用冰箱时要注意，不要什么东西都往冰箱里放，以免物品过多过杂引起细菌繁衍，引发疾病。

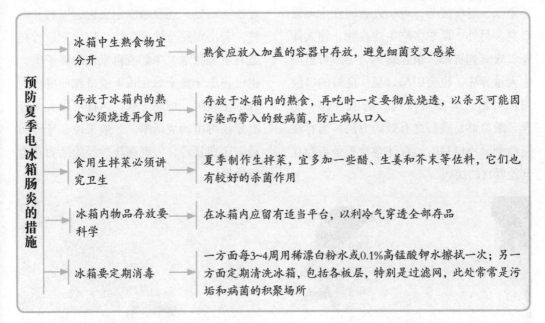

预防夏季电冰箱肠炎的措施	冰箱中生熟食物宜分开	熟食应放入加盖的容器中存放，避免细菌交叉感染
	存放于冰箱内的熟食必须烧透再食用	存放于冰箱内的熟食，再吃时一定要彻底烧透，以杀灭可能因污染而带入的致病菌，防止病从口入
	食用生拌菜必须讲究卫生	夏季制作生拌菜，宜多加一些醋、生姜和芥末等佐料，它们也有较好的杀菌作用
	冰箱内物品存放要科学	在冰箱内应留有适当平台，以利冷气穿透全部存品
	冰箱要定期消毒	一方面每3~4周用稀漂白粉水或0.1%高锰酸钾水擦拭一次；另一方面定期清洗冰箱，包括各板层，特别是过滤网，此处常常是污垢和病菌的积聚场所

夏至养生三注意

❶ 晚上睡觉勿贪凉

夏天时常出现这类疾病，临睡前毫无异常，晨起盥洗时忽觉不能喝水与含漱，出现口角歪斜等症状。这种疾病称为贝尔麻痹，是一种单纯型周围面神经麻痹。贝尔麻痹常在局部受冷风吹袭或受凉后发生，因此，为预防贝尔麻痹的发生，应防止面部尤其是耳后部易受风寒，尤其注意夏季夜晚不要在窗口、屋顶睡觉，乘车的时候不要使耳后部长时间受冷风吹袭等。

② 良好卫生习惯远离口臭

口臭一年四季都会出现，但夏季尤为突出。口臭作为一种疾病已引起越来越多的口腔医生的重视和人们的广泛关注。85%~90%的口臭来源于口腔，不良口腔卫生、牙周炎、不洁义齿、吸烟等均可引发口臭。

夏季天气炎热，易导致睡眠不足、精神紧张、过度疲劳，可引发暂时性生理性口臭。另外，夏季多吃生冷食物，使人体寒气聚集到胃部，引起胃热，导致胃里产生大量异味，也会引起口臭。良好的口腔习惯可治愈大多数口臭，清洁舌背、刷牙、漱口都是些行之有效的方法。当存在慢性顽固性口臭时，应注意检查是否存在其他器官的疾病。

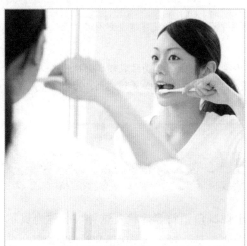

◎85%~90%的口臭来源于口腔，故要预防口臭，一定要注意口腔卫生，清洁舌背、刷牙、漱口都是些行之有效的方法。

③ 暑假小心孩子牙外伤

儿童是口腔患者中的一类特殊群体，随着暑期的来临，一些儿童特有的口腔疾病也呈现高发的趋势。暑假里，由于饮食不节、娱乐过度、起居无序造成免疫力下降，可导致各类口腔疾病的发作，如龋病、牙髓炎、根尖周炎等。

儿童生性活泼好动，使发生牙外伤的概率很高。发生牙外伤后，不论病情严重与否都应立即到正规医院口腔科就诊，根据病情，医生会提供相应的治疗。如果患牙松动明显，还要做固定夹板，以利其恢复。若出现完全性牙脱位，应立刻放置在盛有生理盐水、牛奶或自来水的杯子里，也可将患牙置于患儿舌下或口腔前庭内，并尽快就医，切忌干藏，这样可以大大提高牙齿再植的成活率。一般来说，牙外伤后需定期复诊，以观察牙神经的活力及治疗效果。

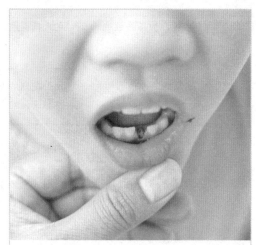

◎儿童生性活泼好动，发生牙外伤的概率很高。发生牙外伤后，不论病情严重与否都应立即到正规医院口腔科就诊。

夏至养生要遵从阴阳消长规律

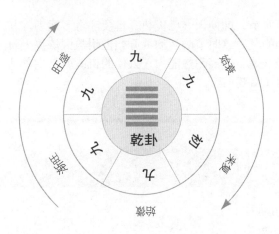

阴阳不是一成不变的，无论是阴还是阳，都是按照"始微—渐盛—旺盛—盛极—始衰—来复"这样一种模式不断地变化。当阳发展到极点必然会向阴的一面转化；同样，当阴发展到极点，也必然会向阳的一面转化。所以，养生必须善于调节自己的七情六欲，并根据寒暑变化调节自己的养生方式，以维持体内的阴阳调和。

心理暗示与中医结合治疗肺气微虚

人们很早就注意到了心理暗示的重要作用，并将其应用到医学治疗当中。图中所示为医生利用心理暗示会使患者身体发生反应的原理对其进行针刺治疗的情景。

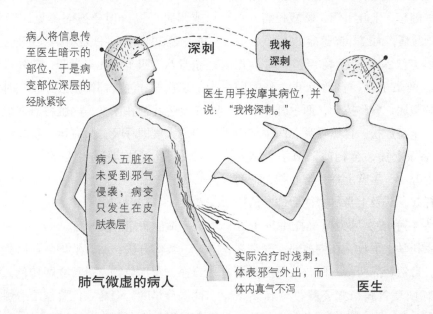

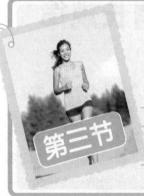

芒种、夏至运动养生

◎芒种、夏至时节，即使天气已炎热，也要注意多运动。与以往时节不同的是，这时节的运动要开始把耐热锻炼提上日程了。如果经锻炼，提高耐热能力，人体的机能就会主动适应越来越大的气温变化。

第三节

芒种养生运动

芒种时节，怎样运动，什么样的运动才是养生的呢？下面，我们来为大家介绍几种适合芒种时节的养生运动。

❶ 芒种五月节坐功

适应病症：腰肾类疾病、体虚、咽干、心痛、眼珠发黄、胁间疼痛，糖尿病、心悸健忘，上吐下泻、腰酸腿痛、心烦、头颈酸痛，面红耳赤等症。

具体方法：每日凌晨3至7点时，正身站立，两足平行，自然分开，与肩同宽，两膝微屈，含胸拔背，两手轻靠于两腿外侧，全身放松，自然呼吸。两手掌心朝下，徐徐上提，至胸前，两手手掌向外，向上翻动，手臂上举，掌心朝天，两手用力托起，头及上身尽力往后仰，两手托定，左右手依次尽力向上托举三十五次。两手托举，下收，在胸前部，翻掌掌心朝下，自然轻靠两腿外侧，头及上身随之前收，恢复含胸正立姿势，待自然正立，两手轻靠腿侧，静养调息2~3分钟。

❷ 毛孔调息功

适应病症：皮肤病。

具体方法：自然站立，双脚分开与肩同宽，双臂自然下垂，掌心朝内侧，中指指尖紧贴风市穴，拔顶，舌抵上腭，提肛，净除心中杂念。全身放松，两眼微闭或两眼平视，但要视而不见，两膝盖微屈，思想集中，呼吸绵绵，呼气时意念想全身八万四千毛孔都张开，向外排气，使一切病气、浊气都排出去，吸气时意念想全身毛孔都在采气，内脏各器官也与宇宙中之大气同呼吸，共命运。每次站桩20分钟，可达到祛病延年之目的。

❸ 灸夺命穴功

适应病症：治丹毒。

具体方法：站、坐均可，用艾卷灸夺命血，灸10分钟，丹毒立即转色，每天灸两次分早晚。夺命穴位置位于肩髃穴与肘部尺泽穴线中点。

④ 卷舌导引功

适应病症：荨麻疹。

具体方法：自然站立，双脚分开与肩同宽，双臂自然下垂，掌心朝内侧，中指指尖紧贴风市穴，拔顶，舌抵上腭，提肛，净除心中杂念。全身放松，舌头往上卷，微贴上腭，有唾液分泌，随即咽下，意念注意自己的呼吸，吸气要细长，呼气想全身八万四千毛孔都张开，每次要练10分钟以上。

⑤ 调息退烧功

适应病症：身热，背痛。

具体方法：仰卧在床上，不枕枕头，两腿伸直并拢，两臂伸直放在身体两侧，口微闭，用鼻子做深细匀长之呼吸，一呼一吸为一息，共做64息。吸气时意念直入小腹，呼气时意念由全身汗毛孔排出动作。

夏天运动须注意的事项

从中医理论讲，夏至是阳气最旺的时节，养生要顺应夏季阳盛于外的特点，注意保护阳气。如清晨早起，洗漱后在室外清静处散步慢跑，呼吸新鲜空气，舒展人体阳气。

"运动养生，心态要正，不可急功近利，操之过急。"这是夏季运动的重要原则。所有的运动健身，都离不开健康的心态，只有保持良好的心态，才能拥有健康的身体。

夏季里，不少人为了达到减肥的目的，几乎每天去健身房，而且一练就是两三个小时。健身专家提醒：一味地苦练只会导致身体疲劳。

本来人体在夏季的能量消耗就大，锻炼时更要量力而行，养护阳气。人体运动到一定程度，就会达到一个兴奋点，如果继续练下去，就会出现比较疲劳的感觉，进而出现体力透支现象，对健康不利。因此，当你练到最高兴、最舒服的时候，就不要再增加运动量了，这时需要慢慢减少或者停止运动。尤其是中年人，一些平时较难察觉的隐性疾病（如心脏病等）很可能因过度运动而被引发。建议每次运动时间大约为1小时，每星期3次。运动过程中一定要以自己的感觉为准，关注自己的心率、血压、疲劳度，是否有头晕、恶心等现象。

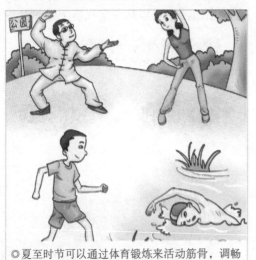

◎夏至时节可以通过体育锻炼来活动筋骨，调畅气血，养护阳气。

夏季气压比较低，在健身房等场所锻炼时要注意室内温度、湿度，避免长时间运动造成缺氧。

此外，随着天气转热，稍一运动就容易出汗。主动出汗是人体主动运动所出的汗，是为了保持体内的温度、散发热量，所以有利于身心健康。那是不是出汗越多运动效果越好呢？

一般来说，运动强度越大，排汗量越多。但出汗的过程主要是为了散热降温，大量的出汗会流失体内的水和盐分，导致人体处于失水状态，这样只能暂时减轻体重，却起不到减肥效果。一些无汗运动如散步、骑车，同样可以起到防治各种慢性疾病的作用。那些稍微一运动就汗如雨下的人，有必要去医院检查一下。

如果运动前大量饮水，也会导致体液增多而增加出汗量。应注意：运动中饮水不可过量。大量饮水会导致出汗更多，而盐分也会进一步流失，引发痉挛。

运动中出出汗是好事

在中医里，人的汗孔叫作"玄府"，是体内与外界沟通的通道。在正常情况下，人体遇上高温，玄府就会洞开，热量和一些代谢产物会通过汗液排放出来；而人一旦遇冷，玄府就自然闭塞，使得寒邪不能从外界侵入人体。因此，玄府的正常闭合对人体平衡起着一个"屏障"的作用。

由于长期处在空调低温环境，身体不需要排汗，汗孔长期闭塞，人体地出汗功能变差，如果突然进入高温环境，本该出汗来调节体温，但汗水却不能正常排出，这样对身体极其不利。

如果不爱出汗，可以吃一些薄荷、藿香、荷叶，这些清香的东西可以帮助汗孔开泄，可以多喝些热粥、热水。忌吃辛辣香燥、煎炸爆炒的食物。

人体除黏膜外，全身都分布着汗腺。出汗方式包括两种，显性出汗与非显性出汗。在30℃以下，看不到汗珠，但体表一直有汗液在挥发，这就是非显性出汗。人在不知不觉间，平均一天也要挥发掉600毫升的汗液。一般气温超过30℃，人就开始冒汗了，这就是显性出汗。通过汗液的挥发带走体表的热量，使体温保持恒定。

而且，汗液的成分99%以上都是水，剩下的不到1%为尿素、氨、乳酸等。排汗的同时也会排出一些代谢废弃物。经常让自己出出汗，可以从一定程度上缓解肾脏

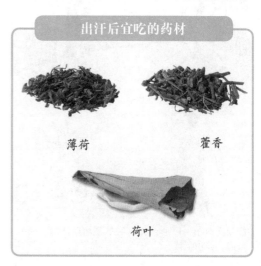

出汗后宜吃的药材

薄荷　　　藿香

荷叶

的代谢负担。

虽然鼓励多运动、多出汗，但是专家也表示，并非出汗越多越好。正常情况下，只要运动后身体微微出汗就可以了，不要运动到身体感觉过度疲劳，尤其不要追求大汗淋漓的效果。出汗过多会导致人体内电解质紊乱和钙的流失，中医还认为，出汗过多会导致"气阴两虚"，如果精气得不到及时补充，容易患上"亡阴证"，患者气短、口渴、严重时会虚脱甚至休克。

过度流汗尤使人体钙的流失大。一般来说，一个人每天正常出汗仅会损失15毫克左右的钙，但要是出汗过多的话，所损失的钙质超出总钙量的30%，很容易导致低钙血症，出现手足抽筋、肌肉抽搐等症状。长期缺钙则会导致成人软骨症，易骨

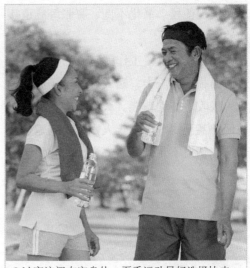

◎过度流汗有害身体，夏季运动最好选择快走、慢跑等运动量小、出汗少的运动方式。

折，不但没益处，反而伤身。

要想达到微汗的效果可以在早上和晚饭后选择快走、慢跑等小运动量、时间长的运动。

夏天运动可以清肠

夏季里，人们更需要关注肠道的健康。时下，很多办公族和老年人都面临着便秘的困扰。其实便秘并不是什么特别严重的大病，但给人带来的不适却很大，还可能引起各种并发正在。那么该如何调理便秘，让你少受一点儿肠道疾病的折磨呢？

❶ 为何要重视清肠排毒

中医认为体内湿、热、痰、火、食，积聚成毒，其中宿便的毒素是万病之源。西医则认为，人体内新陈代谢产生的废物以及肠道内食物残渣腐败后的产物是体内毒素的主要来源。有意识地选择一些排毒

食物，并且坚持运动，是清除毒素的正确方法。

慢性肠道疾病可诱发直肠癌，还易引起女性皮肤粗糙，甚至患乳腺癌。现在，大肠癌已成为成年人因病死亡的一大诱因，因此保持肠内卫生，提高自身免疫力，是健康的重要保障。

❷ 缺乏运动易产生便秘

一般说来，健康人的"肠道年龄"与其生理年龄是基本平行的，相差不大。可实际上，由于不健康的生活方式，相当多的人"肠道年龄"会不同程度地提前衰

老，出现便秘、消化不良、腹胀等肠道疾病的发生。

办公族常常一工作就是五六个小时，还要面临精神压力，极大影响了肠道的消化、吸收、蠕动功能。久而久之，就会形成便秘甚至痔疮。老年人则因为脏腑功能衰退，精血不足，肠道失润，而导致老年性便秘。

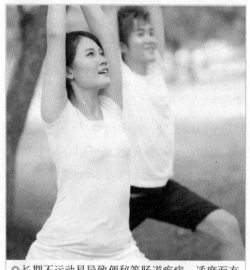

◎长期不运动易导致便秘等肠道疾病，适度而有规律的运动可有效预防这些疾病的产生。

适度而规律的运动，可以提高身体功能，增强肠道的消化、吸收和蠕动功能，提高身体的新陈代谢率，同时帮助放松心情，能有效防止直肠癌的发生。

❸ 哪些运动能缓解便秘

适当的运动可以增强胃肠蠕动，减少便秘的发生。久坐者每隔1至2小时就应站起身活动一下，还可以试着进行下面介绍的方法。

腹部按摩坐姿，以左手叉腰（拇指在前，四指在后），右手从胃部开始向左下

方擦揉，经小腹、右腹还原于胃部为一次，共按摩36次。然后，以右手叉腰，左手按摩36次，方法同上，方向相反。也可取仰卧式按摩（一手不需叉腰）。按摩时自然放松，轻重适度，过饱、过饥、极度疲乏或情绪不稳定时都不宜进行按摩。长期坚持腹部按摩，可增强胃的消化功能，促进肠蠕动，防治便秘的发生。

腹式呼吸吸气时小腹徐徐鼓起（上腹必随之而起），呼气时小腹慢慢收回。行、立、坐、卧，随时随地均可练习。通过腹部的一起一伏，可以达到按摩内脏的作用，增强胃肠的蠕动功能，避免消化不良和便秘的发生。

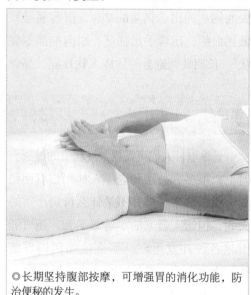

◎长期坚持腹部按摩，可增强胃的消化功能，防治便秘的发生。

此外，做仰卧起坐运动，也可增加腹肌力量，提高排便功能。

❹ 痔疮患者常做提肛操

一旦得了痔疮，也不要紧张，每天练习提肛操，能促进肛门直肠附近静脉血液

回流。

踮脚收肛站立，双手叉腰，双脚交叉，踮起脚跟，同时肛门上提，持续5秒钟，还原，重复10~20次。

坐立提肛坐姿，双足交叉，然后双手叉腰并起立，同时肛门收缩上提，持续5秒钟，再放松坐下，重复10~20次。

夹腿提肛仰卧，双腿交叉，臀部及大腿用力夹紧，肛门用力上提，持续5秒钟左右，可逐渐延长提肛的时间，重复10~20次。屈腿提肛仰卧，屈膝，双足跟尽量靠近臀部，双臂平放体侧，以脚掌和肩部支撑，骨盆抬起，同时收缩肛门，持续5秒钟左右还原，重复10~20次。

⑤ 日常需加强自我调理

养成良好的排便习惯。晨起没有便意也要多蹲一会儿，坚持日久，可以形成条件反射，养成定时大便的习惯。有便意时不要忽视，及时排便。排便的环境和姿势尽量方便，免得抑制便意、破坏排便习惯。

进食后不要马上运动。因为进食后胃部需要大量血液，如果此时勉强运动，会加重胃部负担，使食物更不容易消化。

养成健康饮食习惯。忌食厚味辛辣食物，多吃蔬菜和水果，多吃粗粮、海藻类、地下根（茎）类和新鲜果蔬等。这些食物所含的丰富膳食纤维可增进肠道蠕动，缩短食物通过的时间，还可以吸附掉部分有害物质，降低直肠癌的发病机会。

如果患者便秘持续时间较长，大便呈黑色，腹痛，称弛张性便秘，应多吃富含

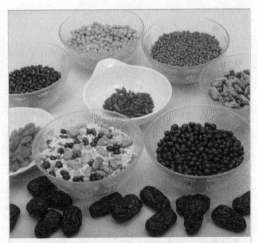

◎多吃粗粮也可增进肠道蠕动，促进肠道排毒，预防直肠癌等发病机会。

维生素的食物及蔬菜。如果便秘间断发生，多在精神紧张时加重，饭后常出现左下腹疼痛或大肠部位压痛，大便呈球状，带有黏液，虽有便意但难以便出，称痉挛性便秘，则应以吃软食为主。

除正餐中的汤外，每日至少喝5~6杯水。每天清晨可饮一杯温开水或淡盐开水，能刺激肠蠕动，起到软化粪便的作用，从而预防便秘。如果单纯补充高纤维的食物而不同时多喝水，可能会造成更加严重的便秘。

每天喝一杯酸奶。酸奶含有大量促进消化、吸收的有益菌，可帮助人体维持肠道健康。酸奶还可通过产生大量的短链脂肪酸促进肠道蠕动及菌体大量生长，改变渗透压而防止便秘。

如果喜欢吃零食，就选择核桃、花生，它们都富含润肠油脂，对于产后便秘等身体较弱者，还可起到调理身体的作用。但要适量，否则吃多了上火，反而加重便秘。

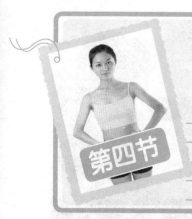

芒种、夏至防病养生

◎芒种、夏至时节，气温升高，空气中的湿度增加，体内的汗液无法通畅地发散出来，人身之所及，呼吸之所受，均不离湿热之气。所以，暑令湿胜必多兼感，使人感到四肢困倦，萎靡不振。因此，在芒种、夏至时节要注意增强体质，避免季节性疾病和传染病的发生，如中暑、腮腺炎、水痘等。

第四节

芒种好节气，补心黄金期

芒种时节，心脏不好、脾胃功能下降或心血不足的人在芒种时节一定要积极行动起来，借芒种这个"天之大火"来点亮心火，使心脏的功能旺起来，气血充足起来。下面介绍几种芒种时节补的最佳处方。

❶ 经络方：点中脘、开四门、揉心窝

点中脘：其在身体正中线的人脉上，

肚脐向上4寸处，是胃的募穴，专治胃寒、胃痛、呕吐、泄泻。用食指和中指并在一起去点按这个穴位1分钟，中脘穴处就会有一种热热的感觉。经常点按不但可以治胃痛，还能缓解紧张、焦虑的情绪。

开四门：四门穴是肝经的最后两个穴位——章门和期门，左右各两个，都在乳

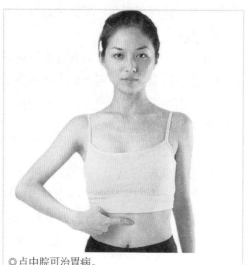

◎点中脘可治胃病。

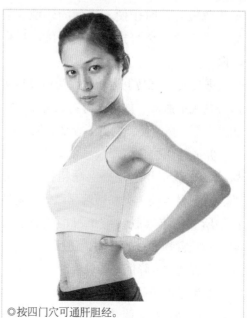

◎按四门穴可通肝胆经。

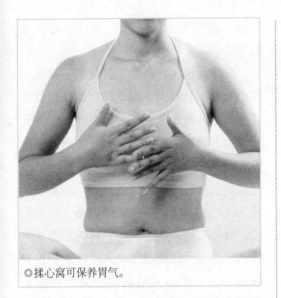

◎揉心窝可保养胃气。

下肋部的位置。用双手掌跟去推揉两肋至发热就可以打通肝胆经。

揉心窝：心窝就是中脘穴以上，胸骨以下的位置。这个其实是胃所在的位置。讲双手交叠，用掌跟在这里按揉，顺时针方向和逆时针方向各揉36圈以上。这样既保养了胃气，又能减轻压力，使心中畅快。

❷ 食疗方：四物汤

"四物汤"：当归10克、川芎8克、白芍12克、熟地12克。能养血活血，使营血调和，而且补而不滞，滋而不腻，被誉为妇科养血第一方。

此方和鸡汤一块熬不仅味道鲜美而且能加强补血的功效。这个方子最适合25岁以后的女性喝，在生理期前三天或后四天喝，效果会更明显。此方不仅补养女人血，还能改善月经不调，缓解痛经，更能防治生理机能老化。另外，还能改善情绪，对烦躁不安、精神不宁、健忘失眠有很好的疗效，是女人的护花使者。

到了夏至节，滋阴养肾不能歇

夏至是酷夏已至的意思。俗话说，冬至一阳升，夏至一阴升。这两个节气都是阴阳转换的阶段，夏至白天最长，白天属阳，夜晚属阴。这就代表夏至的阳气最为旺盛。阴阳有一个规律，就是物极必反，一方盛到极点就会向另一方转化。所以从夏至过后第二天开始，阴气要发芽了。

食阴以养阴，可以通过多吃鸭肉、冬瓜、莴笋、生地、百合、紫菜、鸽蛋、西红柿等属阴的食物来滋补。另外，夏天对应心，心脏对应喜悦，尤其在这个夏阳极致的节气上，一定要保持快乐。白天为动、为阳、为消耗；晚上为静、为阴、属修养。所以调养生息、保持好睡眠就从这个节气开始。

下面为大家介绍一些滋阴养肾的最佳处方。

❶ 经络方

双手反复推腰部。

暑热之气喜欢接近三种人：一是本身火气就很大的人，火上加火，炎热攻心就中暑；二是体质虚弱，不能耐受高温的人；三是体湿之人，外在炎热之气蒸动内在湿气，也容易中暑。这就需要通经络，通经络的最好办法是打通带脉的"玉带环腰起元术"。带脉就在腰带那一圈的位置，它比较特殊属于奇经八脉，其他经络都是竖着走，唯独它横着绕腰走一圈，起到收束整体经络的作用。多推揉这条经络，可以帮助通畅十二经，消除肠胃积热。

"玉带环腰起元术"：双手合十，指尖向前，掌跟顶住肚脐用力向两侧推，推到腰的两侧时，手背与后腰的命门穴（肚脐与后腰正对的位置）相对。从命门穴开始，手背向腰两侧推回来。反复推5~10分钟，最好推到带脉发热为止。这样能有效打通带脉，畅通整体经络，起到一通百通的效果。

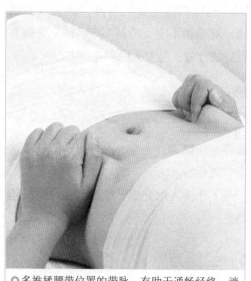

◎多推揉腰带位置的带脉，有助于通畅经络，消除肠胃积热。

❷ 瑜伽方

睡前泡脚听音乐；同时揉关元；醒后揉小腹，做腹式呼吸。"睡瑜伽"的口诀：睡前静一静，躺下揉一揉，醒来收

一收，使精神放松下来，保持身心安适的状态。

身体放松了，心静了，就躺下来揉一揉小腹——肚脐向下四个横指的位置就是关元穴，人晚上睡觉的时候，气归于关元穴以生养调整。睡前按顺时针方向、逆时针方向各绕肚脐揉100圈以上，直至把小腹揉到发热，可以使气血更好地汇集于关元穴。这样身体就处于经脉通畅、百气归元、身心安适的状态。在这样的状态下入睡，就能最大限度地调动人体经络的自我修复功能，把白天消耗的能量给补充后来，把瘀滞的经络疏通开。睡得越深，这种自我调整的能力就越活跃，经脉就越畅通，气血就补养得越充足。

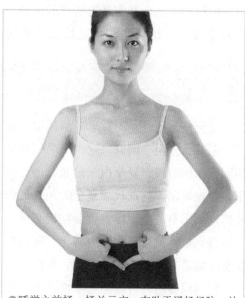

◎睡觉之前揉一揉关元穴，有助于通畅经脉，补充气血。

早晨醒来后不要急着起床，再来揉一揉小腹，然后把双手放在肚脐上做几个腹式呼吸。

③ 食疗方

阴虚阳气自然就旺，阴虚火旺容易产生内热，所以两手心两脚心加心口五个地方就热，这叫"无心烦热"有人就会出现失眠、早泄、遗精的症状。如果是年轻人，就情绪烦躁；要是年龄大的人就容易脱发，或者刚到50岁，头发就白了，耳也背了，牙齿松了，眼睛也花了。所以人老了，肾阴肯定虚。这时可以喝"六味地黄粥"：15克生地（地黄）放锅里煮半个小时，把药渣滤掉。再加粳米100克、百合25克、枸杞一小把、枣仁10个、大枣5颗，一锅煮。大概半个小时后就可吃了。

夏至心脏负担重，养生宜练养心功

夏季是人体的新陈代谢最活跃的时候，室外活动多，活动量也相对增大。加之夏季昼长夜短，天气炎热，所以，睡眠时间也较其他季节少一些。因而，体内消耗的能量多，血液循环加快，出汗亦多。显而易见，在这个季节心脏的负担是很重的，倘若不注意对心脏的保养，很容易使心脏受到伤害。因此，在中医的养生理论中，早就有夏季宜养心的说法。《素问·四气调神论》中指出：夏季的3个月，是万物繁茂秀美的时刻，地气上升而形成云，天气下降而为雨，天地之气相交，万物方可生长旺盛。在这个季节里，人们应该适当地晚睡，但要早起，不要厌恶长日，要保持情绪快乐，切不可恼怒；要使自己的身心适应夏天的气候，心情畅达，气血宣畅，通泄自如，对外界事物有浓厚的兴趣，这是适应夏季的气候、保护长养之气的方法。如果不是这样，精神总是紧张、抑郁，起居亦违背昼长夜短的规律，就容易损伤心脏。

此时节，要想对心脏进行保养，就要练练养心功。在练习时宜选择安静、凉爽、空气流通的地方。清晨或夜晚都是锻炼的好时间。年老体弱及心脏功能较弱的人，在夏季尤应多练养心功法。具体练习方法如下：

（1）双手攥拳。端坐，两臂自然放于两股之间，调匀呼吸，然后两手用力握拳。吸气时放松，呼气时紧握，可连续做6次。这种功法具有调节气血的作用，随呼吸而用力，对于调气息及血液循环有好处。而且当用力握拳时，可以起到按摩掌心劳宫穴的作用，具有养心的功效。如在练习时手握住健身环，则效果更佳。

（2）上举托物。端坐，以左手按于右腕上，两手同时举过头顶，调匀呼吸。呼气时双手用力上举，如托重物，吸气时放松。如此做10~15次后，左右手交换，以右手按于左腕，再做1遍，动作如前。这种动作可以疏通经络，行气活血，活动上肢肌肉关节。

（3）手足争力。端坐，双手十指交叉相握，右腿屈膝，踏于两手掌中，手、脚稍稍用力相争。然后放松，换左腿，动作如前，可交替做6次。这种动作可以去心胸间风邪诸疾，宽胸理气，亦有活动四肢筋骨的作用。

（4）闭目吞津。端坐，两臂自然下垂，置于股上，双目微闭，调匀呼吸，口微闭，静坐片刻，待口中津液较多时，便将其吞咽，可连续吞咽3次。然后，上下牙叩动，叩齿10~15次。这种功法，即养生功中的吞津叩齿及静坐方法，可以养心安神、固齿、健脾。

夏季养心的其他方法

→ 在起居方面，要晚睡早起，晚睡以适应夏热的气候，早起以顺应昼长的规律

→ 在衣着方面，夏天出汗多，衣服要轻薄，勤洗勤换

→ 饮食方面，要少吃热性的食物，多吃酸味、甜味的食物。这类食物可以清热消暑，增加体内水分，以补充出汗的消耗。如酸梅汤、拌黄瓜、糖拌西红柿、绿豆粥等均属此类

→ 在情志方面，要愉快、乐观，不宜紧张恼怒。过分紧张、恼怒，会增加心血管系统的负担，使心跳加快，血压升高，容易发生心血管方面的疾病。而畅达、轻松的情绪，则是缓和心脏负担的一种好方法

夏至养生注重平衡身体阴阳

从阴阳学的调和角度看，夏月伏阴在内，饮食不可过寒，故冷食不宜多吃，少则犹可，贪多定会寒伤脾胃，令人吐泻。西瓜、绿豆汤、乌梅小豆汤，虽为解渴消暑之佳品，但不宜冰镇食之。同时，夏季气候炎热，人的消化功能相对较弱，因此，饮食宜清淡不宜肥甘厚味，要多食杂粮以寒其体，不可过食热性食物，以免助热；冷食瓜果当适可而止，不可过食，以免损伤脾胃；厚味肥腻之品宜少勿多，以免化热生风，激发疔疮之疾。

以下是两种在夏至时节适宜饮用的汤水，热爱生命的你在夏至时节，不妨适当地食用一些。

❶ 参芪泥鳅汤

原材料：党参20克，黄芪10克，泥鳅

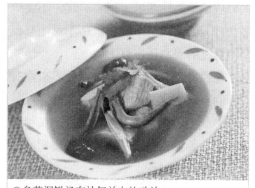

◎参芪泥鳅汤有补气益血的功效。

250克，猪瘦肉100克，红枣3颗。

调料：花生油15克，盐5克。

做法：泥鳅用沸水略烫，洗净表面的黏液；炒锅下花生油，将泥鳅煎至金黄色。猪瘦肉洗净，切块，汆水；党参、黄芪、红枣分别洗净。将1300克清水放入瓦煲内，煮沸后加入所有材料，大火煲沸后改用小火煲2小时，加盐调味即可。

❷ 党参马蹄猪腰汤

原材料：猪腰200克，马蹄150克，党参100克。

调料：盐6克，料酒适量。

做法：猪腰洗净，剖开，切去白色筋膜，切片，用适量料酒、油、盐拌匀。马蹄洗净去皮；党参洗净切段。马蹄、党参放入锅内，加适量清水，大火煮开后改小火煮30分钟，加入猪腰再煲10分钟，以盐调味供用。

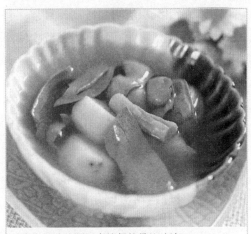

◎党参马蹄猪腰汤有补肾壮骨的功效。

夏至养生贵在健脑

健脑是健身的关键，健脑方法，大体有以下几个方面。

（1）识精健脑。脑为髓海，肾主精生髓。若肾精满盈则髓海充实，故积精可以健脑。积精之法，在于节欲。明代著名医学家张景岳说："善养生者，必保其精。精盈则气盛，气盛则神全，神全则身健，身健则病少，神气坚强，老当益壮，皆本乎精也。"

（2）气功强脑。练气功得法，可充分发挥意念的主观能动作用，大大激发健脑强脑身的自调功能。气功功法很多，有不少以补脑强脑为目的的功法，具体练习以有气功师指点为好。

（3）颐神养脑。脑藏神，精神愉快则脑不伤；如精神紧张，心境不宁，神乱神散，则脑受损。颐神养脑，须重道德修养；如豁达大度，恬淡寡欲，不患得患失，不追名逐利，悠然自得，助人为乐，就利于养脑；如胸襟狭隘，凡事斤斤计较，七情易动，引起脏腑气血功能失调而致病。故健脑养生，尤当注意及此。

（4）服食补脑。分析古今健脑方药，一般是以补肝肾、益精血（如山萸肉、地黄、首乌、枸杞子、菟丝子、五味子、川杜仲、牛膝、当归等），益元气、活血脉（如黄芪、人参、丹参等）为主，化浊痰、开清窍（如石菖蒲、远志、茯苓、泽泻等）为辅，临床应用，当据辨证论治为原则，有针对性地配制较好。此外，如芝麻、动物脑等食补亦可取。

（5）防病护脑。据临床报告，目前患老年性痴呆症的人在65岁以上人群中达10%，并有逐年上升趋势，研究发现，患者脑组织的铝沉积层明显增高，且常伴有缺铁性贫血。预防此病，可适当减少使用铝制餐具，尤其不要用铝制品长期存放有酸或碱性或咸的食品和菜肴。

（6）运指益脑。各项体育运动都有益于健康，但多不是直接的。而书法、绘画、打太极拳等则具有手脑相连、全神贯注之共同点。手脑关系最为密切，我国的健身球运动（即用二小球在手中

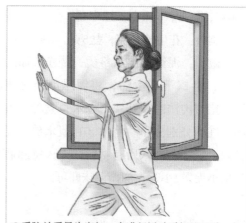

◎手脑关系最为密切，多进行活动手部的运动，如书法、绘画、打太极拳等，具有较好的健脑作用。

不断地盘旋互绕）注重手脑协调，具有较好的健脑作用。

夏至养生怎样降火气

随着气温一天天升高，"上火"病人也在直线上升，主要表现为头晕、头痛、食欲缺乏、喉咙肿痛、牙龈肿痛、口舌生疮、大便干燥、小便发黄、腿脚浮肿、全身无力等症状。"火"是一种中医所描述的内火，现代医学解释为各种原因引起机体代谢产物和有毒物质在体内积滞而产生的症状。

下面我们来看几种简单又有效的去火方法。

❶ 咽喉肿痛

常吃生梨能防治口舌生疮和咽喉肿痛；用醋加同量的水漱口，可减轻痛苦；嫩丝瓜捣烂挤汁，频频含漱；咽喉疼痛时，可用一匙酱油漱口，漱1分钟左右吐出，连续3~4次，有疗效。

❷ 鼻子出血

推荐：水果西米露。

做法：西米洗净后，倒入沸水中；煮到西米半透明，把西米和热水隔开；再煮一锅沸水，将煮到半透明的西米倒入沸水

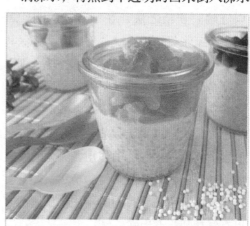

◎鼻子出血时，可以吃点儿水果西米露，可有效缓解燥热，缓解出血症状。

中煮，直到全透明，将沸水都倒去；煮一小锅牛奶并加少许糖；将西米倒进牛奶中煮至开锅；将煮好的西米牛奶晾凉，加入水果丁，即可。

采用一些清凉的水果如梨、橘子、苹果、猕猴桃、香蕉缓解燥热，加上西米和牛奶的补养脾胃，是夏季调理的好方法。吃性冷的食物，如萝卜、莲子、松花蛋等可有效缓解症状。

提醒：不要一次大量喝冷饮，以防伤肠胃。

❸ 口角或口腔长疱

切几片生姜入口咀嚼，可使水泡慢慢消除；临睡前洗好脸，挤点眼药膏涂在口唇疼痛处，翌日疼痛就会减轻，继续敷用几天，可使疼痛消失。

❹ 嘴唇干裂

推荐：黄瓜猕猴桃汁。

做法：黄瓜200克，猕猴桃30克，凉开水200毫升，蜂蜜两小匙。黄瓜洗净去

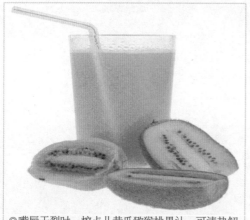

◎嘴唇干裂时，榨点儿黄瓜猕猴桃果汁，可清热解毒，同时补充维生素，滋润口唇。

籽，留皮切成小块，猕猴桃去皮切块，一起放入榨汁机，加入凉开水搅拌，倒出加入蜂蜜，于餐前1小时饮用。

黄瓜性甘凉，能清热解毒，利水。可治疗身热、烦渴、咽喉肿痛。而猕猴桃性甘酸寒，功能解热止渴，所以两种合用能润口唇。其他富含维生素的水果蔬菜也可以使用，如西红柿、柚子等。

提醒：嘴唇干千万别用舌头舔，那样只会更干。

❺ 鼻塞难通

如左鼻孔不通，可行俯卧位或右侧卧位，右手撑住右后颈，掌根靠近耳垂，托起头部，面向右侧，肘关节向右上方伸展，伸得越远越好。由于经络的舒展作用，少则十几秒，多则几十秒，即可使鼻孔通气。如右侧鼻塞，可以相反动作治之。两侧同时鼻塞，可先后轮换动作治之。

❻ 皮肤干痒

推荐：红薯炒乳瓜（幼嫩黄瓜）。

做法：红薯300克，乳瓜100克，香菜叶、葱段、蒜末各适量。红薯、乳瓜切成块；油四成热时放入蒜末、葱段，倒入红薯块煸炒五成熟时再放入乳瓜炒匀，加入适量清水、盐、鸡精，汤汁收干即可。

红薯含有多种维生素和钙、磷及铁等，其性甘平无毒，能补虚健脾强肾，而嫩黄瓜也含有大量维生素，所以对皮肤有一定的好处。

提醒：皮肤痒时不要使劲挠，挠破了容易感染。

第四章

清凉降火祛除躁郁，
小暑、大暑话养生

●大、小暑天易伤津耗气，饮食应清淡营养，少吃辛辣油腻的食物，注意清凉降火。而进补要使体内阳气向外宣泄，才能与"夏长"之气相适当。但小暑，大暑时节，更应让精神放松，生活要有规律，保证睡眠充足，不要过度疲劳，避免精神紧张和急躁易怒。

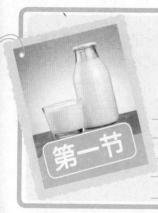

小暑、大暑饮食养生

◎小暑、大暑时节，暑湿之气容易乘虚而入，人的心气易亏耗，尤其是老人、儿童、体虚气弱者容易出现出汗、头晕、心悸、乏力、恶心等中暑症状。因此，小暑、大暑时节，要多喝清热防暑的粥等；水果以西瓜为好，有清热祛暑、利尿消肿作用。

炎炎夏日吃冷饮要多注意

小暑、大暑时节，爱吃冷饮的人一定要多加注意，千万不要因为粗心大意的食用冷饮让你的身体受到疾病的侵袭。

在吃冷饮时一定要做到以下几点。

❶ 忌食用过多冷饮

吃得过多，会冲淡胃液，影响消化，并刺激肠道，使蠕动亢进，缩短食物在小肠内停留的时间，影响人体对食物中营养成分的吸收。特别是患有急慢性肠胃道

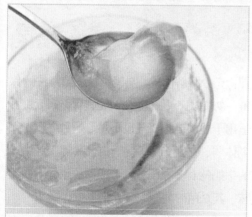

◎夏季，冷饮不宜食用过多，以免使胃肠和咽部受到刺激，出现腹痛、腹泻或咽部疼痛等症状。

疾病者，更应少吃或不吃。人在剧烈运动后，会导致体温升高、咽部充血。此时，胃肠和咽部如突然受到大量冷饮的刺激，就会出现腹痛、腹泻或咽部疼痛、发音嘶哑、咳嗽以及其他病症。

❷ 忌吃不卫生的冷饮

由于大肠杆菌、伤寒杆菌和化脓性葡萄球菌均能在零下170摄氏度的低温下生存。因此，吃了不洁的冷饮，就会危害身体健康，故没有品牌的汽水或冰棍不可食用，时间放得太长的冷饮也不宜食用。

❸ 忌吃不新鲜的冷饮

吃冷饮以"色清、味美、品鲜"的为佳，要认真查看冷饮是否卫生、新鲜。

一般的果汁类饮料应没有沉淀，瓶装饮料应该不漏气，开瓶后应有香味。鲜乳为乳白色，乳汁均匀，无沉淀、凝块、杂质，有乳香味。

罐头类饮料的铁筒表面不得生锈、

漏气或漏液，盖子不应鼓胀，如果敲击罐头时呈鼓音，说明已有细菌繁殖，也不能食用。另外，质量好的玻璃罐头，汤液清亮透明，没有糜烂浑浊现象，反之，质量差。

虽然说冷饮有一定的消暑作用，但并不是所有人都适合吃冷饮的。以下人群不适合吃冷饮。

不适合吃冷饮的人群	
	婴幼儿因胃肠道发育尚不健全，对冷饮的刺激极为敏感，会引起腹泻、腹痛、咽痛、咳嗽等症，还会诱发扁桃体炎、咽炎。6个月以内的婴儿，更应禁食冷饮
	月经期的女性过食冷饮，会引起盆腔脏器小血管收缩与痉挛，从而产生痛经乃至虚脱等现象，故宜少食
	孕产期妇女大量冷饮进入腹内，会使子宫收缩加剧，对胎儿不利，甚至可引起流产
	老年人因消化道功能减退，对冷饮的耐受性有所降低，若食入大量冷饮，会引起消化功能紊乱，诱发胃肠疾病，故应少食或禁食
	患有急性肠胃炎慢性肠炎、十二指肠溃疡等胃肠道疾病者，由于胃肠道黏膜受损，对寒冷的耐受性较低，故不宜过多进食冷饮
	心血管病患者大量冷饮经过食道和胃时，可引起邻近的冠状动脉收缩，能诱发心绞痛、高血压和心律失常。因此，患有高血压、冠心病等疾病的病人，病情较重时应少食冷饮
	正在发汗的病人不论患什么病，因发热正在出汗时，均不宜食用冷饮。因为冷水进入胃中，可使体表小血管收缩，汗腺闭合，使发汗中止，对散热十分不利
	体质虚寒的慢性病人脾胃功能差，常喜温畏寒，食用大量冷饮可导致病情加重
	刚刚进行完剧烈运动的人由于大量出汗，水分消耗多，口渴甚急，往往暴食冷饮，这样会使胃肠道温度骤降，导致汗腺闭合，出汗中止，扰乱散热功能，容易诱发多种疾病
	龋齿患者遇冷会引起牙痛，并可导致牙齿抗病力下降，易诱发其他牙病，故龋齿患者不宜多食冷饮

鲜奶养生法

中医学认为，牛奶味甘性微寒，具有生津止渴、滋润肠道、清热通便、补虚健脾等功效。把牛奶进行适当的加工，或和其他食物一起进行调配，可制成各种"食疗牛奶"。

（1）牛奶粥。鲜牛奶250毫升、大米60克、白糖适量。先将大米煮成半熟，去米汤，加入牛奶，文火煮成粥，加入白糖搅拌，充分溶解即成。早晚温热服食，注意保鲜，勿变质。可补虚损，健脾胃，润五脏。适用于虚弱劳损、气血不足、病后虚赢、年老体弱、营养不良等症。由乳品加工厂生产的牛奶粥有多种配方，形成甜、咸等不同风味。其杀菌时间短，营养损失少。

（2）牛奶大枣汤。牛奶500毫升、大枣25克、大米100克。先将大米与大枣同煮成粥，然后加入牛奶，烧开即可，可补气血、健脾胃，适用于过劳体虚、气血不足等症。

（3）羊肉奶羹。羊肉250克、生姜20克、山药100克、牛奶250毫升。将羊肉洗净切成小块，生姜切成片，一起放进砂锅，加水适量，文火炖7~8小时，搅匀，去除未烂残渣，留羊肉汤，加入切片山药，煮烂，再倒入牛奶，烧开即可。本品温中补虚，益精补气，适用于病后或产后肢冷、疲倦、气短等症。可每天分数次服食，连服5~7天为一疗程。服本方时不宜

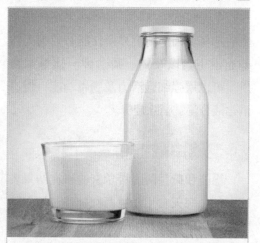

◎小暑、大暑时节，多食一些与鲜奶搭配的食物，有益身体健康。

同时吃其他药物，最好每天早晨辅食一次小米大枣莲子粥（小米60克、大枣10枚、莲子18克共煮成粥）。

（4）自制脱脂奶。将牛奶煮开，静置数小时，去掉上面一层奶皮（即脂肪，此法一般可去掉80%的脂肪）即成。本品适合于喂养患腹泻、痢疾、肠炎等肠道疾病的婴幼儿。由于去掉脂肪的牛奶含热量低，缺乏维生素A、维生素D等，可用其他食品补充，病愈后应继续喂全脂牛奶。

（5）姜韭牛奶羹。韭菜250克、生姜25克、牛奶250毫升。将韭菜、生姜切碎、捣烂，以洁净纱布绞取汁液，再倒入锅内，加牛奶煮沸即可。本品可温胃健脾，适用于胃寒型胃溃疡、慢性胃炎、胃脘痛、呕吐等，可于每日早晚服用。

（6）蛋奶。先将鸡蛋煮老，去掉蛋壳、蛋白，用勺子将蛋黄研碎，加入牛奶充分混合即可。蛋黄除含有蛋白质、脂肪、维生素A外，还含有铁、磷等物质。本品适用于缺铁性贫血，以及需要补充钙质的四五个月的婴儿。

大暑时节八种排毒下火瘦身食品

七月来了，天气进入了一年中最热的暑伏。火辣辣的太阳不仅会让你"精神不振"，连食欲都会"一落千丈"。冰水解渴但容易伤胃，雪糕凉快热量却不小……那么，有没有既营养又解暑的食物呢？当然有以下8种食物，大家就不妨多吃。

❶ 最佳调味品——醋

醋在烹调中必不可少，夏季菜中放醋更是有益。夏天细菌繁殖活跃、肠道传染病增加，此时，醋能对各种病菌有较强的杀伤作用。

② 最佳蔬菜——苦味菜

俗话说：天热食"苦"，胜似进补。苦味食物中含有氨基酸、苦味素、生物碱等，具有抗菌消炎、解热祛暑、提神醒脑、消除疲劳等多种功效。

③ 最佳肉食——鸭肉

鸭肉味甘、咸、性凉，从中医"热者寒之"的治病原则看，特别适合体内有热的人食用，如低热、虚弱、食少、大便干燥等病症。

④ 最佳饮料——热茶

茶叶中富含钾，既解渴又解乏。美国的一项研究指出，喝绿茶还可以减少1/3因日晒导致的皮肤晒伤、松弛和粗糙。据英国专家的试验表明，热茶的降温能力大大超过冷饮制品，乃是消暑饮品中的佼佼者。

⑤ 最佳水果——西瓜

西瓜味甘甜、性寒，民间又叫"寒瓜"，是瓜类中清暑解渴的首选。民间有"每天半个瓜，酷暑能算啥"的说法。夏天出现中暑、发热、心烦、口渴或其他急性热病时，均宜用西瓜进行辅助治疗。

⑥ 最佳粥——绿豆粥

夏天多吃粥类食品，是我国传统的保健方法，对身体大有好处。喝粥最好喝绿豆粥，绿豆性凉，有清热解暑的功效。用于防暑的粥还有荷叶粥、鲜藕粥、生芦根粥等。

⑦ 最佳抗疲劳食物——果蔬汁

夏天四肢倦怠时，多喝些果蔬汁是不错的选择。因为新鲜果蔬汁能有效为人体补充维生素以及钙、磷、钾、镁等矿物质，可以增强细胞活力及肠胃功能，促进消化液分泌、消除疲劳。

⑧ 最佳防晒食物——西红柿

德国和荷兰两国科学家的研究结果表明，如果每天食用40克西红柿酱，被太阳晒伤的风险将减少40%。科学家认为，这可能是西红柿红素在起着主要的作用。

大暑节气喝香薷和藿香茶

民间说"小暑不算热，大暑三伏天"，大暑时节天气炎热，暑湿之气容易乘虚而入，老人、儿童和体虚气弱者很容易心气亏耗，出现中暑症状。这里推荐大暑时喝些"二香"茶，即采用香薷和藿香泡茶。

香薷有消暑理气、祛湿解表的功效，

大暑时可以喝香荷饮。即用香薷10克，荷叶10克（或鲜荷叶30克），陈皮10克，薄荷5克，先将香薷、荷叶、陈皮三味药煎煮30分钟，再加入薄荷煮5分钟即可，服用时可加适量白糖调味，代茶饮。

藿香也是消暑的好伴侣，可以用藿香

叶、佩兰叶各10克，飞滑石、炒麦芽各30克，甘草3克，水煎代茶饮，可以帮助身体清解暑天的湿热。

橘皮茶也是暑天养生的佳品，因为橘皮同样也是香味比较浓的中药。可以在药店买制好的橘皮，每次取橘皮10克、冰糖适量，用开水浸泡后代茶饮。

这道橘皮茶具有理气开胃、燥湿化痰的功效，适用于暑天肚子胀气、消化不好，或者吃饭没胃口时饮用。

小暑、大暑养生食谱

小暑养生重在"心静"，在饮食调节上，不可以过度偏嗜生冷寒凉，否则会损伤脾胃阳气，因寒湿内生发生腹痛腹泻。小暑时节的饮食调理，既要能清热祛暑，又要能健脾化湿。建议选用以下食谱。

① 豆油黄豆芽

原材料：黄豆芽350克。

调料：豆油、葱花、盐各适量。

做法：黄豆芽洗净后加水煮熟，捞出沥干水分待用，煮豆的汤留作炒菜时用。锅置火上，加入豆油烧热，投入葱花炸出香味，将黄豆芽放入，炒2~3分钟。加入煮豆的汤和盐，炒至汤将干即可。

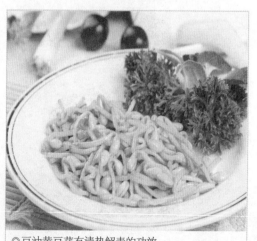

◎豆油黄豆芽有清热解毒的功效。

功效：清热解毒，疗疮疡。

② 素炒豆皮

原材料：豆皮300克，莜麦菜300克。

调料：盐3克，味精1克，蒜适量。

做法：豆皮洗净，沥干，切丝备用；莜麦菜洗净，沥干切段；蒜洗净切末。锅中注油烧热，下蒜末爆香，加入豆皮，慢炒几下，再加入莜麦菜同炒至熟。加盐和味精调味即可。

功效：补虚，止汗。适合多汗、自汗、盗汗者食用。

③ 青苹果瘦肉汤

原材料：青苹果1个，里脊肉200克，豌豆40克。

调料：盐3克。

做法：将猪里脊肉洗净，切成厚片；青苹果洗净削皮，切成4瓣后去掉内核；豌豆洗净待用。将砂锅置火上，放入适量清水，把肉片和苹果放入锅内，大火烧沸后转小火煮20分钟。再放入豌豆，小火煮15分钟，加盐调味即可。

功效：养阴润燥、清心润肺、补益气血。

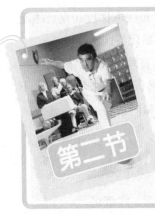

小暑、大暑起居养生

◎小暑、大暑时节，正是人们一年中最忙的时间。这个时候，天气已经十分炎热，在忙碌的时候一定要注意劳逸结合，生活起居上要注意防暑降温。

第二节

炎热小暑精神养生法则

《素问·保命全行论》中记载："天覆地载，万物悉备，莫贵于人"。道教经典《太平经》也反复论及重命养身、乐生恶死的主张。指出："人居天地之间，人人得壹生，不得重生也"，所以要珍惜生命。"人最善者，莫若常欲乐生"为此提出了"自爱自好"的养生学说，即"人欲去凶而远害，得长寿者，本当保知自爱自好自亲，以此自养，乃可无凶害也"。说明，只有通过自我养护和积极锻炼，才能得到长寿之躯。

时当小暑之季，气候炎热，人易感心烦不安，疲倦乏力，在自我养护和锻炼时，我们应按五脏主时，夏季为心所主而顾护心阳，平心静气，确保心脏功能的旺盛，以符合"春夏养阳"之原则。《灵枢·百病始生》曰："喜怒不节则伤脏"，这是因为人体的情志活动与内脏有密切关系，有其一定规律。不同的情志刺激可伤及不同的脏腑，产生不同的病理变化。

中医养生主张一个"平"字，即在任何情况之下不可有过激之处，如喜过则伤心，心伤则心跳神荡，精神涣散，思想不能集中，甚则精神失常等。心为五脏六腑之大主，一切生命活动都是五脏功能的集中表现，而这一切又以心为主宰，有"心动则五脏六腑皆摇"之说，而心神受损又必涉及其他脏腑。在情志方面，喜为心之志，这"喜"是在不过的情况下，舒缓紧张的情绪，使心情舒畅气血和缓。故夏季养生重点突出"心静"二字就是这个道理。

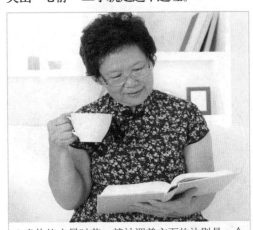

◎炎热的小暑时节，精神调养方面的法则是一个"静"字，强调的是人内心的平和与安静。

小暑后夏令养生要过六道关

时至小暑，梅雨渐歇，进入盛夏，气温节节攀高，各类健康问题也接踵而来。这时节，只要过好六道"关"，想要安享夏季并不是一件难事。

① 养阳关

首先是暑天容易伤气，这将导致体力、元气不足，机体功能下降。例如，出汗过多、水分得不到及时补充的情况下，人就容易伤津脱液；免疫功能一旦下降，感冒、肠胃疾病往往乘虚而入；对心脑血管疾病患者而言，夏季心脏功能容易混乱。简而言之，夏天人的阳气从旺盛的顶点慢慢下降，所以夏令养生尤其要注意"养气"，以防到了冬天阳气不足。

对策：调节好体温和室温间的差别，且房间内外温差不能太大。室温保持在27℃，不宜太低。总之，夏季要在一个凉爽、干燥、舒适的环境中生活，切忌因贪凉而引发各种疾病。

② 情绪关

夏日天气炎热，情绪容易波动激动，导致血压上升，加重心脏负担，心绞痛、心肌梗死、心力衰竭等疾病容易发作。此外，中风在夏天的发病率也相当高，需引起重视。值得一提的是，情绪波动过大还会导致肠胃功能的紊乱，呼吸系统疾病如哮喘等也与情绪有很大的关联。

对策：有意识地调节情绪。原本就有心脑血管疾病、高血压的患者在夏天一定要注意控制情绪，保持平和的心情，以降低疾病发作的风险。

③ 湿热关

夏天多暑多湿，人往往感到头重脑疼，则容易抑郁、倦怠、胸闷、胃口不好。对于呼吸系统疾病患者而言，夏季要多注意保养，以防咳嗽、气管疾病的反复发作。而对于体质湿热者来说，手心脚心常有发热感，且在湿气和热气交相作用下，容易便秘，大便显得黄而臭。

对策：饮食要清淡，便于消化。要多食用消热利湿的食物，比如绿豆粥、荷叶粥、红小豆粥等，用冬瓜与莲叶、薏米烧汤喝，也是清湿热的清凉饮料。同时，还要注意调节好房间中的湿度，多开窗通风。

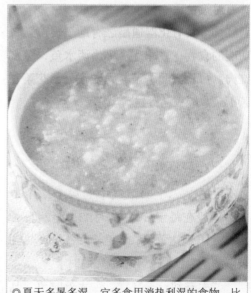

◎夏天多暑多湿，宜多食用消热利湿的食物，比如绿豆小米粥。

❹ 睡眠关

夏天昼长夜短，且夜间温度也较高，导致一些人夜间休息得不好，根据中医的说法，如此"阴阳失衡"，会加大心血管疾病的发作风险，如高血压患者易血压升高，心绞痛患者发作频率提高。

对策：保证足够的睡眠。这才能维持身体各项机能正常运转，建议成年人每天保证7小时的高质量睡眠。

❺ 饮食关

夏日饮食不宜过饱，通常吃到七八分饱就可以了，但一定要注意全面、均衡的营养搭配，不可挑食、偏食。有些人受天气影响，食欲缺乏，则可以吃得稍微清淡些。专家建议，夏季应多食用低糖、低盐、高碳水化合物、高蛋白的食物，尽量少吃辛辣、油炸的食品。

对策：适宜夏季食用冬瓜、白萝卜、西红柿等具有化湿通瘀、有助于改善肠胃功能的食物；夏季宜多食用淡水鱼，少食红肉。可饮决明子茶、大麦茶、菊花茶、苦丁茶、绿豆汤等饮料。

❻ 健身关

不少人存在这样一个习惯：由于夏天出汗多就懒于运动了。其实夏日仍需维持适量的运动，但要注意不应在阳光下运动。同时，由于夏天运动出汗量更大，对排毒有好处，但要注意及时补充水分，防止出汗过多导致血黏度升高。

对策：提倡饭后一小时进行运动，且运动不宜太激烈，不要流过多汗。散步、慢跑、游泳等运动就很适合夏季进行。同时，夏季一定要多饮水，及时补充水分，排除毒素，减轻心脏负担。

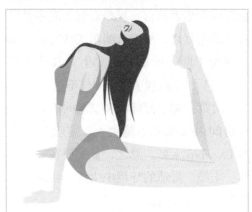

◎夏日仍需维持适量的运动，但要注意不应在阳光下运动，可在室内做瑜伽等运动。

大暑光热湿度高，防暑降温要记牢

大暑是二十四节气中的第十二个节气，一般在每年公历的7月22日至24日，此时太阳到达黄经120度。大暑是炎热到极点的意思，是一年中最热的时节。

"大暑到，暑气冒。"大暑时节，高温天气最集中，光、热、水都处于一年中的最高峰。大暑正值"中伏"前后，我国大部分地区进入一年中最热的时期。很多地区，经常会出现40摄氏度左右的高温天气。俗话说："稻在田里热了笑，人在屋里热了跳。"盛夏高温对农作物生长十分有利，但对人们的工作、生产、学习、生活却有着明显的不良影响。

据测定，当气温在35~39摄氏度时，人就感到特别热；当气温高于40摄氏度时，人就感到极热了。人体内部基本保持37摄氏度的常温，而皮肤温度约33摄氏度，这个温差可以使身体内部的热量传导到皮肤散发，把体内新陈代谢的热量释放到外界环境中去。体内温度只能忍受4摄氏度的变化范围，32摄氏度的低温就会使人失去知觉，41摄氏度的高温则能引起循环系统的崩溃，低于28摄氏度或高于43摄氏度就会引起死亡。所以，高温酷热对人体的影响，轻则影响休息、降低工作效率，重则可引起伤亡。

大暑也是雷阵雨最多的时节。天气炎热，酷暑多雨，暑湿之气容易乘虚而入，造成心气亏耗，老年人、儿童、体虚气弱者往往难以将养，而导致疰夏（夏季长期发烧的病）、中暑等病。

当气温在30摄氏度以上，相对湿度超过50％，或气温超过40摄氏度，人体的体温调节功能就会受限。一种情况，高温高湿，汗液不易排出体外，或人体排出汗液过多而水分得不到及时补充都能引发中暑。如果出现持续6天以上的高温天气，中暑的人数就会明显增加。

在养生保健中有"冬病夏治"的说法。大暑是全年温度最高，阳气最盛的时节，因此是治疗慢性支气管炎、肺气肿、支气管哮喘、腹泻、风湿等冬季慢性疾病的最佳时机。暑天运用饮食的营养保健作用，可养生益寿，减少疾病，防止衰老。由于大暑气候炎热，易伤津耗气，因此可选用药粥滋补身体。著名医药学家李时珍指出："每日起食粥一大碗，空腹虚，谷气便作，所补不细，又极柔腻，与肠胃相得，最为饮食之妙也。"粥对老年人、儿童和脾胃功能虚弱者都是非常有益的。食用药粥要根据个人的体质，选用适当的食材，这样才能达到满意的效果。

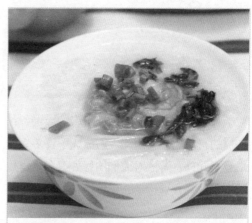

◎大暑是一年中最热的时节，易伤津耗气，因此可选用药粥滋补身体，如紫菜虾仁粥。

大暑时节，水也是不可缺少的健身益寿之物。水约占人体重量的70％，传统的养生方法十分推崇饮用凉开水。

研究表明，每日清晨饮用一杯新鲜凉开水，几年之后，就会收到神奇的益寿之功。日本医学家曾经对460名65岁以上的老年人做过调查统计，在5年内坚持每天清晨喝一杯凉开水的人中，有82％的老年人面色红润、精神饱满、牙齿不松动，每日能步行10千米。在这些人中，有些甚至从未得过大病。可见，合理饮水对养生起到的重要性。除水之外，合理选用粥、汤、果汁等饮品，也能起到强身健体的作用。

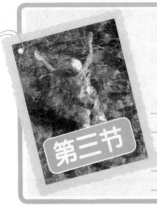

小暑、大暑运动养生

第三节

◎小暑、大暑之时，人们最容易感到的是心烦不安，疲倦乏力，因此这时节，更要做好自我养护和锻炼，而适合这时节的活动如游泳等对人体都是一种良性刺激，能改善大脑及系统功能，协调各系统器官的正常活动，促进血液流通，增加消化液的分泌，还能提高人的修养。

夏季游泳好运动，美体健身又养生

在炎热的夏季，气候使得人们厌倦各种各样的户外运动，因此，游泳成了许多人的最爱。此外，游泳对人们的好处很多。炎热的夏季选择户外运动，正可谓是运动健身两不误了。

首先，游泳能提高人的呼吸系统的功能。经过游泳锻炼后，能够充分吸入氧气，呼出二氧化碳，使体内组织细胞新陈代谢旺盛，对防治慢性气管炎，改善肺气肿有良效。其次，游泳能提高心血管系统功能。游泳能大大增强心脏的功能，减少代谢废物在血管壁上的沉着。

还有，游泳能使大脑皮层的兴奋性增高，工作后若到水中游泳片刻，不管是谁，皆会感到精神振奋，疲劳消失，周身轻快。尤其对中老年人来说，常参加游泳，可使脂肪类物质较好地代谢，避免脂肪在大网膜和皮下堆积形成肥胖病。

以上说明，游泳的确好处很多，但它也不是任何人皆可参加的运动，当你下水之前，务必作一次彻底的体格检查。此外，游泳不应在饭后1小时内进行；游泳前还必须充分做好准备活动，以避免发生抽筋和感冒。在下水时，不要猛一下跳进水里，应先在水浅的地方用水洗洗脸、洗洗上肢、搓搓胸腹，使身体充分适应时，再到水深的地方游泳；游泳后，若水在耳朵里不出来，可采用侧头低耳跳跃法；游泳后还必须用清洁的水彻底冲洗一下身体，将不洁的水冲去。为了预防眼病，最好滴一些眼药水。

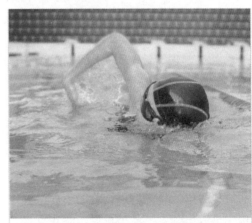

◎夏季游泳，既锻炼了身体，又可祛暑消夏，且适合各种人群。

夏季老人养关节，选游泳

随着年龄的增长，人的关节软骨逐渐退化、磨损，导致关节的承受力下降，还可能发生炎症反应而引起疼痛、僵硬、活动受限，老年性骨关节病发病率越来越高。为了延缓关节的老化，一些人怕磨损关节干脆不运动，另一些人则认为多动关节才能灵活，采取不适当运动方式过量运动。事实上这两种做法都不正确，要想养护关节，适量地游泳是最佳的选择。

① 游泳时关节负荷最少

由于关节软骨的营养来自关节内的滑液，运动时软骨间歇性受力，使滑液在软骨内循环，如果关节长期固定不动，会导致软骨营养不良而早期退化；但运动量过大也会造成关节过度负荷，导致关节软骨的损伤，特别是已患有骨关节炎的病人，运动量不当会加重病情的发展。

因此，关节完全静止或不当运动都会加速关节的老化，而水平位的游泳运动因不负重具有养护关节的作用。游泳时身体漂浮在水中，关节不承受体重，所受负荷最少，既能保证关节的活动并锻炼肌肉力量，还能增强全身肌力，同时让关节多活动还可使心肺等多器官功能得到锻炼，增强抗病能力。同时要注意蹬水时不能太用力，不要游到累了再上水，因为，关节劳累的话会加重炎症。

② 游泳后测测心率

游泳还须注意适当的负荷强度。最简便的方法是测试自己的心率反应。当连续游泳结束时，或每游一定距离结束时，立刻测试脉搏的跳动次数，即可反映出心率的变化。一般来说，中老年人游泳时最适宜的强度应是心率控制在90~100次/分钟，即保持在中等强度的负荷最好。

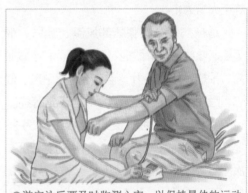

◎游完泳后要及时监测心率，以保持最佳的运动强度。

患有慢性疾病或用游泳来做医疗手段的中老年人，要进行严格体检。因为游泳对心肺功能要求较高。老年人游泳，必须经过医生检查身体，并征求医生的意见，制订运动处方。患有严重的心血管疾病、高血压、肺结核、中耳炎等疾病的老年人则不宜游泳，以免加重病情和发生意外。

另外，老人游泳时还要注意保暖。游泳约10分钟，上水一次，用厚毛巾包裹全身及膝关节，或者在关节位置放个小型暖水袋。10分钟后，再下水。这样反复练习几次，在身体感觉疲劳前停止练习。

小暑养生运动

每一时节都有其特定的养生运动，小暑时节也不例外，热爱运动的你在小暑时节不妨试试下面的运动。

① 小暑六月节坐功

小暑正值初伏前后，我国大部分地区进入一年中最热时期，气候炎热万物繁荣，六月节坐功正是根据这一时令特点而制定的练功方法，适宜小暑时节锻炼，从小暑时开始炼至大暑为止。

适应病症：腰膝腿部风湿、肺胀、喉干涩、咳喘、坐骨酸痛、打喷嚏、右小腹胀痛、抽搐、体重乏力、半身不遂、中风、健忘、哮喘、脱肛、腕无力、喜怒无常等症。

具体方法：每日凌晨3~7点时双手按地，一腿弯曲，一腿伸直，用力活动3~5次。然后牙齿叩动36次。

② 吸气退烧功

适应病症：退高热及内伤发热。

具体方法：端坐床上，两手向后撑按床上，头向后仰面朝天，用嘴做深细匀长之吸气，随吸随咽下，稍闭气后再慢慢地呼出来。一吸一呼为一次，共做64次动作。

③ 搓腹意守功

适应病症：阴茎痛睾丸炎。

具体方法：自然站立，双脚分开与肩同宽，双臂自然下垂，掌心朝内侧中指指尖紧贴风市穴，拔顶，舌抵上腭，提肛净除心中杂念。全身放松两掌相互摩擦至热，两内劳宫紧贴肚脐下四寸腹股沟上两侧摩擦64次（一上一下为一次），然后全身放松站立，意守归来穴处5分钟，每晚临睡前做一次。

④ 失眠诱导功

适应病症：内分泌紊乱。

具体方法：双腿并拢站立，双臂自然垂下，两掌心贴近股骨外侧，中指指尖紧贴风市穴；拔顶，舌抵上腭，去除心中杂念。两掌在身前，两掌相合，大指向上，两臂要伸直，左掌转向上，左肘向后撤，两掌向左侧画圆弧，至右前臂，紧贴左肋为止。大拇指转向上，两掌随腰转回正中，两臂伸直，然后右掌翻转向上，右肘向后撤，两掌向右侧画圆弧，至左前臂紧贴右肋为止。向左画圆弧再向右画圆弧为1次，共做12次。

大暑养生运动

大暑时节，烈日炎炎，酷暑难熬，使清凉的游泳池散发出一种难以抗拒的魅力。这种魅力，将一种夏季清凉养生的运动推上健身的舞台，这就是水中运动。

在欧美一些国家，水中运动得到了普及。水上操以其简单易学的特点，深受人们的喜爱。夏季，很多人喜欢浸泡在水中的感觉，清凉舒适且颇具娱乐性。水中的

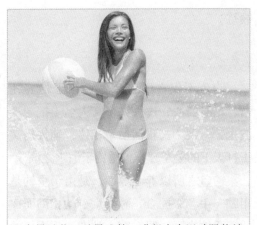

◎大暑时节，酷暑难熬，进行水中运动既能消暑，还有助于养生。

自由自在的水中慢跑在美国十分流行，成千上万的人夏季到大海和游泳池里慢跑，已成为当今美国最新的一项健身运动。热爱水中运动的你不妨在夏季也向美国人学习，做水中慢跑的运动。

做水中慢跑时，身体应垂直悬浮于水中，鼻孔比水面稍高一些，四肢如水轮般猛烈划动，像在水中扑腾的鸭子。对许多未受过正规训练和年纪较大的人来说，这是一项理想的运动。因为，在水中慢跑能平均分配身体负载，在水中受到的震荡为零，因而不会出现拉伤、扭伤等事故。水的阻力是空气阻力的12倍，在水中跑45分钟，相当于在陆地上跑2小时。因此，夏季在水中慢跑是一种更有效的健身方法。

夏季进行水中慢跑要循序渐进，不要一开始就做大量运动。一个人在水中慢跑5分钟后，心跳速度不应超过每分钟100~130次，并以休息和运动交替进行为宜。

健身操，更加重了这种娱乐性和趣味性。敏感的商家也纷纷围绕着"水"大做文章。他们几乎把在地面上的健身设备通通搬入水中。小到各种泡沫材质的器械，大到足以称之为"设备"的举重器、伸拉器，无一"漏网"。如此好玩儿，又有令人喜闻乐见的健身形式，于是这项运动很快冲破国界，开始走入中国百姓的都市生活。

大暑适合做什么运动

俗话说："冬练三九，夏练三伏"，这说明夏天的运动锻炼对健康起着重要作用。实验观察发现，夏天常参加锻炼比不坚持锻炼的人其心脏功能、肺活量、消化功能都好，而且发病率也较低。

大暑天由于气温高、湿度大，给体育健身增加了困难，因此，如何健身，是一个不太好解决的难题。究竟有哪些运动适合于大暑养生呢？

❶ 提倡旅游

大暑时节旅游的主要目的是消夏避暑，根据此原则，大暑天旅游的目的地应是海滨和山区。原因有二。

首先二者的气温相对较低；海滨气候又称海洋气候，大暑天里内陆已是烈日炎炎，但海滨却凉风习习。山地气候的特点是气温较低，但昼夜温差大。一般地说，气温的高低与海拔高度成反比。海拔高度每上升1000米，气温下降5~6℃。其次是海滨与山区的环境宜人，生活在海边的人会感到风向在一昼夜里会呈现有规律的变化。

炎夏暑日，清凉的海风拂面而来，使人顿觉爽快，倦意全消。还有，宽广松软的沙滩，为人们进行日光浴和海水浴提供了天然场所。海滨气候所具备的特有的综合作用，可协调机体各组织器官的功能，对许多慢性疾患都有一定防治作用。因此，大暑天旅游最好去海滨休息10天左右，这样非常有益于身心健康。

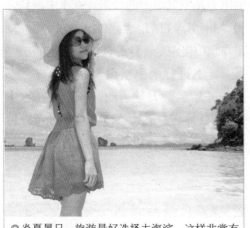

◎炎夏暑日，旅游最好选择去海滨，这样非常有益于身心健康。

去山地旅游也有不少好处，一般地说，山地环境对人体健康较为有利的高度范围是中、低山区，即海拔高度在500~2000米的区域，它对人体健康的促进作用，主要表现在山地气候的疗养效应和山地环境中的某些长寿因素两方面。人们可充分利用山地的自然条件做短期疗养，避暑、爬山、游览和散步，通过这些活动，使心血管系统功能得到锻炼。

❷ 钓鱼

钓鱼不仅在于获鱼，更在于怡养性情，增益身心，过去许多文人名士把"烟波垂钓"视为文雅活动。相传，辅佐周文王打天下的姜子牙，曾垂钓于渭水之滨。

钓鱼之所以养心养性，是由于垂钓是用脑、手、眼配合，静、意、动相助而成的。垂钓之际，眼、脑、神专注于浮标的动静，不声不响，意在丹田，形静实动，它对提高人的视觉和头脑灵敏的反应能力，都起到了积极作用。

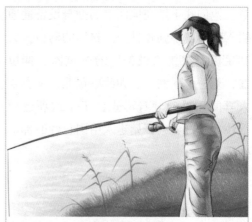

◎暑天钓鱼，可怡养性情，增益身心。

❸ 玩健身球

健身球，又叫保定铁球。此运动能调和气血、舒筋健骨、强壮内脏、健脑益智，且运动量小，不受场地、气候的限制，故适宜大暑天练习。若能经常坚持练习健身球，对偏瘫后遗症、颈椎病、肩周炎、冠心病等疾病均有较好疗效。此外，由于铁球与手掌皮肤的频繁摩擦，也会因静电及热效应的产生，起到增进血液循环，治疗周身各部位疾病的作用。

以上的运动项目，我们只是举例而已，当然适宜于夏季体育锻炼的项目还有不少，这里就不多说了。

大暑天运动之"七大注意"

我国自古以来就有根据节气调整养生方法的传统，所以天热以后通过运动进行健康保健要特别注意顺应气候要求。大暑进行运动时一定要注意。

① 穿着棉质服装

浅颜色的衣服可以减少热量的吸收，穿起来比较凉快；深颜色的衣服会吸收更多的热能，穿起来比较闷热。棉织品透热、吸汗优于化纤制品。所以，大暑天运动着装以浅颜色棉织品为最好。

② 晨练不宜过早

大暑天时天亮比较早，很多有晨练习惯的人都是天一亮就出门运动。但晨练不宜太早，以免影响正常睡眠。

③ 避免阳光直射

大暑天每天上午11时到下午4时是紫外线、红外线最强的时候。过强的紫外线可造成皮肤和眼睛的损伤，并可致皮肤癌。因此应尽量避免在阳光最强的时候在室外运动，更不可光着上身运动。

④ 控制运动强度

大暑天人体能量消耗很大，运动时更要控制好强度。一旦出现中暑症状，应立即到阴凉通风处坐下，喝些凉盐开水，呼吸新鲜空气，在头额部或腋下等处进行冷敷。有头晕、恶心、呕吐等症状时，可服用人丹、十滴水等祛暑药物。如经过处理仍不见好转，应立即到医院就诊。

⑤ 及时适量补水

大暑天运动出汗多，盐分丧失量大，容易使细胞渗透压降低，导致钠代谢失调，发生抽筋等现象。所以，大暑天运动及时补充水分非常重要。

⑥ 别用冷饮降温

有的人运动后习惯吃冷饮。事实上，在身体温度很高的情况下吃冷饮会伤害肠胃。这是因为运动时大量血液涌向肌肉和体表，而消化系统则处于相对缺血状态，这时进食大量冷饮不仅会降低胃的温度，还会冲淡胃液，使胃的生理机能受损，引起消化不良、呕吐、腹泻等病症。运动后温稀盐水是最好的饮料。

⑦ 不要立即冲凉

人体充分运动后会大汗淋漓，全身的毛孔都打开了。如果这时突然用冷水浇身，会引起感冒、发热。且冲凉并不能帮助肌肉放松，反而会使肌肉更加紧张。正确的方法是等身上的汗都干了，再用温水冲澡，水温应高于体温1~2℃。

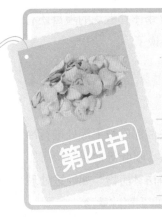

小暑、大暑防病养生

◎中医养生与治病方面有"冬病夏治"之说，那些每逢冬季发作的慢性疾病，如慢性支气管炎、肺气肿、支气管炎、过敏性鼻炎、风湿痹症等，小暑、大暑时节是最佳的治疗时机。同时，小暑、大暑时节，又是心脑疾病的多发季节，这时节也要做好"心病"和"脑病"的防治工作。

小暑三伏天，最要防"心病"

夏夜天气燥热，气压低、湿度大，人体循环和代谢明显加快、心脏负担加重，易导致人体缺氧，心率加快，心脏病人普遍感到胸闷、气短，加之气温急剧变化使血压上升，容易诱发和加重原有心脏病。

心脏病患者夏天须注意起居有序，做好防暑降温，保证正常睡眠，保持情绪稳定。中老年人尤其高血压、糖尿病、冠心病、心律失常等慢性病患者，一旦出现胸闷、心慌或腹泻、感冒，要及时就医。另外，心血管疾病患者不宜剧烈运动，可做一些中轻强度的有氧运动，如散步、打太极拳、慢跑等。

小暑时节的饮食应以清淡为主，少食辛辣油腻之品。如绿豆百合粥具有清热解毒、利水消肿、消暑止渴、降胆固醇、清心安神和止咳的功效。南瓜绿豆汤同样具有清暑解毒、生津益气的功效。蔬菜应多食绿叶菜及苦瓜、丝瓜、南瓜、黄瓜等，水果则以西瓜为好。

此季节天气炎热，出汗较多，对有慢性病的人群，更应结合节气特点加以调护，防止旧病复发或加重，并防止夏季常见病的侵袭。对有心脑血管疾病的人来说，要保证充足的睡眠，并加强室内通风，尤其在闷热的天气中要注意使用物理降温。有心脏病史的人群，要注意保持心情舒畅，贮备氧气袋，在自觉胸闷气短之时使用。慢性呼吸系统疾病，如慢性支气管炎、哮喘的患者，应注意室内温度、湿度、通风换气，必要时吸氧。此外，还应

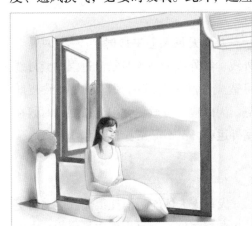

◎小暑时节，室内要常通风换气，可以预防慢性呼吸系统疾病。

禁食寒凉之品，胃肠道疾病的人群，此节气要注意饮食的合理科学。如慢性胃炎、慢性肠炎的人们要注意饮食有规律，不要暴饮暴食，还要注意饮食卫生，防止肠道传染病的发生。同时应少食寒凉之物，以免加重病情。

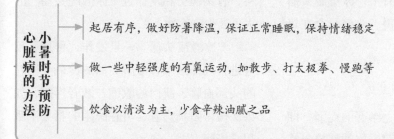

心脏病的方法 小暑时节预防

→ 起居有序，做好防暑降温，保证正常睡眠，保持情绪稳定

→ 做一些中轻强度的有氧运动，如散步、打太极拳、慢跑等

→ 饮食以清淡为主，少食辛辣油腻之品

饮食防病原则

夏季饮食不洁是引起多种胃肠道疾病的元凶，如痢疾、寄生虫等疾病，若进食腐败变质的有毒食物，还可导致食物中毒，引起腹痛、吐泻，重者出现昏迷或死亡。

夏季又是消化道疾病多发季节，在饮食调养上要改变饮食不节，饮食不洁，饮食偏嗜的不良习惯。饮食应以适量为宜，过饥，则摄食不足，能量缺乏，而致气血不足，引起形体倦怠消瘦，正气虚弱，抵抗力降低，继发其他病症；过饱，会超过脾胃的消化、吸收和运化功能，导致饮食阻滞，出现脘腹胀满嗳腐泛酸、厌食、吐泻等食伤脾胃之病。《素问·痹论篇》曰："饮食自倍，肠胃乃伤。"此即饮食要有节制之理。

饮食偏嗜是造成营养不良的原因之一，只有饮食调节适当，才能保证人体所需的营养物质。饮食偏嗜有过寒过热之偏，五味之偏。多食生冷寒凉，可损伤脾胃阳气，因寒湿内生发生腹痛泄泻，偏食辛温燥热，可使胃肠积热，出现口渴，腹满胀痛，便秘最终酿为痔疮；五味之偏是说人的精神气血都由五味滋生，五味对应五脏，如酸入肝，苦入心，甘入脾，咸入肾。

若长期嗜好某种食物，就会使脏腑机能偏盛偏衰，久而久之可损伤内脏而发生疾病。如偏食咸味，会使血脉凝滞，面色无华；多食苦味，会使皮肤干燥而毫毛脱落；多食辛味，会使筋脉拘急而爪甲枯槁；多食酸味，会使皮肉坚厚皱缩，口唇干薄而掀起；多食甘味的食物，则骨骼疼痛，头发易脱落。

"饱食过多，则结积聚，渴饮过多，则成痰澼"，人在大饥大渴时，最容易过饮过食，急食暴饮。所以在饥渴难耐之时，亦应缓缓进食，另外在没有食欲的情况下，也不能勉强进食，过分强食则可能伤害脾胃。正如梁代医家陶弘景在《养性延命录》中指出的："不渴强饮则胃胀，不饥强食则脾劳。"

暑伏贪凉，当心头痛

近些年来，因食冰激凌而引发头痛的患者增多，于是医学界有了"冰激凌头痛症"之说。神经科医生说，头痛只会在热天情况下发生。

① 冷刺激使血管收缩产生疼痛

头痛一般是指头颅上半部的疼痛，即眉毛以上至枕部止这一范围内的疼痛。临床发现，患有偏头痛等头痛史的人容易出现这种头痛急性发作。患"冰激凌性头痛"，一般是在快速摄取冰激凌等冷冻食物或饮料之后发作的疼痛。这是因为冷饮进口时，会给口腔黏膜很强的刺激，这就可能使头部和面部的肌肉、血管收缩，神经产生放射性的疼痛。冰激凌头痛症的疼痛，常位于颅中部，有时在颞侧、额部或后眶内，表现为瞬间刺痛或疼痛难忍。值得重视的是，这种头痛经常发作容易导致血管障碍。吃冷饮时注意让腭部尽量避免接触冷食，可有效预防"冰激凌头痛"

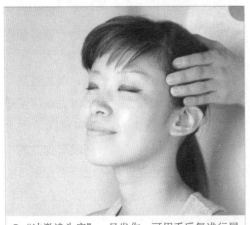

◎ "冰激凌头痛"一旦发作，可用手反复进行局部按摩，以减轻疼痛。

的发生。一般不要快速摄取冷冻食物或饮料，有头痛史和发作过"冰激凌头痛"的人更要少吃冷饮。

"冰激凌头痛"一旦发作，可用手反复进行局部按摩，缓解突然的冷刺激引起的头部血管、肌肉的收缩，减轻疼痛，如果头疼得特别厉害，可在医生的指导下服用止痛药。

② 夏季是头痛症多发季节

夏季的高温、闷湿、雷雨、风、天气骤变，常会诱发或加重头痛，而与气候有关的夏季饮食和睡眠，也常常直接导致头痛。因此夏季是头痛症的多发季节。

（1）缺水性头痛。夏季汗液蒸发也多，如不及时补充水分，人体就容易脱水。人体脱水后，脑脊液减少，颅骨和脑组织的间隙就会加大，当体位变化，尤其是站立时，脑组织因轻度"下沉"或"震动"，使得脑部的神经根和血管受到牵拉而出现头痛症状。预防措施：输入一定量的生理盐水，以消除或减轻脱水。同时患者应卧床休息，不用枕头，保持头的低位。

（2）疰夏性头痛。有些人一到夏季，会经常头痛并伴有食欲缺乏、低热和全身乏力。入秋凉爽后就不治即愈。这是因自主神经功能紊乱引起，大多发生在身体虚弱、气血不足者身上。预防措施：主要是注意环境降温，保证一定的睡眠时间，饮食以清淡为主，多吃蔬菜、水果。

大暑时节常见病候

大暑时节，要在一些常见的病症上多下防治功夫，如心脏病、头痛病、胃炎等。

❶ 防伤害心脏

三伏天，气温高、湿度大，心脏最难受，有心脏病的人一定要养好心，千万不要过劳，要早睡早起，中午要保证午休，注意心静及静养生、低温养生。心脏有不适要坚持吃药并及时就医。

三伏养心方：麦冬5克、桂圆肉5克，泡水代茶，气虚乏力者加西洋参3~5克。

❷ 护头养脑

避免在阳光下暴晒，要戴凉帽，用遮阳伞，工作尽量调整在早、晚，中午在树荫等处纳凉或午睡。

三伏养脑方：薄荷3克、枸杞10克、益智仁10克，煎水喝，并嚼服核桃10克。

❸ 防肠胃炎

三伏天多发沙门氏菌属感染引起的肠胃炎，其主要症状是恶心、呕吐、腹泻水样便，发热，要赶快看医生，否则易发生脱水、休克，甚至死亡。夏天一定要灭蝇，注意饮食卫生。

三伏养肠胃方：新鲜荷叶、新鲜藿香叶、新鲜玫瑰花瓣，煮水当茶饮。

❹ 防皮肤病

三伏天，湿热交蒸，细菌、病毒繁殖快，皮肤病发病也增多，如湿疹、痒疹、真菌感染等，所以要多注意皮肤的清洁卫生，屋内要多通风，坐公交车后要洗手。

三伏养皮肤方：鲜韭菜汁天天涂患处，一次即明显见效，对风疹块、痱子特别有效。

❺ 防痢疾

痢疾的症状主要是高热寒战、腹痛腹泻、脓血便、里急后重，要赶快看医生。要注意灭蝇，不吃不干净的饭菜。

三伏治痢疾方：用黄连1升，酒5升，煮取1升半，再服当止。

❻ 防中暑

调整好三伏天作息时间，室外劳动者应下午3点以后再干活。并注意采取降温散热，如饮温淡盐水、冷饮、绿豆汤、绿茶及用冷湿毛巾擦头面，还要头戴凉帽，用遮阳伞。

三伏防中暑方：藿香叶、香薷叶、薄荷叶各10克。加水淹没药物为度，煎开即可，煎时加盖。

❼ 防疰夏

疰夏，又叫苦夏，三伏天因天热下降，地湿上升，湿热交争困于脾胃之故。

主要症状：不思食（纳呆）、恶心、头昏乏力、倦怠思睡、舌苔腻、小便少、汗多。可服藿香正气丸（水），醒脾化湿，或食用荷叶、粳米粥以养脾胃，或辅以香砂养胃丸以健脾助消化。

三伏养脾方：薏米、白扁豆、绿豆熬粥吃。

⑧ 防蛇咬伤

外出旅游时，千万不要把手足随便探入岩缝、地洞、路上、树上。过草丛、越水沟时要用棍子"打草惊蛇"。一旦被蛇咬，无论蛇有毒无毒，都应立即用水冲洗伤口，并将血挤掉，然后用线或布条于伤口向心处结扎，以阻止毒入心脑，然后到医院处理。如果医院较远，可先采用以下偏方敷在伤口处以解毒。

三伏治毒蛇咬伤方：藤黄50克、雄黄精50克、蟾蜍15克、辽北细辛30克、香白芷30克、生附子20克、蜈蚣虫20条、白酒500毫升，上药为末，调白酒呈稀糊状，搽伤处及周围部，日数遍。

或用鲜白花蛇舌草50至100克。放砂锅中加水煎煮，或者捣烂即可。早晚分服药液，药渣或药泥外敷伤处，每日2次。

夏季炎热，女人要养好气血

"妇女以养血为本。"女人的阴血不足就相当于花瓶里的水不够了，花儿会渐渐枯萎凋谢。要想让花儿重新娇艳起来，您就要给花瓶里添些养分。对于女人来说，补血是第一大法。

善养血，你就永远貌美如花。不善于养血，就会出现面色萎黄，嘴唇、指甲苍白，四肢无力，头发枯燥，头昏眼花，乏力，气急等问题。一直发展下去，就会过早出现皱纹、白发、脱牙、步履蹒跚等早衰症状。所以女人要想不提早变成"小老太婆"，就要抓紧做好养血功课。

补血有一千古名方叫"四物汤"，由当归10克、川芎8克、白芍12克、熟地12克组成。虽然只有四味药，可它们却是补血的完美组合。能养血活血，使营血调和，而且补而不滞，滋而不腻，被誉为妇科养血第一方。用这四味药和鸡汤一块熬，不仅味道鲜美，而且能加强补血的功效。这个方子最适合25岁以后的女性喝。

在生理期前三天或是后四天喝，效果会更明显。

四物汤不仅补养女人血，还能改善月经不调，缓解痛经，更能防止生理功能老化。另外，它还能改善情绪，对烦躁不安、精神不宁、健忘失眠有很好的疗效，是女人的护花使者。女士们平时都可以适当喝喝以作保养。

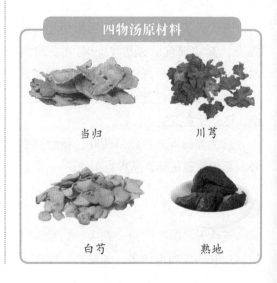

四物汤原材料

当归　　　　　川芎

白芍　　　　　熟地

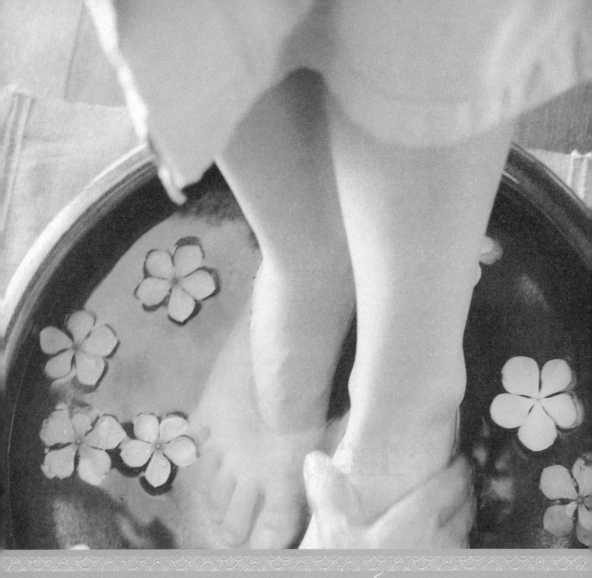

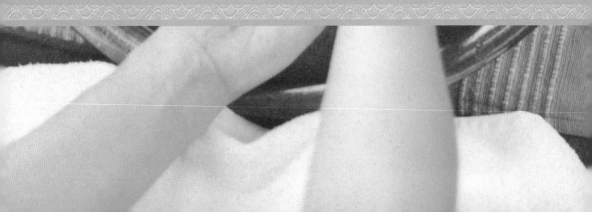

第三篇

补养气血防秋愁——秋季养生

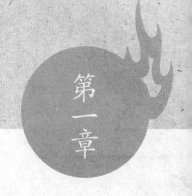

第一章

秋季养生总说

●由于秋季气候变化复杂，不但多见其主气"燥"所引起的各种病症，还可见长夏湿邪为患所致的多种疾病，并为冬季常见的慢性病种下了病根，所以秋季养生必须针对天地变化特征、人体生理病理特点而选择相应的养生方法。

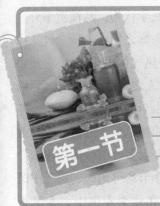

秋季的特点

◎秋高气爽的季节，冷暖交替不定，给人的生理和心理带来的影响不容忽视，但秋季对人心理上的影响更大于生理上，在秋季，我们更应重视情志上的调养。

第一节

秋季气候的特点

秋季是夏季到冬季的过渡季节，秋季的气候特点主要是干燥，人们常以"秋高气爽""风高物燥"来形容它。

秋季的时间为阴历7至9月立秋到立冬，阳历为9至11月，天文上秋分到冬至这一段时间为秋季。进入秋季，白天渐短、黑夜渐长，北方冷空气不断侵入，但势力不是很强，秋季的气温会逐渐下降，但是一般较冬季缓慢。由于干湿状况的差异，不同地区会出现阴冷多雨，或干燥凉爽的气象状况。我国北方常形成秋高气爽的天气，华西常有绵绵秋雨出现。冷锋活动明显增多，一般三五天就有一次冷锋过境。到了深秋，随着冷空气的加强，冷锋还会造成寒潮天气，寒潮是强冷空气爆发过程，在24小时内气温下降10℃以上，并且最低气温达到5℃以下，这会对人体健康带来很大影响。

秋季还是大雾天气的多发期，由于地面逐渐变冷，又经过一夏天降雨，地表含水量较多，所以在天气形势有利的情况下，水汽便凝结形成大雾。在较冷的深秋，由于昼夜温差大，白天蒸腾的水汽会在夜间凝结，或为露，或为霜。

秋季气候对人体的生理影响

在初秋时节，暑气余威尚盛，又兼雨水甚多，所以中医学将农历七月称为长夏。长夏主湿，脾主长夏，故早秋七月以脾胃病居多。脾喜燥恶湿，湿邪留滞，最易困脾。湿为阴邪，易阻遏气机，损伤阳气，致脾阳不振，运化无权，水湿停聚，发为水肿或腹泻；何况长夏七月，天气尚热，人们喜食生冷瓜果、冰冻饮料，更助湿邪，损伤脾阳，所以秋七月易见腹满、腹泻之症。脾阳不振，不能运化水湿，水湿停聚而生痰。早秋脾伤于湿，可为冬天的慢性支气管炎等疾病的复发种下病根，所以《素问·阴阳应象大论》说："秋伤于湿，冬生咳嗽"。湿性重着，外湿之邪，侵犯经络筋骨，使经筋阻痹，可出现"湿痹""着痹"。

长夏之后，秋季天气的主体表现为气温逐渐降低，"白露秋分夜，一夜冷一夜"。这种变化又有昼夜温差大、冷暖变化极不规律的特点。中医认为，秋主收，燥为秋之主气。阳气渐收、阴气渐长、景物萧条、空气干燥，这给人体带来较大影响，所以也有"多事之秋"的说法。由于其天气不断收敛，空气中缺乏水分的濡润而成为肃杀的气候，这时候人们常常会觉得口鼻干燥、渴饮不止、皮肤干燥，甚至大便干结等。中医学认为，从性质来分，燥气可有温燥与凉燥之别。初秋之气，由于禀受了夏季炎热气候的余气，刚烈肃杀，形如老虎咬人之凶猛，故称之为温燥；深秋之气，由于接近寒冷的冬季，寒意加深，则称为凉燥。至于进行高温作业的人们，由于出汗太多，引致体内津液严重损耗，则不分季节均可出现，属于中医"内燥"之列。在秋季养生中，专家提出：早睡早起，收神"蓄阴"；饮食清润，补益"滋阴"；适量运动，内敛"护阴"；适当秋冻，防病"养阴"；巧用药物，辩证"补阴"的理论。

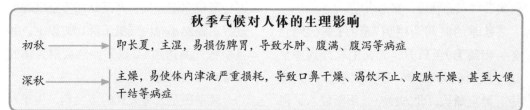

秋季气候对人体的生理影响

初秋 ——→ 即长夏，主湿，易损伤脾胃，导致水肿、腹满、腹泻等病症

深秋 ——→ 主燥，易使体内津液严重损耗，导致口鼻干燥、渴饮不止、皮肤干燥，甚至大便干结等病症

秋季气候对人体的心理影响

很多人对季节变换很敏感，是"受气候支配"的人，例如秋季易伤感，易"悲秋"。花木凋零、草枯叶落、大雁南飞、动物入蛰都可触景生情引起愁绪，产生凄凉、苦闷、秉暮之感，诱发消极情绪、灰色心理。甚至有些人秋天明显地贪吃贪睡、精力难以集中、性格消沉、情绪低落、睡眠易惊醒、白天感到疲乏、缺乏活力和创造力。

常在室内工作的人，尤其体质较弱或极少参加体育锻炼的脑力劳动者，比一般人更易在秋季显得忧郁。医学研究发现，秋季抑郁通常起病于成年期，平均起病年龄是23岁，女性是男性的4倍。这些在20岁至30岁之间的年轻人有些仅仅是轻微的情绪障碍，主要表现为：心情不佳，高兴不起来；较为严重的则出现焦虑症状，导致食欲、睡眠等欠佳；同时还会出现精力缺乏、自我评价低、精神迟滞等。

人们工作、生活压力增大，那些日常被压抑的情绪容易被阴天、秋风、落叶等外在事物激发出来，如不及时调节，很容易失控。久而久之就会出现情绪低落，变得易怒、忧郁、易疲劳、精力衰退、注意力分散难以集中，甚至还会出现心慌、多梦、失眠等一系列症状。

适时的调整情绪是秋季应该做的，要做到保持"神态安宁"，自己找乐，多做

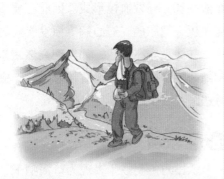

◎秋季气候多变，对人的心理影响很大，秋季养生，要做好情绪调节，多参加室外活动，增强体质。

娱乐活动和户外活动，减少秋季的不利影响，发挥秋季有利影响的优势，从而增强体质，健康地进入冬季。人们还应该早睡早起，尽量保持情绪稳定，这样，才能顺应秋收之气，来减缓秋天肃杀之气对人体的不利影响。

此时，更要注意保护人体的阳气，不要让秋凉之气伤害到人体。同时，注意不要过分悲忧，以避免肺志太过；要通过情绪的调节、舒畅，来保持肺气的清肃正常。这就是顺应秋季收敛的自然特性，适应于秋季的养生原则。如果违背了这个原则，就会损伤肺气。发展到冬季，就有可能发生消化不良性的腹泻病。更重要的是，会进一步影响到人体适应冬藏的能力，使耐寒、抗病等人体的防御功能下降。

秋季易感的疾病类型

秋季是夏冬的转换期，初秋湿热较甚；白露后雨水减少、气候干燥，昼热夜凉；寒露后天气很快变冷。天气变化往往会使人措手不及，冷暖变化的不规律促使多种疾病多发。最常见的有胃病复发、伤风感冒、支气管炎、哮喘、中风等。其主要原因是人体受冷空气刺激，导致交感神经兴奋，血压升高，促进了血栓的形成，同时，血液中的组氨酸增多、胃酸分泌增加、胃肠发生痉挛性收缩所致。现代医疗气象学家认为，入秋以后，人们应科学安排衣食住行，才能避免天气变化对人体健康的影响，安全度过"多事之秋"。

❶ 胃病复发

立秋之后，气温渐凉，此时人的食欲旺盛，食量增加，使胃肠的负担加重。易导致急性胃炎或旧病复发，严重者还会引起胃出血、胃穿孔等并发症。因此，要适当参加体育锻炼，改善胃肠道的血液循环，增强胃肠道功能，减少发病机会。同时还要注意饮食调养，做到饮食有节、温软淡素、定时定量、戒烟禁酒。

❷ 伤风感冒

秋天的气候昼夜温差大是伤风感冒的

高发季节，因此，要遵循"春捂秋冻"和"耐寒锻炼从秋始"的规律，体质好的人衣着应以轻薄为宜、体质较差的人应随气候变化逐步添衣。秋天气候干燥要适当多饮水，增强机体代谢，以防忽热忽冷诱发感冒。

❸ "老慢支"复发

秋天昼夜温差悬殊，很多人不适应这种多变的气候很容易发生呼吸道感染，导致"老慢支"复发。要注意改善居室环境。中医学认为"天人相应"，室内安静整洁，常开门窗通风，保持空气新鲜。温度最好控制在18~20℃，相对湿度在40%~50%。防止受凉，科学调理饮食，合理用药，防旧病复发。

❹ 哮喘病发作

深秋时节，天气转寒、食物和空气中的致敏物质大量增加，是哮喘病易发的重要因素，故应密切关注患者的生活习惯，认真查出可能引起哮喘的致敏原因，并尽量避免与致敏物质接触。其次要随气候的变化及时增添衣服，防止受凉。还要注意加强营养，重视锻炼身体，积极配合治疗。

❺ 中风

进入深秋时节，低气温可致体表血管弹性降低，周围阻力增加，使交感神经兴奋，肾上腺皮质激素分泌增加从而引起小动脉收缩、血压升高，而致脑血管破裂。寒冷还能使血液纤维蛋白浓度增加，引起血液黏稠，导致血栓形成。因此，要重视高血压、糖尿病、冠心病等原发疾病的治疗，并注意先兆症状，如发现突然眩晕、剧烈头痛、视物不清、肢体麻木等，应及时送医院治疗，以防发生意外。

❽ "秋燥"症

秋燥的主要临床表现为口渴咽干、皮肤干燥等症状。如果秋燥伤及胃肠，则病人有心热烦渴、不思饮食、大便干结等现象。秋燥症主要靠预防，应从精神调养、饮食调整、加强锻炼等多方面去协调。首先，秋季要注意补水。秋季宜多喝水，多吃些萝卜、莲藕、荸荠、梨、蜂蜜等润肺生津的食物，特别是梨有生津止渴、止咳化痰、清热降火、养血生肌、润肺去燥等功能，很适宜有内热，出现肺热咳嗽、咽干喉痛、大便干结的人食用。秋季要尽量少食或不食辣椒、葱、姜、蒜等燥热之品。

秋季的应季蔬果

在"燥气当令"的秋季，食用一些具有滋养润燥功效的蔬果有益健康。石榴、小白菜、花菜、梨、葡萄、大枣、柑橘、百合、甘蔗等，均为秋季应季蔬果，可大丰富我们的餐桌。

（1）石榴。石榴性温味甘酸，有生津液、止烦渴的作用。凡津液不足、口燥咽干、烦渴不休者，可作食疗佳品。

（2）小白菜。小白菜中所含矿物质能够促进骨骼发育，加速新陈代谢和增强机体造血功能，通畅肠胃利大小便加速排毒，并有益骨骼健康。

（3）花菜。花菜平味甘有健脾养胃、清肺润喉、清热解毒作用，对秋燥引起的脾虚胃热、口臭烦渴者更为适宜。

（4）梨。梨肉香甜可口，肥嫩多汁，有清热解毒、润肺生津、止咳化痰等功效，生食、榨汁、炖煮或熬膏，对肺热咳嗽、麻疹及老年咳嗽、支气管炎等症有较好的治疗效果。若与荸荠、蜂蜜、甘蔗等榨汁同服，效果更佳。

（5）葡萄。葡萄营养丰富，酸甜可口，具有补肝肾、益气血、生津液、利小便等功效。生食能滋阴除烦，捣汁加熟蜜浓煎收膏，开水冲服，治疗烦热口渴尤佳。经常食用，对神经衰弱和过度疲劳均有补益。葡萄制干后，铁和糖的含量相对增加，是儿童、妇女和体弱贫血者的滋补佳品。

（6）大枣。大枣能养胃和脾、益气生津，有润心肺、调营卫、滋脾土、补五脏、疗肠癖、治虚损等功效。

（7）柑橘。柑橘性凉味甘酸，有生津止咳、润肺化痰、醒酒利尿等功效，适用于身体虚弱、热病后津液不足口渴、伤酒烦渴等症，榨汁或蜜煎，治疗肺热咳嗽尤佳。

（8）百合。百合质地肥厚、甘美爽口，是营养丰富的滋补上品，功擅润肺止咳、清心安神，对肺结核、支气管炎、支气管扩张及各种秋燥病症有较好疗效。熟食或煎汤，可治疗肺痨久咳、咳嗽痰血、干咳咽痛等症。

（9）甘蔗。蔗汁性平味甘，为解热、生津、润燥、滋养之佳品，能助脾和中、消痰镇咳、治噎止呕，有"天生复脉汤"之美称。中医常把其作清凉生津剂，用于治疗口干舌燥、津液不足、大便燥结、高热烦渴等症。

（10）柿子。柿子有润肺止咳、清热生津、化痰软坚之功效。鲜柿生食，对肺痨咳嗽、虚热肺痿、咳嗽痰多、虚劳咯血等症有良效。红软熟柿，可治热病烦渴、口干唇烂、心中烦热、热痢等症。

（11）萝卜。萝卜能清热化痰、生津止咳、益胃消食，生食可治疗热病口渴、肺热咳嗽、痰稠等症，若与甘蔗、梨、莲藕等榨汁同饮，效果更佳。

（12）荸荠。荸荠可作水果生吃，亦可做菜食用，具有清热生津、化湿祛痰、凉血解毒等功效，可治疗热病伤津、口燥咽干、肺热咳嗽、痰浓黄稠等症，与莲藕榨汁共饮效果更佳。

（13）银耳。银耳能润肺化痰、养阴生津，做菜肴或炖煮食用，可治疗阴虚肺燥、干咳无痰或痰多黏稠、咽干口渴等症，与百合做羹食用疗效尤佳。

需要注意的是，食用新鲜水果和蔬菜要适量，过食或暴食亦会影响身体健康。新鲜水果含糖量较高，老年人及心脑血管疾病患者尤须慎食。由于梨、甘蔗性寒，因此脾胃虚寒和胃腹疼痛的人不宜食用。

春夏养阳，秋冬养阴

《素问·四气调神大论》指出："夫四时阴阳者，万物之根本也，所以圣人春夏养阳，秋冬养阴，以从其根，故与万物沉浮于生长之门，逆其根则伐其本，坏其真矣。"这是古人对四时调摄之宗旨：顺应四时养生要知道春生夏长秋收冬藏的自然规律。

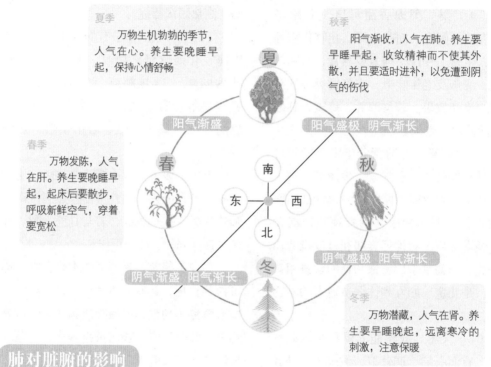

夏季
万物生机勃勃的季节，人气在心。养生要晚睡早起，保持心情舒畅

秋季
阳气渐收，人气在肺。养生要早睡早起，收敛精神而不使其外散，并且要适时进补，以免遭到阴气的伤伐

春季
万物发陈，人气在肝。养生要晚睡早起，起床后要散步，呼吸新鲜空气，穿着要宽松

冬季
万物潜藏，人气在肾。养生要早睡晚起，远离寒冷的刺激，注意保暖

阳气渐盛

阳气盛极 阴气渐长

阴气渐盛 阳气渐长

阴气盛极 阳气渐长

夏　春　秋　冬

南　东　西　北

肺对脏腑的影响

肺在人体中具有重要作用，全身气血都由它来分配，所以，如果肺感受邪气，不仅自身会发生病变，其所主的皮毛发生病变，还会将这种邪气传到身体其他脏腑。

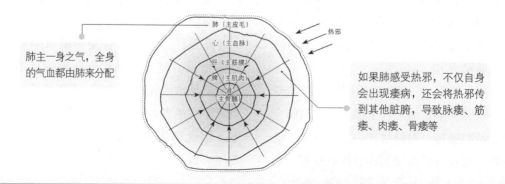

肺主一身之气，全身的气血都由肺来分配

肺（主皮毛）
心（主血脉）
肝（主筋膜）
脾（主肌肉）
肾（主骨髓）

热邪

如果肺感受热邪，不仅自身会出现痿病，还会将热邪传到其他脏腑，导致脉痿、筋痿、肉痿、骨痿等

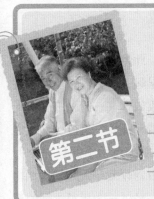

秋季生活起居养生

第二节

◎秋季气候干燥多风，气候也开始渐渐转凉，在这个季节，在着装上要选择宽松柔暖的服饰，在家居生活中要注意室内的通风，女士们更要做好秋季的皮肤护理工作，让皮肤摆脱尴尬的处境。

秋夜凉，别让身体着了凉

在夏天的时候，因为天气炎热，所以许多人都喜欢开着窗户、光着膀子、什么也不盖睡觉。到了初秋的时候，虽然气温开始下降，但是下降的幅度不是很大，白天依然很热，只有早晚很凉，而且当微风吹进室内时，能带给人一种清新凉爽的感觉，因此有些人仍然延续着夏天的习惯，睡觉时什么也不盖。这样，身体壮的人没问题，但体弱的人如果不注意，会被寒气所伤，引发肠胃问题和心脏疾病。

人的肚脐部位没有脂肪组织，表皮角质层比较薄嫩，所以肚脐的屏障功能很差，是腹壁薄弱处之一。而初秋时节正是寒暖交替、冷热交锋的时候，前半夜暑去爽来，让人感到非常凉爽，后半夜寒邪下注，室内暑湿上蒸，二者相交在一起，这时寒邪就很容易从没有盖着的肚脐进入人体内，导致人体经脉阻滞、气血不通，出现腹部疼痛、呕吐、不思饮食、腹泻等症状。

另外，在我们的鼻腔、口腔黏膜周围，存在着各种各样的细菌，它们之所以不能危害我们的身体，是因为身体具有一定的抵抗力，而当我们受凉的时候，就会导致身体的抵抗力下降，这时，这些病菌就会长驱直入，危害身体，引发感冒、发烧，甚至更严重的疾病。

所以，在秋天的时候，我们在睡觉时一定要盖上被子之类的保暖用品，只有这样，当入夜或清晨秋凉袭来时，我们才不至于因为身体受凉而染上疾病。

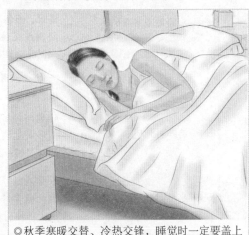

◎秋季寒暖交替、冷热交锋，睡觉时一定要盖上被子之类的保暖用品，以免着凉。

秋爽宜睡，但很有讲究

秋天气候宜人，实在是睡眠的好季节。但有些人，只知道秋爽宜睡，却不注意秋季睡眠的方式方法，不仅辜负了凉爽宜睡的条件，而且不利秋季的养生保健。因此，讲讲秋季的睡眠之道，还是很有必要的。

秋季睡眠总的原则是——早睡早起，以应秋候。《素问·四季调神大论篇》中说："秋三月，此谓容平。天气以急，地气以明，早卧早起，与鸡俱兴。使志安宁，以缓秋形，收敛神气，使秋气平，无外其志，使肺气清。此秋气之应，养收之道也。"这就是说，在秋季的这三个月中，秋爽气清，万物收藏，人的起居调摄应与气候相适应。经过一个相对少眠的夏季，秋季注重睡眠，正好借此予以补偿。

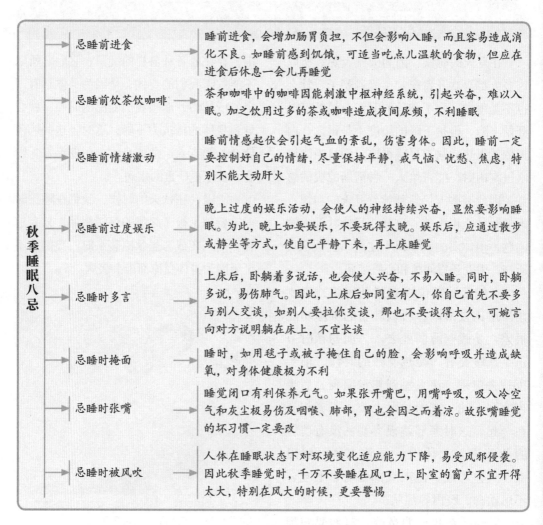

秋季睡眠八忌

忌睡前进食 → 睡前进食，会增加肠胃负担，不但会影响入睡，而且容易造成消化不良。如睡前感到饥饿，可适当吃点儿温软的食物，但应在进食后休息一会儿再睡觉

忌睡前饮茶饮咖啡 → 茶和咖啡中的咖啡因能刺激中枢神经系统，引起兴奋，难以入眠。加之饮用过多的茶或咖啡造成夜间尿频，不利睡眠

忌睡前情绪激动 → 睡前情感起伏会引起气血的紊乱，伤害身体。因此，睡前一定要控制好自己的情绪，尽量保持平静，戒气恼、忧愁、焦虑，特别不能大动肝火

忌睡前过度娱乐 → 晚上过度的娱乐活动，会使人的神经持续兴奋，显然要影响睡眠。为此，晚上如要娱乐，不要玩得太晚。娱乐后，应通过散步或静坐等方式，使自己平静下来，再上床睡觉

忌睡时多言 → 上床后，卧躺着多说话，也会使人兴奋，不易入睡。同时，卧躺多说，易伤肺气。因此，上床后如同室有人，你自己首先不要多与别人交谈，如别人要拉你交谈，那也不要谈得太久，可婉言向对方说明躺在床上，不宜长谈

忌睡时掩面 → 睡时，如用毯子或被子掩住自己的脸，会影响呼吸并造成缺氧，对身体健康极为不利

忌睡时张嘴 → 睡觉闭口有利保养元气。如果张开嘴巴，用嘴呼吸，吸入冷空气和灰尘极易伤及咽喉、肺部，胃也会因之而着凉。故张嘴睡觉的坏习惯一定要改

忌睡时被风吹 → 人体在睡眠状态下对环境变化适应能力下降，易受风邪侵袭。因此秋季睡觉时，千万不要睡在风口上，卧室的窗户不宜开得太大，特别在风大的时候，更要警惕

秋季睡眠有讲究

　　秋季应早睡早起，讲究坐卧方向和睡卧方式，这是适应秋季养收之道的起居方式。早睡早起可以使人体阴精随着自然界阴阳的变化而收敛于体内，阳气舒展；又有应秋气旺于西方之理，所以秋季坐卧宜朝西南方，以顺应自然，协调阴阳；再有中医认为右侧卧可以使全身得到放松，自然弓形可以使四肢自由变动，并且使精气不散，所以说秋季以右侧弓形卧为最好。

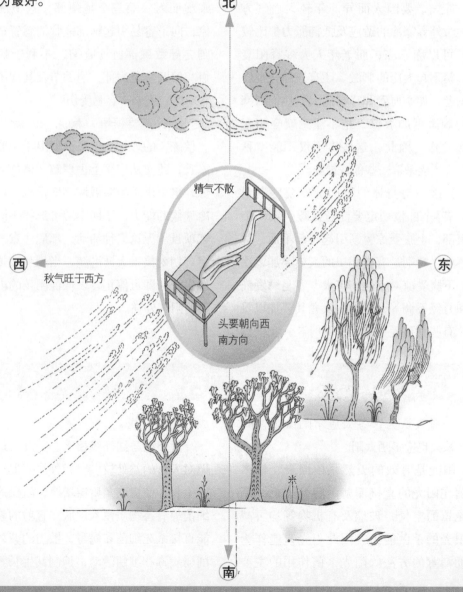

北

精气不散

西　　秋气旺于西方

头要朝向西
南方向

东

南

把握冷暖度，"秋冻"好过冬

老百姓常说"春捂秋冻"，意思是说春天棉衣要晚脱一段时间，以免受凉生病；秋天则相反，厚衣服要晚些穿，多经受寒冷的刺激，从而增强机体抵抗力。不过，不同的人群、人体的不同部位，都应区别对待，一味地秋冻就会把身体冻坏。

首先，要因人而异。年轻人血气方刚，对外界寒冷的适应及抵御能力都比较强，可以冻一冻；而老年人大多肾阳衰微，禁不起太冷的刺激。还有一部分慢性病患者，如心血管和哮喘病人，他们对寒凉的刺激更加敏感，稍不注意就会引起疾病发作。因此，这些人不仅不能"秋冻"，还应采取一些保暖措施。

其次，对身体的不同部位要区别对待：有4个部位一定要注意保暖。第一个是腹部，上腹受凉容易引起胃部不适，甚至疼痛，特别是有胃病史的人更要加以注意；下腹受凉对女性伤害大，容易诱发痛经和月经不调等，经期妇女尤其要加以重视。有些女孩爱穿露肚皮的时装，我们建议秋冬季节最好不穿，以免寒气入体伤害脏腑。第二个是脚部，脚是人体各部位中离心脏最远的地方，血液流经的路程最长，而脚部又汇集了全身的经脉，所以人们常说"脚冷，则冷全身"。全身若受寒，机体抵抗力就会下降，病邪就有可能乘虚而入。第三个是颈部，这个部位受凉，向下容易引起肺部症状的感冒；向上则会导致颈部血管收缩，不利于脑部供血。第四个是肩部，肩关节及其周围组织相对比较脆弱，容易受伤。

最后，要领悟"秋冻"内涵。对于"秋冻"的理解，不应只局限于未寒不忙添衣，还应从广义上去理解，诸如运动锻炼，也要讲求耐寒锻炼，增强机体适应寒冷气候的能力。不同年龄可选择不同的锻炼项目。无论何种活动，都应注意一个度字，切勿搞得大汗淋漓。当周身微热，尚未出汗，即可停止，以保证阴精的内敛，不使阳气外耗。

秋闲晒太阳，远离细菌和疾病

一般人认为，冬天应常晒太阳。其实，秋天也应多晒太阳。

阳光是有效的天然杀菌因素，许多细菌在阳光的直接照射下容易死亡。烟尘笼罩的空气，玻璃及有机物等均可减弱阳光的杀菌能力。因此阳光只能作为辅助消毒的方法。阳光杀菌作用的主要成分是紫外线。

紫外线与红外线相比，其波长最短，但对人体的益处较多。紫外线能促进黑色素生长，使皮肤角质层增厚，阻碍病毒、细菌等有害物质侵入皮肤。直射的紫外线能直接杀死细菌和病毒，散射的紫外线能削弱病毒和细菌活动，抑制其生长繁殖。

伤寒杆菌、结核分枝杆菌在日光下数小时就会死亡，百日咳嗜血杆菌在日光下一小时即死亡，痢疾杆菌在日光下30分钟可被消灭，肝炎病毒在紫外线照射下，1小时便失去活性。流感病毒对紫外线很敏感，晒太阳可防止流感的传播。

晒太阳既可预防又可治疗佝偻病。阳光中的紫外线能使人体皮肤中的7-脱氧胆固醇转变成维生素D。据有人统计，1平方厘米皮肤暴露在阳光下，3小时可产生维生素D约20国际单位。因此，采用晒太阳来预防和治疗佝偻病是最好的方法。

另外，紫外线作用于皮肤时具有抗炎症、抗过敏、抗神经性头疼、改善皮肤营养状况等多种效应。阳光中的可见光部分还可增强情绪活动，振奋精神。因此，秋天要多晒晒太阳。

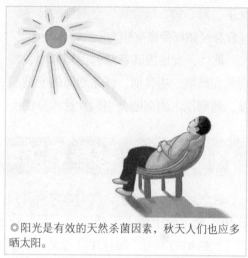

◎阳光是有效的天然杀菌因素，秋天人们也应多晒太阳。

循序渐进冷水浴，增强秋季抵抗力

秋季的自然水温正适合冷水浴。冷水浴有着明显的保健作用，它可以加强神经的兴奋功能，使得洗浴后精神爽快，头脑清晰。冷水浴可以增强人体对疾病的抵抗能力，被称作是"血管体操"；有助于消化功能的增强，对慢性胃炎、胃下垂、便秘等病症有一定的辅助治疗作用。

但是，冷水浴锻炼必须采取循序渐进的方法：秋天，气温逐渐降低，人体对寒冷和冷水也逐渐适应，甚于到了深秋和冬季，洗冷水浴也不会感觉太冷。

冷水浴的"循序渐进"，还应包括洗浴部位的"由局部到全身"、水温的"由高渐低"以及洗浴时间的"由短渐长"。

概括来讲，常见的冷水浴主要有以下四种。

（1）头面浴，即以冷水洗头洗脸。

（2）脚浴，双足浸于水中，水温可从高逐渐降。

（3）擦浴，即用毛巾浸冷水后擦身，用力不可太猛，时间不宜太长，适可

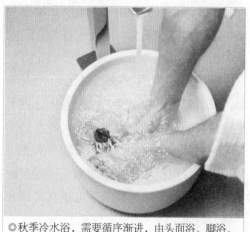

◎秋季冷水浴，需要循序渐进，由头面浴、脚浴、擦浴向淋浴过渡，逐渐增强提身体的抵抗力。

而止。

（4）淋浴，先用温洗，渐渐降到用自来水洗浴。需要注意的是：患有严重高血压、冠心病、风湿病、空洞性肺结核、坐骨神经痛以及高热病人不宜冷水浴。

此外，女性因其特殊的生理原因，特别是在经期、哺乳期、怀孕期间的女性朋友，遇到冷水的刺激会引起女性内分泌失调、闭经、腹痛，而且许多细菌也会进入阴道引发阴道炎等妇科疾病，严重的对女性以后怀孕、生理健康都有一定的影响。洗冷水澡时因水温过低，人体会感到寒冷，产生一系列应激反应，如心跳加快、血压升高、肌肉收缩、神经紧张等，不但不能消除疲劳，还容易引起感冒，应尽量避免。

气候干燥，起居要防静电伤身

在气候干燥的秋季，我们常常会碰到这种现象：晚上脱衣服睡觉时，黑暗中常听到噼啪的声响，而且伴有蓝光；早上起来梳头时，头发会经常"飘"起来，越理越乱；拉门把手、开水龙头时都会"触电"，时常发出"啪、啪"的声响……这就是人体的静电对外放电的结果。

人体活动时，皮肤与衣服之间、衣服与衣服之间互相摩擦，便会产生静电。随着家用电器增多以及冬天人们多穿化纤衣服，家用电器所产生的静电荷会被人体吸收并积存起来，加之居室内墙壁和地板多属绝缘体，空气干燥，因此更容易受到静电干扰。

由于老年人的皮肤相对比年轻人干燥，以及老年人心血管系统的老化、抗干扰能力减弱等因素，因此老年人更容易受静电的影响。心血管系统本来就有病变的老年人，静电更易使病情加重或诱发室性早搏等心律失常。过高的静电还常常使人头痛、胸闷、呼吸困难、咳嗽等。

为了防止静电的发生，室内要保持一定的湿度，要勤拖地、勤洒水或用加湿器加湿；要勤洗澡、勤换衣服，以消除人体表面积聚的静电荷。发现头发无法梳理时，将梳子浸入水中片刻，等静电消除之后，便可以将头发梳理服帖了。脱衣服之后，可用手轻轻摸一下墙壁，摸门把手或水龙头之前也要用手摸一下墙，将体内静电"放"出去，这样静电就不会伤你了。对于老年人，应选择柔软、光滑的棉纺织或丝织内衣、内裤，而且尽量不穿化纤类衣物。

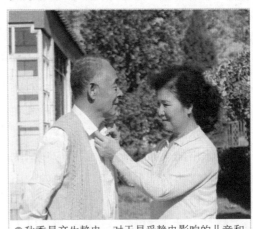

◎秋季易产生静电。对于易受静电影响的儿童和老人，应为其更换为不易产生静电的棉质衣物。

秋季有效预防皮肤干燥

秋天来临，脸部皮肤绷、干燥、红肿、干纹这些肌肤大敌不断涌现，对面部肌肤进行补水保湿，是抵抗这些敌人绝对好使的"金钟罩"，也是女人的头等大事。

这个季节的皮肤干燥和病理性的皮肤干燥、瘙痒不太一样，只要避开让皮肤干燥的几个因素，肌肤会很快恢复到原有的水嫩。

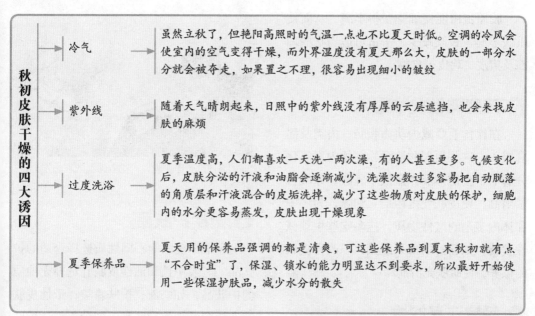

秋初皮肤干燥的四大诱因	冷气	虽然立秋了，但艳阳高照时的气温一点也不比夏天时低。空调的冷风会使室内的空气变得干燥，而外界湿度没有夏天那么大，皮肤的一部分水分就会被夺走，如果置之不理，很容易出现细小的皱纹
	紫外线	随着天气晴朗起来，日照中的紫外线没有厚厚的云层遮挡，也会来找皮肤的麻烦
	过度洗浴	夏季温度高，人们都喜欢一天洗一两次澡，有的人甚至更多。气候变化后，皮肤分泌的汗液和油脂会逐渐减少，洗澡次数过多容易把自动脱落的角质层和汗液混合的皮垢洗掉，减少了这些物质对皮肤的保护，细胞内的水分更容易蒸发，皮肤出现干燥现象
	夏季保养品	夏天用的保养品强调的都是清爽，可这些保养品到夏末秋初就有点"不合时宜"了，保湿、锁水的能力明显达不到要求，所以最好开始使用一些保湿护肤品，减少水分的散失

那么如何有效预防秋季皮肤干燥呢？我们为你提供了如下建议。

❶ 增加各种维生素的摄入

维生素对于防止皮肤衰老，保护皮肤细腻滋润起着重要作用。如维生素A缺乏，可导致皮肤弹性下降，变得粗糙；若缺乏族维生素B_2时，会出现口唇皮肤干燥、开裂等。富含维生素A的食物：动物肝脏、鱼肝油、瘦肉、鸡蛋及橙红色的蔬菜和水果。富含族维生素B_2丰富的食物有：酵母、鱼、蛋、豆类、

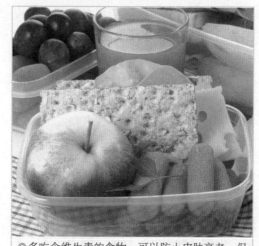

◎多吃含维生素的食物，可以防止皮肤衰老，保护皮肤细腻滋润。

黄鳝、河蟹等。另外维生素E有抗细胞膜氧化的作用，因而对皮肤有抗衰的作用。含维生素E较多的食物有：芝麻油、花生油、豆油、卷心菜等。

❷ 常吃含胶原蛋白和弹性蛋白多的食物

胶原蛋白能使细胞变得丰满，从而使肌肤丰润，皱纹减少，平常可适当吃些蹄筋及猪皮、鸡皮等食物。

❸ 注意碱性食物摄入

在饮食上要减少动物脂肪、肉类及甜食摄入。这些生理酸性食物在体内经氧化分解后，会使体液和血液中乳酸、尿酸含量增高，使皮肤变得粗糙、油腻，为了中和体内多余的酸性物质，应多吃些生理碱性食物，如新鲜的瓜果蔬菜，以改善皮肤的供养，使肌肤光滑润泽。

❹ 经常注意饮水

皮肤细嫩滋润程度与其水分含量密切相关。当人体水分减少时，会出现皮肤干、皮脂腺分泌减少，从而使皮肤失去弹性，甚至出现皱纹。因此，为了肌肤的健美应每天坚持适量地饮水。

❺ 更换洁面品

正确的保湿观念是由内层到外层，层层照顾。最基础的应从清洁开始。夏天人们喜欢用清洁力强、去油力强的洁面产品，但到了秋天，这样的"强力"洁面产品可就要让你的肌肤受苦了，它会强力带走肌肤的水分和油分，让你的肌肤迅速脱皮。所以，聪明的人在进入秋季后，首先应该给自己换一款性质温和的，具有保湿滋润效果的洁面乳。

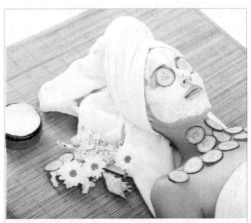

◎如果皮肤过于干燥，可用敷保湿面膜的方法，拯救肌肤。

❻ 更换护肤品

应根据皮肤的不同性质选择合适的护肤品。一般中性和油性皮肤宜选择无油质的护肤品，如奶液、护肤霜类；干性皮肤宜选择含油性的护肤品，如营养霜、护肤蜜类。

❼ 皮肤干燥的应急措施

如果皮肤过于干燥，你也可以用这样的方法来拯救肌肤——入睡前先用热毛巾敷一下肌肤，帮助肌肤的毛孔张开，5分钟之后，在干燥的地方涂上保湿面膜，15分钟后再洗去，再涂上一层薄薄的保湿精华液，精华液的护肤效果可以直达细胞底部，最后涂上保湿的面霜来促进精华素的吸收。一觉醒来的时候，你的肌肤便会感受到难得的滋润。

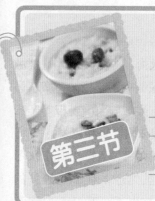

秋季健康饮食养生

第三节

◎秋季是适合调养的最佳季节，做好秋季的饮食养生，我们才能健康安稳地度过寒冷的冬季。俗话说"贴秋膘"，但秋季之始，我们先不要忙着进补，而是要调养好我们的脾胃，然后再看准食物进行秋补。

立秋后，要学会全面防"燥"

不知不觉中立秋了。立秋即秋季的开始，人们在享受秋高气爽的同时，也别忘了它还带来了时令主气——燥。秋燥是外感六淫的病因之一，人体极易受燥邪侵袭而发生疾病。病邪从口鼻侵入，初起即有津气干燥的症状，如鼻咽干燥、干咳少痰、皮肤干燥等。那么，具体该怎么应对秋燥呢？

一是多补充水分。秋燥最容易伤人

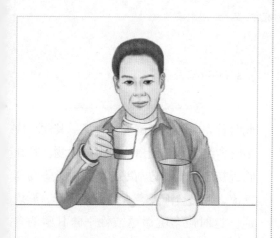

◎秋燥最容易伤人的津液，故要预防秋燥应多补充水分。

的津液，应多喝开水、淡茶、果汁饮料、豆浆、牛奶等，从而养阴润燥，弥补损失的津液。喝水或喝饮料时，以少量频饮为佳，并且要少喝甜味饮料。

二是多吃新鲜蔬菜和水果。梨、橙子、柚子、黄瓜、萝卜、藕、银耳等水果、蔬菜有生津润燥的功效，要多食用。另外，还应多吃些蜂蜜、百合、莲子等清补之品，以顺应肺脏的清肃之性。少吃辛辣、煎炸食物，如葱、姜、八角、茴香、炸鸡腿、油条等，多食皆会助燥伤阴，加重秋燥。

三是多吃粗粮和富含纤维素的蔬菜，如红薯、麦麸、玉米、糙米、大豆、燕麦、荞麦、茭白、芹菜、苦瓜等。食物纤维体积大，可促进肠蠕动，其中的水分不易被吸收，从而有通便作用。因为如果大便不通畅，积在肠内时间过长就会化火，从而减少体内津液，所以，促进排便也是防止秋燥的一个重要方法。

秋季饮食，少辛多酸，合理进补

秋季饮食，宜贯彻"少辛多酸"的原则。所谓少辛，是指少吃一些辛味的食物。因为，肺属金，通气于秋，肺气盛于秋。少吃辛味，可有效防止肺气太盛。具体来讲，一方面可食用芝麻、糯米、蜂蜜、荸荠、葡萄、萝卜、梨、柿子、莲子、百合、甘蔗、菠萝、香蕉、银耳、乳品等食物，也可食用人参、沙参、麦冬、川贝、杏仁、胖大海、冬虫夏草等益气滋阴、润肺化痰的保健中药制作的药膳；另一方面要少吃葱、姜、韭菜、辣椒等辛味之品，而要多吃酸味的水果和蔬菜。

同时，根据中医"春夏养阳，秋冬养阴"的原则，虽然进入秋季是进补的大好时节，但进补也不可乱补，要注意以下五忌。

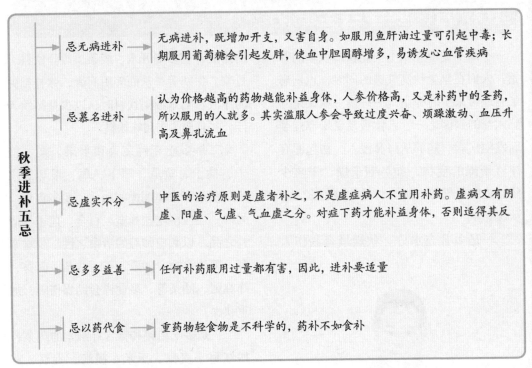

秋季进补五忌

- **忌无病进补** → 无病进补，既增加开支，又害自身。如服用鱼肝油过量可引起中毒；长期服用葡萄糖会引起发胖，使血中胆固醇增多，易诱发心血管疾病

- **忌慕名进补** → 认为价格越高的药物越能补益身体，人参价格高，又是补药中的圣药，所以服用的人就多。其实滥服人参会导致过度兴奋、烦躁激动、血压升高及鼻孔流血

- **忌虚实不分** → 中医的治疗原则是虚者补之，不是虚症病人不宜用补药。虚病又有阴虚、阳虚、气虚、气血虚之分。对症下药才能补益身体，否则适得其反

- **忌多多益善** → 任何补药服用过量都有害，因此，进补要适量

- **忌以药代食** → 重药物轻食物是不科学的，药补不如食补

此外，秋季养生可以分为初秋、中秋和晚秋3个阶段。初秋之时，欲食之味宜减辛增酸，以养肝气。古代医学家认为，秋季，草木零落，气清风寒，节约生冷，以防疾病，此时宜进补养之物以生气。《四时纂要》说："取枸杞浸酒饮，耐老。"中秋炎热，气候干燥，容易疲乏。

此时首先应多吃新鲜少油食品。其次，应多吃含维生素和蛋白质较多的食物。晚秋临近初冬，气候愈渐寒凉，这时秋燥易与寒凉之邪结合而侵袭人体，多见于凉燥病症。这时应多吃微温或性平味甘酸的食物，以养肺强身抗凉燥；少吃或不吃寒性之品，以免雪上加霜。

"饥餐渴饮"，并不适合秋天养生

很多人都认为，渴了饮水，饿了吃饭，这是天经地义的事情。但是，我们却不能用它来指导秋季养生。你肯定会好奇地问："这是为什么呀？"

这是因为秋燥，即使不渴也要喝水。秋季的主气为燥，它又可分为温燥和凉燥。深秋季节凉燥尤重，此时天气已转凉，近于冬寒之凉气。燥的结果是耗伤阴津，导致皮肤干燥和体液丢失。

人体正常除三餐外，每天需要另外补充1500毫升的水。天热出汗多时，饮水还要增加。"不渴也喝水"对中老年人来说尤为重要。如果中老年人能坚持每天主动喝进适量的水，对改善血液循环、防治心血管疾病都有利。

秋凉不能不吃早餐。有些人贪图清晨的凉爽，早上起床晚，又要赶着上班，早餐不是不吃就是吃不好。长时间不吃早餐，除了会引起胃肠不适外，还会导致肥胖、胆石症、甲状腺机能障碍，甚至还会影响到一天的心绪。

总之，秋季养生要有积极的心态，科学地调配自己的饮食，这样才能增强体质，预防各种疾病。

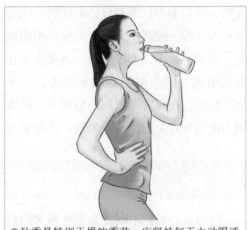

◎秋季是特别干燥的季节，应坚持每天主动喝适量的水，对改善血液循环，预防肌肤干燥，防治心血管疾病都有利。

秋天进补多喝粥，美味又滋补

许多人因"苦夏"而致的身体消瘦会在秋天渐渐恢复，且秋季，胃口和精神转好，是进补的最佳季节。由于气候干燥，美味而滋补的药粥成为不错的选择。

（1）菊花粥：菊花60克、米100克。先将菊花煎汤，再同米煮成粥。具有散风热、清时火、明目等功效，对秋季风型感冒、心烦口燥、目赤肿痛等有较好的治疗功效。同时对治疗心血管疾病也有较好效果。

（2）梨粥：梨2个，洗净后带核切碎加粳米100克，和水煮粥。梨具有良好的润燥作用，可作为秋令常食的保健食品。

（3）核桃粥：核桃肉20克、米100克。核桃肉洗净放入锅中，同米大火煮沸，转用文火熬煮至熟。常食核桃粥，有补肾健脑和抗衰老的作用。

（4）赤小豆粥：赤小豆50克、米100克、白糖少许。赤小豆和米同放锅中，大火煮开，改用文火熬煮，食用时，放入白糖即可。可清热、利尿、止渴。

（5）红枣小米粥：红枣50克、小米150克、白糖适量。红枣用水泡软洗净后，同米下锅大火煮开，然后用文火慢慢熬煮，待黏稠时，放白糖调匀即可。此粥香甜可口，补血安神，滋养肌肤。

对于胃肠功能衰退的老年人来说，饮食清淡很重要，因此，粥成为老年喜欢的食物。我们不否认粥有自己的优势，比如老年人牙齿一般都不太好，而喝粥不用细嚼。但专家指出，为了健康，老年人不宜经常喝粥。因为粥毕竟以水为主，"干货"极少，在胃容量相同的情况下，同体积的粥在营养上比馒头、米饭，还是差得

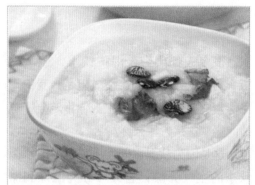

◎秋季养生，美味而滋补的药粥为最佳。

不少。尤其是白粥，单靠各类谷物的搭配远远无法达到人体的需求量，老年人长期喝粥，必将导致营养不良。同时，水含量偏高的粥进入胃里后，会稀释胃酸，这对消化不利。

秋天，亲近茶就是亲近健康

近年来，人们不断发现茶叶所含的营养成分及其药理作用，其保健功能和防治疾病的功效得到肯定。秋天喝茶可治病，如能根据自身体质选用适宜饮品，对增进健康、增强体质大有好处。

如果想省事，到外面买茶叶，宜选乌龙、铁观音等青茶。青茶性适中，介于红、绿茶之间，不寒不热，适合秋天气候，常饮能润肤、益肺、生津、润喉，有效清除体内余热，恢复津液，对金秋保健大有好处。青茶汤色金黄，外形肥壮均匀，紧结卷曲，色泽绿润，内质馥郁，其味爽口。

下面，教大家几种可以自己在家操作的天然茶饮，秋天常喝是一种美味又健康的享受。

1 枸杞蜂蜜柚子茶

原材料：柚子皮100克，水发枸杞10克，冰糖60克，蜂蜜30克。

制法：备好的柚子皮切成丝，待用。砂锅中放入泡枸杞的水，再倒入适量清

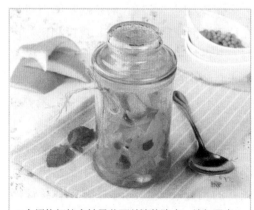

◎食用枸杞蜂蜜柚子茶可以清热降火、补气强身。

水。倒入柚子皮丝、冰糖，搅拌搅匀。盖上锅盖，大火煮开后转小火煮10分钟。掀开锅盖，倒入枸杞，拌匀。盖上锅盖，小火续煮2分钟至析出药性。掀开盖，淋入备好的蜂蜜，搅拌匀。关火后将煮好的柚子茶装罐中，放凉。盖上盖，密封2天即可食用。

功效：有健胃消食、润肠通便、清热去火等功效。

② 姜苏茶

原材料：生姜、苏叶各3克。

制法：将生姜切成细丝，苏叶洗净，用开水冲泡10分钟代茶饮用。每日2剂，上下午各温服1剂。

功效：有疏风散寒、理气和胃之功，适用于风寒感冒、头痛发热，或有恶心、呕吐、胃痛腹胀等肠胃不适型感冒。

③ 银耳茶

原材料：银耳20克，茶叶10克，冰糖20克。

制法：先将银耳洗净加水与冰糖（不要用绵白糖）炖熟；再将茶叶泡5分钟取汁加入银耳汤，搅拌均匀服用。

功效：有滋阴降火、润肺止咳之功，适用于阴虚咳嗽。

④ 雪菊茶

原材料：3克雪菊。

制法：将雪菊放入250毫升的茶壶中，用开水冲饮，可冲泡6~8次。可冲泡6~8次，或到颜色基本退去为止。

功效：具有高效降血脂、软化血管、抗氧化的作用，能消除秋天燥热，抚平躁郁的情绪，还能改善睡眠质量。

⑤ 萝卜茶

原材料：白萝卜100克、茶叶5克以及少量食盐。

制法：先将白萝卜洗净切片煮烂，略加食盐调味（不要放味精），再将茶叶用水冲泡5分钟后倒入萝卜汁内服用，每天2次，时间不限。

功效：有清热化痰、理气开胃之功，适用于咳嗽痰多、吃饭不香等。

⑥ 杞菊茶

原材料：枸杞子5克，杭白菊3朵，白糖适量。

制法：将材料一同加入杯中，倒入沸水，焖10分钟即可饮用。冲饮至味淡。

功效：有滋补肝肾之阴、清肝明目、祛毒散火之功，适用于眼睛疲劳、两目干涩、眼皮浮肿、视物模糊、头发早白、目赤肿痛等症。

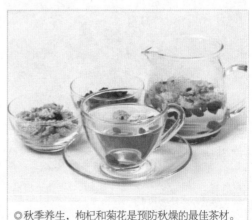

◎秋季养生，枸杞和菊花是预防秋燥的最佳茶材。

多喝蜂蜜少吃姜，安然度清秋

入秋以后，以干燥气候为主，空气中缺少水分，人体也缺少水分。为了适应秋天这种干燥的特点，我们就必须经常给自己的身体"补液"，以缓解干燥气候对我们人体的伤害。

不过，虽然秋天进行补水是必不可少的，但对付秋燥不能只喝白开水。科学地讲，最佳饮食良方应该是："朝朝盐水，晚晚蜜汤。"换言之，喝白开水，水易流失，若在白开水中加入少许食盐，就能有效减少水分流失。白天喝点盐水，晚上则喝点蜜水，这既是补充人体水分的好方法，又是秋季养生、抗拒衰老的饮食良方，同时还可以防止因秋燥而引起的便秘，真是一举三得。

蜂蜜所含的营养成分特别丰富，主要成分是葡萄糖和果糖，两者的含量达70%，此外，还含有蛋白质、氨基酸、维生素A、维生素C、维生素D等。蜂蜜具有

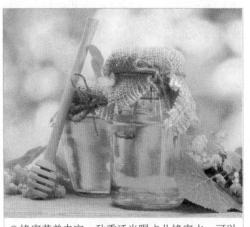

◎蜂蜜营养丰富，秋季适当喝点儿蜂蜜水，可以防止秋燥对人体的伤害。

强健体魄、提高智力、增加血红蛋白、改善心肌等作用，久服可延年益寿。蜂蜜对神经衰弱、高血压、冠状动脉硬化、肺病等，均有疗效。在秋天经常服用蜂蜜，不仅有利于这些疾病的康复，而且还可以防止秋燥对人体的伤害，起到润肺、养肺的作用，从而使人健康长寿。特别需要注意的是，脾胃虚寒的人不要空腹喝蜂蜜，可把蜂蜜抹在面包或者馒头上吃，能完全保留蜂蜜营养。

秋燥时节，尽量不吃或少吃辛辣烧烤之类的食品，这些食品包括辣椒、花椒、桂皮、生姜、葱及酒等，特别是生姜。这些食品属于热性，又在烹饪中失去不少水分，食后容易上火，加重秋燥对我们人体的危害。当然，将少量的葱、姜、辣椒作为调味品，问题并不大，但不要常吃、多吃。比如生姜，它含挥发油，可加速血液循环；同时含有姜辣素，具有刺激胃液分泌、兴奋肠道、促进消化的功能；生姜还含有姜酚，可减少胆结石的发生。生姜虽有利，但也有弊。因此不可多吃。尤其是在秋天最好少吃，因为秋天气候干燥、燥气伤肺，再加上吃辛辣的生姜，更容易伤害肺部，加剧人体失水、干燥。古代医书有记载："一年之内，秋不食姜；一日之内，夜不食姜。"

总之，当秋天来临之际，我们最好"晨饮淡盐水，晚喝蜂蜜水，拒食生姜"，如此便可安然度过"多事之秋"。

秋冬交季滋补药膳

"春夏养阳，秋冬养阴。"秋季是由夏季向冬季过渡的过程，人体阴血亏虚，是呼吸道、心脑血管疾病的高发期，特别是最易罹患感冒、流感、支气管炎等的季节。此时进补，不仅对人体适应秋季气候变化，保证秋季之健康有重要意义，而且为冬藏也做好了准备。秋季气候的特点是燥，对人伤害直接。其中，以肺为最。故秋季进补应以补肺润燥为主。冬令进补则应根据中医"虚则补之，寒则温之"的原则，注意养阳，以滋补为主，多吃温性、热性，特别是温补肾阳的食物进行调理。这样便可平衡阴阳，调和气血，提高机体的耐寒能力，增强机体免疫功能，促进病体康复，显示出药物所不能替代的效果。

以下是几则常用的秋冬季药膳。

❶ 银耳百合汤

原材料：白果40克，水发百合18克，银耳20克，枸杞适量。

调料：冰糖10克。

做法：将白果、枸杞洗净；银耳泡发洗净撕成小朵；水发百合洗净备用。净锅上火倒入水烧开。下入白果、银耳、水发百合、枸杞，调入冰糖煲至熟即可。

功效：此汤具有补气养血、滋阴润肺等功效，特别适合秋季饮用，可改善秋燥引起的皮肤干燥、瘙痒、起皮屑等症。

❷ 熟地羊肉当归汤

原材料：熟地15克，当归10克，洋葱50克，羊肉175克。

调料：盐5克，香菜3克。

做法：将羊肉洗净，切片；洋葱洗净，切块备用。汤锅上火倒入水，下入羊肉、洋葱，调入盐、熟地、当归煲至熟。最后撒入香菜即可。

功效：此汤能够补肾，有助于阳气生发，可辅助治疗阳虚怕冷、血虚血瘀、冻疮等症。

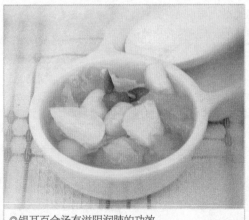
◎银耳百合汤有滋阴润肺的功效。

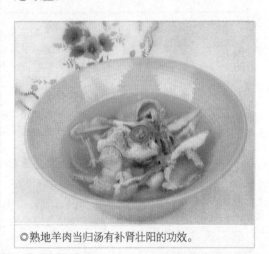
◎熟地羊肉当归汤有补肾壮阳的功效。

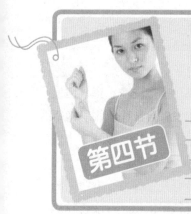

秋季防病疗病养生

◎秋季是一疾病多发的季节，老年人尤其容易旧病复发，因此，秋季的防病疗病是每个人都需要重视的一项工作。实际上，秋季的防病疗病工作最主要的是要在预防上多下功夫，除了做好预防旧病复发的工作之外，也要注意防止皮肤病的侵袭。

第四节

天气转凉，别让"五更泻"缠上你

进入秋季，天气逐渐转凉，因季节转换和昼夜温差带来的疾病逐渐增多，在这个时节中老年人尤其要预防"五更泻"的发生。

"五更泻"，又名鸡鸣泄，肾泄。中医认为，此病主要由于脾肾阳虚，肾阳不足，命门火衰，阴寒内盛所致，所以有"肾泻"之称。其主要症状是黎明的时候，肚脐周围发生疼痛，肠鸣即泻，泻后则安。

"五更泻"多见于由炎夏转入秋凉时期，男性多于女性，多见于中老年人。主要是肾阳虚衰，命门之火不能温煦脾土，即不能帮助脾胃消化吸收，运化失常就会出现腹泻。五更时分正当阴气最盛、阳气未复之际，在这种特定环境下，虚者愈虚，因而形成了"五更泻"。若夜晚盖不好肚腹，使之受寒凉所袭，更易发生。这类腹泻往往积年累月，给病人带来很大烦恼。

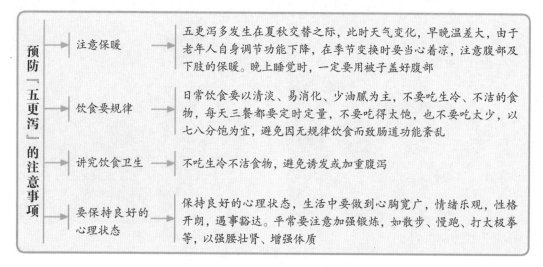

预防『五更泻』的注意事项	注意保暖	五更泻多发生在夏秋交替之际，此时天气变化，早晚温差大，由于老年人自身调节功能下降，在季节变换时要当心着凉，注意腹部及下肢的保暖。晚上睡觉时，一定要用被子盖好腹部
	饮食要规律	日常饮食要以清淡、易消化、少油腻为主，不要吃生冷、不洁的食物，每天三餐都要定时定量，不要吃得太饱，也不要吃太少，以七八分饱为宜，避免因无规律饮食而致肠道功能紊乱
	讲究饮食卫生	不吃生冷不洁食物，避免诱发或加重腹泻
	要保持良好的心理状态	保持良好的心理状态，生活中要做到心胸宽广，情绪乐观，性格开朗，遇事豁达。平常要注意加强锻炼，如散步、慢跑、打太极拳等，以强腰壮肾、增强体质

治疗"五更泻"应温肾健脾、固涩止泻。患者除应注重腹部保暖、忌食生冷食物外，适当食疗亦可收到满意效果。常用的食疗方有补骨脂浸酒和醋浸生姜茶。

补骨脂浸酒：取补骨脂60克，浸泡在500毫升白酒中，约一周后，每晚饮一小盅即可。或取补骨脂10克，猪腰子一对（洗净切成小块），入锅加水煎1小时，调味后分2~3次食用，隔日1次，连用数次，亦有一定疗效。

醋浸生姜茶：取适量生姜用米醋浸腌24小时即可。使用时，每次用3片生姜加适量红糖，以沸水冲泡代茶饮，经常饮用有止泻效果。

当归为主力，秋末开始防冻疮

虽然冻疮常常发生在冬季，但其防治应从秋末开始，以当归为主的汤药最为有效。

中医认为，冻疮虽然病在皮肤上，其实多为体内阳气不足，外寒侵袭，阳气不伸，寒凝血瘀而致。因此，在治疗上常采用温经散寒、活血化瘀、消肿止痛的方法。

方药以当归为主，可选择"当归四逆汤"。制作方法：当归15克，桂枝12克，赤芍10克，细辛6克，通草6克，甘草6克，大枣8枚，煎服。本方可使阳气通，寒气散，气血通畅，对治疗冻疮非常有效。

除内服中药外，还可外用"红灵酒"。制作方法：当归60克，红花30克，川椒30克，肉桂60克，细辛15克，干姜30克，樟脑15克，用95%酒精1000毫升浸泡7天后外搽患处。或用鲜红辣椒3~5个放入250克75%酒精或高度白酒内，浸泡7天制作成辣椒酊，都有较好疗效。新发冻疮未溃破者，还可用麝香止痛膏贴患处，也可用红花油、活络油等外搽。若冻疮瘙痒，不能用手抓搔，以免抓破感染。

在食疗方面，也以当归为主，可多食牛羊肉、生姜、胡椒、肉桂等热性食物，常服当归生姜羊肉汤对预防和治疗冻疮有较好疗效，制作方法：当归30克，生姜20克，羊肉500克，加水适量煎煮，亦可适当加些盐、调料等。久服补血活血，温阳益气，强身健体。中药酒：生姜、当归、红花、川芎各10克，同浸于500毫升白酒中，一周后即可服用，每次饮酒10毫升，每日2次。

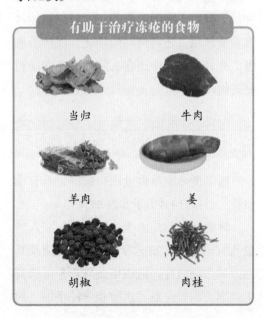

有助于治疗冻疮的食物

当归　　　　　牛肉

羊肉　　　　　姜

胡椒　　　　　肉桂

初秋，当心脑卒中来袭

初秋是老年人心脑血管疾病发病率大幅上升的时节，特别是患有高血压、动脉硬化的中老年人，初秋一定要当心脑卒中。

专家认为，在日常生活中采取下列措施，可有效预防或减少脑卒中的发生。

❶ 早晚喝杯救命水

脑卒中的发生与老年人血液黏稠度增高有关。人们经过一夜睡眠、出汗和排尿后，人体水分减少，血液黏稠度会升高。所以夜晚入睡前及早晨起床后，应喝下约200毫升白开水，可以降低血液黏稠度，起到预防中风的作用。

❷ 每天吃2根香蕉

研究发现，每天吃1~2根香蕉，可使中风发病率减少40%。香蕉中含有丰富的钾盐，钾对于增强心脏的正常舒缩功能具有重要作用，还可抗动脉硬化，保护心血管。此外，香蕉中还含有降血压、润肠通便的物质。

❸ 保持大便畅通

老年性便秘不仅会延长排便时间，还会因排便用力导致心脏负担加重和血压升高，甚至诱发脑卒中。为保持大便通畅，应常吃红薯、菠菜、竹笋、芹菜、大白菜等富含粗纤维的食物，促进肠道蠕动，同时应养成定时排便的良好习惯。必要时可服用一些如润肠丸、果导片等药物。

❹ 早晚散步

散步是老年人最安全的有氧代谢运动，长期坚持可使血压下降、血糖降低，起到预防心脑血管疾病的作用。夏天锻炼时间最好选在清晨和黄昏，宜在平坦的地面行走。每次30~40分钟，距离为1.5千米。可以进行做操、打太极拳等运动量不大的体育锻炼。但不宜进行剧烈活动。

另外，在初秋季节，要注意随时增减衣服，夜间防止受凉。阴天下雨少外出，并应勤观测血压。

防治哮喘，秋天不可松懈

咳嗽型哮喘是由过敏引起的，且有季节性，4月和10月属于多发季节。

哮喘的发病是由于体质过敏，吸入过敏性抗原微粒，如花粉、灰尘、霉菌及其他致敏性物质等，造成细支气管平滑肌发生痉挛，黏膜充血、水肿和分泌增加。病人发病时出现胸闷、气急、哮鸣、气喘、咳嗽和咳痰。哮喘发作时，可用药物治疗缓解。哮喘发作后，恢复正常，可以完全没有症状。

哮喘的国内发病率占人群中的1%~2%，20%的病人有哮喘的家族史，每年约有

10000人因哮喘而死亡，这个数字应该引起人们的足够警惕。

要治疗哮喘必须着眼于恢复人体抗病能力，恢复支气管功能。恢复的办法，不能经常用扩张支气管的方法暂时止喘，因为长期扩张，支气管弹力消失，则支气管的正常"清除"和"防卫"功能更会减弱，痰越发不能排出，此时支气管不但达不到"清除"功能，反而会使"痉挛"、哮喘症状更严重。

哮喘患者自身也要注意减少诱发哮喘的因素，一旦确认相关的致敏物质，就应减少接触这些物质。

例如：不饲养宠物（或至少减少卧室内的皮屑，用致敏物质不能通过的覆盖物覆盖于床单和枕头，使之不接触粉尘）或者减少室内潮湿度，预防霉菌的生长。

忌食可诱发哮喘的食物，比如螃蟹、虾、生奶。平时饮食宜清淡，吃容易消化吸收的富含蛋白质的食物，少吃油腻、煎炸、生冷的食物或雪糕、冷饮寒食等。

尽量避免吸烟以及在有烟雾的环境内逗留。其他的室外和室内的致敏物质

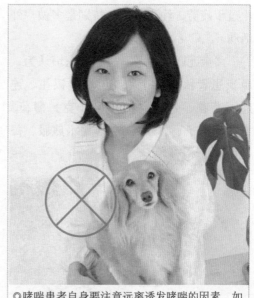

◎哮喘患者自身要注意远离诱发哮喘的因素，如宠物，可诱发哮喘的食物等。

如机动车的废气、工作场所的致敏物也应该避免。

此外，哮喘虽然无法治愈，但可以预防，坚持规律性地预防诊疗是哮喘控制的关键。哮喘病人必须学会自我管理，和医生"并肩作战"，制订一个渐进的管理方案，明确地诊断从而选择合适的药物，确定并避免导致哮喘发作的诱因，进行长期的监测，并不断调整哮喘的治疗方案。

仙方通鼻窍，名医为你治鼻炎

每到秋、冬季节，因为天气逐渐转冷，气温开始下降，所以鼻炎的发生率也大幅上升。如果你伤风感冒后，觉得头昏脑胀、流浊涕、呼吸不顺畅、鼻痒、喷嚏、流清涕、鼻塞，甚至嗅觉失灵，那你很有可能患了鼻炎。

鼻炎可见于任何季节，在秋季尤为猖狂。此病多由于外感六淫之邪，或热邪窒肺使肺气不宣，肺窍闭塞所致，个别人喜欢吃味道浓郁或过于辛辣的食物，使脾胃受伤，温热内生，浊气上攻，熏蒸鼻窍，津液壅遏，也可生此病。

对此，我们要常用冷水洗脸、洗鼻或冷水浴，以增强对寒冷的适应力；还要防

止过于疲劳，注意锻炼，特别是多做户外活动。

"金元四大名医"之一李东垣认为，鼻炎患者秋季治疗鼻炎可取金银花、连翘、菊花、竹叶、桔梗各10克，薄荷3克，牛蒡子、甘草各6克，用水煎服，每

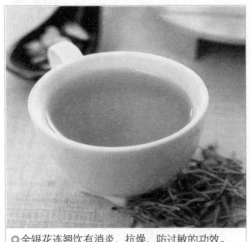

◎金银花连翘饮有消炎、抗燥、防过敏的功效。

日2次，此方辛凉解表，适用于总感觉口渴的患者。

有的孩子一年四季都流着脓鼻涕，吃中药怕苦，家长可为孩子煮药膳，取丝瓜藤约1.5米，洗净、剪段，再取瘦猪肉60克洗净切块，同入砂锅内煮汤，至肉熟，加盐、味精调味即可。日服1次，5次为1个疗程。这道"丝瓜藤煲猪肉"清热解毒，通窍活血，而且味道鲜美，是治慢性鼻炎的首选。

慢性鼻炎者可取党参、黄芩、五味子、荆芥、桔梗、诃子、苍耳子、辛夷花各10克，炙甘草8克，细辛3克，用水煎服，每日2次。或用赤芍、川芎、红花、辛夷花、当归尾、丹参各10克，郁金、桃仁各15克，细辛3克，用水煎服，每日2次。

秋季多养性，减少"男人病"

医学研究表明，秋天是易使男性病症状加重的季节，客观上确实有部分存在性功能障碍、前列腺增生、急慢性前列腺炎症等疾病的男士会在这个季节表现出"入秋现象"。所以秋季男性一定更要加大对生殖系统疾病的防治。

❶ 秋季房事应适度

入秋天气变冷，正是人体阳气收敛，阴气潜藏体内的时候，所以秋季养生离不开"养收"二字。而具体到房事，就是"修身养性"。

在北方，由于秋天万物萧条影响到人

的情绪，所以一般提倡节欲。但是在南方，一年四季的气候变化不是很明显，夫妻房事只要有"度"就可以了。

房事的频率要因人而异，只要房事后的第二天不影响正常的学习和工作，就是不过量。

❷ 注意卫生防前列腺疾病

据了解，前列腺发病的原因主要是患者不注意个人卫生，不良生活方式引起尿路的逆行感染。而由于围绕在前列腺腺体外的纤维脂质包膜非常坚韧，使药物很难穿透前列腺屏障，而导致前列腺炎的难以治愈。

❸ 宜多吃高蛋白食品

男人可以多吃含高蛋白的海鲜和乌龟、海参等滋阴补肾的食物；其次就是要注意个人卫生。此外，定期热水坐浴、补充维生素、加强体育锻炼，也可增强免疫功能，提高抗病能力，但是不要使用高于40℃的热水坐浴消炎，否则易导致精子损伤。

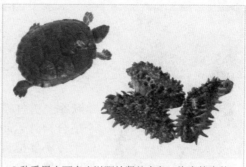

◎秋季男人可多吃滋阴补肾的乌龟、海参等食物。

秋天养好骨盆，告别妇科疾病

夏季是妇科炎症高发期，由于天热，不少人未坚持规范治疗，入秋后天气凉快了，症状有所减轻就觉得病好了。其实，这只是表面现象，秋季早晚温差大，一旦感冒抵抗力下降，炎症又会卷土重来。

从生理学角度来看，女性的骨盆除了与前面讲的生育和体态息息相关外，还与诸多妇科疾病密不可分。甚至毫不客气地说，它往往是妇科疾病的发源地。

清代有医家云："凡治妇人，必先明冲任之脉，明于冲任之故，则本源洞悉，而复所生之病千条万绪，可以知其所从起。"也就是说，一切妇科病几乎都是由冲任二脉受损、失调或阻滞所致。而"冲任二脉皆起源于下元胞内"，即骨盆腔内。所以，如果骨盆养不好，月经不调、痛经、盆腔炎，乃至子宫颈癌等妇科病皆可发生。

《黄帝内经》有言："胞宫络于心。"指手少阴心经与胞宫有络脉相连。经血将来，心脉不见，必然是心经之气沉入胞宫，从而导致小腹胀痛难忍。这里的胞宫就是指女性的子宫。因此，针刺、艾灸或按摩手少阴心经原穴神门，可以使离经的心气返回心经，从而解除痛经。不过，穴位分左右，各疗效亦有所不同，通常左升右降。

专家还指出，妇科炎症可从生活细节上预防。比如，秋季应勤换内衣，注意清洁，内衣一定要单独洗，防止交叉感染；多吃些鱼类、肉类、蛋类、豆类制品等蛋白质丰富的食物和富含维生素的新鲜蔬菜；平时要多喝水，均衡饮食。

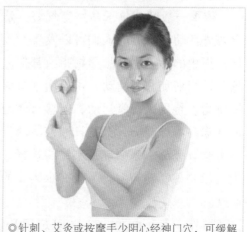

◎针刺、艾灸或按摩手少阴心经神门穴，可缓解痛经。

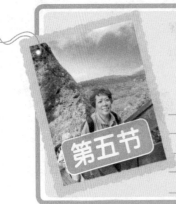

第五节

秋季运动保健养生

◎秋季，天气晴朗的日子较多，空气又好天空又蓝，是一个适合户外运动的季节。在这个适合户外运动的季节，我们千万不要把自己闷在家里，一定要多出外走走，但要注意的是要选择适合秋季的运动健身项目，而不要盲目地进行运动。

秋季要走出户外多运动

秋季往往是人很忙碌的时候，在这个敏感的季节遭遇低落的情绪，难免会影响正常的工作、学习，甚至可能会威胁到身心健康，所以一定要注意主动调适。加强体育锻炼、多晒太阳，多到空气清新、光线充足、场地宽敞的地方进行体育活动，散步、跑步等运动都能调动情绪、缓解忧郁的状态。这类运动最重要的一个因素还包括能让你跟人接触，这是摆脱抑郁的关键因素。

秋季一般晴朗日子多，空气好，适合户外活动。细心的人们可以发现，天气预报中的污染物和悬浮物指数都低。秋天适当增加户外活动，可以增强身体抵抗力。特别是有氧运动，能够有效地锻炼提高心肺能力，抵抗日渐寒冷的天气考验。登高、采摘都是不错的选择，出行以户外活动为主，尽量减少乘车的时间。

另外，大家也可以利用节假日和家人骑自行车到郊外去旅行，也是一个和大自然接触的好方法。秋天是开展旅游登山活动的黄金季节，到大自然中去走一走，能增强人体的呼吸和血液循环功能，对神经系统也具有良好的营养和调节安抚作用，并能消除烦人的秋愁。

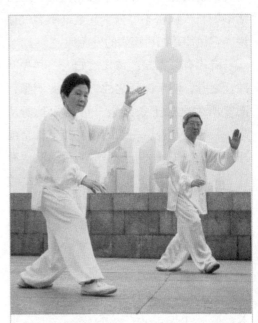

◎秋季多参加户外运动，可以锻炼身体，缓解焦躁、缓解忧郁情绪。

想要长寿，把小劳留给秋天

从许多长寿老人的生活起居都可发现，他们的长寿之道就是——常欲小劳，这也是唐代孙思邈的养生观点之一。所谓"小劳"，其实就是动一动的意思。秋天阳消阴长，所以宜"收"，要保养体内的阴气。而运动作为养生保健中的一大主要方面，也应遵循这一原则，即运动量不宜过大。

孙思邈还认为，养性的方法在于适当的活动，但不要过于激烈，应该多做轻微的活动，但要持久。他在实际生活中非常重视运动，并且身体力行。

这里，我们为大家介绍两种养生保健运动，与"小劳"有异曲同工之妙，大家不妨一试。

① 扭脚运动

做完腹式呼吸后，双脚并拢，脚趾慢慢朝下压，再慢慢地抬起，尽量向上抬，然后放松，做30～50次，这时，你会感觉脚腕及小腿的肌肉酸酸的、胀胀的。然后，两脚稍分开一些，两脚腕同时向外、向内做30～50次。然后反过来向内、向外再做30～50次。这样做下来，你会觉得脚腕及腿酸胀得特别舒服，腿和脚特别暖和。脚和腿上有3条阳经和3条阴经，分别是肝、胆、脾、胃、肾、膀胱经，这样，就能加速这6条经络的气血运行，因脚及腿部的气血通畅了，浊气下行，对治疗高血压等病有很好的作用。有高血压病的人，晚上做过脚部操以后，睡眠状态很

好，血压也平稳了。早晨做完脚部操再起床，更使血压稳定，头脑清晰。坚持半月后，再增加脚部运动的次数，效果更佳。

此法降压效果明显，血压低和身体虚弱的人不适合做。

② 扭手运动

做完腹式呼吸和脚部操后，手臂向前后向左右伸直，双手分别用劲慢慢地张开到尽可能大的程度，然后再慢慢地用劲握拳，再放松，如此反复做10～20次，同样会有手及手臂的酸胀感。然后，两手腕同时向外、向内、向下各做30～50下，旋转时速度要慢，要用劲，然后两手腕再向内、向下、向外各做30～50下。做完后双手及双臂都会感到

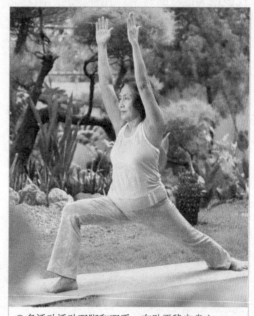

◎多活动活动双脚和双手，有助于稳定身心。

非常热并有明显的酸胀感。双手及双手臂同样有6条经络通过，它们是心、心包、肺、大肠、小肠、三焦经，活动手腕能够促进这6条经脉的运行，坚持3个月左右，能改善相应脏器的功能。如心脑血管疾病，呼吸系统疾病、便秘、肠

胃不舒服等症状很快得到改善，效果非常明显。特别是有失眠现象的人，在晚上睡觉前做一次，可以很快进入梦乡。

这两项保健方法都是固肾、养肾的，肾暖全身暖，在寒冷的冬季，这是呵护自己的最好方法。

重阳登山，登出一生的健康

农历九月初九为重阳节，起源于战国时代，因在《易经》中九是阳数，九月初九两九相重，故称重阳。

每逢此佳节，民间就会有登高的习俗，源远流长。民间传说登高的原意，在于躲避灾难。农历九月，已步入初寒，人们不仅在萧瑟秋风中感受到季节的冷暖变化，而且在夏冬时气的升降中，稍不适应，则会感染风寒。这样，重阳时节在古代被视为危险的时期。在神秘的阴阳观念居支配的年月里，九九重阳，意味着阳数的极盛，凡事盛极必衰。因此，九九重阳之日，有如五月五日一样是令人生畏之灾日。古人为了避开这一不吉之日，就采用了一种超乎寻常的行为，以外出登高野游的方式，脱离有可能发生灾祸的日常时空。这种登高习俗，后来随着人口的流动而传播到全国。

现代研究表明，重阳登山于养生保健，也具有重大的积极意义。

登高，不仅是一项有益的体育锻炼，也是一种有情趣的"秋游"活动。它能够增强心肺功能，促进血液循环，增进食欲，改善睡眠，安定情绪，并使小便酸度

上升，进而加速新陈代谢。同时，在登山的过程中，随着海拔高度的增加，气压逐渐降低，可以促进人体生理功能的一系列变化，对哮喘等疾病起到辅助治疗的作用，并对降低血糖、增高贫血患者的血红蛋白和红细胞数同样具有很好的作用。现代研究还表明，新鲜空气可以清肺健脾，攀峰越岭能够舒筋骨，以防关节老化。此外，站在高处凝眸远眺，还可以推迟视力

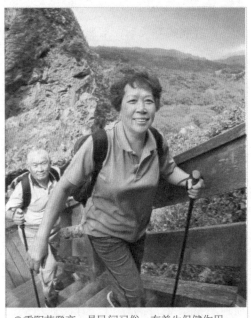

◎重阳节登高，是民间习俗，有养生保健作用。

的退化。

不过登山前应采取一些措施以保护好自己不受伤害。首先，登山前应先检查身体。尤其是中老年人，慢性病患者，要做全面身体检查，以免发生意外。其次，应事先了解好登山旅游路线，计划好休息和进餐地点，最好有熟人带路，防止盲目地在山中乱闯。第

三，对山上的气候特点应有所了解，争取在登山前得到可靠的天气预报。带好衣物早晚御寒，防止感冒。最后，还要注意尽量少带行李，轻装前进。对于中老年人来说，可以带根手杖，这样既省体力，又有利于安全。在陡坡行走时，最好走"之"字形路线攀登，这样可减低坡度。

邓氏八段锦，祛病又强身

八段锦是古代导引功法的一个重要分支，它起源于南朝梁代，形成于宋代，发展于明清。到了现代，中医大家邓铁涛教授又对其进行归纳整理，使其臻于完善，从而成为在养生界中广为流传的养生功法。

顾名思义，八段锦一共包括八段，其中前四段的功用在于治病，后四段的功用在于强身。正如邓老所说："八段锦简单易学，经常锻炼，对增强体质，调节人体各脏腑经络气血的运行，均有显著的功效。"下面，我们就介绍邓氏八段锦的具体锻炼方法。

① 双手托天理三焦

起势：

直立，两臂自然下垂，手掌向内，两眼平视前方，舌尖轻抵硬腭，自然呼吸，周身关节放松，足趾抓地，意守丹田，以求精神集中片刻，两臂微曲，两手从体侧移至身前，十指交手互握，掌心向上。

动作：

（1）两臂徐徐上举，至头前时，翻掌

向上，肘关节伸直，头往后仰，两眼看手背，两腿伸直，同时脚跟上提，挺胸吸气。

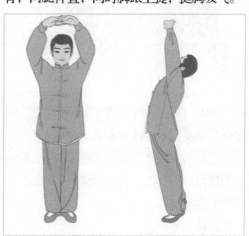

（2）两臂放下，至头前时，掌心由前翻转向下，脚跟下落，臂肘放松，同时呼气。

收势：如此反复16～20遍，使呼气吸气均匀，最后十指松开，两臂由身前移垂于两侧。

② 左右开弓似射雕

起势：

自然站立，左脚向左侧跨一步，两腿

屈膝成马步，上体直，同时两臂平屈于两肩前，左手食指略伸直，左拇指外展微伸直，右手食指和中指弯曲，余下手指紧握。

动作：

（1）左手向左侧平伸，同时右手向右侧猛拉，肘弯曲与肩平，眼看左手食指，同时扩胸吸气，模仿拉弓射箭的姿势。

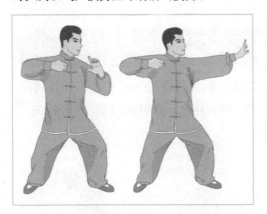

（2）两手回收，屈于胸前，成复原姿势，但左右手指伸展相反，同时呼气。

（3）右手向右侧平伸，同时左手向左侧猛拉，肘屈与肩平，眼看右手食指，同时扩胸吸气。

收势：

如此左右轮流进行开弓16～20次，最后还原预备姿势。

❸ 调理脾胃须单举

起势：

立直，两臂自然垂伸于体侧，脚尖向前，双眼平视前方。

动作：

（1）右手翻掌上举，五指伸直并拢，掌心向上，指尖向左，同时左手下

按，掌心向下，指尖向前，拇指展开，头向后仰，眼看右指尖，同时吸气。

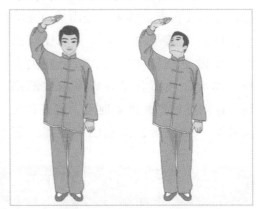

（2）复原，同时呼气。

（3）左手翻掌上举，五指伸直并拢，掌心向上，指尖向右，同时右手下按，掌心向下，指尖向前，拇指展开，头向后仰，眼看左指尖，同时吸气。

（4）复原，再呼气。

收势：

运动时宜注意配合呼吸均匀，如此反复16～20遍，恢复起势状态。

❹ 五劳七伤往后瞧

起势：

直立，两臂自然伸直下垂，手掌紧贴腿侧，挺胸收腹。

动作：

（1）双臂后伸于臀部，手掌向后，躯干不动，头慢慢向左旋转，眼向左后方看，同时深吸气，稍停片刻，头复归原位，眼平视前方，并呼气。（见下图1）

（2）头再慢慢向右旋转，眼向右后方看，并吸气，稍停片刻，再旋转复归原位，眼平视前方，并呼气。（见下图2）

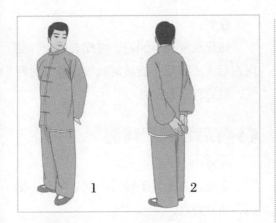

收势：

如此反复16~20遍，最后还原成起势姿势。

⑤ 攒拳怒目增气力

起势：

自然站立，两腿分开屈膝成马步，两侧屈肘握拳，拳心向上，两脚尖向前或外旋转，怒视前方。

动作：

（1）右拳向前猛冲击，拳与肩平，拳心向下，两眼睁大，向前虎视。

（2）右拳收回至腰旁，同时左拳向前猛冲，拳与肩平，拳心向下，两眼睁大，向前虎视。

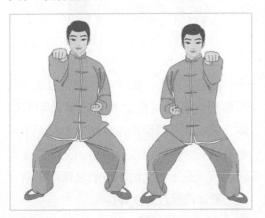

（3）左拳收回至腰旁，随即右拳向右侧冲击，拳与肩平，拳心向下，两眼睁大，向右虎视。

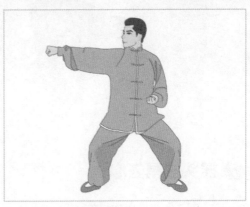

（4）右拳收回至腰旁，随即左拳向左侧冲击，拳与肩平，拳心向下，两眼睁大，向左虎视。

收势：

做以上动作时注意配合呼吸，拳出击时呼气，回收时吸气。如此反复进行16~20遍，最后两手下垂，身体直立。

⑥ 两手攀足固肾腰

起势：两腿直立，两手自然垂于体侧，成立正姿势。

动作：

（1）两臂高举，掌心相对，上体背伸，头向后仰。

（2）上体尽量向前弯曲，两膝保持正直，同时两臂下垂，两手指尖尽量向下，头略抬高。

收势：

如此反复16~20遍，最后还原收势。

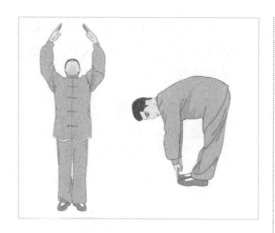

❼ 摇头摆尾去心火

起势：

两腿分开，屈膝下蹲成马步，两手按在膝上，虎口向内。

动作：

（1）上体及头向前深俯，随即在左前方尽量作弧形环转，头尽量向左后旋转，同时臀部则相应右摆，左膝伸直，右膝弯曲。

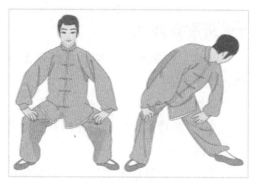

（2）复原成起势姿势。

（3）上体及头向前深俯，随即在右前方尽量作弧形环转，头尽量向右后旋转，同时臀部则相应左摆，右膝伸直，左膝弯曲。

（4）复原成起势姿势。

收势：

如此反复16～20遍，可配合呼吸，头向左后（或右后）旋转时吸气，复原时呼气，最后直立而收势。

❽ 背后七颠把病消

起势：

立正，两手置于臀后，掌心向后，挺胸，两膝伸直。

动作：

（1）脚跟尽量向上提，头向上顶，同时吸气。

（2）脚跟放下着地有弹跳感觉，同时呼气。

收势：

如此反复进行16～20次，最后恢复成起势姿势。

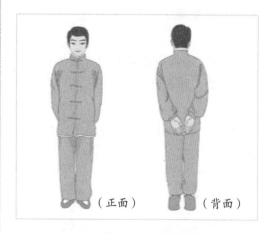

（正面）　　　（背面）

以上八段锦，每一动作都能对某一局部起到应有的作用，并通过局部调节整体。通过此八段动作，运动量不大不小，老弱咸宜，即可以强身防病，又能医疾治病，特别是一些久治不愈的慢性病患者，通过锻炼确能收到意外佳效。

练好王氏五禽戏，三元合一最长寿

自华佗之后，五禽戏辗转传授，不断发展，形成了各种流派，王玉川教授去粗取精，集各家之长，编成了一套完善的保健功法，不仅大大提高了保健功效，而且也使其更具现代特色。下面我们就把这套健身功法介绍给大家。

① 练功要领

（1）全身放松：练功时，首先要全身放松，情绪要轻松乐观。乐观轻松的情绪可使气血通畅，精神振奋；全身放松可使动作不致过分僵硬、紧张。

（2）呼吸均匀：呼吸要平静自然，用腹式呼吸，均匀和缓。吸气时候，口要合闭，舌尖轻抵上腭。吸气用鼻，呼气用嘴。

（3）专注意守：要排除杂念，精神专注，根据各戏意守要求，将意志集中于意守部位，以保证意、气相随。

（4）动作自然：五禽戏动作各有不同，如熊之沉缓、猿之轻灵、虎之刚健、鹿之温驯、鹤之活泼等。练功时，应据其动作特点而进行，动作宜自然舒展，不要拘谨。

② 基本动作

第一式：虎戏

手足着地，身躯前纵后退各3次，接着上肢向前、下肢向后引腰。然后面部仰天，恢复起始动作，再如虎行般前进、后退各7次。

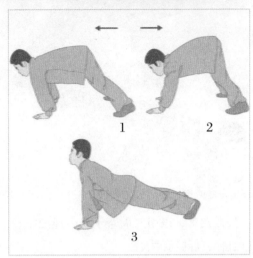

1　2　3

锻炼功法：做虎戏时，手脚均着地，模仿老虎的形象；身体前后振荡，向前3次，向后3次（如上图1、2）；做毕，两手向前移，伸展腰部，同时抬头仰脸，面部仰天后（如上图3），立即缩回，还原。按照以上方法继续做7遍。

注意事项：本动作取虎之神气、善用爪力和摇首摆尾、鼓荡周身的动作。动作过程中意守命门，可益肾强腰，壮骨生髓，通督脉、去风邪。

第二式：鹿戏

手足着地，头向两侧后视，左三右二。然后伸左脚三次，伸右脚两次。

锻炼功法：做鹿戏时，手脚仍着地，伸着脖子往后看，向左后方看3次，向右后方看2次，即左后右后、左后右后、左后；继而脚左右伸缩，也是左3次，右2次。

注意事项：做本动作时取鹿之长寿而性灵，善运尾闾，故本动作当意守尾闾

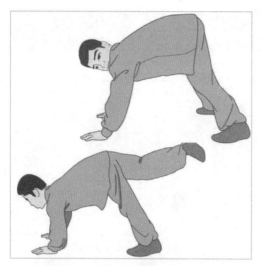

（长强穴），以引气周营于身，通经络、行血脉、舒展筋骨

第三式：熊戏

仰卧，两手抱着膝下，举头，左右侧分别着地各7次。然后蹲地，双手交替按地。

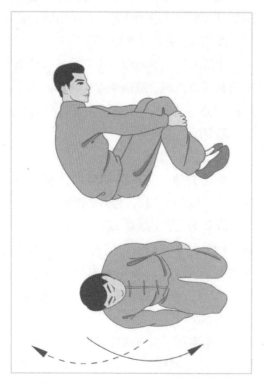

锻炼功法：做熊戏时，身体仰卧，两手抱着小腿，抬头，身体先向左滚着地，再向右侧滚着地，左右滚转各7次。然后屈膝深蹲在地上，两手在身旁按地，上体晃动，左右各7次。

注意事项：熊体笨力大，外静而内动，练熊戏时，着重于内动而外静，可使头脑虚静，意气相合，真气贯通，且有健脾益胃之功效。另外，运动过程中要求意守中宫（脐内），以调和气血。

第四式：猿戏

如猿攀物，使双脚悬空，上下伸缩身体7次，接着以双脚钩住物体，使身体倒悬，左右脚交替各7次。然后以手钩住物体，引体倒悬，头部向下各7次。

锻炼功法：做猿戏时，身体直立，两手攀物（最好是高单杠），把身体悬吊起来，上下伸缩7次，如同引体向上。在两手握杠、两脚钩杠的基础上，做一手握杠、一脚钩杠，另一手屈肘按摩头颈的动作，左右各7次。手脚动作要相互配合协调。

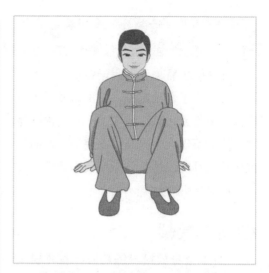

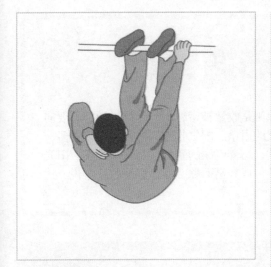

注意事项：猿机警灵活，好动无定，练此戏就是要外练肢体的灵活性，内练抑制思想活动，达到思想清静，体轻身健的目的。要求意守脐中，以求形动而神静。此动作有一定危险性，做好准备工作之后方可进行，老人及孩子不宜。

第五式：鸟戏

一足立地，另一足翘起，扬眉鼓力，两臂张开如欲飞状，两足交替各7次。然后坐下双腿伸直，用手挽另一脚，左右交替各7次，再伸缩两臂各7次。

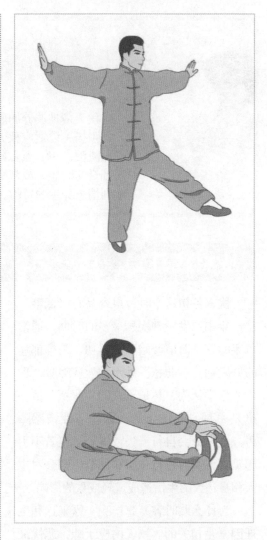

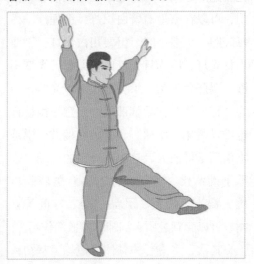

锻炼功法：做鸟戏时，双手臂向上竖直，一脚翘起，同时伸展两臂，扬眉鼓劲，模仿鸟的飞翔。坐在地上，伸直两腿，两手攀足底，伸展和收缩两腿与两臂，各做7遍。

注意事项：鸟戏又称鹤戏，即模仿鹤的形象，动作轻翔舒展。练此戏要意守气海，以调达气血，疏通经络，活动筋骨关节。

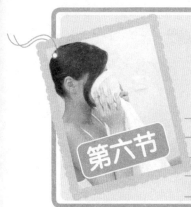

秋季情志调养

◎秋天精神调养的原则是收敛神奇，平静思维，精神不要向外张扬，以适应秋天的肃杀、阳气收敛的特征。大家要多一点淡泊，少一点私欲，培养健康的爱好，在秋高气爽、阳光灿烂的时候，或赏菊，或登高而歌，能让心情收获喜悦，达到情志养生的目的。

从点滴开始，让"悲秋"走出你的生活

秋末冬初这个时节很容易心绪低落，是一年中诱发精神疾病最多的时期，通常每年的这个时节开始至12月初，是抑郁症的好发期。"悲秋"并不是无病呻吟，现代心理学认为，林黛玉式的"悲秋"情怀也是一种身心性疾病，即季节性情感障碍。大部分会自行消失或缓解，但若不引起重视，及时进行预防和调节，则会对本人和身边人的生活造成或轻或重的影响。

为什么此时容易悲伤呢？原来这和生理因素是相关的。秋天内应于肺，悲忧最易伤肺；肺气脾气一虚，机体对外界病邪的抵抗力就下降，使秋天多变的气象诸要素更易入侵人体，从而致病。深秋至冬季是一年中诱发精神疾病最多的时期。

"悲秋"，除了会造成心理障碍外，还会引发高血压、心脑血管疾病。特别是急性子的人，尤其要引起注意。兴奋型、敢为型的人，往往做事比较急，每天目标定得很多，一早起来就忙忙碌碌，但始终处于做不完的状态。这样的人，不仅会在

秋天出现心慌、多梦、失眠、情绪低落等症状，还可能会因之引发高血压。

为消除生理和心理上出现的问题，首先必须进行心理上的自我调节。此外，还要适当补充些碳水化合物，少吃些高脂类的食品，如蛋糕、奶酪等。肝气郁结者，可以服用些疏肝理气的药。要保持良好的睡眠习惯，做到静心。尽量多晒太阳，以抑制松果体分泌过多的褪黑激素。也可实施"光照疗法"，像老人住在高楼不太出门，可以在家里对着白炽灯，像理疗一样每天照一个多小时。但要用白炽灯，不要用日光灯，因为日光灯比较柔和，光度不够。要照后脑勺，不要把脸对着光照，因为"松果体"在后脑部位。注意平衡饮食也可以避免"悲秋"。有民间偏方，说是吃南瓜子可消火，这也有一定的道理。南瓜子助消化，可以泻火。多食芝麻、核桃、糯米、蜂蜜、乳品、梨、甘蔗等食物，可以起到滋阴、润肺、养血的作用。

其次，多进行户外体育锻炼，从初秋

起即进行耐寒锻炼，以加强对季节变换、气候变化的适应能力。运动项目宜选择慢跑、户外散步、太极拳、跳舞等。

最后，经常放松，让身心保持舒坦平和的状态。放松可以降低交感神经的冲动，平抚情绪、安定心神，更能有效帮助睡眠。打哈欠、伸懒腰、深呼吸等都是人体自动的放松机制，差别在于程度不同。

忧伤肺，平平淡淡才是真

人非草木，孰能无情？人在认识周围事物或与他人接触的过程中，对任何人、事、物，都不是无动于衷、冷酷无情的，而总是表现出某种相应的。其中，忧就是非常典型的一种，尤其是在万物凋零的秋季更容易发生。

忧在正常范围内，其变化对我们人体健康影响不大，也不会引起什么病变。但是，一旦这种感情太过了，就会导致很多种疾病。《黄帝内经》指出，忧会损伤人的肺脏，忧愁过度若长期无法消除会损伤肺，进而引起一系列病证，乃至死亡。在中医里，人在悲伤、忧愁的时候，肺气便会闭塞阻滞，从而导致声音嘶哑、胸闷、气短、呼吸不利、喘促咳嗽等症状。这也

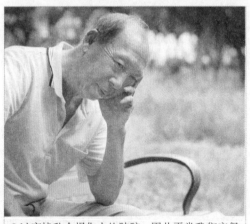

◎过度忧愁会损伤人的肺脏，因此平常我们应保持一颗平常之心，以养护肺脏。

是为什么人们常说，悲到了极点会"撕心裂肺"。

那么，怎样才能知道自己是不是抑郁症患者呢？下面这个测试就可以回答你。

（1）无法一觉安眠到天亮，整天疲累在床、睡眠过多、噩梦连连。

（2）哭泣、易怒、烦躁不安、犹豫不决、无法集中心思做事、头脑不清，对平常能引起快乐的事物全变得提不起劲来。

（3）情绪低落和沮丧，甚至无法忍受，每天早晨及上午最明显。

（4）悲观、失望、愧疚、无助感、无望感、感觉自我无一是处！憎恨自己、责备自己，甚至脑海中不断涌现出想处罚及伤害自己的冲动念头。

（5）强迫性地一再想到"死亡"，自杀或活不下去的念头挥之不去。

（6）食欲改变，不是降低就是极端怕饿，体重下降，胃肠不适或便秘、头痛、头晕、胸闷、心悸、频冒冷汗、肢体沉重，加上失去性欲或是月经失调。

以上描述的情况肯定的项目愈多则忧郁指数愈高，且若症状持续的时间愈长，愈有可能患有忧郁症。

当你的忧郁反复发作时，应该检讨一下你的生活和人生目标，然后听从自己的内心

做出调整。不要讳疾忌医，及时、坦率地和心理医生谈论自己的病情。如果被医生确诊为忧郁症，随后就应该在医生指导下进行心理治疗或者开始服用抗忧郁剂。

总体来说，要想长寿不生病，无论生活怎样，我们都应保持一颗平常之心、平淡之心，不攀比，知足常乐，这样才能气定神闲、延年益寿。

无论男女，想哭就哭吧

看到万物开始凋零，听到秋风扫落叶的沙沙作响，我们何以忍得住悲凉呢？此时，我们如果在生活中再遭遇些伤感，乃至伤害，想必沉重的叹息声、不争气的泪水，会很容易失去控制……

你可能会告诫自己：一定要忍住，不能哭，绝对不能哭！然而，你是否晓得，悲伤有损健康，但悲伤时哭泣，却是有利于健康的。

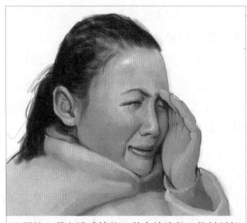
◎哭泣，是宣泄感情的一种有效途径，能够缓解压抑的心情。

从医学角度来看，眼泪是泪腺分泌出来的一种液体，泪腺位于眼球的外上方。一般人平均每分钟眨眼13次左右，每眨一次眼，眼睑便从泪腺带出一些泪水来。当人们眨眼时，泪水对眼睛便有清洁作用，如可以冲掉异物、刺激物等。

心理专家研究发现，人悲伤时掉出的眼泪中，蛋白质含量很高。这种蛋白质是由于精神压抑而产生的有害物质，这些物质积聚于体内有害健康。美国某医学中心精神病实验室专家研究发现，眼泪可以缓解人的压抑感。他们通过对眼泪进行化学分析发现，泪水中含有两种重要的化学物质，即脑啡肽复合物及催乳素，其仅存在于受情绪影响而流出的眼泪中，在受洋葱等刺激流出的眼泪中则测不出来。因此他们认为，眼泪可以把体内积蓄的导致忧郁的化学物质清除掉，从而减轻心理压力，保持心绪舒坦轻松。

这个实验室的专家曾对200多名男女进行过为期一个月的"哭泣试验"，结果有85％的女性和73％的男性说他们大哭一场以后心里舒坦了许多，压抑感测定平均减轻40％左右。试验结果还表明，男性哭的能力显然不如女性，他们哭的次数只有女性的1/5，并且有45％的男性哭时眼泪只在眼圈里打转而掉不下来，可绝大部分女性的眼泪都能夺眶而出，只有6％的女性眼泪掉不下来。

专家指出，一味抑制哭泣的做法是不可取的。常言道"男儿有泪不轻弹"，男性由于习惯于控制他们的感情和眼泪，他们比女性更容易患与精神压力有关的疾病，如溃疡病等。

所以说，人们应该转变对哭泣的态度，如果有什么不开心的事情，想哭就哭吧。因为，哭泣是一种极其自然的生理现象，强忍眼泪，对健康是有害的。

容易忧郁，十三项注意须牢记

抑郁症心境不良，情绪消沉，或焦虑、烦躁、坐立不安；对日常活动丧失兴趣，丧失愉快感，整日愁眉苦脸，不仅影响自己的生活，也影响家人的生活，使人觉得疲累、无力、人生没有意义、绝望，甚至会想要放弃生命。但是，这些负面想法只是疾病的一部分，它会随着治疗消失，如果你想要尽快脱离或避免加入忧郁症的行列，请牢记以下各大要点。

（1）对治疗有信心。抑郁症患者在治疗时，不要着急，只要坚持治疗是完全可以治愈的。不过，任何疾病的治疗都需要时间，需要恢复的过程，不可能一下子就好了，没那么快，何况抑郁症是慢性疾病，更得需要时间。

（2）不要定下难以达成的目标或承担太多责任。

（3）不要对自己期望太高，这将会增加挫折感。焦虑、紧张的情绪均可激发病症，所以患者要放松自己，舒缓压力，懈下责任，在生活中想办法给自己增加点爱好、兴趣，让自己整个开朗起来。

（4）常和别人在一起，避免独处。

（5）参与能够使你欢愉的活动。例如：轻松的运动、打球、看电影、登山，游泳，打打球，练练太极等，反正别总在家里憋着，健康的人也不活动，不出门也

会憋出问题的。

（6）不要下重大的决定，例如转行、转业或离婚，专家建议把重大的决定延到忧郁症的病情改善为止。

（7）不要期望忧郁症会突然变好，这种情况很少见。尽量帮助自己、宽待自己、不要因为未能达到水准以上的表现而责备自己。

（8）切记不要接受负面的想法，要坚信它们会随着治疗而消失。

（9）当你自己觉得忧郁的现象日益严重时，要立刻去找心理医生或精神科医生。

（10）家人或朋友出现忧郁的现象，且日趋严重时，要鼓励他们去看心理医生或精神科医生。

（11）如果出现轻微的忧郁，休个假、享受自己的爱好、从事剧烈运动或集体活动，通常可以得到改善。

（12）愈早治疗，效果愈好。

（13）要慎防自杀或杀人的举动。

忧郁症无孔不入，男女老少都有患上忧郁症的可能，如不及早治疗，忧郁症可能会严重影响病患者的身体健康、工作与生活。所以，密切留意自己和家人朋友的情绪，有效掌握忧郁症的资讯，不要让它轻易入侵我们的生活。

三种按摩术，养出秋季好心情

进入秋季以后，天气渐凉，气候干燥。干燥的天气会对人体产生一定的危害。在家进行简单的自我按摩，能有效防止"秋燥"对人的侵害。

① 压揉承浆

承浆穴在下唇凹陷处，以食指用力压揉，口腔内会涌出津液。糖尿病患者用力压揉此处10余次，口渴感即可消失，在不缺水的情况下，可不必反复饮水。这种津液不仅可以预防秋燥，而且含有延缓衰老的腮腺素，可使老人面色红润。

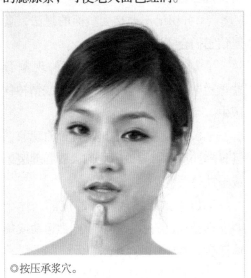

◎按压承浆穴。

② 揉腹排便

秋季气候干燥，大便也会干结难排，有许多人甚至数日一解或用药物来维持大便通畅，结果造成习惯性便秘。按摩是一种简单易行的通便方法，这种方法可在晚上睡觉前或清晨起床前进行。具体操作方法是：身体仰卧，先将两手掌心摩擦至热，然后两手叠放在右下腹部，按顺时针方向按摩，共按摩30圈。

③ 按摩鼻部

中医认为，肺开窍于鼻。不少人鼻黏膜对冷空气异常敏感，秋风一吹，就会伤风感冒，经久难愈。所以在初秋的时候，我们应注意护鼻，有助于养肺。

方法为：

（1）摩鼻：将两手拇指外侧相互摩擦，有热感后，用手指在鼻梁、鼻翼两侧上下按摩50次，可增强鼻的抗寒力，亦可治伤风，鼻塞等。

（2）浴鼻：每日早、晚将鼻浸于冷水中，闭气不息，换气后再浸入；也可以用毛巾浸冷水后敷于鼻上，坚持至寒冬。

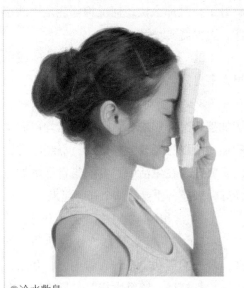

◎冷水敷鼻。

听音乐，最时尚的调心美容大法

有人曾说，真正的音乐是人类情感最有效的表达方式，是人类爱和智慧的升华，是人类对未来的憧憬与呼唤。音乐把人类微妙的感情和曲折丰富的经验，化成了无形的音符，冥冥之中回响，抚摸你的心灵，叩动你的心扉，让你为之痴醉……

从养生保健角度看，听音乐其实是最时尚的调心美容大法。此刻你可能很怀疑，音乐真的能美容吗？

据了解，音乐美容的原理比较简单，从物理上来说，是因为乐声能与皮肤产生谐振。一些风格多样、情绪各异、变化万千的乐曲，各自具有不同的振动频率和声波。按"同声相应，同气相求"的道理，这些振波一旦被人体或物体所接收，就会产生感应效果。

音乐本身具有塑造功能，音乐家创造

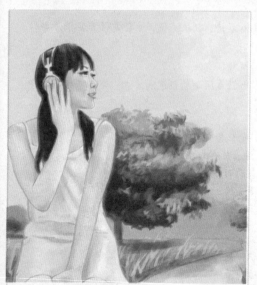

◎音乐是人类爱和智慧的升华，听音乐是最时尚的调心美容大法。

意境中的美，使欣赏者能从中产生一种遐想。这种遐想不仅能给人一种美好的享受，而且还可以通过自身的意念导入作用于人体，完成它美的工程。

不过，听音乐也是有讲究的，不是随便听哪种音乐都会让变得更漂亮的。用于美容的音乐，不要求有较大起伏。其次，所选的美容音乐最好有较多的泛音。这样可引起人生理、心理产生平静和快乐的情绪变化。

另外，还要注意以下几种情况。

（1）生气忌听摇滚乐。人生气时，情绪易冲动，常有失态之举，若在怒气未消时听到疯狂而富有刺激性的摇滚乐，无疑会火上浇油，助长人的怒气。

（2）听音乐要适时适地。在早晚起床或就寝时，可以用养生音乐作为背景音乐；亦可在闭目养神时静心体味音乐。在欣赏音乐时，最好离开音响设备2米左右，并且置身于音响的正前方，这样可以比较好地接收音乐声波且左右均衡，对听觉最有利。

（3）空腹时不要听进行曲。人在空腹时，饥饿感受很强烈，而进行曲具有强烈的节奏感，加上铜管齐奏的效果，会进一步加剧饥饿感。

（4）吃饭时不要听打击乐。打击乐一般节奏明快、铿锵有力、音量很大，吃饭时欣赏，会导致人的心跳加快、情绪不安，从而影响食欲，有碍食物消化。

走出自卑泥潭，越活越年轻

自卑，就是自己轻视自己，看不起自己，这种心理在秋季出现的频率相当高。自卑心理严重的人，并不一定就是他本人具有某种缺陷或短处，而是不能容纳自己，自惭形秽，常把自己放在一个低人一等，不被自己喜欢，进而演绎成别人看不起的位置，并由此陷入不能自拔的境地。

由于自卑的人大脑皮层长期处于抑制状态，中枢神经系统处于麻木状态，体内各器官的生理功能相应得不到充分地调动，不能发挥各自的应有作用；同时分泌系统的功能也因此失去常态，有害的激素随之分泌增多；免疫系统失去灵性，抗病能力下降，从而使人的生理过程发生改变，出现各种病症，如头痛、乏力、焦虑、反应迟钝、记忆力减退、食欲缺乏、性功能低下，等等，这些表现都是衰老的征兆。

可见，自卑的心理就是促使一个人在人生道路上常走下坡路，加速自身衰老的催化剂，因此，希望健康的人如果想要防止早衰，就应摒弃自卑心理。

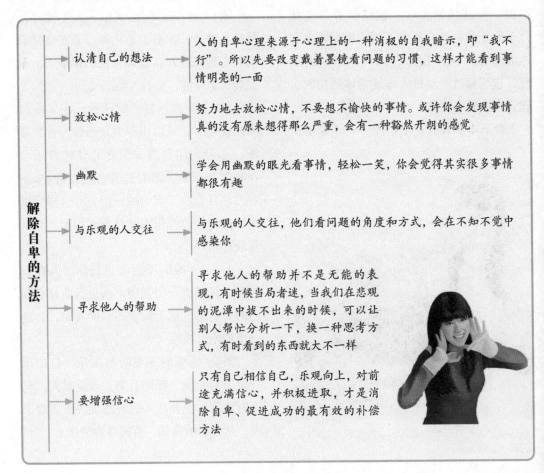

解除自卑的方法

认清自己的想法 → 人的自卑心理来源于心理上的一种消极的自我暗示，即"我不行"。所以先要改变戴着墨镜看问题的习惯，这样才能看到事情明亮的一面

放松心情 → 努力地去放松心情，不要想不愉快的事情。或许你会发现事情真的没有原来想得那么严重，会有一种豁然开朗的感觉

幽默 → 学会用幽默的眼光看事情，轻松一笑，你会觉得其实很多事情都很有趣

与乐观的人交往 → 与乐观的人交往，他们看问题的角度和方式，会在不知不觉中感染你

寻求他人的帮助 → 寻求他人的帮助并不是无能的表现，有时候当局者迷，当我们在悲观的泥潭中拔不出来的时候，可以让别人帮忙分析一下，换一种思考方式，有时看到的东西就大不一样

要增强信心 → 只有自己相信自己，乐观向上，对前途充满信心，并积极进取，才是消除自卑、促进成功的最有效的补偿方法

第二章

天气渐凉关注防病，立秋、处暑话养生

●立秋、处暑时节处在由热转凉的交替时期，自然界的阳气由疏泄趋向收敛，人体内阴阳之气的盛衰也随之转换，这种交替时节，做好养生保健，我们的身体才能够适应季节的交替变化，不会被多变的气候打倒。

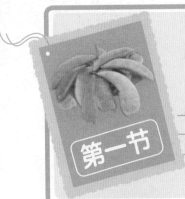

立秋、处暑饮食养生

◎立秋、处暑时节，阳气转衰，阴气日上，这个时节的饮食原则就是"增酸减辛"，多食一些助肝气的食物。同时，这时节气候干燥，我们也要注意滋阴润肺。

第一节

凉来暑退草枯寒，立秋谨防"秋老虎"

每年的8月8日左右是立秋，立秋预示着秋天的到来。民间有谚语说，"立秋之日凉风至"，就是说：立秋是凉爽季节的开始。但是，立秋以后由于盛夏余热未消，秋阳肆虐，通常还会继续热上一段时间，民间亦有"秋老虎"之说。

立秋以后，各种瓜果开始陆续上市，但民谚有"秋瓜坏肚"的说法，就是指立秋以后如食大量瓜类水果易引发胃肠道疾病。人们在夏天食用了大量瓜果，立秋以后如果再这样吃下去，就会损伤肠胃，导致腹泻、下痢、便溏等急慢性胃肠道疾病。因此，立秋之后应慎食瓜类水果，脾胃虚寒者尤应禁忌。

秋天也是进补的好时节，但进补也要有讲究，不能无病进补和虚实不分滥补。中医的治疗原则是虚者补之，不是虚证病人不宜用补药。虚病有阴虚、阳虚、气虚、气血虚之分，对症服药才能补益身体，否则适得其反；而且药补不如食补，忌以药代食。食补则以滋阴润燥为主，

如乌骨鸡、猪肺、龟肉、燕窝、银耳、蜂蜜、芝麻、豆浆、藕、核桃、薏米、花生、鸭蛋、菠菜、梨等。

立秋以后，因秋燥而起的疾病也会困扰一些人，在养生方面就要注意滋养津液，多喝水、淡茶等，并吃些能够润肺清燥、养阴生津的食物，如萝卜、西红柿、豆腐、藕、秋梨等，少吃辛辣、油炸食品及膨化食物，少饮酒。

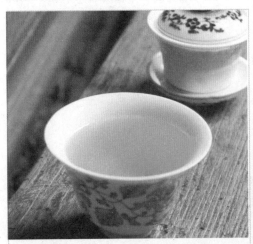

◎立秋以后，为防止秋燥对身体造成的不良影响，宜多喝水、淡茶等，以滋养津液。

度过炎热的夏季，秋高气爽的天气也会让人胃口大开，所以立秋养生还要注意防止秋膘上身导致肥胖。对于一些"苦夏"的人来说，秋季适当地"增肥"是可以的，但对于本身就肥胖的人来说，秋季则应该注意减肥，在饮食方面，多吃赤小豆、萝卜、竹笋、薏米、海带、蘑菇等低热量食品。还应提高热量的消耗，有计划地增加活动量，以达到减肥目的。

在起居方面，这一时节应该早睡早起，多呼吸新鲜空气，在清晨安静广阔的空间里宣泄情绪，这对身体都是有好处的。

护肺，关键看你会吃不会吃

肺是我们身体内的重要器官，保护肺是我们的职责，那么怎么才能更好地保护肺呢？首先就要从吃开始。有养肺功能的水果，在秋季不妨多吃一些。

（1）梨：梨有清热解毒、润肺生津、止咳化痰等功效，生食、榨汁、炖煮或熬膏，对肺热咳嗽、麻疹及老年咳嗽、支气管炎等症有较好的治疗效果。

（2）柑橘：柑橘性凉味甘酸，有生津止咳、润肺化痰、醒酒利尿等功效，适用于身体虚弱、热病后津液不足口渴、伤酒烦渴等症，榨汁或蜜煎，治疗肺热咳嗽尤佳。

（3）柿子：柿子有润肺止咳、清热生津、化痰软坚之功效。鲜柿生食，对肺痨咳嗽、虚热肺痨、咳嗽痰多、虚劳咯血等症有良效。

（4）白果：白果别名灵眼、银杏、佛指柑、鸭脚子。性平，味甘、苦，入肺、脾经，具有滋阴润肺、养血生肌的作用。

（5）燕窝：中国传统中医学认为：燕窝具有养阴、润燥、益气、补中、抗衰、疗病等功效。用燕窝与银耳、冰糖适量炖服，可治干咳、盗汗、肺阴虚症。

（6）白萝卜：现代研究认为本品含芥子油、淀粉酶和粗纤维，具有促进消化，增强食欲，加快胃肠蠕动和止咳化痰的作用。祖国医学认为本品味辛甘，性凉，入肺胃经，为食疗佳品，可以治疗或辅助治疗多种疾病。

（7）银耳：中医认为，银耳味甘淡，性平，归肺、胃经，具有滋阴润肺，养胃生津的功效，适用于虚劳干咳、少痰或痰中带血丝，口燥咽干，神经衰弱，失眠多梦等。

（8）玉竹：玉竹性味甘、平，无毒。含生物碱、强心苷、铃兰苦甙等，玉竹的铃兰甙有强心作用，小剂量可使心搏增速和加强，大剂量则相反。玉竹主治时疾寒热，内补不足，止消渴，润心肺。

（9）杏仁：杏仁性味辛、苦、甘、温，有小毒。苦杏仁主咳逆上气。甜杏仁又名巴旦杏仁，为滋养缓和性止咳药，主治咽干、干咳。

不过，肺虚的朋友应忌吃下列食物。

（1）石榴：石榴有损耗肺气之弊，故凡肺气虚者，不宜多食。

（2）荸荠：凡肺气虚弱之人，无论咳嗽或是虚喘，皆不宜多食。

（3）胡桃：是一味典型的辛辣刺激食品，古代医家认为多食动气燥液，耗气伤阴。

（4）薄荷：味甘辛，辛能发散，耗伤肺气。

秋日养肌肤，先从排毒开始

在夏天转为秋天之后，肌肤的新陈代谢开始转慢，盛夏的骄阳和潮湿让一些问题潜藏起来，慢慢堆积在肌肤表面排不出去，或者排出的速度较慢。进入秋天之后，这些问题就显现出来，例如肤色暗沉、干燥缺水，甚至出现色斑，手感也比夏季要粗糙很多，这说明你的肌肤需要排毒了。

在清除了体内大部分的毒素之后，才能安心进补保养，我们的肌肤才能安然度过这一年中最冷的冬季。下面，先自测一下你的肌肤是不是有以下的症状：

（1）肤色不是很黑，但暗沉发黄。

（2）天气转凉，脸部的肌肤更加出油。

（3）坚持用眼霜，但黑眼圈和眼袋依然明显。

（4）皮肤变得干燥，摸上去很粗糙。

（5）皮肤抵抗力下降，容易出现过敏现象。

如果以上现象中你有3个以上，说明"中毒"的症状在你身上突出，要赶快着手排毒了。

直接食用有利于排毒的水果或蔬菜是美容排毒的关键。《本草纲目》指出，地瓜可以"补虚乏，益气力，健脾胃"，还有"海中之人多寿，乃食甘薯故也"之说，所以排毒要多食地瓜。紫菜含丰富的蛋白质、碳水化合物以及多种维生素、碘和其他微量元素，豆腐则可清热解毒，多喝紫菜豆腐汤可以润体解热，排毒。

此外还要多吃些石榴、燕麦片、苹果、胡萝卜、木耳等。当然，在补充排毒食品时，要避免油炸、烧烤、饼干、罐头等容易堆积毒素的食物。

另外，秋季排毒，洗脸、沐浴、运动也是不可少的，姐妹们一定要做足排毒工作。

处暑饮食须调理，清热安神最适宜

处暑时节宜食清热安神之品，如银耳、百合、莲子、蜂蜜、黄鱼、干贝、海带、海蜇、菠菜、糯米、芝麻、豆类以及奶类。

下面介绍的是此时节的参考食谱。

❶ 莲子百合汤

原材料：莲子50克，百合10克，黑豆300克。

调料：鲜椰汁适量，冰糖200克。

做法：莲子用沸水浸半小时，再用水把莲子煲煮15分钟，熄火闷片刻，倒出冲洗；百合泡浸，冲净，黑豆泡浸，再用沸水泡浸1小时以上。水烧开，下黑豆，用大火煲半小时，撇去浮出的豆壳，下莲子、百合，用中火煲45分钟，若水少可添加开水。改用慢火煲1小时，下冰糖，待溶，加入椰汁即成。

功效：安神养心，健脾和胃。

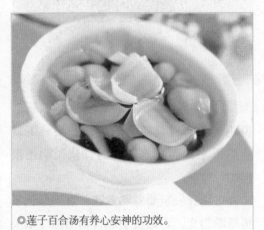

◎莲子百合汤有养心安神的功效。

② 桂圆栗子炖猪蹄

原材料：桂圆肉100克，新鲜栗子200克，猪蹄2只。

调料：盐4克。

做法：栗子入开水中煮5分钟，捞起剥膜，洗净沥干。猪蹄入开水中氽烫后捞起，再冲净一次。将栗子和猪蹄盛入炖锅，加水至盖过材料，以大火煮开，转小火炖约30分钟。桂圆剥散，加入续煮5分钟，加盐调味即可。

功效：补益肾气，滋阴养血，强壮身体。

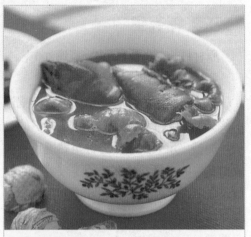

◎桂圆栗子炖猪蹄有补气养血的功效。

③ 凉拌菠菜

原材料：菠菜300克，红椒10克，花生米10克。

调料：盐3克，味精2克，香油适量。

做法：菠菜去根，洗净；花生米炒熟后，捣碎；红椒洗净，切成碎粒。锅中加水烧沸，下入菠菜焯至熟软后，捞出沥干水后，再切碎。将菠菜、花生碎、红椒粒与盐、味精、香油拌匀即可。

功效：补血安神，抗衰老，保护视力。

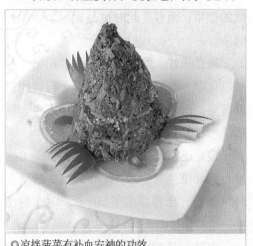

◎凉拌菠菜有补血安神的功效。

❹ 玉米拌豆腐

原材料：玉米粒150克，豆腐200克。

调料：白糖3克。

做法：洗净的豆腐，切成丁。蒸锅注水烧开，放入装有玉米粒和豆腐丁的盘子。加盖，用大火蒸30分钟至熟透。关火取出蒸好的食材，将蒸熟的玉米粒、豆腐倒入盘中，趁热撒上白糖即可食用。

功效：利尿，降压，生津润燥，美容养颜。

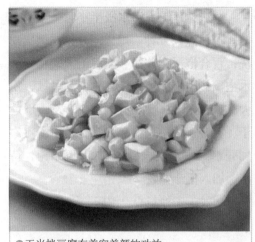

◎玉米拌豆腐有美容养颜的功效。

扁豆是健脾益胃的好食物

扁豆，也就是豆角。其嫩荚是蔬菜，种子可入药。扁豆气味清香、健脾助消化，最适合立秋后吃。

立秋，从中医说来，立秋到秋分这段时间叫"长夏"。长夏的特点是雨水较多，暑热夹湿、脾胃受困，人常常觉得食欲缺乏、胸闷腹胀、困倦乏力。长夏时喝扁豆粥，有祛湿、健脾、助消化、增食欲的作用。而且，此时也是扁豆上市的好时节。

扁豆味甘、性平，有健脾、和中、益气、化湿、消暑之功效。它属于药食同源的蔬菜。而且，其含碳水化合物不多，糖尿病患者也可以放心食用。

扁豆还富含蛋白质、膳食纤维、B族维生素和维生素C等。此外，扁豆的膳食纤维极高，比芹菜多了3倍多，对缓解便秘、给身体排毒大有好处。

扁豆要挑鲜嫩浅绿的，如果泛黄就说明老了。豆荚两头的尖，如果一下就能掐下来，而且水汪汪的，就说明还很鲜嫩。

吃扁豆一定要煮熟煮透，直到颜色不再翠绿为止，否则会引起食物中毒。如果喜欢吃凉拌扁豆，则要注意放醋、加蒜，以增强解毒作用。

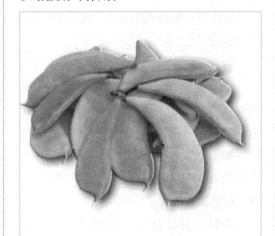

◎秋季宜食扁豆，能祛湿、健脾、助消化、增加食欲。

立秋、处暑养生食谱

《素问·脏气法时论》说："肺主秋……肺收敛，急食酸以收之，用酸补之，辛泻之。"可见酸味收敛肺气，辛味发散泻肺，秋天宜收不宜散，所以要尽量少吃葱、姜等辛味之品，适当多食酸味果蔬。秋时肺金当令，肺金太旺则克肝木，故《金匮要略》又有"秋不食肺"之说。秋季燥气当令，易伤津液，故饮食应以滋阴润肺为宜。《饮膳正要》说："秋气燥，宜食麻以润其燥，禁寒饮"。更有主张入秋宜食生地粥，以滋阴润燥者。总之，秋季时节，可适当食用芝麻、糯米、粳米、蜂蜜、枇杷、菠萝、乳品等柔润食物，以益胃生津。

下面，介绍几种立秋、处暑养生食谱。

❶ 苁蓉黄精骶骨汤

原材料：肉苁蓉、黄精各15克，白果粉1大匙，猪尾骶骨1副，胡萝卜1根。

调料：盐1小匙。

做法：猪尾骶骨洗净，放入沸水中氽去血水，备用；胡萝卜冲洗干净，削皮，切块备用；肉苁蓉、黄精洗净，备用。将肉苁蓉、黄精、猪尾骶骨、胡萝卜一起放入锅中，加水至盖过所有材料。以大火煮沸，再转用小火续煮约30分钟，加入白果粉再煮5分钟，加盐调味即可。

功效：本菜可以补肾健脾、益气强精，适用于阳痿早泄等症。

❷ 生地玄参汤

原材料：生地20克，玄参、酸枣仁、夏枯草各10克，红枣6颗。

调料：清水适量。

做法：先用水将生地、玄参、酸枣仁、夏枯草、红枣洗净。将全部药材放入锅中，加适量清水，煮半小时即可。饭后或是临睡前温服。

功效：滋阴潜阳、养心安眠，适合血压过高引起的中风患者食用。

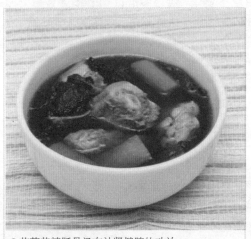

◎苁蓉黄精骶骨汤有补肾健脾的功效。

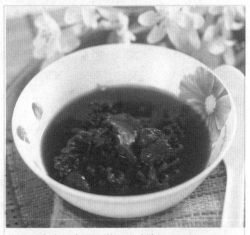

◎生地玄参汤有滋阴潜阳的功效。

立冬时令食物排行榜

立冬时令食物排行榜

食物排行榜	①	②	③	④	⑤
食物名称	鸡肉	大白菜	萝卜	海带	大枣
食物的五色	红白色	白色	白、红、绿色	绿褐色	红褐色
食物的五味	味甘	味甘	味辛、甘	味咸，有腥味	味甘
食物的性质	性微温	性平	性平	性寒	性平
食物的功效	温中补脾，益气养血，补肾益精	通利肠胃、养胃生津、利尿通便、清热解毒	消积滞、化痰清热、下气宽中、解毒	泄热利水、止咳平喘、祛脂降压、散结抗癌	补益脾胃，滋养阴血，养心安神，缓和药性
营养食谱	姜椒煨鸡块	醋熘白菜	白萝卜煲羊腩汤	海带冬瓜苡米汤	山楂大枣莲子粥
搭配禁忌	忌与芝麻、菊花、芥末、糯米、李子、大蒜、鲤鱼、鳖肉、虾、兔肉同食	忌与维生素K同食	忌与胡萝卜、橘子同食	忌与甘草同食	忌与海鲜、葱同食
不适合人群	实证、热证或邪毒未清者	腹泻者、气虚胃寒者	脾胃虚寒者、慢性胃炎、胃溃疡患者	脾胃虚寒、身体消瘦者	胃病患者、腹部胀气者

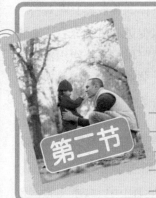

立秋、处暑起居养生

第二节

◎立秋、处暑时节，正是处在由热转凉的交替时期，自然界的阳气由疏泄趋向收敛，人体内阴阳之气的盛衰也随之转换，在这时节，起居养生方面更要多加注意，合理安排作息时间，避免日晒过多，同时在穿衣上要注意质地材料上的选择。

伊人去处享清秋，处暑注意缓"秋乏"

每年的8月23日左右是处暑节气，"处"有躲藏、终止的意思，处暑的意思就是暑天将结束，民间也有"处暑寒来"的谚语。但此时天气还没有明显的转凉，晴天午后的炎热亦不亚于暑夏之季，但早晚比较凉爽。

处暑以后，气温会逐渐下降，这时候人体容易出现的情况就是"秋乏"，俗话说"春困秋乏夏打盹"，人们经常会有懒洋洋的疲劳感，所以这个节气的养生首先是要保证睡眠充足。晚上尽量在10点以前就上床睡觉，并要早睡早起，中午最好要有一定的午休时间，以减轻困顿感。特别是老人一定要午休，因为老年人的气血阴阳俱亏，睡眠时间减少会使睡眠质量下降，因此古代养生家认为老年人宜"遇有睡意则就枕"，就是只要感觉到困意就应该睡一会儿。传统的中医养生还很讲究睡"子午觉"，就是在子时和午时一定要睡觉，子时是夜里11点到凌晨1点，午时是中午11点到下午1点，这时候对于人体

来说，正是阴阳交合之时，在这两个时间段睡觉能很好地养阴养阳，功效加倍。其实，睡"子午觉"对老年人来说应该不成问题，但是对于工作繁忙、经常熬夜的上班族来说就有点儿困难，但是不管怎样，为了自己的健康着想，还是应该早点儿睡觉。

在饮食方面，处暑时依然应该保持饮食清淡，少吃油腻、辛辣及烧烤类食物，如辣椒、生姜、花椒、葱、桂皮等，多吃蔬菜水果，多喝水，多吃鸡蛋、瘦肉、

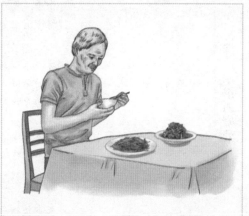

◎处暑时节养生要保证饮食清淡，可有效缓解秋燥和秋乏。

鱼、乳制品和豆制品等。

为缓解秋乏，处暑时除了养成良好的生活习惯，还要加强锻炼，如登山、散步、做操等，以强健身心，减轻季节交替时身体的不适感。经常伸伸懒腰也可缓解

秋乏，伸懒腰时人体的胸腔器官会对心、肺形成挤压，可以促进心脏的充分运动，使其提供更多的氧气供给各个组织器官。所以，即使在不疲劳的时候，有意识地伸几个懒腰，也会觉得舒服。

立秋开始冷水浴，持之以恒身体棒

所谓冷水浴，就是用温度在5~20℃之间的冷水洗澡。冷水浴是一种特殊的健身运动方式。人体经常受冷水刺激，肌肉紧张收缩，迅速做出抵御反应，从而增强人体对温度变化的适应能力，增强机体免疫功能，可预防伤风感冒等上呼吸道感染。冷水浴有着明显的保健作用，它可以加强神经的兴奋功能，使得洗浴后精神爽快，头脑清晰。可以增强人体对疾病的抵抗能力，被称作是"血管体操"。

冷水浴的开始时间应以秋季为宜，这不仅因为秋高气爽，自然水质清纯。需要提醒大家的是，冷水浴的进行应当从秋季到冬季，持之以恒，不可间断，才可以达到冷水浴的保健效果。初冬时因天气寒冷，所以用冷水迅速搓澡、淋浴，然后再盆浴，如此循序渐进的方式才可以，否则会致病。此外，洗冷水浴也要循序渐进。

常见的冷水浴有以下四种：头面浴，即以冷水洗头洗脸；脚浴，双足浸于水

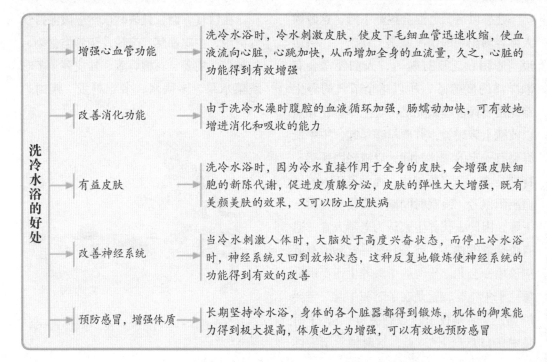

洗冷水浴的好处	增强心血管功能	洗冷水浴时，冷水刺激皮肤，使皮下毛细血管迅速收缩，使血液流向心脏，心跳加快，从而增加全身的血流量，久之，心脏的功能得到有效增强
	改善消化功能	由于洗冷水澡时腹腔的血液循环加强，肠蠕动加快，可有效地增进消化和吸收的能力
	有益皮肤	洗冷水浴时，因为冷水直接作用于全身的皮肤，会增强皮肤细胞的新陈代谢，促进皮质腺分泌，皮肤的弹性大大增强，既有美颜美肤的效果，又可以防止皮肤病
	改善神经系统	当冷水刺激人体时，大脑处于高度兴奋状态，而停止冷水浴时，神经系统又回到放松状态，这种反复地锻炼使神经系统的功能得到有效的改善
	预防感冒，增强体质	长期坚持冷水浴，身体的各个脏器都得到锻炼，机体的御寒能力得到极大提高，体质也大为增强，可以有效地预防感冒

中，水温可从20℃左右开始，逐渐降到5℃左右；擦浴，即用毛巾浸冷水擦身，用力不可太猛，时间不宜太长，适可而止；淋浴，先从35℃左右温水开始，渐渐降到用自来水洗浴。

秋季洗冷水浴，水温以15摄氏度左右为宜，洗浴时间最好不超过15分钟。以身体能够适应为宜。冷水浴后迅速用干毛巾擦干，穿上宽松的衣服，并用双手摩擦人体关节部位，以预防关节炎的发生。

进行冷水浴锻炼的注意事项

冷水浴锻炼应先活动身体进行热身，用双手快速地摩擦全身，从身体到四肢由上而下，均匀摩擦，用力适度，感觉发红、发热为止。出汗时应待汗干或用毛巾擦干后才可入浴	洗澡时，先往四肢部位"浇"水，数分钟后再冲胸、背部，或将毛巾放入冷水中拧干后擦身体，让身体有个逐渐适应的过程	当身体能够适应时，便可直接用冷水进行冲洗，边冲边摩擦

处暑睡眠有方法

处暑意味着暑天的结束，俗话说"秋收冬藏"，秋天的到来意味着收藏。处暑之后要适当多睡觉，早睡早起，究竟怎样才能提高睡眠的质量呢？

处暑节气正处在由热转凉的交替时期，自然界的阳气由疏泄趋向收敛，人体内阴阳之气的盛衰也随之转换，所以此时，人们的起居作息也要做相应的调整。进入秋季，首先应当调整的是睡眠时间。早睡早起是人所周知的，但科学的养生保健更需要全面地掌握睡眠规律及方法。同时，古人在睡眠养生法中还强调了子午觉的重要性（即每天于子时、午时入睡）。认为子午之时，阴阳交接，极盛及衰，体内气血阴阳失衡，必欲静卧，以候气复。

处暑时节，睡眠的姿势最好是右侧卧，右侧卧又叫吉祥卧。何谓吉祥卧？就是右侧卧，屈膝以右手作枕，两足叠起，

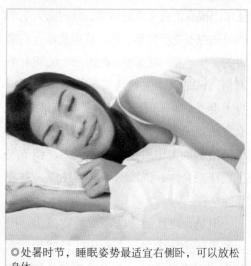

◎处暑时节，睡眠姿势最适宜右侧卧，可以放松身体。

身体微曲作弓形，左手放在左腿上，膝盖微曲。要注意合上嘴，舌头轻轻顶着上颚，这是吉祥的睡眠姿势。用现代科学来分析，这种姿势睡眠，周身肌肉都放松，血液畅行，不会做噩梦，不会损身体，无疑是最好的睡眠姿势。

据统计，六十岁以上的老人失眠的发生率为年轻人的3~4倍。这是影响老年人生活质量、身体健康和早衰的主要原因。因此，进入处暑时节，人们首先应当调整的是睡眠时间与睡眠质量。下面提供了几种提高睡眠质量的方法。

提高睡眠质量的方法

- 睡前要保持身心安静，避免高强度的脑力活动，不要纵情谈笑、愤怒、激动和忧思，这就是睡眠先睡心

- 晚餐要讲究，要吃早吃少，避免猛吃猛喝，在睡前两小时尽量少进食或不进食，"胃不和则卧不安"；忌茶、巧克力、咖啡、可可等不利睡眠的饮食；不要喝太多的水，减少上厕所的次数；晚餐少吃或不吃辛辣、富含脂肪食物

- 疲劳感是最好的催眠剂，因此要适当运动，散步、慢跑等，但睡前两小时不可做激烈运动。睡前洗热水澡、泡脚也有很好的催眠作用

立秋处暑如何科学洗澡

处暑是暑气结束的时节，"处"含有躲藏、终止的意思，顾名思义，处暑表明暑天将近结束。全国各地也都有"处暑寒来"的谚语，说明夏天的暑气逐渐消退。但天气还未出现真正意义上的秋凉，此时晴天下午的炎热亦不亚于暑夏之季，这也就是人们常讲的"秋老虎，毒如虎"的说法。民间有个习俗，就是认为立秋这天不能洗澡，否则身上会长"秋狗子"(痱子类小疙瘩)。那么立秋这天真的不能洗澡吗？专家告诉我们民俗的最大作用在于提醒人们，换节气了要注意身体，洗澡时要多多注意，并非不能洗澡。

但是，立秋后，洗澡次数宜减少。因为秋季风大灰尘多，人们出汗量减少，空气十分干燥。此时，人们暴露在外的面部皮肤有一种紧绷绷的感觉，缺乏弹性，甚至还会起皮。这是由于皮肤水分蒸发加快，皮肤角质层水分缺少的缘故。在多风的日子里，如果洗澡过多，会把人身体表

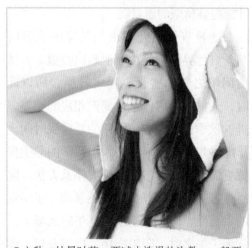

◎立秋、处暑时节，要减少洗澡的次数，一般两天一澡为宜。

面起保护作用的油脂洗掉。因此，进入秋季以后，可以减少洗澡的次数，两天一澡为宜。同时洗澡时选用的浴液一定要选择碱性小的，中性的最好。沐浴后最好涂一层可以润肤、保湿的护肤品。皮肤干燥的人更要选择油性护肤品。

此外，立秋、处暑时节切记不要用过热的水洗澡。我们洗澡如果用较热的水，会让肌肤变得更干燥，出现发红，甚至脱皮的现象，这样还不利于适应气候的变化。研究发现，水温34~36℃时有镇静止痒作用；37~39℃时最能解除全身疲劳；40~45℃时有发汗镇痛作用。

立秋、处暑穿衣的注意事项

"春捂秋冻，不得杂病"是民间传统的养生之法，就是说秋季气温稍凉爽，不要过早过多地增加衣服，适宜的凉爽刺激，有助于锻炼机体耐寒能力，但要根据情况灵活掌握，不能死搬教条，冻得适度才行。

晚秋天气较凉，也不要一下子穿得太多，捂得太严，避免过多出汗，使阴精耗伤，阳气外泄。但也不能冻得打寒战，这样不但不能增强抵抗力，反而会被冻出病来。"秋冻"的做法应顺应秋天阴精内蓄、阳气内收的养生需要。故《摄生要集》中说："冬季棉衣稍宜晚着，仍渐渐加厚，不可顿温，此乃将息之妙矣。"

当然，秋冻还要因人而异，老人和小孩的抵抗力弱，在进入深秋时就要注意保暖，若是气温骤然下降，出现雨雪，就不要再冻了，一定要多加衣服。

秋冻不仅局限于"来寒不忙添衣裳"，还可引申为秋季的其他养生保健方面。例如睡觉不要盖得太多，以免导致出汗伤阴耗津。尤其是冷水浴，是符合秋冻的有效方法，应长期坚持。

"秋冻"还要密切关注天气变化。添衣与否应根据天气的变化来决定，只是不宜添得过多，以自身感觉不过寒为准。常言道："出门须防三、九月。"初秋的天气变化无常，"一天有四季，十里不同天""若要安逸，勤脱勤着"，因此应多备几件秋装，做到酌情增减，随增随减。特别是老年人，代谢功能下降，血液循环减慢，既怕冷，又怕热，对天气变化非常敏感，更应及时增减衣服。此时若再偏执"冻"，不添衣服，那就有违秋冻的原意了。

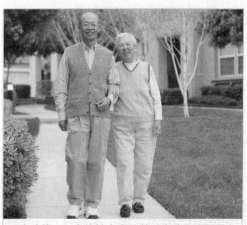

◎秋季养生，身体健康者可以适当秋冻，但是老人和小孩及抵抗力弱者要做好保暖准备。

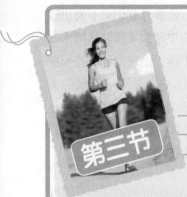

立秋、处暑运动养生

◎立秋、处暑时节，是适合运动的最佳时节。在这个时节中，适当做一些运动，尤其是一些小却不失健康功效的运动，会让你的身体始终处在健康有活力的状态中。

第三节

处暑养生好时机，小运动起到大作用

进入处暑，早晚天气逐渐变得凉爽起来，正是运动养生的最佳时机。我们不妨做做以下运动。

❶ 倒走健身法

倒走，是人体的一种反向运动。它消耗能量比散步和慢跑大，对腰臀、腿部肌肉锻炼效果明显。倒走，不受年龄、性别和体质强弱的限制；不需任何器械，亦不受场地制约。

倒走健身的练习方法如下。

（1）准备活动：原地轻轻活动踝关节、膝关节，并做腰部回环。

（2）先原地踏步走：要求全身放松，两臂前后摆动，大腿带动小腿踏步，提足跟，脚尖不离开地面，练习1分钟，然后再高抬大腿，足掌稍离地面，练习2分钟。

（3）在原地踏步感觉适应的情况下，高抬腿轻落步向后走。开始步子要稳，步子不可过大和走得过急。可以走、停停，两臂轻松地前后摆动，用以维持身体平衡。

对腰痛、关节炎患者，每天进行倒走练习2~3次，每次100~400步，中间休息2分钟，往复4~5次。

对减肥者，每天早晚两次倒走练习，每次行进1500~2000米。动作熟练后，可加快速度或向后慢跑。

倒走能锻炼腿部、臀部和腰部肌肉力量，并能起到减肥作用。倒走或倒跑比向

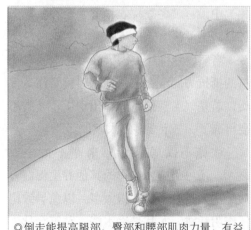

◎倒走能提高腿部、臀部和腰部肌肉力量，有益身体健康。

前走或向前跑所消耗的热量多，所以消耗的能量也大。身体的躯干部分是略为向前屈的，倒走则正好相反，这样就使腿、臀、腰得到功能性锻炼。而腰部病患者，大多是腰肌、臀肌，特别是外旋肌发生劳损所致。而倒走时，每当足跟提起向后迈步时，由于骨盆倾斜和向前走正好相反，这样就可使受伤的肌肉得到充分休息，起到康复和保健作用。

需要注意的是，倒走健身法，不可在公路上进行，以免发生事故。在公园或树林进行锻炼，一定注意周围的树、石头，以免跌倒或撞伤。

❷ 步行健身

要想促进肺功能，最根本的就是全面增强体质，坚持锻炼身体。步行是最简便、安全的运动。体质较弱者可以从慢速散步开始，每日步行500~1500米，开始时可用自己习惯的速度走，然后用稍快的速度，适应后再逐渐增加锻炼的时间和距离。每天锻炼半小时左右，也可采用隔天锻炼一次，每次锻炼一小时以上。

上下楼梯、慢跑、太极拳等运动也对肺功能有益。对于居住在城市而又无活动场所的人可通过上下楼梯进行锻炼，开始时可只上一层楼梯，然后根据体力和呼吸功能的情况逐渐增加强度，间歇进行，每日1~3次。慢跑能使全身得到运动，可防止肺组织的弹性衰退。

在步行的过程中，还可进行呼吸功能锻炼，尽可能在户外进行，要持之以恒，有规律，这样才能增进肺功能。另外，呼吸肌的针对性锻炼可增强呼吸肌肌力和耐力，改善肺功能，加大呼吸幅度，提高肺泡通气量和血氧饱和度。呼吸肌锻炼包括腹式呼吸、缩唇呼吸及全身性呼吸体操等。

另外，在空气污浊的城市里待久了，去郊外踏青，呼吸新鲜空气，也是一种养肺的办法。因为郊外的空气中可吸入颗粒少，负氧离子丰富，对肺的保健大有好处。不过，有过敏性鼻炎或哮喘的人，踏青时要格外注意规避变应原，有效的办法就是戴口罩。

❸ 摩腹养生法

唐代名医孙思邈"常以手摩腹"作为养生之道。宋代诗人陆游也常作"摩腹功"。他们都成了古代闻名的长寿者。现代医学证明，摩腹不仅可以调节胃肠道的蠕动功能，而且还能加强胃肠道的血液循环，防止胃肠消化功能失调。

"摩腹"可按照下面的顺序进行：

（1）以两手的食指、中指、无名指

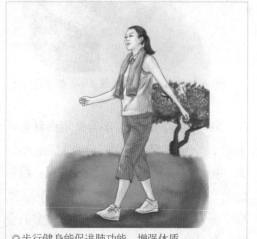
◎步行健身能促进肺功能，增强体质。

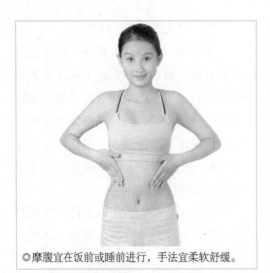

◎摩腹宜在饭前或睡前进行，手法宜柔软舒缓。

按剑突下（即心窝部），先顺时针后逆时针各转21圈。

（2）手掌由剑突下再向下顺摩，边摩边移，摩至耻骨联合处为止，往复21次。

（3）由耻骨联合处向两边分摩而上，边摩边移，摩至剑突下为止。

（4）以脐为中心，用右手掌向左绕摩21圈，再以左手掌向右绕摩21圈。

这里要注意的是，摩腹宜在饭前或睡前进行。手法以柔软舒缓为宜，体位可采取坐式或仰卧式，应凝神静心，排除杂念。另外，消化道疾病出血或炎症期间，不宜摩腹。

④ 摩足养生法

摩足是我国流传已久的自我按摩法，能滋阴降火，强腰健肾，益精填髓。宋朝大文学家苏东坡数十年如一日，早晚摩足，从不间断，直到晚年仍精神抖擞，老而不衰。据现代医学研究证明，搓摩足心，可促进血液循环，刺激该处的神经末梢，促进尿酸排出，祛病延年。摩足还可

治疗失眠多梦、头晕目眩、咽喉肿痛、高血压、心悸等多种疾病。

其具体做法是：

（1）搓足心：可早晚两次在床上进行，两脚心相向，先把双手掌搓擦发热后，左手摩右脚心，右手摩左脚心，至脚心发热。

（2）按压涌泉穴：此穴在脚底心凹陷中，在足底前1/3与后2/3交界处，方法是中指或食指端由脚心向脚趾方向作按摩，每次按一二百下，每隔几天，加按10次，最后可加至500次，甚至千次，日久自然会起到补肾健脑、强身健步的作用。

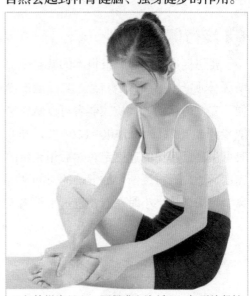

◎坚持搓摩足心，可促进血液循环，起到补肾健脑、强身健步的作用。

秋季运动的时候，不管采用哪种运动方式，一定要循序渐进，运动量由小到大，持之以恒。运动之后，除了补充糖分之外，别忘了再吃些花生、豆制品、胡萝卜等富含族维生素B_1、蛋白质较多的食品，及时补充营养。

立秋多运动，当心三个关节最易损伤

立秋之后秋高气爽，正是运动和减肥的最佳时机。骨科专家称，此时的气温仍较高，但不要轻易认为天热肌肉不易拉伤，运动之前一定要做好准备活动，因为大多数运动创伤都是因为忽视运动中的自我保护、肌肉或关节活动过度或姿势不当造成的。

在立秋时节的运动中，足踝、膝盖、肩这三个关节最易受伤，因此，对此三关节应格外做好防护。

❶ 足踝关节——崴脚

在跑步、腾空跳的过程中，我们的脚本身就有内翻的倾向，如果落地重心不稳，踩在他人脚上或陷入坑内等，就会以足的前外侧着地、内翻，扭伤足部韧带损伤，俗称"崴脚"。广州中医药大学第一附属医院骨科主任黄枫说，踝关节的结构很特殊，外踝比内踝长，踝内侧韧带面积大，且更强韧，所以10个崴脚的就有九个是内翻的。

【伤情警报】疼痛轻重与伤势有密切关系。

❷ 膝关节——扭转伤

膝关节结构复杂，是容易发生运动损伤的关节。膝关节主要是屈伸运动，只能做稍微地扭转。黄主任称，膝关节处于半屈曲位时，突然扭转及内收和外展的动作最容易伤到关节韧带。比如在踢足球的时候，"二人对脚"，从高处往下跳时，两腿没有并拢，单侧小腿于外展外旋，身体重心失去平衡或者关节外侧受到暴力冲击等，均可造成损伤。

另外，膝关节常常还会因为剧烈的研

崴脚时如何处理

轻伤：韧带扭伤，轻微肿胀，踝关节稳定，可以跛行

重伤：外踝剧痛，肿胀严重，踝外侧韧带完全断裂，关节不稳

现场处理

发生韧带扭伤时，在第一个24小时内，冰敷可消肿，之后可加弹性绷带固定关节。到医院之后可用石膏固定，保护踝关节。轻微的韧带撕裂伤，需休息3周，一周之后可消肿

膝关节扭伤时如何处理

轻伤：轻度韧带扭伤时，膝部某处突然疼痛，但通常症状会立即减轻，能继续坚持运动，过后疼痛加重

重伤：如果受伤时，膝内有啪啪声，同时伴有撕裂样剧痛，不能行走，则可能是韧带完全断裂。如果是半月板损伤，则会膝关节不稳，软弱无力，甚至倒在地上

现场处理

即使膝关节疼痛较轻，也应停止活动2~3天，以止血、止痛和保护受伤韧带不致进一步加重损伤。而重伤则立即加压包扎和固定制动，送去医院进行治疗

磨、捻转而发生半月板的撕裂，当然，这主要是"旧伤加新伤"，慢慢积累而成。

【伤情警报】扭转力的大小与损伤程度有密切关系。

❸ 肩关节——过度后伸

游泳、打羽毛球、网球等运动时，肩部关节反复完成超常范围的运动，肩袖肌腱与骨、韧带不断摩擦，或者肌肉的反复牵拉使肌腱、滑囊发生损伤。

肩关节是球面关节，也可以说是悬吊关节，其肌肉、韧带可以有外旋360度活动范围，所以其稳定性很重要。但是，很多人以为肩部够灵活，不会受伤，其实在打羽毛球和网球时，尤其是在大力扣球的时候，肩部突然过度后伸，就会引起肩袖部肌肉损伤。

【伤情警报】上肢过度后伸与肩袖关节损伤关系密切。

肩关节拉伤时如何处理

轻伤：肩外展时会疼痛，当上肩外展上举时，60°以内不痛，60°~120°的弧度内出现疼痛

重伤：外踝剧痛，肿胀严重，踝外侧韧带完全断裂，关节不稳

↓ 现场处理

立即停止活动，早期要用三角巾悬吊，至少有2周时间的制动休养，第三周才能做轻微的活动

随时随地抬脚跟，何需人参加鹿茸

随时随地抬抬脚跟，对我们来说是再简单不过的运动，但就是这小小的运动，却能起到刺激经穴、促进气血的功效。

脚心有个很重要的穴位叫涌泉穴，属于肾经。气血从这个穴位像泉水一样汩汩地涌出来，沿着经络滋养全身。腿部肌肉一松一紧，还能加速全身血液循环，减轻心脏的负担。抬脚跟运动对上班族来说，是一个迅速恢复元气的大法，第二天可以头脑清醒、精神百倍地去上班。对年纪大点的人来说，可预防多种疾病，比如心脑血管疾病、高血压、腰腿痛、消化不良、失眠、头晕头痛等。尤其是老年人家肾气不足的时候容易精神萎靡，老是睡不醒，

睡得再多还是精神不好，动一动就心慌、心跳得厉害。如果老年人每天做做抬脚跟的运动，就能补充肾气，强身健体。

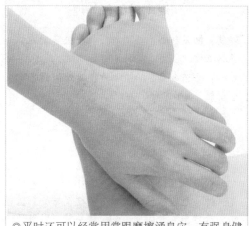

◎平时还可以经常用掌跟摩擦涌泉穴，有强身健体的作用。

立秋时节适合老年人的养生运动

立秋时节，老年人更要注重运动养生，一定要选择适合自己的运动，如七月节坐功，灸食伤穴功，尿频抑制功等。

❶ 立秋七月节坐功

适应病症：口苦，常叹息，心胁痛不敢翻身，面色灰暗、皮肤枯黄、外翻足、头痛、下颌痛、眼眶干痛、坐骨肿痛，腋下浮肿，多汗畏寒等症。

具体方法：每日凌晨3~7点时，正坐、双手按地，蜷缩身体，屏住呼吸，用手支撑身体离开地面，7~8次，然后牙齿叩动36次，调息吐纳，津液咽入丹田9次。

❷ 灸食伤穴功

适应病症：治腹胀、伤食、胃寒。

具体方法：坐沙发或椅子上，用艾卷灸脚底食伤名灸穴，每次灸20分钟，每天灸两次。食伤穴位置在足底趾侧缘，第二关节处，左右脚各一穴。

❸ 尿频抑制功

适应病症：慢性肠炎、慢性痢疾、尿频等症。

具体方法：自然站立，双脚分开与肩同宽，双臂自然下垂，掌心朝内侧，中指指尖紧贴风市穴，拔顶，舌抵上腭提肛，净除心中杂念。两眼平远视，两臂侧平上起45度，手心向前，大指向上，合谷张开，意念大指和食指，大指向前向下翻转

至极度，然后放松，自然回到原来位置，此为一次，连续翻转20分钟即可收功，此功最好早晚各练一次。

❹ 艾灸脐下功

适应病症：腹水、肠雷鸣症。

具体方法：坐在沙发上，或躺在床上，用艾卷灸肚脐下三分处，每次灸15分钟。

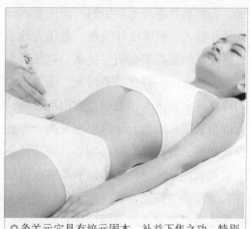

◎灸关元穴具有培元固本、补益下焦之功，特别适合元气亏损的老人。

❺ 意守指桩功

适应病症：又吐又泻。

具体方法：两脚开立，略宽于肩，脚尖微内扣，两臂自然下垂，两掌心贴近股骨外侧，屈膝下蹲，以膝盖尖不超过脚尖为度，头顶正直，舌顶上腭，体重平均在两脚。全身放松，两小臂向上抬起与水平线呈10度角，小臂上举手掌与肘平，距离与肩同宽，十个手指微分开，放松，意念手指甲盖，想十个指甲盖要脱落，每次站10~20分钟。

老年人立秋之后运动要小心

气候宜人的秋季，让那些原本因为酷暑而疏于运动的人们又有了运动的兴致。但是这个季节，湿热仍没有完全消退，在这个时节进行健身锻炼应该避免运动量过大、活动过于剧烈。尤其是中老年人更要悠着点。

相同的环境，相同的运动强度，中老年人的承受能力要低于年轻人。受伤、受损、心脑血管意外等发生的可能性要远远大于年轻人。科学统计发现，老年人秋季心肌梗死的发病率会明显提高。这是因为秋季天气变冷、昼夜温差增大，随之出现的冷空气会刺激人体毛细血管出现收缩，周围血管阻力增大，导致血压升高，心脏负荷加重，容易诱发冠心病等。寒冷还会引起冠状动脉痉挛，直接影响心脏血液供应，导致心绞痛或心肌梗死。所以老年人秋季运动时最好选择舒缓的项目，以免发生意外。

一般而言，老年人应选择自己喜欢而

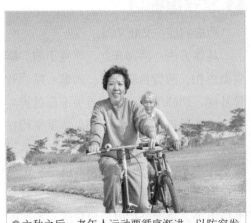

◎立秋之后，老年人运动要循序渐进，以防突发心脏病。

可终生维持的低冲击性运动项目，但运动必须持续一段时间才可看出效果，所以要有恒心，最好参加一个运动团体，大家一起运动，互相鼓励和关怀，进而达到运动交友的目的。比如游泳、太极拳、瑜伽这些运动项目还是比较适合中老年人的。另外，像登山、快走、骑车等也都很合适老年人。

选择好了适合您的运动项目之后，运动的强度及时间也要依个人的体能慢慢地增加，做到"有点累但又不至于太累"的程度，不可做到"喘得说不出话来"的地步，每周维持至少三至五次，每次二十至三十分钟。注意运动前要有五至十分钟的暖身运动，运动后也要有数分钟的缓和运动。运动后也不宜立即坐下或躺下休息，以防血压降低，脑部缺血。正确的做法是运动之后再进行一会儿慢走，让身体逐渐恢复到不运动的状态。运动前或运动中有头晕、胸痛、心悸、脸色苍白、盗汗等情形时，应立即停止运动。

此外，秋季运动不仅需要循序渐进，还需要特别注意防寒保暖，防止感冒。感冒会导致心衰加重，感染是心力衰竭常见的诱发因素，在感染性疾病中，呼吸道感染是最常见、最重要的诱因。

有高血压、心脏病、糖尿病、关节置换、腰肩颈酸痛、手脚关节急性扭伤等个别健康问题者，应请专业医师诊查，并由医师和物理治疗师指导合适的运动方法、运动强度及注意事项。

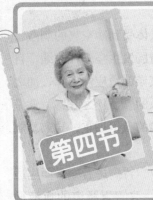

立秋、处暑防病养生

第四节

◎立秋、处暑时节，是疾病的多发季节，支气管炎，热伤风，胃病等疾病经常侵袭人的身体，除此之外，儿童腹泻、疟疾等疾病也让人防不胜防，这时节，要想拥有一个健康的身体，防病养生是日常生活中必不可少的一个方面。

立秋日渐凉，防病保安康

立秋后，日渐变凉的气候、反差大的气温，使抵抗力相对较差的老年人、婴幼儿及久病体弱的人常发生各种疾病。

❶ 立秋宜防支气管炎

夏末秋初，特别是立秋以后，天气转凉，昼夜温差较大，为慢性支气管炎高发期。在这期间，稍不注意，便会引起"老慢支"的旧病复发，也有因着凉而新患者。所以，立秋宜防支气管炎。

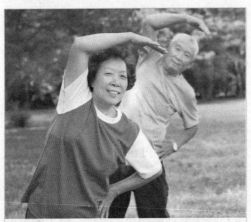

◎慢性支气管炎患者要注意锻炼，增强体质，保暖防寒，以防疾病加重。

医学研究表明，"老慢支"是感染、理化、气候、过敏等多种因素长期相互作用的结果。由于天气变凉，容易发生呼吸道感染，导致"老慢支"复发。因此，要针对"老慢支"反复发作、迁延不愈的特点，树立战胜疾病的信心，积极配合治疗。中医认为，"天人相应"，室内要安静整洁，空气要流通新鲜，无烟尘污染。室温最好控制在18~20℃，相对湿度在40%~50%。要积极预防感冒，因为感冒是"老慢支"发病和急性发作的重要诱因。据统计，"老慢支"病人感冒后90%以上可引起急性发作。

慢性支气管炎少则一两周，多则数月不愈。患有此病者要注意锻炼，增强体质，保暖防寒，少食辛辣食物，最好戒烟戒酒，以防复发。正常人也应根据气候情况适当增减衣服，防止受凉生病。

❷ 立秋宜防热伤风

刚到立秋，有不少家长唯恐天气凉

了，孩子会伤风感冒，早早就添加衣服，孩子因此容易患热伤风。所以，立秋宜防热伤风。

常言道"春捂秋冻""若要小儿安，常带三分饥和寒"，这是因为，人体体温调节是靠皮下毛细管的收缩与扩张来实现的，如果不急于多加衣服，让机体逐渐适应环境，就能减少伤风感冒的发生。

❸ 立秋宜防胃病

每逢立秋，由于秋凉的刺激，使一些原本患有胃病的人常易复发，重症还会引起胃出血、胃溃疡等并发症。因此，立秋宜防胃病。

这是因为，人体受到冷空气的刺激，胃酸分泌增加，胃肠发生痉挛性收缩，自身的抵抗力和对气候的适应性下降，加之由于气候转凉，人的食欲随之旺盛，食量增加，使胃肠功能的负担加重，导致胃病复发。

在秋季生活中，胃病患者一方面应适当进行体育锻炼，改善胃肠道的血液循环，减少发病机会；另一方面应注意膳食合理，少吃多餐，定时定量，戒烟戒酒，以增强胃肠的适应力。

立秋、处暑时节谨防痢疾

疟疾，老百姓又叫作"冷热病""打摆子"，它是夏秋之季最常见的传染病。引起疟疾的病原体是疟原虫，由蚊子传播，疟原虫是一种很小的寄生虫，主要寄生于人体的肝细胞和红细胞中，以血红蛋白为营养，当蚊子咬人吸血时，把疟原虫带入人体血液，引起传播流行。

疟疾根据发作周期可分为间日症、恶性症和三间疟三种。得了疟疾以后最主要的症状是发冷，并且发抖得很厉害，这在医学上叫作寒战，大约持续几分钟就开始发高热，热度可以高达40℃，经过3~4小时以后就出大汗，体温逐渐下降到正常。除了发冷、发热以外，病人常常感到无力、疲乏、不想吃东西、头晕、背部四肢酸困。若是小孩，有时可出现抽风。重症疟疾病人，可见昏迷、谵语、脖硬、危及生命。

患了疟疾，应及时治疗，常用药物有氯喹和伯氨喹。其中氯喹能杀灭血液中的疟原虫，伯氨喹能杀灭肝脏中的疟原虫和血中配子体。服用方法是二药合用，连服8天。为了防止复发，第二年春天，还须进行休止期治疗，以达到根治。此外，亦可以用药物来预防疟疾。目前常用来预防疟疾的药物有乙胺嘧啶等，一般每星期吃药一次就可以达到预防的目的，但是需要经常服用。中药预防在这方面也大有作用，如常山、鸦胆子、青蒿等均有很好地预防疟疾作用，可在医生指导下服用。

除了药物预防外，关键是要做好防蚊、灭蚊。应清除垃圾、杂草、填平污水坑；宿舍要挂好门帘、窗纱、晚上睡觉时放下蚊帐；可喷洒灭蚊灵，也可点蚊香、灭蚊片及艾蒿等。若适当口服些B族维生素片，也能收到防治的良好效果。个人防护亦很重要，在傍晚时开始穿长袖衣裤，裸露部分涂敷驱避剂，睡觉时应注意避免身体紧贴蚊帐。

由于疟疾的传染来源主要是患疟疾的病人和带虫的人，故要积极治疗疟疾病人和带虫的人。尤其是带虫的人，这种人因为没有症状所以不容易被发现，往往在普查中才能发现，但是他们在传播疟疾方面却能起很大作用。

立秋打通膀胱经，清热排湿显年轻

在雨季的四个节气中，大暑与立秋是暑湿合伙肆虐的时候，又闷热又潮湿，所以这个时节，一定要做好清热排湿的工作。下面，介绍三个立秋排湿最佳处方。

❶ 经络方

背部刮痧，打通膀胱经，清理背部毒素。膀胱经在人体背部，是向下走的，所以刮痧一般都是自上向下刮。刮的时候，要把整个后背分成上中下三段。先刮上段，然后是中段和下段，每一段都从左边刮起。一般每条线上刮15~20遍。

刮痧时注意重刮为泄，轻刮为补，实则泄之，虚则补之。毒素很重，火气很大的人，要重重的刮出痧来以泄掉毒素；身体虚弱的，轻点反复刮到发红发热，不用出痧，一样可以排毒。身体没问题的人，定期刮一刮能达到扶正祛邪，防病保健的作用。

❷ 食疗方

可以用鱼腥草、白梨和冰糖一起炖汤喝。鱼腥草不能熬太长时间，15分钟为宜。

❸ 瑜伽方

每天练习"摇篮式"：双腿弯曲，脚踩住地面，把小腹收紧，下巴内收。然后让背部向摇篮一样在地面上前后滚动。这个动作可以刺激到两条重要的经络——膀胱经和人体的督脉。督脉总督一身的阳气，是阳经的总管。膀胱经是人体最大的排毒经，它能调节腰腿的各种问题。下午3点是膀胱经的值班时间，这个时间去刺激它，效果会更好。膀胱经与肾经相表里，我们也可以通过摇篮式来改善肾虚的状态。

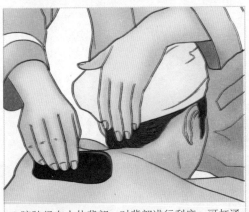

◎膀胱经在人体背部，对背部进行刮痧，可打通膀胱经，清理背部毒素。

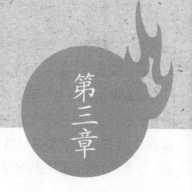

第三章

收敛神气平燥保身，
白露、秋分话养生

●中医认为，人体的生理活动要适应自然界阴阳的变化，因此，白露、秋分时节要特别重视保养内守之阴气，凡起居、饮食、精神、运动等方面调摄皆不能离开"养收"这一原则。

白露、秋分饮食养生

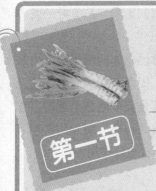

第一节

◎白露、秋分是适宜进补的时节。在这两个时节，饮食上要以温润补养为主，具体方面可以吃一些改善秋燥状态的南瓜，多食一些符合节令的蔬菜以及其他食物。

秋季宜多吃的几种蔬菜

以甘平为主是秋季饮食的大原则，即多吃有清肝作用的食物，少食酸性食物。具有甘平清肝作用的食物丰富多样，诸如豆芽菜、菠菜、胡萝卜、菜花、芹菜等，吃法也是多种多样的。

（1）菜花。秋天是呼吸道感染疾患多发季节，洁白的菜花无疑是一种适时的保健蔬菜。据研究发现，菜花含有丰富的维生素类物质，其维生素C的含量突出，比常见的大白菜、黄豆芽菜含量要高3~4倍，比柑橘的含量要多出2倍。

（2）豆芽。科学研究发现，豆芽中的叶绿素可以防治直肠癌，其中含量丰富的天门冬氨酸能使机体大大减少乳酸的堆积，从而有利于消除疲劳。中医认为，豆芽味甘性凉，有清热解毒、利湿通下等作用。

（3）菠菜。菠菜的营养含量大大高于其他蔬菜，抗坏血酸虽低于辣椒却高于西红柿，菠菜所含的具有止血作用的维生素K是叶菜中最高的；丰富的核黄素又有防止口角溃疡、唇炎、舌炎、皮炎的作用。

（4）胡萝卜。以炖食最好，炒食为良。炖食能保留胡萝卜素93％以上，炒食也可保留胡萝卜素80％以上，而生食、凉拌，人体仅能吸收10％。

（5）小白菜。中医认为，小白菜味苦微寒，养胃和中，通畅利胃。小白菜富含维生素C和钙质，还含磷、铁、胡萝卜素和B族维生素等。

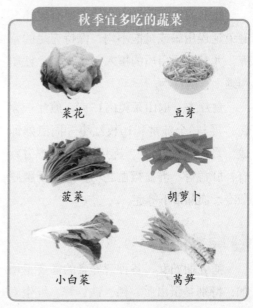

秋季宜多吃的蔬菜

菜花　　　　豆芽

菠菜　　　　胡萝卜

小白菜　　　莴笋

（6）莴笋。莴笋肉质细嫩，生吃热炒均相宜。秋季常吃莴笋，可增强胃液和消化液的分泌，增进胆汁的分泌。莴笋中含的钾是钠的27倍，有利于促进排尿，维持水平衡，对高血压和心脏病患者有很大的裨益。莴笋中所含的氟元素可参与牙釉质和牙本质的形成，参与骨髓的生长。莴笋中的含碘量高，这对人体的基础代谢和体格发育会产生有利影响。莴笋叶的营养远远高于莴笋茎。

夏秋换季的时候，如何增强免疫力是人们普遍关心的。因此，换季时节要注意均衡的营养，尤其是要多吃些上述的富含维生素和高纤维素的蔬菜，对预防疾病、增强机体抵抗力有着重要作用。

秋季女性饮食特别指南

秋季，女性在饮食方面更要多加注意，处在不同时期的女性要根据自己所处的时期来饮食。

❶ 青春期

青春期由于丘脑和垂体的调节功能尚未完全成熟，容易引起功能失调性月经紊乱，临床主要表现为月经周期或经期长短不一，流血量异常等。

此期的饮食原则为：饮食要有规律，避免延误用餐或饥饱不均；保持充足的营养，尤其是蛋白质的摄入；多食富含铁质和维生素的食物。

食疗方：取山茱萸肉15克，煎汁一大碗，再与3个柿饼和10枚红枣一同煮熟即成。月经期每日1剂，连用3~5日。本方具有补肝益肾、养血摄血之功，适用于腰膝酸冷、崩漏带下等症。

❷ 哺乳期

哺乳期妇女，各种营养素的需要量增加，特别是蛋白质、钙、铁、锌、维生素类的需要量更大。秋天是各种瓜果蔬菜最丰富的时候，最适宜进行膳食疗法。

此期的饮食应该多食富含蛋白质的食物，如鸡、鱼、虾、瘦肉、奶、蛋、豆制品等；脂肪摄取不宜过多；多摄取钙、铁、锌等无机盐和微量元素；多食富含维生素的食物。

食疗方：将桂圆去壳，加入温开水，放适量红糖，再打入1个鸡蛋，放在锅内蒸至鸡蛋熟即可服用。每日1~2次，连服7~10天。本方可减轻宫缩及下垂感，具有保胎作用。

❸ 更年期

此期妇女多有心烦、多汗、潮热等自主神经功能失调的症状，并可出现骨质疏松、脂质代谢改变、生殖器官和骨盆底组织萎缩等，适当地调节饮食，能缓解更年期的症状。

更年期的女性饮食宜清淡，多吃蔬菜水果。多饮水，适当摄入富含钙、蛋白质、维生素的食品，控制饱和脂肪的摄入，忌食辛辣刺激的食物。

食疗方：猪蹄刮洗干净，放入锅中煮至半熟；黄豆用温水浸泡12小时后，淘洗干净，没过黄豆，旺火烧开，撇去浮沫，

文火煮至七成熟，放入半熟猪蹄及去壳鸡蛋，加水和作料，旺火烧开转文火，至蹄豆酥烂，分两天连汤食用。

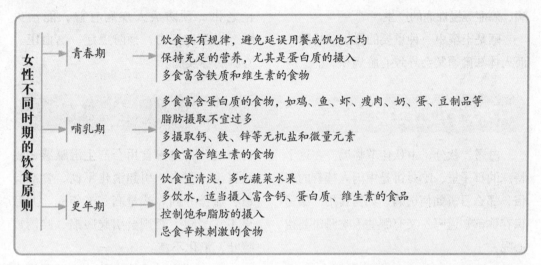

女性不同时期的饮食原则	青春期	饮食要有规律，避免延误用餐或饥饱不均 保持充足的营养，尤其是蛋白质的摄入 多食富含铁质和维生素的食物
	哺乳期	多食富含蛋白质的食物，如鸡、鱼、虾、瘦肉、奶、蛋、豆制品等 脂肪摄取不宜过多 多摄取钙、铁、锌等无机盐和微量元素 多食富含维生素的食物
	更年期	饮食宜清淡，多吃蔬菜水果 多饮水，适当摄入富含钙、蛋白质、维生素的食品 控制饱和脂肪的摄入 忌食辛辣刺激的食物

葵花子适合秋天食用

美国最近的一份研究葵花子营养成分的资料汇编表明，这些不起眼的小葵仁，蕴含着不可忽视的营养成分。

营养学研究人员发现，由于葵花子仁在预防心脏病、癌症等慢性病方面的突出功效，把它与洋葱、大蒜、西蓝花并列为超级食品毫不为过。

而且，葵花子仁是以下营养物质的理想来源：

（1）抗氧化物，例如维生素E和酚酸。

（2）硒及其他矿物质如铁、锌和铜等元素。

（3）单不饱和脂肪和多不饱和脂肪，即能预防心脏病和某些癌症的"好脂肪"。

在提供抗氧化物保护方面，葵花子可

与坚果和干果媲美，在某些情况下，甚至超过它们。这里以其与黑莓做比较：众所周知，黑莓是抗氧化物的重要来源，每份含有60毫克酚酸；而同量葵花子中却含有

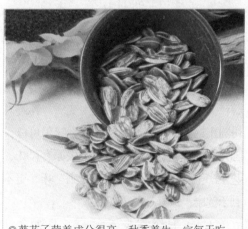

◎葵花子营养成分很高，秋季养生，宜每天吃一把，能预防癌症、高血压、心脏病等疾病。

近1000毫克的酚酸。酚酸和其他诸如维生素E之类的抗氧化物，通过在体内对抗自由基而对人体有益，因为这些自由基会破坏细胞，并干扰DNA复制，从而导致心脏病、癌症等慢性病的产生。

硒是土壤中一种重要的微量矿物质，而人体缺硒通常会导致心脏病和癌症。向日葵可以把土壤中的硒转化成自然有机物，从而被人体吸收。研究表明，这种矿物质能够与维生素E协同作用。

每天吃一把葵花子对安定情绪、防止老化、预防成人疾病有益；能治失眠、增强记忆力；预防癌症、高血压、心脏病等疾病。

中秋节吃月饼也有学问

白露、秋分，中秋佳节临近，在这个特殊的日子里，吃月饼是中国人特有的习俗，那么月饼如何选购、如何食用、如何保存你都知道吗？又有哪些人吃月饼要留心呢？

① 月饼食用有讲究

（1）月饼宜早不宜晚。吃月饼最好是在早上或中午，晚上应少吃或不吃，特别是老年人更应如此，否则，有可能成为血液凝固、形成血栓的某些因素。

（2）月饼宜小块入口细嚼。吃月饼时，最好将月饼切成小块儿，这样月饼馅分布比较均匀，能多份少食，而且要细嚼慢咽，有助于消化。

（3）月饼宜鲜不宜陈。因为月饼含脂肪较多，存放过久，容易发生变质。新鲜月饼圆正饱满，感观好，鲜味浓，味美可口。陈月饼的油脂已氧化酸败，失去原有风味，甚至产生一种令人不快的"哈喇"味，更不利于健康，最好是现买现吃。

（4）月饼宜少不宜多。月饼含油脂、蔗糖较多，即使低脂、低糖仍存面粉诸成分，过量食用会产生滑腻感，易致胃满、腹胀，引起消化不良，食欲减退，血糖升高，热量高。老年人、儿童更不宜多吃，否则会引起腹痛、腹泻或呕吐，消化不良。

（5）月饼宜与茶相配。鉴于月饼多吃易腻，品尝时候宜多饮绿茶。在绿茶中掺放少许花茶，饮起来香甜可口，效果更佳。

② 月饼如何保存

一般家庭过节时，所买月饼大都能到节日过后，甚至更长时间，为了防止月饼变质，对吃剩的月饼应妥善保存。那么，应怎样保存月饼呢？

月饼要轻拿轻放，尤其是苏式月饼因皮酥松，最容易破碎。如果饼皮脱落，不仅影响外观，而且影响口味、质量，并且易受潮变质。

月饼含有丰富的油脂和糖分，受热受潮都极易发霉、变质，所以一定要将月饼存放在低温、阴凉、通风的地方。一般来说，月饼皮软、水分大、易变质，最好将月饼连带包装盒一起放入冰箱冷藏室，食前一小时取出，可保证它的口味。

月饼存放时，不宜与其他食品、杂物放在一起，以免串味，失去应有的口味和特色。存放期间还要注意防止蟑螂、蚂蚁、老鼠等偷食，以防传染疾病。为保证月饼的质量新鲜，购买盒装月饼或散装月

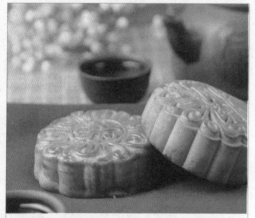

◎月饼皮软、水分大，宜放入冰箱冷藏室保存，食前1小时取出即可。

饼时，均应看清生产日期或出厂日期，以便掌握保存期。

❸ 六类人群吃月饼要留心

糖尿病病人： 因月饼含糖量高，吃得过多，可使血糖急剧升高，使病情加重。

老年人： 因消化吸收能力较差，多食可加重脾胃负担，引起消化不良、腹泻等疾病。

婴幼儿： 因消化系统发育不够健全，难以承受大量高糖、高脂肪的食品。

胆囊炎、胆结石病人： 不宜多吃月饼，严重时可以引起疾病发作，少数急病患者甚至会在短期内死亡。

高血压、高脂血和冠心病的人： 会加重心脏缺血程度，甚至诱发心肌梗死。

十二指肠炎或胃炎的患者： 对疾病愈合不利，应控制食用。

秋柿子的科学吃法

秋柿子味甘，性寒，因此，食用秋柿子时一定要多加注意，要采用科学的食用方法。

（1）不宜空腹吃。饥饿时人的胃酸增多浓度高，而柿子含有大量的单宁、胶质及可溶性收敛剂等成分，若与高浓度胃酸相遇，可能结成结石，如果结石成大块就会堵塞幽门，升高胃压，引起胃胀胃痛，严重时还会造成胃结石、胃溃疡、胃出血、胃穿孔等症。

（2）不宜大量吃柿子。柿子含糖量较高，多吃对牙齿、口腔不利，并影响食

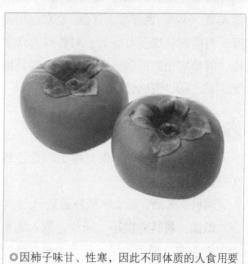

◎因柿子味甘、性寒，因此不同体质的人食用要注意食用量。

欲。另外，柿子的鞣酸等还会影响人体对钙、镁等的吸收，易使人营养不良。

（3）不宜连皮一起吃。柿子中的一些遇酸沉淀物主要都在柿皮中，连皮一起吃无形中就增加了发病的机会，易致腹痛、恶心等症。

（4）不宜与螃蟹同吃。柿子与螃蟹作用后会抑制消化液的分泌，影响健康。另外，因两者同属凉性食物，食用后可引起胃肠疾病，故不宜同吃。

（5）不宜与红薯同吃。红薯在胃中的发酵物能使柿子中的单宁、纤维素等迅速发生沉淀，影响胃的正常功能，有可能导致肠梗阻。

（6）不宜与海味同吃。柿子中的鞣酸能够与鱼、虾等食品中的蛋白质及钙盐一起形成一种沉淀物，并能刺激胃肠等器官，易引起恶心及便秘等症。

（7）几种病人不宜吃。柿子中含糖量较高，对糖尿病及慢性胃病的治疗不利；柿子中的单宁可影响铁的吸收，对缺铁性贫血病人的治疗不利；柿子性寒凉，对脾胃或因外感风寒而咳嗽、呕吐者不利，因而这些病人最好不要食用柿子。另外，气虚、体弱多病、病后初愈者，产后妇女及胃酸过多者也应以不吃柿子为好。

白露、秋分养生食谱

我们讲"燥邪伤人"，容易耗人津液，而出现口干、唇干、鼻干、咽干及大便干结、皮肤干裂等症状。预防秋燥的方法很多，可适当地多服一些富含维生素的食品，也可选用一些宣肺化痰、滋阴益气的中药，如人参、沙参、西洋参、百合、杏仁、川贝等，对缓解秋燥多有良效。对普通大众来说，简单实用的药膳、食疗似乎更容易接受。下边是几则药膳、食疗方。

① 莲子百合排骨汤

原材料：排骨500克，莲子、百合各50克，枸杞少许。

调料：米酒、盐、味精各适量。

做法：将排骨洗净，斩块，放入沸水中汆去血水，捞出备用。将莲子和百合分别洗净，莲子去心，百合掰成瓣，备用；枸杞洗净，备用。将莲子、百合、排骨一同放入锅中炖煮至排骨肉完全熟烂，起锅前加入米酒、盐、枸杞即可。

功效：清润肺燥，止咳消炎。

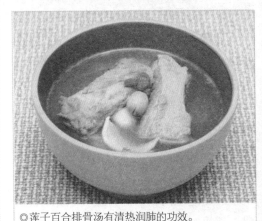

◎莲子百合排骨汤有清热润肺的功效。

② 柚子炖鸡

原材料：柚子1个，雄鸡1只。

调料：生姜5克，葱、食盐、料酒各适量。

做法：雄鸡去皮毛、内脏，洗净，斩件；姜洗净，切片；柚子洗净去皮，留肉。将柚子肉、鸡肉放入砂锅中，加入葱、姜、料酒、食盐、适量水。将盛鸡的砂锅置于有水的锅内，隔水炖熟，即可食用。

功效：补肺益气，化痰止咳。

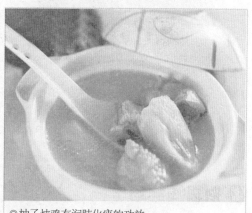
◎柚子炖鸡有润肺化痰的功效。

❸ 西红柿肉酱烩豆腐

原材料：石斛、白术各10克，甘草5克，猪肉馅200克，豆腐、西红柿各150克，蘑菇50克，豌豆仁1匙。

调料：洋葱末1匙，盐适量。

做法：将药材洗净放入锅中，加水适量，熬煮至水量剩500毫升后滤汁备用。豆腐放入盐水汆烫后捞出切块，西红柿、豌豆仁、蘑菇分别洗净后切末备用。热油锅加入一大匙油，放入洋葱末炒香，倒入药汁，放入豆腐、猪肉馅、西红柿、豌豆仁、蘑菇，炒至熟即可出锅。

功效：本品生津止渴、健胃消食、凉

血平肝，适用于高血压、冠心病等症。

❹ 山药奶香肉汤

原材料：山药80克，猪瘦肉100克。

调料：鲜牛奶、枸杞各适量。

做法：将猪瘦肉洗净切丝；山药去皮，洗净切丝，瘦肉与山药分别汆水备用。净锅上火倒入鲜牛奶，下入肉丝、山药丝、枸杞烧开即可。

功效：健脾胃，补肺肾。对于脾虚食少、肺虚咳嗽、气喘者更为适合。

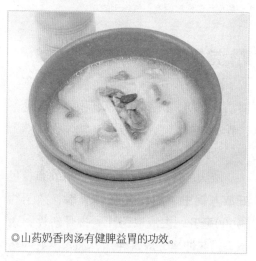
◎山药奶香肉汤有健脾益胃的功效。

❺ 梨皮沙参大米粥

原材料：沙参20克，梨皮20克，大米100克。

调料：白糖适量。

做法：大米洗净泡发；梨皮洗净；沙参洗净。锅置火上，注水后，放入大米，用旺火煮至米粒开花。放入梨皮、沙参，改用小火煮至粥能闻见香味时，放入白糖调味即可。

功效：益气养阴，润肺化痰。适用于

气虚肺燥。有咳喘及口干症状人士；有感冒人士不宜饮用。

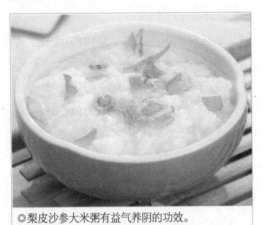
◎梨皮沙参大米粥有益气养阴的功效。

⑥ 党参排骨汤

原材料：党参、羌活、独活、川芎、前胡、柴胡、茯苓、甘草、枳壳各适量，排骨250克。

调料：盐适量。

做法：将所有药材洗净，用纱布袋包好放入锅中，加1200毫升清水，熬至约剩600毫升，去渣取药汁。排骨斩件，汆烫，捞起冲净，放入炖锅，加入熬好的药汁，再加水至盖过材料，以大火煮开。转小火炖约30分钟，加盐调味即可。

功效：补肺固表，益气健脾。适用于气虚肺弱。平时怕风易感冒人士；有感冒人士不宜饮用。

⑦ 玉米党参羹

原材料：党参15克，红枣20克，玉米糁120克。

调料：冰糖8克。

做法：红枣去核洗净；党参洗净、浸泡，切成小段。锅置火上，注入清水，放入玉米糁煮沸后，下入红枣和党参。煮至浓稠闻见香味时，放入冰糖调味，即可食用。

功效：清热消痰，益气止痛，适用于脾胃虚寒型慢性胃炎患者。

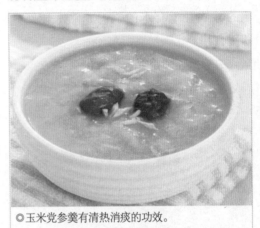
◎玉米党参羹有清热消痰的功效。

⑧ 银耳海鲜汤

原材料：银耳15克，三文鱼200克，虾仁10只，蚌肉100克，银鱼100克。

调料：葱20克，盐、淀粉各5克。

做法：银耳冲净，浸入清水中泡发后，捞起去蒂，撕小朵。三文鱼洗净切丁；虾仁挑去泥肠，洗净；葱洗净，切末。锅中加水，先下入银耳煮沸后再加入三文鱼、蚌肉、虾仁、银鱼，煮熟后加盐调味，再加入以水拌匀的淀粉和匀，撒上葱花即可。

功效：益阴补髓，清热散瘀，用于治肺热咳嗽、肺燥干咳、妇女月经不调、胃炎、大便秘结等病症。因为银耳具有养阴润燥之功，对阴虚火旺不受参茸等温热滋补的病人是一种良好的补品。

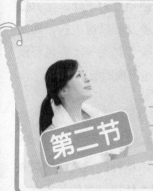

白露、秋分起居养生

◎白露、秋分时节，早晚天气凉意很浓，在这两个时节的生活起居上，早上要添加衣服，晚上要盖被。同时，在这两个时节，我们一定要调整睡眠习惯，确保自己有一个好的睡眠。

白露时节雁南飞，早晚添衣夜盖被

白露是二十四节气中的第十五个节气，一般在每年公历的9月7日到9日，此时，太阳到达黄经165度。

农历书上说："斗指癸为白露，阴气渐重，凌而为露，故名白露。"由于天气已凉，空气中的水汽每到夜晚常在树木花草上凝结成白色的露珠，鸟类也开始做过冬准备。《礼记·月令》篇记载这个节气的景象"盲风至，鸿雁来，玄鸟归，群鸟养羞。"是说这个节气正是鸿雁南飞避寒，百鸟开始贮存干果粮食以备过冬。可见白露实际上是天气转凉的象征。

常言道："一场秋雨一场凉。"白露时节，凉热交替，气温逐渐下降，不要经常赤膊露体，以防凉气侵入体内。"白露身不露"，是一条很好的养生之道。白露之后要随着天气转凉慢慢添加衣物，睡觉要盖被，要随时关注天气变化，预防感冒。俗话说"过了白露节，夜寒日里热"，是说白露之后昼夜温差很大。如果这时再赤膊露体，就容易受凉，轻则易患感冒，重则易染肺疾。

白露时节早晚凉意甚浓，要多穿些衣物，但添衣不能太多太快。秋天适度经受些寒冷，有利于提高皮肤和鼻黏膜的耐寒力，对安度冬天有益。此时节，在秋装选择上要宽紧适度，长短大小适宜。另外，秋季不宜露背、露胸、露腿。秋季的外衣裤应用纯丝或纯棉织品或混纺品为面料，

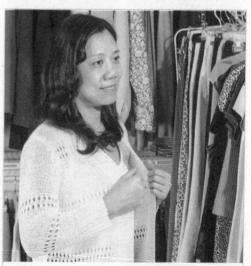

◎白露时节，早晚凉意甚浓，穿衣要注意防秋凉，又要防燥热。

既可防秋凉，又能防燥热，质地柔中有刚、软中有硬，穿在身上爽身。

白露时节，夜间睡觉时要注意保暖，不要使四肢受寒邪侵犯。因秋气主燥，燥易伤肺。如因着凉使免疫力下降，无力抵御外邪，则会出现肺及呼吸道疾病，如发烧、咳嗽、支气管炎、肺炎等。若风邪侵犯经络筋骨，将可能出现四肢麻痹症。

秋季睡眠八大禁忌

熟睡时皮肤细胞格外活跃，皮肤表面的新陈代谢使皮肤能够吸收更多的营养，清除表皮的多余物质，保证肌肤细胞的再生。所以，睡眠好会让你神采奕奕、肌肤紧致、眼睛澄亮。如果能做到下面的睡前8招，晨起必定容光焕发。

（1）忌睡前进食。睡前进食，会增加肠胃负担，不但会影响入睡，而且容易造成消化不良。如长期睡前进食，肯定有害身体。当然，也不能饿着上床。睡前如感到饥饿，可适当吃点温软的食物，且应在食后休息一会儿再睡觉。

（2）忌睡前饮茶饮咖啡。茶和咖啡中的咖啡因能刺激中枢神经系统，引起兴奋，难以入眠。加之饮用过多的茶或咖啡造成夜间尿频，不利睡眠。

（3）忌睡前情绪激动。睡前激动、气愤、情感起伏，会引起气血的紊乱，不但直接导致失眠，而且还会伤害身体。因此，睡前一定要控制好自己的情绪，尽量保持平静，力戒气恼、忧愁、焦虑，特别不能大动肝火。

（4）忌睡前过度娱乐。有人喜欢晚上娱乐，尤其是年轻人，晚上玩起来就不顾时间了。而过度的娱乐活动，会使人的神经持续兴奋，显然要影响睡眠。为此，晚上如要娱乐，不要玩得太晚。娱乐后，应通过散步或静坐等方式，使自己平静下来，再上床睡觉。

（5）忌睡前多言。上床后，卧躺着多说话，也会使人兴奋，不易入睡。同时，卧躺多说，易伤肺气。因此，上床后要闭目，镇定心境，做入眠准备。如同室有人，也不要多与别人交谈，如别人要拉你交谈，可婉言向对方说明躺在床上。

（6）忌睡时掩面。睡时，如用毯子或被子掩住自己的脸，会影响呼吸顺利进行，并造成缺氧，从而对身体健康造成极为不利的影响，引发疾病。

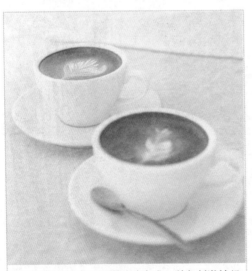
◎睡觉之前一定不要喝茶或咖啡，以免刺激神经系统，引起兴奋，不能入眠。

（7）忌睡时张嘴。睡觉闭口有利保养元气。如果张开嘴巴，用嘴呼吸，吸入冷空气和灰尘极易伤及咽喉、肺部，胃也会因之而着凉。故张嘴睡觉的坏习惯一定要改掉。

（8）忌睡时被风吹。人体在睡眠状态下对环境变化适应能力下降，抵抗力变弱，易受风邪侵袭，微循环容易接受寒冷刺激，导致头痛、背痛、腹泻等病症。因此秋季睡觉时，千万不要睡在风口头，卧室的窗户不宜开得太大，特别在风大的时候，更要警惕。

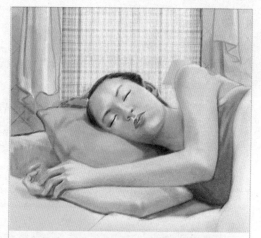

◎秋季尤其要防风邪侵体，尤其是在睡眠状态，所以秋季睡觉时一定要关好窗户。

最好的补品是唾液

唾液俗称口水，古代医家养生学家称之为琼浆、玉液、津液、玉泉、金津玉液、甘露、华池之水。由下颌腺、腮腺和舌下腺三对大唾液腺分泌的液体和口腔壁上许多小黏液腺分泌的黏液，在口腔里混合而成的消化液。唾液无色无味，pH值为6.6~7.1，正常人每日分泌量约为1.5升。人的唾液中99%是水，有机物主要是唾液淀粉酶、黏多糖、黏蛋白及溶菌酶等，无机物有钠、钾、钙、氯和硫氰离子等。其中含有的碳酸盐、磷酸盐和蛋白质，对牙齿能带来化学的保护作用，其中含有的淀粉酶能够帮助消化，成分能对抗细菌，能清洁口腔，通过对唾液进行检测分析可以诊断出一些人体重大疾病，比如癌症等。

唾液的分泌是受到人类大脑皮层的控制，也会受到饮食、环境、年龄以及情绪或唾液腺病变等影响，漱津咽唾，古称"胎食"是古代人非常倡导的一种强身方法。中医认为，唾液是一种与生命密切相关的天然补品，人的唾液中含有许多有益于人体健康的物质，唾液中含有淀粉酶、溶菌酶、过氧化物酶、黏液蛋白、磷脂、钠、钾、钙、镁等物质。这些物质具有消化食物、杀菌、抗菌、保护胃黏膜等作用，每天吞咽自己的唾液可以祛病延寿。唾液中含有一种使人保持年轻的激素，它能强化人的肌肉、肌管、骨骼、软骨和牙齿等的活力。唾液具有很强的消毒杀菌能力，能有效地杀死食物中的致癌物质。唾液中还含有一种特殊的唾液生长因子，能促进人体细胞的生长分裂，缩短皮肤伤口的愈合时间，具有保护皮肤弹性的功能。

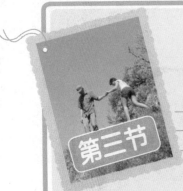

白露、秋分运动养生

◎白露、秋分时节，天气凉爽，正是适合运动的时节，但我们千万不要忘了运动的最终目的是养生。不妨选择平衡技能的健美操和拥有无限乐趣的登高运动。

白露练练健美操，平衡机能精神好

健美操四季皆宜。但是，在秋风瑟瑟中坚持练健美操，更有助于提高因秋凉而衰退的人体机能活动，加速血液循环，使其不会在秋风秋雨中失去平衡，保持精神状态的轻松愉快。

下面推荐一套宜于秋季练习的健美操。

第一，向前弯腰转体。两脚分开站立，与肩同宽，脚掌平行。向前90度弯腰，双臂自然下垂（头和背部在同一条线上）。上身向右、向左转，同时两臂随身体转动用力摆动，肌肉完全放松。头随双臂所摆动的方向转动，双腿不要弯曲。转体时，脚跟不离面。向左、右两侧转体6次。还原，均匀呼吸。

第二，侧卧弯腰。左侧卧倒，左臂弯曲，撑地，右手在身前，臀部支撑地面，右腿放在左腿上，两腿伸直。慢慢数数。数"1"时，两脚并拢绷直，并尽量向上抬起。为了使两腿能抬得高些，两手可用力支撑地面，特别是右手。数"2"时，将双腿慢慢放下。这个动作做

4~6次。然后转向另一侧，即右侧，也同样做4~6次。抬起双腿时吸气，放下双腿时呼气。

第三，拉弓。两脚站立，自然分开，与肩同宽。慢慢数数。数"1"时，两臂向前平举，同肩高，两手握拳。数"2""3""4"时，做模仿拉弓弦的动作。右臂不动，左臂慢慢弯曲（两臂始终同胸部在一条水平线上），左手指顺右臂向后滑动，经过胸廓，再从左肩尽量向后用力伸直，上身也急速向左转动。数"5"时，向右弯腰，这时左臂伸直向上，右臂向下。眼睛始终注视左手。数"6"时，直体。数"7"时，左臂回到前方，身体完全站直。数"8"时，两臂放下。然后，换另一侧重复上述动作。两脚站立不动，两腿伸直。拉弓时吸气，手臂伸到后方时呼气。

第四，转体。背对桌子站立，两脚分开，与肩同宽，两臂自然下垂。慢慢数数。数"1"时，上身猛向右转，使脸朝

桌子，并用两手抓住桌沿。数"2"时还原。数"3"时向左转。数"4"时还原。均匀呼吸。两侧各重复4~6次。

第五，跪地转体。左膝跪地，两手扶在右膝盖上（右手在上），慢慢数数。数"1"时，上身向右转，右臂向后摆，尽量使右手手指触到左脚跟。头随右手转动，看着左脚跟。左手推一下膝盖以加大上身后转的幅度。数"2"时，上身挺直，右手放到左手上。重复转体4~6次。然后换腿，向另一侧，即左侧转体，要求与上述动作相同。

第六，两脚分开。自然站立，与肩同宽，脚掌平行。慢慢数数。数"1"时，两臂左右平举。数"2"时，身体重心移至左脚，左腿用力弯曲（右腿伸直），向右后方弯腰，用右手去摸左脚跟。双臂姿势不变。数"3"时，身体站直。数"4"时，两臂放下，两臂、两腿的肌肉放松。然后换左侧做同样动作。弯腰时吸气，直体时呼气。两侧各重复4~6次。

第七，两腿交叉。仰卧，两臂弯曲，手掌撑地。慢慢数数。数"1"时，略抬起左腿，横过右腿，沿水平方向向右伸直。左腿高高抬起。右腿用力伸直，原地不动。数"2"时，左腿按原路返回。数"3"时，挪动右腿。数"4"时，右腿放到左腿旁边。每条腿重复6~8次。摆动腿时吸气，腿还原时呼气。

脚心相对，补肾瘦小腿

有的人小腿很粗，但皮肤绷得紧紧的，透着光亮，这有可能是因为水肿。水肿的人会常常情绪低落、不爱运动、胆子比以前小了，还总是担心有什么不好的事情发生。这些其实都是因为肾虚。肾主水，把肾补好了，水排出去了，小腿自然就瘦了。而且肾主惊恐，人一肾虚，胆子就小，总容易受惊吓。把肾补好了，胆子也就大了。

在这里，就给大家介绍一个既能瘦小腿，又能补肾气的妙法。

每天睡觉之前泡泡脚，泡完脚后，坐到床上，脚心相对。脚心的涌泉穴是肾经的起始穴，这样可以连通肾经。

然后双手尽可能大面积地握住小腿肚的肌肉稍用力向外翻，同时边做按摩。把整个小腿肚的肌肉从上翻到下，再从下翻到上，直至小腿发热。

你可不要小看了这个方法，向外翻能按摩到肾经、肝经、脾经和膀胱经这四条经络。小腿发热了就表示经络逐渐通畅了，这时身体会有一种舒适的感觉。带着这种感觉去睡觉，就是最好的保养方式。坚持一两个月，小腿粗壮、痛经、手脚冰凉等情况都会得到改善。

对于补肾来讲，这是既简单又无须任何投入的方法，而且效果非常好。如果你有上述肾虚的症状，或者想改善体质，那就从现在开始做养肾功课吧。

美景尽显山林中，秋来登高乐无穷

秋登确实是一项有益于身心健康的活动。从生理角度讲，秋登可增强体质，提高肌肉的耐受力和神经系统的灵敏性。在秋登的过程中，人体的心跳和血液循环旺盛，肺通气量和肺活量明显增加，内脏器官和身体其他部位的功能会得到很好的锻炼。登高还有利于防病治病。患有神经衰弱、慢性胃炎、高血压、冠心病、气管炎、盆腔炎等慢性疾病的人，在进行药物治疗的同时，配合适当的秋登运动，可使治疗效果提高。

另外，山林地带空气清新，大气中的飘尘与污染物比平时少，而且负离子含量高，置身于这样的环境中显然对健康有利。秋登运动还可以培养人的意志，陶冶情操。当你登上高峰，把壮丽的山河尽收眼底时，你那愉悦的心境是难以形容的。

秋高气爽，与亲朋为伴，登山畅游，既有雅趣，又可健身，不过登山前应采取一些措施以保护好自己不受伤害。

（1）登山前先体检。尤其是中老年人、慢性病患者，做一次全面身体检查，以了解自身健康状态；若有严重高血压、心脏病的人，不宜登山，以免发生意外。

（2）先了解登山游线路。计划好休息和进餐地点，最好有熟人带路，防止盲目地在山中乱闯。

（3）对山上地理、气候，应事先了解。争取在登山前得到可靠的天气预报，带好早晚御寒衣物和药物，防止感冒；登山以穿旅游鞋为宜。

（4）休息时不要坐在潮湿的地上和风口处。出汗时可稍松衣领，不要脱衣摘帽，以防伤风受寒。进餐时应在背风处，先休息一会儿再进餐。

（5）登山时放松情绪，动作宜慢不宜快。尤其是老年人和体弱的人更要注意，走半小时就地休息10分钟，避免过度疲劳。

（6）旅游攀登，要不计速度，只求逍遥。沿石级或循林荫小路，缓慢向上而登，走走停停，观风景、览古迹，边谈边游，妙趣横生。这样，一点也不会感到累。

（7）带根手杖，轻装前进。对于老年人来说，应带根手杖，这样既省体力，又有利于安全。行路要稳，时刻留神脚下。在爬山时要注意力集中，并注意脚下石头是否活动，以免踏空。在陡坡行走时，最好采取"之"字形路线攀登，这样可缓解坡度。

（8）在登山时，还要预防腰腿扭伤。因此，在每次休息时，都要按摩腰腿部肌肉，防止肌肉僵硬。

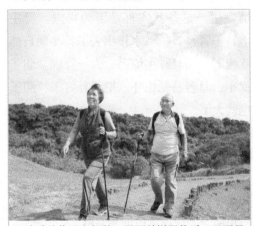

◎秋季结伴登山畅游，既可以增强体质，又可尽抒胸怀，有益身心。

秋分养生讲究阴阳平衡

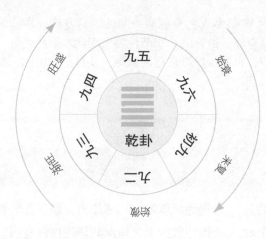

阴阳不是一成不变的，无论是阴还是阳，都是按照"始微—渐盛—旺盛—盛极—始衰—来复"这样一种模式不断地变化。当阳发展到极点必然会向阴的一面转化；同样，当阴发展到极点，也必然会向阳的一面转化。所以，养生必须善于调节自己的七情六欲，并根据寒暑变化调节自己的养生方式，以维持体内的阴阳调和。

秋分八月中坐功图

功法：每天丑时至寅时之间，盘坐，两手掩耳，十指向后相对，上体向左侧倾，至极而止。再慢慢向右侧倾。左右动作相同，方向相反，各做15次。然后，叩齿、咽津、吐纳。

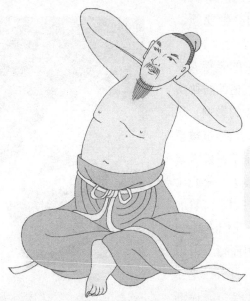

主治：膝膑肿痛、腹大水肿、风湿积滞、股胫外侧痛、消谷善饮、膺乳气冲、胃寒喘满、遗尿、腹胀。

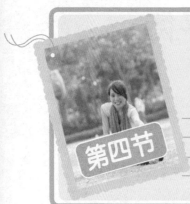

白露、秋分防病养生

◎白露秋分时节，很多人都会忽略季节性的易发病，在这时节，一定提高警惕，做好防止季节性易发疾病。除此之外，白露秋分时节，也要保护好自己的腰腿，让自己的腰腿远离慢性疾病的侵袭。

第四节

养生收敛神气，避免外邪侵袭

白露、秋分时节，人易受外邪的侵袭，患呼吸道方面的疾病，在这两个时节，养生要收敛神气，避免外邪侵袭。

古语说："白露到，不赤膊，不赤脚。"天气渐凉，秋冻要有度，不穿露脐露背装，以免埋下疾病的隐患。另外，白露过后天气多燥，易患口腔、鼻腔、气管等呼吸道方面的疾病。所以，平时一定要注意收敛神气的养生要领，避免外邪入侵。

对于一些有慢性支气管炎的老年人或者小孩来说，因为他们本身气道的防御功能较差，容易受气候季节温差的影响，从而引起感冒、咳嗽。而秋天，花粉过敏也容易引起支气管哮喘。这个季节慢性阻塞性肺部疾患比较多，因为温差大，早晚比较冷，所以容易着凉，诱发气道、气管的毛病，咳嗽、气喘随之加重。我们建议：

（1）老年人锻炼要量力而行，可以进行散步、打太极拳等活动。此外，老年人还可以在夏秋季用凉水洗脸，循序渐进地可以增加抗寒能力，减少支气管炎、慢性气管炎、风湿病等慢性病发病。同时早晚冷的时候也要注意增减衣服，以免受凉。在饮食上，忌食油腻的东西，老年人要尽量戒烟，因为吸烟是引发慢性阻塞性肺部疾患的重要因素。

（2）学龄前儿童的免疫功能发育不是特别健全，所以小孩对气候比较敏感，

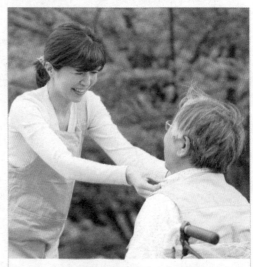

◎白露、秋分时节，温差变化大，身体较弱的老年人或者小孩来说，要注意保暖，避免外邪侵袭。

也是易感人群。尤其是早晚天气变化的时候，容易引起感冒。小孩的支气管炎比较好治，主要就是防止再发作，家长要注意给孩子早晚增减衣服，饮食方面应该多吃杂粮、小米粥、米饭、馒头、青菜、水果、鸡蛋等食物，防止食物单一。

寒露喝桔梗清咽茶嗓子好

桔梗性平，味苦，能止咳、宣肺、利咽，还能开肺气之结、宣心气之郁，用开水冲泡当作茶每天喝。

寒露时节，天气转凉，再加上秋燥之气明显，很多人都会有咽干喉燥的时候，这时节，不妨喝一些清凉滋润的茶来缓解咽干喉燥的症状。

桔梗茶的冲泡方法是：取5克桔梗、5克百合、3克菊花、3克炙甘草以及一枚胖大海，然后再放上几块冰糖，用纱布袋装起来，代茶饮。

功效：这一服药茶既可以作为吸烟者日常的保养，又可以改善因长期吸烟导致的咽喉炎。凡是跟说话有关的行业，像老师、讲师、播音员、主持人、歌唱家等都可以用这个方子来养咽喉、润嗓子。

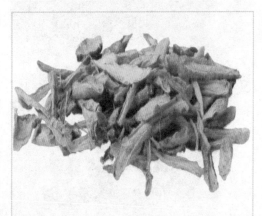

◎桔梗性平，有止咳、宣肺、利咽的功效，可有效缓解咽干喉燥等秋燥症状。

慢性单纯性咽炎是五官科的常见病，病人咽部常有各种不适感，如异物感、发痒、灼热、干燥、微痛等，一般分泌物较少，但较黏稠，不易咯出，可引起刺激性干咳，甚或干呕，多无全身症状。检查可见咽部黏膜弥漫性充血，小血管扩张，色暗红，附有少量黏稠分泌物。

桔梗清咽茶对治疗慢性咽炎的效果也很好。慢性单纯性咽炎，属中医虚火喉痹范畴，多以肺肾阴虚、虚火上炎为主，或病后余邪未消，正虚邪恋，缠绵难愈。

处方：金银花30克，玄参15克，知母、黄芩、桔梗、生甘草各10克，蜂蜜适量。

用法：将上药装入空暖瓶中，加沸水1500毫升，盖严，30分钟后即可开始饮用，可分多次于1天内服完。每日1剂。

功效：治宜滋阴降火，清热利咽，扶正祛邪。方中金银花气味芬芳，功能祛风清热，解毒消肿，祛邪而不伤正，久服更能活血通脉，对多种急慢性炎症均有较好的疗效；黄芩能清泻肺胃之热，降上逆之火；玄参、知母，滋阴降火、解毒凉血利咽；桔梗轻清上浮，功能宣肺祛痰利咽，且与甘草相合，可载药上行，直达病所；蜂蜜补中益气，润燥解毒，矫正药味。诸药相合，共奏滋阴降火润燥、清热解毒利咽之功。

白露"神仙粥"的家庭熬制法

很多上班族都有肝肾亏虚、气血不足的问题，常表现为视力下降、失眠多梦、脸色黯淡、头晕耳鸣、腰腿酸软、精力不足、容易疲劳、心情抑郁等亚健康的状况。如果发现自己有这方面的毛病，可以在家熬制"神仙粥"来进行调理。

方法很简单：取25克制首乌，用砂锅加水煮。水开后再熬大约20分钟，去掉药渣，加入100克黑米和5枚大枣一起煮。粥将成时，再加入少许红糖调味。

何首乌被称为"神仙不老草"，它不燥不腻又不贵，是一味难得的补养佳品。制首乌就是用黑豆汁炒过的何首乌，以黑豆汁之色味，引首乌之药力入肝，能起到更好的滋补效果。另外，这还是一个能滋补防衰老的好粥，也适合女性朋友和老人家服用。

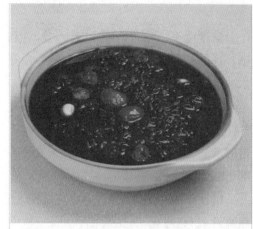

◎白露时节，如果你有失眠多梦的症状，不妨适当地食用"神仙粥"。

双脚一分，大补肝肾

看电视时做做简单的运动，不占用太多的时间，不花一分钱，直接能锻炼到肝肾经，让你补得踏实充分又健康。

看电视的时候，你可以坐在地毯上，边看电视边做两个体式：一是把双腿伸直并在一起，脚尖回勾，双手抓着脚趾，身体慢慢向下压。第二个是把双腿打开向下压。

腿的正后侧是膀胱经，把两腿并拢在一起就伸展到了它。膀胱经是人体最大的排毒通道，工作了一天，毒素都落在这里，所以很多人一到晚上小腿肚就又酸又沉。睡前做这个动作能拉伸膀胱经，使它保持通畅，毒素就能顺利地排干净。睡得舒服了，第二天才更有精神头。

大腿内侧走的是肝肾经，两腿分开向

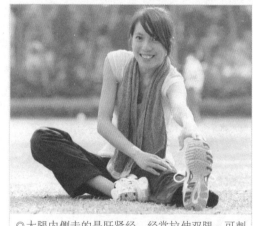

◎大腿内侧走的是肝肾经，经常拉伸双腿，可刺激这两条经络，能大补肝肾、养血蓄精。

下压就拉伸到了这两条经络。肝和肾是养生的重要角色，肝藏血、肾藏精。睡前拉伸这两条经络，就能大补肝肾、养血蓄精。精血足了，人就像加满油的汽车一样，一路跑下去都不会觉得疲惫。

两腿一并，全身轻松。两腿一分，大补肝肾，而且补起来没有人参、鹿茸的峻猛之嫌，也没有毒副作用之说。不占用太多的时间，不花一分钱，直接能锻炼到肝肾经，让你补得踏实充分又健康。坚持练下去，相信家中的那些名贵的补品都要束之高阁了。

秋分时节防"慢支"旧病复发

秋季，自然界的阳气由疏泄趋向收敛、闭藏，起居作息要相应调整，《素问·四气调神大论》曰："秋三月，早卧早起，与鸡俱兴。"早卧以顺应阴精的收

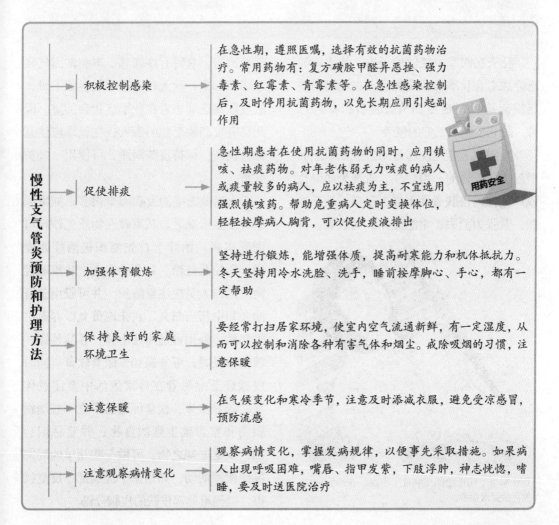

慢性支气管炎预防和护理方法	积极控制感染	在急性期，遵照医嘱，选择有效的抗菌药物治疗。常用药物有：复方磺胺甲醛异恶挫、强力毒素、红霉素、青霉素等。在急性感染控制后，及时停用抗菌药物，以免长期应用引起副作用
	促使排痰	急性期患者在使用抗菌药物的同时，应用镇咳、祛痰药物。对年老体弱无力咳痰的病人或痰量较多的病人，应以祛痰为主，不宜选用强烈镇咳药。帮助危重病人定时变换体位，轻轻按摩病人胸背，可以促使痰液排出
	加强体育锻炼	坚持进行锻炼，能增强体质，提高耐寒能力和机体抵抗力。冬天坚持用冷水洗脸、洗手，睡前按摩脚心、手心，都有一定帮助
	保持良好的家庭环境卫生	要经常打扫居家环境，使室内空气流通新鲜，有一定湿度，从而可以控制和消除各种有害气体和烟尘。戒除吸烟的习惯，注意保暖
	注意保暖	在气候变化和寒冷季节，注意及时添减衣服，避免受凉感冒，预防流感
	注意观察病情变化	观察病情变化，掌握发病规律，以便事先采取措施。如果病人出现呼吸困难，嘴唇、指甲发紫，下肢浮肿，神志恍惚，嗜睡，要及时送医院治疗

藏，以养"收"气；早起以顺应阳气的舒长，使肺气得以舒展。

此外，秋天是肠道传染病、疟疾、乙脑的多发季节，也常引起许多旧病，如胃病、老慢支、哮喘等的复发，患高血压、冠心病、糖尿病的中老年人若疏忽防范，则会加重危险。

支气管炎简称慢支，是严重危害人民健康的常见病和多发病，尤以老年人多见，50岁以上者高达15%左右。慢性

支气管炎是指气管、支气管黏膜及其周围组织的慢性非特异性炎症，秋冬季节为发病高峰。

慢性支气管炎发病缓慢，病程较长，反复发作逐渐加重。主要症状是咳嗽、咳痰、喘息或气短，尤以清晨或夜间为重，痰量增多。当并发肺气肿时，除有咳、痰、喘等症状外，逐渐出现呼吸困难。起初仅在劳动时气促，随着病情发展，以后静息时也感气短。

寒露调节机体小环境，宜防皮脂缺乏症

秋天在四季中气候偏干燥，故皮脂缺乏症患者在秋季症状会加重。在此时节皮脂缺乏患者一定要调节好自身机体的环境，防止皮脂缺乏症的侵袭。

皮脂缺乏症是皮脂分泌过少或缺乏而引起皮肤干燥的一组症候，表现为局限性或广泛性的皮肤表面干燥，粗糙，缺乏油脂，紧张力消失，常感瘙痒，易皲裂，并

附着鳞屑，有时有疼痛感。本病常因气候干燥而加重，秋天在四季中气候偏干燥，故皮脂缺乏症患者在秋季症状会加重。因此患有皮脂缺乏症的病人，在秋季应注意保养皮肤，保持皮肤润泽，可使用一些护肤霜。

皮脂缺乏症的发病因素很多，如糖尿病、维生素缺乏、从事碱性物质工作均可诱发本病。治疗上首先要积极治疗原发病，如控制血糖、补充维生素，从事碱性物质工作人员应注意防护，并可服用鱼肝油丸和中药当归丸、六味地黄丸以养血滋阴润燥。外用可选用凡士林、甘油外搽，皲裂明显时，可外搽30%尿素软膏。同时皮脂缺乏症患者在日常生活中要注意休息，调养身体，饮食可适当多吃一些动物脂肪和富含维生素的食物，并要忌烟、酒，少吃辛辣之物，可做一些简单的局部保健按摩活动，如用手干洗面部，反复揉搽，以促进局部皮肤的皮脂分泌。

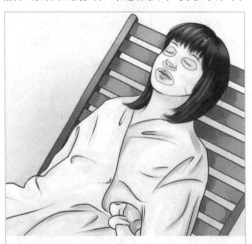

◎秋季为了防止面部皮肤过于干燥，在涂润肤霜前可做保湿面膜。

第四章

乐观神志补养先行，
寒露、霜降话养生

●寒露与霜降是秋天的最后两个节气。尤其是霜降的来临，气候逐渐转凉，万物逐渐凋落，自然界中的阴阳之气开始转变，阳气渐退，阴气渐生。根据中医学天人相应的观点，人体的生理活动也要适应自然界的变化，以确保体内的阴阳平衡，保持健康状态。

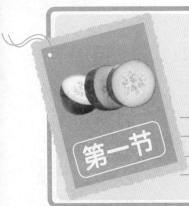

寒露、霜降饮食养生

◎寒露、霜降时节，雨水渐少，天气干燥，昼热夜凉。从中医角度上说，这节气最大的特点是"燥"邪当令，而燥邪最容易伤肺伤胃。此时节，饮食养生的重点是养阴防燥、润肺益胃。

寒露时节老年人宜吃的食物

寒露时节，对于老年人来说，此时真可谓多事之秋，很多疾病的发生都会危及老年人的生命。其中最应警惕的便是心脑血管病，由于气温明显地变冷，于是心脑血管疾病、高血压从这月开始成了多发病。这是因为：第一，低温可使体表血管弹性降低，外周阻力增加，使血压升高，进而导致脑血管破裂出血。第二，寒冷的刺激还可使交感神经兴奋，肾上腺皮质激素分泌多，从而使小动脉痉挛收缩，增加外周阻力，使血压升高。第三，寒冷还可使血液中的纤维蛋白原的含量增加，血液黏稠度增高，促使血液中栓子的形成。

"秋之燥，宜食麻以润燥。"此节气应多食芝麻、核桃、银耳、萝卜、西红柿、莲藕、糯米、粳米、蜂蜜、乳制品等柔润食物，同时增加鸡、鸭、牛肉、猪肝、鱼、虾等高蛋白食物以提升机体的免疫功能，少食辛辣之品，如辣椒、生姜、葱、蒜类，因过食辛辣易伤人体阴精。同时注意补充水分，多吃雪梨、香蕉、哈密瓜、苹果、水柿、提子等水果。

此节气还宜食养生汤水以润肺生津、健脾益胃，如胡萝卜无花果煲生鱼、太子参麦冬雪梨煲猪瘦肉、淮山黄芪煲猪瘦肉等。宜多选甘寒滋润之品如选用西洋参、燕窝、蛤士蟆油、沙参、麦冬、石斛、玉竹等。其中西洋参味苦，微甘，性凉，入心、肺、肾经，有补气养阴、清虚火、生

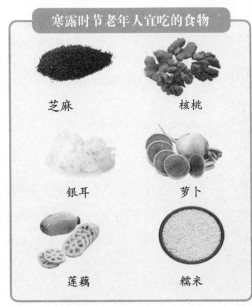

寒露时节老年人宜吃的食物

芝麻　　　　核桃

银耳　　　　萝卜

莲藕　　　　糯米

津液的作用，适用于气阴不足、津少口渴、肺虚咳嗽、虚热烦躁等症。燕窝味甘，性平，入肺、胃、肾经，有益虚补损、滋阴润燥、化痰止嗽之功，常用于肺肾不足引起的咳嗽气急等症。哈士蟆油味甘、咸，性平，入肺、肾经，有填精益阴润肺的作用，适用于体虚羸弱、肺痨咯血、燥咳日久等症，石斛（枫斗）味甘，性微寒，入肺、胃、肾经，有滋阴润肺，益胃补肾，健脑明目，降火良药，并具生津止渴，补五脏虚劳，清肺止咳，防感冒等功效。这些都是秋季进补的精品。

寒露时节的防癌水果

专家们经过对小鼠的多项实验表明，多吃柑橘可降低大鼠患结肠癌、肺癌、前列腺癌、胃癌的概率。进一步研究表明，柑橘中起防癌作用的物质是柑橘柠檬苦素类物质，提取这类物质用于小鼠饲喂亦可起到预防作用。因此，秋季防癌最好多吃柑橘类水果。

秋季防癌还可食用新鲜苹果皮。有关专家指出，秋季防癌宜食用新鲜苹果皮。其科学依据为：巴西科学家研究发现，在秋季时令苹果的皮中，富含有丰富的叶酸、维生素C、胡萝卜素等营养成分，能有效减少致癌物的合成、吸收和活化，阻止化学致癌物质造成肿瘤生成，从而提高机体对癌症的免疫能力。

有关专家指出，苹果皮抗癌的机理是果皮萃取物中的一些有效成分能成功抑制自由基的过氧化作用，从而对衰老、肿瘤和心脏病等慢性疾病的防治起到一定作用。研究同时发现，在这些起抗氧化剂作用的有效成分中，一些成分与茶叶中能抗癌的成分非常类似，有几种物质甚至是共同的。但如果把这些成分单独提取出来，则抗氧化效果就不如在整个苹果皮萃取物中所起的作用明显。

虽然特殊食品的补充，例如维生素C对增强人体抗氧化的能力已是众所周知，但食用整个水果，其抗氧化效力乃至抗癌效力将远胜于单纯补充维生素C及其他单一元素。

霜降保健宜吃甘薯

秋季是甘薯成熟的季节。有学者研究发现，相当多的长寿老人，在秋季饮食习惯上常食用甘薯，甚至将其作为主食。营养专家还指出，甘薯含有丰富的淀粉、维生素、纤维素等人体必需的营养成分，还含有丰富的镁、磷、钙等微量元素和亚油酸等。这些物质能保持血管弹性，对防治老习惯性便秘的作用十分明显。

实验还发现，秋季经常食用甘薯还可以达到减肥的效果，因为它的热量只有大米的三分之一，而且因其富含纤维素和果胶，故具有阻止糖分转化为脂肪的特殊功能。

美国的科技工作者还从甘薯中提取出一种活性物质去雄酮，这种物质能有效地抑制结肠癌和乳腺癌的发生。日本癌症研究中心公布的20种抗癌蔬菜"排行榜"为：甘薯、芦笋、花椰菜、卷心菜、西蓝花、芹菜等，其中甘薯更是名列榜首。因此，秋季饮食保健宜多食用甘薯。

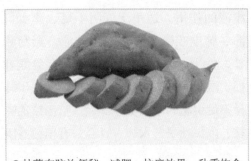

◎甘薯有防治便秘、减肥、抗癌效果，秋季饮食保健宜多食用甘薯。

秋季宜多食润燥养肺食物

由于秋季气候干燥，人们容易得风热感冒、咽炎、气管炎等疾病。因此，秋季饮食原则是滋阴润燥养肺，顺应气候变化，调摄精神，调理饮食，做好保暖。

唐代医学家孙思邈在《千金翼方》中说："秋冬间，暖里腹。"秋季在饮食上注意暖食，禁忌生冷，尽量少吃油腻荤腥，不食不洁瓜果菜蔬。《饮食正要》中说："秋气燥，宜食麻以润其燥。"可多吃些滋阴润燥养肺的食物，如芝麻、雪梨、荸荠、龙眼肉、蜂蜜、银耳、苹果、香蕉、葡萄、菠菜、萝卜、藕、百合、豆制品等。比较经济的方法是，以雪梨2个，连皮洗净，切成小片，加水3碗煎成2碗后，取大米25克，煮粥食之。除了饮食调养外，可用中药麦冬（或沙参）30克，加入大米100克煮粥服食，一天两次，有滋阴润燥、止燥咳、生津液的作用，对秋燥诸症的防治，可收事半功倍之效。

秋季宜多吃的几种抗癌食物

很多食物都有其独特的抗病作用，这里为大家介绍一些秋季宜吃的抗癌食物。

（1）蔬菜。某外国医学杂志上曾发表了一篇引人瞩目的报告，报告中说明饮食和生物体对X光反应之间的关系。研究人员将受试的天竺鼠分成两组，分别用甘蓝和甜菜喂养一段时间，再对它们进行X光照射。结果发现，食用甘蓝的天竺鼠的出血率和死亡率都较低。

科学研究发现，在某些蔬菜中可能含有抗癌物质，对人体有保护作用。因此，每天至少应该吃一种这类蔬菜：芽甘蓝、甘蓝或花椰菜，无论是煮食还是凉拌，都可以让机体吸收有机物质，有助于身体的抵抗能力。

（2）海藻。海藻含有丰富的蛋白质、纤维素、维生素和矿物质，能促进细胞膜的流动。而海苔更是含有丰富的可溶性纤维藻糖酸，可以保护人体免受放射线的伤害。

（3）辣椒。能加速体内新陈代谢，消耗身体多余的热量，促进血液循环和体内氧的流通。因此，吃辣椒可以使心情舒畅、体力充沛。

（4）水果。最新研究指出，草莓、樱桃、葡萄和苹果中都含有抗癌物质——鞣花酸，这些水果在一定程度上可以预防癌细胞侵入人体，而且十分适合慢性疲倦症患者食用。

（5）姜。姜可以刺激人体的免疫系统，能够镇咳、退热、减轻疼痛，还能有效抑制疾病。姜是一种很好的抗毒物质，能杀菌和抗霉菌，是治疗风寒和流行性感冒的有效食品。

（6）小麦和大麦。各种小麦和大麦制品早已为人们所熟悉。这些食品都可以抗癌，并防止放射线对人体的伤害，还可以预防其他疾病。这种说法从纯粹医学的角度来讲可能有待验证，但确实有病人从中获得了好处。

（7）大蒜和洋葱。大蒜和洋葱具有辅助治疗疾病的功效，并能够使人精神畅快。据医学研究发现，大蒜和洋葱确实能促进细胞膜的流动，增进体力和免疫力。大蒜具有降低胆固醇的功能，所以，吃大蒜越多，就越能降低体内的胆固醇。大蒜和洋葱还有抗菌、抗癌、增进身体耐力的作用，而且，每天吃大蒜和洋葱会确保呼吸顺畅。

寒露时节吃鱼的禁忌

寒露时节鱼儿正肥，有针对性地食用鱼肉，也是秋季食补之一。但是需要注意的是患有以下疾病者不宜多吃鱼。

1 肝硬化病人

肝硬化时机体难以产生凝血因子，加之血小板偏低，容易引起出血，如果再食用沙丁鱼、青鱼、金枪鱼等，会使病情急剧恶化，犹如雪上加霜。

2 结核病患者

这类病人服用药物时如果食用某些鱼类容易发生过敏反应，轻者恶心、头痛、皮肤潮红、眼结膜充血等，重者会出现心悸、口唇及面部麻胀、皮疹、腹泻、腹痛、呼吸困难、血压升高，甚至发生高血压危象和脑出血等。

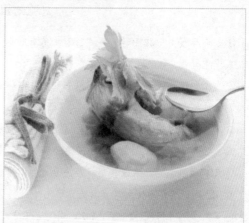

◎鱼肉的营养价值极大，但有些病症的人食用鱼肉时要多加注意，如结核病、痛风病患者。

❸ 痛风患者

因为鱼类含有嘌呤类物质，而痛风则是由于人体内的嘌呤代谢发生紊乱而引起的，主要表现为血液中尿酸含量过高，可使人的关节、结缔组织和肾脏等处发生一系列症状，故痛风患者如吃鱼往往会使症状加重。

❹ 出血性疾病患者

如血小板减少、血友病、维生素K缺乏等出血性疾病患者要少吃或不吃鱼，因为鱼肉中所含的"二十碳五烯酸"，可抑制血小板凝集，从而加重出患者的出血症状。

金秋食蟹的禁忌

深秋时节，菊黄蟹肥，正是人们品尝螃蟹的好时光。但你知道食鳖的禁忌吗？

螃蟹，肉质细嫩，味道鲜美，为上等水产。螃蟹的营养也十分丰富，蛋白质的含量比猪肉、鱼肉都要高出几倍，钙、磷、铁和维生素A的含量也较高。据营养专家测定，每500克河蟹，含蛋白质49.6克，脂肪3.9克，碳水化合物27.2克，磷1.088毫克，铁33.6毫克以及维生素A、维生素B族维生素等。以蟹做膳，可蒸、炒、焖、煮。民间更广泛地流传着以蟹治病的饮食方法，蟹壳含丰富的钙盐，蟹肉味咸性寒，可清热、散血、滋阴；壳咸凉，有清热解毒、破瘀消积、止痛之功效。

秋蟹虽然味美营养高，但是一次食用应该适量，忌没有节制暴饮暴食。如果吃得不当，可能会带来健康的损害。中医学认为：蟹性成寒，多食易积冷于腹内致病。因此，一次吃蟹不宜过多，吃螃蟹时必须用辛温的姜、葱、醋等佐食。

忌吃螃蟹的特定人群

①蟹肉和蟹黄中胆固醇含量高，因此患有冠心病、动脉粥样硬化、高血压、高脂血症的人，应不吃或少吃蟹黄，蟹肉也不宜多吃

②由于胆道疾病如胆囊炎、胆结石的形成与体内胆固醇过多和代谢障碍有一定的关系，这些病人以不吃螃蟹为好

③有过敏体质的人不宜吃螃蟹。这是因为螃蟹中含有丰富的蛋白质，如果有过敏体质的人食用螃蟹后，蛋白质穿过通透性增高的肠壁进入机体而发生过敏反应

④凡脾胃虚寒、咳嗽便泻者，应慎食螃蟹。螃蟹性寒，脾胃虚寒者也应尽量少吃，以免引起腹痛、腹泻，吃时可蘸姜末醋汁，以去其寒气

⑤另外，患有伤风、发热、胃病、腹泻者不宜吃螃蟹，否则会加剧病情；患有高血压、冠心病、动脉硬化者，尽量少吃蟹黄，以免胆固醇增高

霜降吃枣的禁忌

枣的营养价值不小，但我们一定要清楚吃枣的禁忌，才能让枣的食用价值发挥到极大。

枣忌同黄瓜或萝卜一起食用。萝卜含有抗坏血酸酶，黄瓜含有维生素分解酶，两种成分都可破坏其他食物中的维生素。

枣忌与动物肝脏同食。动物的肝脏富含铜、铁等元素，铜、铁离子极易使其他食物中所含的维生素氧化而失去功效。

枣忌吃腐烂变质的枣。大枣腐烂后，会使微生物繁殖，枣中的果酸酶继续分解果胶产生果胶酸和甲醇，甲醇可再分解生成甲醛和甲醇。食用腐烂的枣，轻者可引起头晕，使眼睛受害，重则危及生命。

枣忌与维生素同食。枣中的维生素可使维生素K分解破坏，使治疗作用降低。

龋齿患者忌多食红枣。中医认为，甜味的食物容易变酸腐蚀牙齿，红枣为甜味较重的食物，《本草经疏》说："若无故频食，则损齿。"所以，龋齿患者忌多食红枣。

糖尿病患者忌吃枣。糖尿病患者宜食含糖量少的食品，而枣含糖量较高，如果糖尿病患者食用红枣，则会加重病情。

忌在服退热药时吃枣。服用退热药物同时食用含糖量高的食物，容易形成不溶性的复合体，减少药物的吸收速度。大枣为含糖量高的食物，故禁忌食用。还有，在服苦味健胃药及祛风保健药时也不应食用。苦味及祛风健胃药是靠药物的苦味来刺激味觉器官，反射性地提高食物对中枢的兴奋性，以帮助消化、增进食欲。若服用以上药物时食用大枣，则明显会影响药物的疗效。

寒露、霜降养生食谱

寒露节气，天气进一步转凉，露气寒冷，即将凝结，大自然肃杀之气比较明显，易触景伤情，引起情绪不稳定，而时喜时悲可影响肺的清肃功能。这时节，在饮食上，此时宜养阴润燥、补肝益肾为主。可多食用芝麻、糯米、蜂蜜、乳制品、鸡、鸭、牛肉、鱼、虾、蟹、泥鳅、大枣、山药等润燥食物；多吃雪梨、香蕉、哈密瓜、苹果、水柿、葡萄等养阴、补益的水果；多食用一些适合节令的才要。下面我们为你准备了8种寒露、霜降养生食谱。

① 百合莲藕炖梨

原材料： 鲜百合200克，梨2个，白莲藕250克。

调料： 盐少许。

做法： 将鲜百合洗净，撕成小片状；白莲藕洗净去节，切成小块；梨削皮切块。把梨与白莲藕放入清水中煲2小时，再加入鲜百合片，煮约10分钟。下盐调味即成。

功效：滋阴健肺，止咳补气，久咳虚喘者为合。清润滋补，适合全家老少饮用，秋冬季更适合饮此汤水。

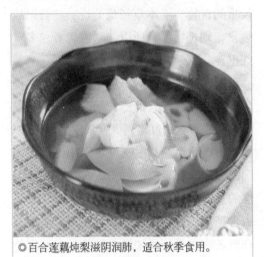

◎百合莲藕炖梨滋阴润肺，适合秋季食用。

❷ 首乌黑芝麻茶

原材料：何首乌粉（已制熟的）15克，黑芝麻粉10克。

调料：白糖少许。

做法：何首乌放入砂锅，加清水750毫升，用大火煮滚后，转小火再煮20分钟，直到药味熬出。当熬出药味后，用滤网滤净残渣后，加入黑芝麻粉，搅拌均匀。加入适量白糖，即可饮用。

功效：清润通便，乌须黑发，可以防止皮肤干燥、龟裂、脱皮，使皮肤光滑，幼嫩娇艳。

❸ 桑白杏仁茶

原材料：桑白皮5克，绿茶12克，南杏仁10克。

调料：冰糖20克。

做法：将南杏仁洗净打碎。桑白皮、绿茶洗净，与南杏仁一起加水煎，去渣。加入冰糖溶化，即可饮服。

功效：清痰止咳，润肺养颜，偶感冒伤风、咳嗽、痰多，亦可以饮此汤，有益加速疗效。

❹ 黄芪杞子炖乳鸽

原材料：黄芪30克，杞子30克，乳鸽200克。

调料：盐、清水适量。

做法：将乳鸽去毛及内脏，斩件，洗

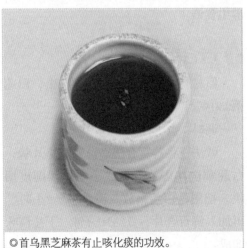

◎首乌黑芝麻茶有止咳化痰的功效。

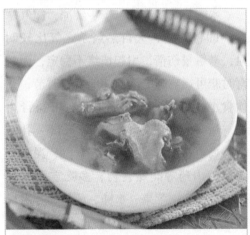

◎黄芪杞子炖乳鸽有补血养身的功效。

净；北芪、杞子洗净，备用。将乳鸽、北芪、杞子一同放入炖盅内。加适量水，隔水炖熟即可。

功效：清润，滋养和血，通便。

⑤ 首乌黑豆乌鸡汤

原材料：何首乌15克，红枣10颗，乌骨鸡1只，黑豆50克。

调料：黄酒、葱段、葱花、姜片、食盐、味精各适量。

做法：将乌骨鸡去毛和内脏，斩件洗干净；何首乌、黑豆、红枣分别用清水洗净。将乌骨鸡、何首乌、黑豆、红枣放入锅内，加适量清水、黄酒、葱段、姜片及食盐。大火烧沸后，改用小火煨至鸡肉熟烂，加入少许葱花、味精调味即可。

功效：补中益气，滋养益胃。

⑥ 赤芍银耳饮

原材料：赤芍、柴胡、黄芩、知母、夏枯草、麦门冬各10克，牡丹皮8克，玄参8克，梨子1个，罐头银耳300克。

调料：糖120克。

做法：将所有的药材洗净，梨子洗净切块，备用。锅中加入所有药材，加上适量的清水煎煮一小时，滤取药渣。再将梨、罐头银耳、白糖加入药液中，一同煮至滚后即可。

功效：补中益气，温肺止咳。

⑦ 南北杏无花果煲排骨

原材料：南、北杏各10克，排骨200克，无花果适量。

调料：盐3克，鸡精4克。

做法：排骨洗净，斩件；南北杏、无花果均洗净。锅加水烧开，放入排骨余尽血渍，捞出洗净。砂煲内注上适量清水烧开，放入排骨、南北杏、无花果，用大火煲沸后改小火煲2小时，加盐、鸡精调味即可。

功效：益心智，壮腰肾，润肺清痰。

⑧ 白果蒸鸡蛋

原材料：白果5颗，鸡蛋2只。

调料：盐1小匙。

做法：白果洗净，去皮；鸡蛋加盐打匀，加温水调匀，滤去浮末，盛入碗中或杯中。再将白果放入蛋液中。起锅，加入适量清水，待水滚后放入装有蛋液的碗，转中小火隔水蒸蛋，每隔3分钟左右掀一次锅盖，让蒸气溢出，保持蛋面不起气泡，约蒸15分钟即可。

功效：益气养阴，润肺健脾。

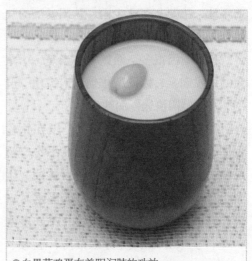

◎白果蒸鸡蛋有养阴润肺的功效。

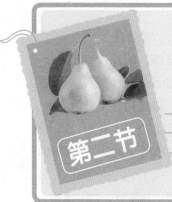

寒露、霜降起居养生

◎寒露、霜降时节，起居养生要注意保暖，尤其是注意腹部的保暖。同时要把收藏了一夏的被褥晒晒，出行时要谨防"毒雾"。

第二节

秋季饮食宜防"秋燥"

在天高云淡、秋高气爽的秋天，气候越来越干燥，很多人会感到早晨起床时嗓子发干，皮肤干燥，即使饮用一大杯白开水，仍然难以解渴，这种现象就是"秋燥"。"秋燥"是指在秋季出现的以干燥为特征的病变。发生于初秋的温燥以发热为主伴有头痛、少汗、口渴、心烦、鼻腔干燥、咽喉疼痛、干咳少痰等症，极易与上呼吸道感染混同，这种具有明显季节性的不适，主要与久晴少雨、秋阳暴烈的气候有关。

秋燥原因很多，而饮食不当是一个重要的诱发因素，因此秋季饮食应突出"清润"，即养阴清燥，润肺生津。

有效地防治"秋燥"，可以在饮食上多下功夫。在秋季应少吃或不吃辛辣香燥食品，以清淡甘润为主。鲜藕、生梨、荸荠以及胡萝卜、豆腐、黑木耳、蜂蜜等具有养阴润燥的功效，不妨多吃一些；多喝开水、淡汤、菜汤、豆浆、牛奶等，而生葱、生蒜、胡椒、烈酒等燥烈食品应少食。另外，胃弱者多喝粥，如红枣糯米粥、百合粥、莲子粥、芝麻粳米粥等。同时，注意调节生活节奏和生活环境，防止过度疲劳和无节制的夜生活；改善居室过分干燥的环境，也有助于避免"秋燥"的发生。

寒露时节防"秋燥"的食物

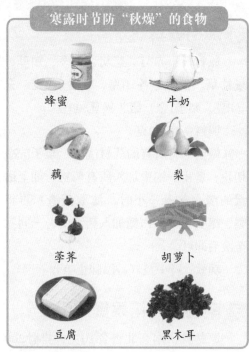

蜂蜜　　　　牛奶

藕　　　　梨

荸荠　　　　胡萝卜

豆腐　　　　黑木耳

秋高气爽适宜晒晒被子

天气渐凉，许多家庭都把闲置了几个月的棉被拿出来御寒。但是，被子从衣柜或床屉里取出后，可别直接就盖，记得先在阳光下晒一晒。

因为被子中会存留一些人体的皮屑、汗液等，即使是干净的被子，连续3个月不晒，里面也会滋生几百万只螨虫，而阳光中的紫外线能有效杀菌。另外，由于各种人造板和木制家具中含有甲醛等化学物质，时间久了，放在里面的被子会吸附大量的游离甲醛。所以，选个晴天，把被子拿到阳光下晒一晒，不仅能杀灭被子中的有害微生物，还可以使棉纤维舒展蓬松，让你盖着带有"阳光味道"的柔软被子入睡。

晒被子时，还应该注意以下一些细节。

首先，棉被可以直接晒。上午11点到中午2点，阳光最充足，这个时间段晒一下被子，棉纤维就会达到一定程度的膨胀。而羽绒被和羊毛被不要在太阳下曝晒，在阳台等通风处晾1小时就可以了。

其次，化纤面料或混合纤维面料的被子，不宜在阳光下曝晒，因为化学纤维长时间处在高温下会释放出化学物质。这类被子可以先覆盖一层薄棉布再晒，就能保护被面不受损害了。另外，羊毛被和羽绒被的吸湿性和排湿性非常好，晾晒时最好也盖一块棉布。

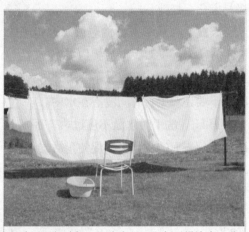

◎秋天天气晴朗，阳光充足，空气干燥清爽，非常适合晾晒被褥。

最后，晒好的被子切忌拍打。因为棉花的纤维粗而短，易断裂，用力拍打会使纤维变成棉尘跑出来，合成纤维一般细而长，容易变形，拍打后纤维一旦缩紧不容易还原，成为板结的一块，羽绒被更不能拍打，否则羽绒会断裂成细小的"羽尘"，从而影响保暖效果。此外，被子经拍打后，表面的粉尘及螨虫的排泄物会飞扬起来，容易引起过敏反应。所以说，晒好的被子，只要用刷子刷一遍，去掉浮尘就可以了。

秋天洗手水温别太高

在干燥的秋天，人们通常只关注面部的滋润护理，却往往忽略了对双手的呵护。

在日常生活中，手部不仅经常暴露在日光下，还要从事很多繁杂的工作，每天的频繁清洗，或是经常使用含消毒杀菌成分的香皂，都会对我们的手部造成损伤。

如果洗手不当，最容易造成损害的是手掌心，这个部位角质层厚，皮脂腺稀少，稍不注意就会粗糙、干裂，甚至脱皮，手背皮肤柔软、细嫩，比脸颊的皮肤还薄，也极易老化、松弛。

因此，在秋季，我们应该掌握正确的洗手方法，保护双手不受损伤。

第一，避免频繁洗手，在清洗衣物时，不要让双手长时间浸泡在水中。

第二，洗手时水温不应过热，否则会破坏手部表面的皮脂膜，促使角质层更加干燥甚至皲裂，最佳水温应该在20~25℃。

第三，洗手时应选用无刺激性的中性洗手液，最好含有维生素B_5、维生素E或羊毛脂、芦荟等滋润型护肤成分，尽量不使用肥皂等碱性较强的清洁用品。

最后，手洗干净后，不能任其自然风干，因为在干燥的空气中，手部皮肤内的水分，会伴随未擦干的水分一起蒸发掉。正确的做法是：洗手完毕，用干净、柔软的毛巾擦手，在皮肤未干时，涂抹具有保湿功能的护手霜，只有这样才能及时锁住皮肤内的水分。

秋天出行谨防"毒雾"

秋冬一直是最容易发生大雾的季节，而且多出现在早上。这主要是因为，白天温度比较高，空气中可容纳较多的水汽。但是到了夜间，温度下降了，空气中能容纳的水汽的能力减少了，一部分水汽便会凝结成为雾。

大雾对人体的影响很大。由于雾是空气中的水汽凝结物，雾滴里面包裹了作为凝结核的尘埃、细菌或其他微粒，因此雾气里有很多的脏东西。在近地层，空气污染往往较严重，雾滴在飘移的过程中，不断与污染物相碰，并吸附它们，会明显降低空气质量。因此，极不适合晨练。

在各种致病的气象因素中，雾对人类的健康威胁最大。在多雾的气候条件下，咽喉炎、气管炎、结膜炎、高血压、脑出血等疾病容易发生。与此同时，由于大雾时空气相对湿度过大，会影响人体内分泌腺的正常分泌，使人无故感到疲劳，情绪烦闷抑郁，脾气也易变得焦躁。

而要说大雾对人们生活影响最大的一方面，则非交通莫属。它不给人们的出行带来大的麻烦，而且会频频引发交通事故，危害人们的生命，因此在雾天出行务必要小心。

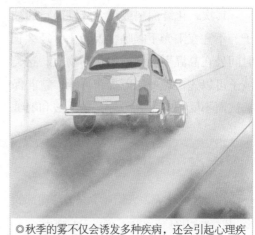

◎秋季的雾不仅会诱发多种疾病，还会引起心理疾病、车祸高发等问题，因此在雾天出行要小心。

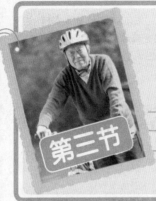

寒露、霜降运动养生

◎ "寒露脚不露"，就是告诫人们应注意天气变化，特别注重保暖，及时增减衣服，以防寒邪入侵，所以我们在寒露，霜降时节后运动首先要注意护。

第三节

养生运动解秋愁

进入秋季，有些多愁善感之人往往会在这种秋雨中变得精神萎靡不振、忧愁消极。这是为什么呢？科学研究发现，在人的大脑底部，有一个叫松果体的腺体，能分泌一种"褪黑激素"，这种激素能诱人入睡，使人意志消沉，抑郁不乐。充足的阳光能抑制褪黑激素的分泌。但入秋之后，光照时间减少，特别是碰到阴雨连绵时，松果体分泌褪黑激素相对增多，甲状腺素、肾上腺素的分泌就会受到抑制，人体细胞就会"怠工而偷懒"，人的情绪也就低沉消极，精神萎靡不振。

那么怎么防止秋愁呢？首先入秋以后生活要有规律，要按时作息。在阳光灿烂的日子里，多做户外活动，接受阳光的沐浴。其次，要适当多吃些高蛋白的食物，如牛奶、鸡蛋、猪肉、羊肉和豆类等，这些食物能使人的大脑产生一些特殊的化学物质，以消除抑郁情绪。还可以参加一些有益身心的娱乐活动，如跳舞、唱歌、听音乐等。

医生建议，秋天是开展旅游登山活动的最佳季节。秋游使人欢欣愉快。在旅游过程中，或漫步，或爬山，或涉水，或结交新友，饱览湖光山色，欣赏异景奇观，既能排除日常生活、工作、学习中的烦恼，愉悦心情。

选择什么样的项目作为秋游的主题要因人而异。人们的身份、年龄、阅历不同，情感需求也不同，兴趣和爱好更是千

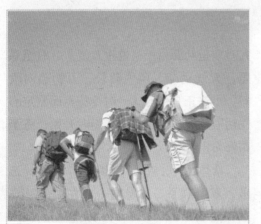

◎秋高气爽的寒露时节，是秋游运动的大好时机。如果心情烦闷，愁绪不断的话，不妨多出去运动。

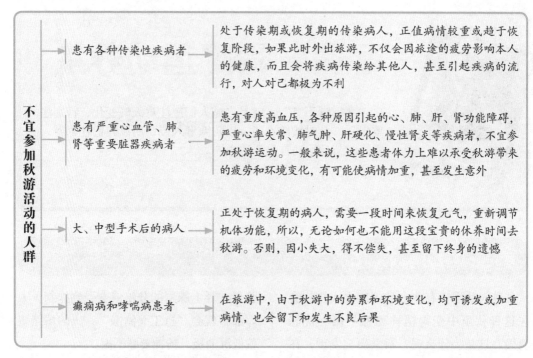

不宜参加秋游活动的人群	患有各种传染性疾病者	处于传染期或恢复期的传染病人，正值病情较重或趋于恢复阶段，如果此时外出旅游，不仅会因旅途的疲劳影响本人的健康，而且会将疾病传染给其他人，甚至引起疾病的流行，对人对己都极为不利
	患有严重心血管、肺、肾等重要脏器疾病者	患有重度高血压，各种原因引起的心、肺、肝、肾功能障碍，严重心率失常、肺气肿、肝硬化、慢性肾炎等疾病者，不宜参加秋游运动。一般来说，这些患者体力上难以承受秋游带来的疲劳和环境变化，有可能使病情加重，甚至发生意外
	大、中型手术后的病人	正处于恢复期的病人，需要一段时间来恢复元气，重新调节机体功能，所以，无论如何也不能用这段宝贵的休养时间去秋游。否则，因小失大，得不偿失，甚至留下终身的遗憾
	癫痫病和哮喘病患者	在旅游中，由于秋游中的劳累和环境变化，均可诱发或加重病情，也会留下和发生不良后果

差万别。因此，外出秋游要因人而异。

临水使人心胸开阔，心情开朗；游山登高远眺，能磨炼人的意志。年龄大的泛舟水中，怡然自得；年纪轻者攀山登岩，经历风险，挑战极限。失眠者参加合适的秋游运动，会使思想得到放松、精神振奋，加之体力上的消耗，既能睡得甜，又能睡得香，打破神经衰弱的恶性循环，使中枢神经系统的功能逐渐恢复健全。

寒露、霜降运动原则

寒露以后，气血流注心包经，此时抓紧锻炼，可以促进气血循环，像冬天怕冷，手脚冰凉的状况会得到改善，心包经起自我们中指的指尖，每天中午用双手拇指扣住中指用力弹出去。反复100遍，可以疏通心包经，增强心脏的功能。此外，还要多做深呼吸，或跟大家一起做运动，或登高望远以宽阔胸怀，可避免晚秋落寞的心理。

九月节坐功是适合寒露节气练习的。

九月节坐功源自于《遵生八笺》。时至寒露，天气更凉，阴气渐长，万物趋向收藏。本法正是顺应这一时令特点而制定的气功锻炼方法，适宜于寒露时开始，练至霜降为止。

具体方法：每日凌晨3至7点时，正坐，双臂高举、耸身向上，左右各3至5次，然后牙齿叩动36次，调息吐纳，津液咽入丹田9次。可治：偏头痛、头顶痛、眼珠发黄、迎风流泪、鼻出血等杂症。

霜降一般在农历九月，一片秋高气爽的景象，此时肺金主事，运动量可适当加大，可选择登高、踢球等运动。登高既可使肺的功能得到舒畅，同时登至高处极目远眺，心旷神怡，可舒缓心情。也可选择广播体操、健美操、太极拳、太极剑、球类运动等。

此时还要特别注意动与静的合理安排，活动量不宜过大，不宜过度劳累，更不可经常大汗淋漓，使阳气外泄，伤耗阴津，削弱机体的抵抗力。

寒露新型运动——臂跑

最近，国外运动医学学会向世人推荐了一种新型运动方法——臂跑。顾名思义，臂跑就是用运动手臂的锻炼方法来代替跑步。

医学研究指出，臂跑在健身效果上与跑步差异不大。因为其不受运动场地的限制，也无受伤的危险，所以特别适合老年人，尤其是天气转凉之后老年人进行锻炼。

臂跑有以下4个基本动作：

（1）单车手：仰卧，手臂向上伸直，用手模拟脚蹬车的动作，做1~2分钟。

（2）飞翔：自然站立，两臂向身体两侧平伸，缓慢扇动手臂，进行鸟拍翅膀似的动作，做1~2分钟。

（3）打沙包：想象面前有一沙包，用拳头击沙包，或与一个假想对手拳击，做1~2分钟。

（4）抛球：把球抛向空中，然后接住。或将球掷到地上、墙上弹回接住。如果无球，则可做模拟运动。每臂做10次，停留片刻后再做10次。

值得注意的是，在从事臂跑活动前，先要做好准备活动，即活动手指、甩动手腕和手臂，以促进血液循环。准备活动做1~3分钟便可。

其次，老年人在做臂跑时，不能随意

臂跑对于老年人养生的好处

①能延缓随年龄增长而带来的生理功能衰退，对预防早衰有好处。

②持之以恒地进行臂跑可加速体内脂肪、糖和蛋白质的分解，提高心肺功能，减少外周血液循环的阻力，从而减轻心脏工作的负担，有效地预防心血管疾病，延长机体各脏器的工作寿命。

③臂跑还可刺激机体产生较多的体内免疫辅助剂，增强免疫系统功能，从而起到抵抗病毒、细菌感染和抑制并杀死体内癌瘤细胞的作用。

④臂跑还可以促进人体释放一种"欣快物质"——内啡肽，此物质能使人心情愉悦精神振奋，情绪高涨，对消除负性情绪、怡情养性，很有益处。

增加运动强度和延长运动时间。由于作为温和运动的臂跑是以有氧运动为基础的，在全部运动过程中，机体供氧充分，糖、脂肪的分解皆是在有氧状态下进行的，这样能减少"活性氧"和其他有害物质，就此达到延年益寿的目的。

霜降运动养生——防治失眠的小功法

霜降是秋季的最后一个节气，这时候开始降霜，霜降也就由此而得名，因为霜降是秋季到冬季的一个过渡节气，所以霜降以后气温下降较快，一天中温差变化很大，特别是北方，这时候最高气温一般在15℃左右，最低气温可降至0℃以下。此时中老年人最易失眠，本节就介绍一些防止失眠的小运动功法。

方法一：干洗脸，五指并拢，以中指指腹贴于鼻翼两侧，沿鼻旁向上推至前额，向两侧分推至太阳穴，向下推至脸颊，向内再回到鼻翼两侧，中等力度，以脸部发热为度。

方法二：推抹头顶，五指微曲，放于前额，沿前额、发际、头顶、后头部推至后枕部，双手五指均匀分布，力度稍大，以头部感觉酸痛为度。

方法三：搓揉耳郭，食指和中指分开，夹住耳郭，上下反复搓揉，中等力度，以耳郭感觉发热为度。

你只要在每天晚上睡觉前，依次将这三种小功法，各反复做20次就可以。

寒露、霜降不妨练练养肺功

寒露、霜降时节，昼暖夜凉，季节由"盛长"转向"闭藏"的收敛，人体的生理活动要适应自然变化，体内的阴阳、气血亦应随之产生"收"的改变。

中医根据季节的变化对人体影响的规律，总结出了秋季易损肺气的理论，提醒人们，在秋季应注意适应天气的变化，好好保护肺气，避免发生感冒、咳嗽等疾病，为此，宜练养肺功。

① 摩鼻、浴鼻

不少人鼻腔黏膜对冷空气过敏，冷空气一到，便伤风、流涕。除去必要的治疗外，在此时节，经常按摩鼻部很有好处。

做法：将两手拇指外侧相互摩擦，有热感后，用双手拇指外侧滑鼻梁、鼻翼两侧上下按摩30次左右。然后，按摩鼻翼两侧的迎香穴15~20次（迎香穴位于鼻唇沟与鼻翼交界处）。手法由轻到重，注意不要损伤皮肤。可在早晨起床前、晚间睡觉前各按摩一次，其他空闲时间也可进行。可增强鼻的耐寒能力，亦可治伤风、鼻塞不通。

如果每日清晨或傍晚，用冷水浴鼻则效果更好。方法是将鼻浸在冷水中，闭气不息，少顷，抬头换气后，再浸入水中。

如此反复3~5遍。亦可用毛巾浸冷水后敷于鼻上。

❷ 躬身撑体

端坐，全身放松，调匀呼吸，然后，两腿自然交叉，躬身弯腰，两手用力支撑，使身体上抬3~5次为1组。可根据个人体力，反复做3~5组。

注意：两臂支撑要用力，用力时，宜闭息、不呼吸。为了避免借下肢的力量支撑身体，身体上抬时，要尽量躬身，双腿自然交叉。所以，要用臂力，腿不要用力。

❸ 捶背

端坐，腰背自然直立，双目微闭，放松，两手握成空拳，反捶脊背中央及两侧，各捶3~5遍。捶背时，要闭气不息。同时，叩齿5~10次，并缓缓吞咽津液数次。

注意：捶背时，要从下向上，再从上到下，沿背捶打，如此算1遍，先捶脊背中央，再捶左右两侧。这种方法可以畅胸中之气，通脊背经脉，预防感冒着凉，同时具有健脾养肺的功效。

❹ 摩喉

上身端直，坐立均可，仰头，颈部伸直，用手沿咽喉部向下按搓，直至胸部。双手交替按搓20次为1遍，可连续做2~3遍。

注意：按搓时，拇指与其他四指张开，虎口对准咽喉部，自颏下向下按搓，可适当用力。这种方法可以利咽喉，具有止咳化痰的功效。

❺ 说笑运动

笑是一种条件反射，是人们喜悦心情的反映，也是健康的象征。从生理、心理学观点看，笑是一种很好的健身运动。它能使肺部扩张，增加肺活量并可消除呼吸道的异物，有效地提高呼吸机能，从而达到祛病健身、延年益寿的作用。

此外，笑还能促进横膈膜的升降和内脏器官的活动，增进食欲；调节内分泌系统，提高机体抗病能力和缓解病痛，提高心率，使血压上升，血流加快，对心脏起良好的按摩作用；放松肌肉，舒筋活血，使肌肉能得到更好的放松。

尽管笑对健康大有裨益，但不宜过"度"。大笑时，交感神经兴奋，肾上腺素分泌增多，心跳和呼吸加快，再加上相关肌肉的运动，增加了身体耗氧量，往往会诱发冠心病人因缺氧而发生心绞痛、心肌梗死和脑出血等病。

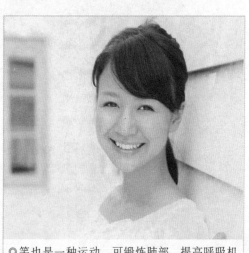

◎笑也是一种运动，可锻炼肺部，提高呼吸机能，从而达到祛病健身、延年益寿的作用。

霜降九月中坐功

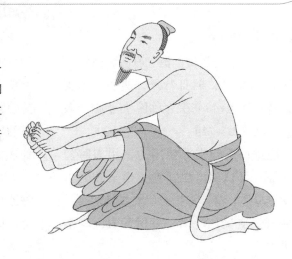

每日凌晨三至七点时，平坐，伸展双手攀住双足，随着脚部的动作用力，将双腿伸出去再收回来，如此做五至七次，然后牙齿叩动三十六次，调息吐纳，津液咽入丹田九次。

转腰导引功

端坐于椅子上，两脚分开与肩同宽，大腿与小腿呈90度角，躯干伸直，全身放松，下颌向内微收。端坐全身放松，两手叉腰。大指在前，其余四指在后，含胸，两肩内收，向左转到极限，再向右转到极限为1次，共做64次。

64次

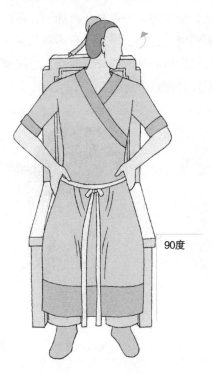

90度

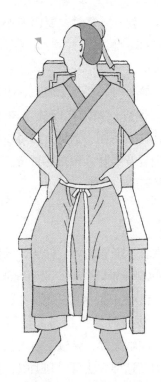

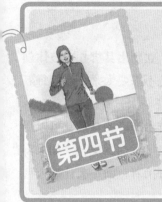

寒露、霜降防病养生

◎寒露以后，随着气温的不断下降，感冒成为此时最易患的疾病。这个时候要适时更衣，加强锻炼，增强体质。此时，哮喘会越来越重、慢性扁桃腺炎患者易引起咽痛，痔疮患者也较前加重。

寒露时节寒意生，护肺保阴是重点

寒露时节，万物随着寒气的增长，逐渐萧条衰落。在自然界中，阴阳之气也逐渐转变，阳气渐退，阴气渐盛。在养生方面，我们要使体内的生理活动顺应自然界的变化，以确保体内的阴阳平衡。根据四时养生中强调的"春夏养阳，秋冬养阴"的原则，寒露时节必须注意保养体内的阴气。

秋与肺相应。金秋之时，燥气当令，燥邪之气易侵犯人体而耗伤肺阴，如果调养不当，人体会出现咽干、鼻燥、皮肤干燥等一系列的秋燥症状。所以暮秋时节的饮食应以滋阴润肺为宜。具体地说，饮食养生应在平衡饮食五味的基础上，根据个人的情况，适当多食甘、淡、滋润的食品，既补脾胃，又养肺润肠，防治咽干口燥等症。适宜进食的水果有梨、柿、香蕉等；蔬菜有胡萝卜、冬瓜、藕、银耳及豆类、菌类、海带、紫菜等。粳米、糯米均有极好的健脾胃、补中气的作用，所以早餐应吃温食，最好喝热粥，像甘蔗粥、玉竹粥、沙参粥、生地粥、黄精粥等。中老年人和慢性疾病患者应多吃些红枣、莲子、山药、鸭、鱼、肉等食品。

精神调养也不容忽视。由于天气渐冷，日照减少，秋风萧瑟急劲，往往使人情绪不太稳定，心情躁动，容易产生悲愁忧伤之感。看到草枯叶落、花木凋零，一些人心中常有萧条、凄凉、垂暮之感。悲忧最易伤肺，故宋代养生学家陈直说："秋时凄风惨雨，老有多动伤感，若颜色不乐，便须多方诱说，使役其神，则忘其秋思。"如若过度兴奋激动，使阳气浮动，很可能引发疾病。因此，一定要保持良好的心态，因势利导，宣泄积郁之情，培养乐观豁达之心。可以平时的兴趣爱好为基础，尽情玩乐宁志、陶冶情操、稳定情绪、提高机体的防燥能力和免疫能力。

寒露过后，除了要穿保暖性能好的衣服鞋袜外，还要养成睡前用热水洗脚的习惯。用热水泡脚既可预防呼吸道感染性疾病，还能使血管扩张、血流加快，改善脚部皮肤和组织营养，减少下肢酸痛的发生，缓解或消除一天的疲劳。

寒露时节易伤肺，早防疾病不受罪

寒露时节，天气变化较大，极易伤及肺阴，引发各种疾病，一定要及时加以预防。

❶ 宜防肺结核

肺结核是结核杆菌侵入肺部并引起肺部病变的呼吸道疾病，是唯一具有传染性的结核病，人群普遍易感。秋季户外活动多，容易在不知情的情况下与传染性结核病人有过近距离接触引起感染。提醒人们，当出现脸红、低烧、乏力、盗汗、咳嗽、吐痰等情况时，应提高警惕。

预防结核病一是要树立不随地吐痰传播疾病的意识；二是要尽量减少在人员密集的公共场所久留；三是工作和生活区要保持通风，减少居住拥挤。

有传染性结核病人的家庭或群体也不要恐慌，只要采取正确的预防方法就能避免感染。患者的用品和卧具，在阳光下直射5分钟即可杀死病菌。患者的痰可用纸巾包起而后烧掉。

❷ 宜防动物咬伤

秋高气爽的季节，热爱户外生活的人们总是成群结伴或是一个人到郊区的山野里寻找生活的精彩，可一不小心，可能就会被山里的"东道"们问候。每年的秋季都是蛇咬伤等动物咬伤的高发季节。

如果不确定蛇是否有毒，建议都按照有毒处理。一是要尽量避免走动，并让咬伤处低于心脏水平，同时尽快拨打急救电话；如果有绳子，立刻用其绑扎在肢体创口的近心端，绑扎不需要太紧，而且每隔45分钟左右要松开一次，每次1~2分钟。此外，还要尽快排出伤口的毒液，可以用凉水、清水冲洗伤口及周围皮肤。如果需要移动病人，最好抬着，而不要让病人自己走动。

❸ 宜防脱发

秋季实在是头发的多事之秋，一到秋季各种头发问题都会出现，怎样预防秋季脱发也成为人们关注的焦点！秋季脱发的现象比较普遍，怎样预防秋季脱发的现象成为我们所共同面临的问题！那么怎样预防秋季脱发才是最有效的办法呢？

秋季空气干燥，头发也会因为水分的缺失而出现干裂、毛糙的现象，所以一年四季中，秋季脱发最为严重。怎样预防秋季脱发也成为一年四季之中头发护理的重点季节。

但是，对于每个人来说，各自的护理办法都是不相同的。因为脱发原因有很多，脱发与遗传、内分泌、感染、自身免疫功能、精神因素以及营养状况等有一定关系。如中老年（老年食品）人头顶脱发多因喜食油腻辛辣食物，造成湿热上蒸侵蚀毛根而引起。而且肾虚引起的脱发多见于体弱的老年人，头发干枯并大量脱落。

那么秋季脱发是什么原因，又怎样预防秋季脱发呢？气候干燥的秋天不仅是对皮肤的考验，对人的头发也是十分不利的。因为秋天环境湿度太小，头皮容易干燥，毛发容易干枯。如果这时人体的营养摄入跟不上，就很容易发生脱发现象。从生理代谢角度来说，脱发本是一种正常现象，尤其是在秋季。

但是，如果秋季脱发的数量过多，就很有可能造成头发数量减少，头发稀疏等脱发严重的现象，这个时候就必须掌握怎样预防秋季脱发，因为没有人想丢掉自己的头发健康。

那么怎样预防秋季脱发呢？头发的生长、代谢和饮食营养有很大关系。维生素和蛋白质是头发生长所必需的营养物质，因而饮食要多样化，多吃一些对头发有好处的食物将是很好的选择。

预防秋季脱发还要做到合理的洗护。秋季头发脱水现象比较严重，因而，要及时为头发补充头发生长必需的水分，但是洗头发的次数也要根据发质进行一定的控制，并且在洗完头要使用适量的护发素对头发进行调养。

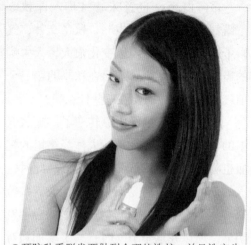

◎预防秋季脱发要做到合理的洗护，并且洗完头要使用适当的护发素对头发进行保养。

最后预防秋季脱发还需要做到放松自己的心情，做到及时地排遣自己的压力、减少焦虑的情绪。

寒露天凉露水重，润燥清咽避燥邪

到了寒露，天气更凉了，正是"含露天凉露水重"的时候，尤其是在早晚。这是干季的第二个节气，正值秋高气爽，很多人都不会错过户外游玩的大好时机。但在这里我们要提醒你：此时秋燥开始活跃了，我们在外出散心时要做好防御病毒的功课。

当气温低于15℃时，上呼吸道的抗病能力就会下降。再加上秋燥之气明显，多数人就会感到皮肤干裂起屑、口舌干燥、咽干喉痛，尤其是从事与讲话相关的工作的人群，这种症状更加明显。

寒露时节，天气转凉，再加上秋燥之气明显，很多人都会有咽干喉燥的时候，这时节，不妨喝一些清凉滋润的茶来缓解咽干喉燥的症状。

其实，老天对人们是关爱备至的。当感觉咽干喉燥的时候，一些清凉滋润的良药便应时而生了。古语讲："寒露，菊始黄华。"寒露正是菊花开放的佳时，将菊花与桔梗、百合等清咽润肺的食物一起泡成茶，就是最合时宜的养肺利咽茶了。

霜降一过百草枯，保腰护腿要做足

霜降既至，也意味着将步入深秋。"露气寒冷，将凝结也"，秋冬交替，气候干燥，一天之中温差变化很大，人生病的概率也跟着增大。那么在秋季的第三个节气时，养生方面要注意些什么呢？

这时的天气已经由凉转寒了。随着气温的下降，燥邪的加重，人体经络里的气血也随着温度的降低而运行缓慢。此时，人的筋骨和关节容易产生不适，像一些风寒导致的老病根，尤其是腰腿酸痛会越发明显，所以在这个节气时，一定要加强对腰腿部的保护和锻炼。

霜降保腰护腿的最佳处方
①经络方：用提揉、点按和敲叩打通背部的督脉和膀胱经。
②食疗方：茯苓、大枣、当归、枸杞泡酒喝，泡上半个月即可。
③瑜伽方：每天练习瑜伽蝗虫式。

以上方法不但能温经通络，还能活血。可以有效地帮你疏通全身气血，保养腰背和关节，治疗腰腿痛。

霜降地门闭，保肺是第一

"霜降"是秋季六大节气中的最后一个节气，"霜降"之后天气会持续转凉进入冬季，这个时候正是肺功能最强的时候。

肺在中医理论当中属金，主要有两大功能：一个是宣发，一个是肃降。宣发主要是通过发汗、咳嗽、流涕来表现。肃降功能主要表现在两个方面：一是通调水道，下输膀胱；二是推动肠道，排泄糟粕。许多便秘患者并不是大便干硬，而是大便无力下行；还有人小便艰涩，需良久方出，这些都与肺不能"肃降"有直接关系。肺的宣发和肃降的力量来自中气，也就是脾肺之气。因此补中气是最常见的养肺妙方。

❶ 药疗与食补

养肺可以从中药入手，很多中药制剂就可以补中气，如参苓白术丸、补中益气丸等。肺经的"中府"穴是中气之府，也是调补中气的要穴。太渊穴，是肺经的原穴，穴性属土，土能生金，其补中气之力最强，按摩、艾灸都有显效。药补不如食补，山药薏米粥也是补益中气的佳品，秋冬季节喝热粥也符合大多数北方人的饮食习惯。

❷ 御寒加按摩

有人说，我不想吃药，是药三分毒；不想喝粥，制作太麻烦，还有没有养肺方法呢？其实，如果没有来自内外的双重侵害，肺本来也不会有病，又何谈去养它呢？来自外界的侵害主要就是寒气。寒气若没及时排出，自毛孔侵入体内即会伤肺，所以防止寒气侵入是养肺的重要环节。而来自内部的侵害主要缘于肝火，消解肝火也可养肺。鱼际穴是肺经的火穴，点按可治疗肺热咳嗽。若平日多按摩肝经的太冲至行间，使肝火及时疏散，火不来克金，肺自然也就没有内患了。

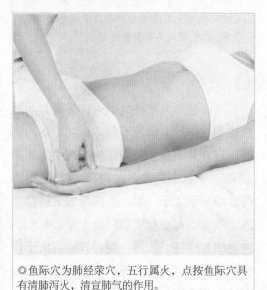

◎鱼际穴为肺经荥穴，五行属火，点按鱼际穴具有清肺泻火，清宣肺气的作用。

③ 艾灸可尝试

人们常说的"没有火力"就是指先天肺气不足，畏寒怕冷，动则气喘，甚至经常有缺氧的感觉，这种先天虚弱要从艾灸督脉的命门穴，腰部的肾俞穴，肚脐下的关元穴开始治疗。艾灸之法温经通脉，作用持久，是秋天补肺虚之妙法。

肝火太旺的人脾气大但有时也能克制，结果却造成胸中堵闷。点揉肺经的尺泽穴可治上实下虚的高血压症、遗尿症。

④ 取嚏为妙招

普通人对养肺的方法往往了解不够，中里巴人特别推荐了一种简捷的方法——取嚏法。取嚏法就是通过外界刺激让自己打喷嚏。若大便因中气不足、无力下行时，可在排便同时取嚏，借其宣发之后坐力，大便轻易可通。若小便不利者，也可试用此法。取嚏法是锻炼肺脏功能的绝妙之法，对于过敏症、虚寒症、气郁症、皮肤诸症，取嚏法皆可一招制敌。

深秋时节，防病保健意识要加强

霜降时节已是寒冷的深秋，要特别注意自我保养，增强自我保健意识，注意以下疾病的发生。

① 失眠

失眠症是一种持续性的睡眠质量令人不满意的生理障碍。对失眠有忧虑或恐惧心理是形成本症的致病心理因素。

失眠是常见的睡眠障碍。可继发于躯体因素、环境因素、神经精神疾病等。其症状特点为入睡困难、睡眠不深、易惊醒、早醒、多梦，醒后疲乏或缺乏清醒感。白天思睡，严重影响工作效率或生活质量。

但是，常用安眠药不仅会引起抗药性，而且容易造成肝损伤。美国的一位医学博士认为，若在睡前稍吃一点儿催眠食物，更容易入睡。

可代替催眠药的催眠食物

①牛奶：牛奶中含有色氨酸，这是一种人体必需的氨基酸。睡前喝一杯牛奶，其中的色氨酸量足以起到安眠作用。饮用牛奶后的温饱感也增加了催眠效果。

②核桃：核桃是一种滋养强壮品，可治神经衰弱、健忘、失眠、多梦和饮食不振。每日早晚各吃些核桃仁，有利睡眠。

③桂圆：性味甘温，无毒。桂圆肉补益心脾、养血安神，可医失眠健忘、神经衰弱等。中医治疗心脾两虚、失眠等梦的方剂"归脾丸"就有桂圆肉。

④莲子：莲子有养心安神的作用，心烦梦多而失眠者，则可用莲子心加盐少许，水煎，每晚睡前服。

⑤食醋：劳累难眠时，可取食醋1汤匙，放入温开水内慢服。饮用时静心闭目，片刻即可安然入睡。

② 鼻炎

秋天是鼻炎的高发期，也是防治鼻炎的关键时期。

鼻炎患者发病时，鼻子不透气、头疼，晚上睡觉不踏实、会被憋醒，继而导致患者白天精神萎靡不振。当病情进一步发展到鼻窦炎时，患者还会出现头疼、脓鼻涕多等症状，其中儿童患者尤其是婴幼儿，一旦患上慢性鼻炎、鼻窦炎等疾病，发病时间过长，还会引起面部形态的改变，对孩子的心理健康造成不良影响。

预防鼻炎的主要办法

①要经常锻炼身体，逐渐增强身体的免疫力，尽可能地避免感冒，自然会减少患各类鼻部疾病的概率。

②饮食上要多吃清淡的食物，尽量少吃油腻辛辣的食物，并且要戒烟戒酒。

③一旦出现鼻周器官疾病，如扁桃体炎、咽炎等病时，要及时到医院治疗，以避免因相关疾病引发鼻炎、鼻窦炎。

④过敏性鼻炎患者要尽可能避免接触各类变应原，以免带来不必要的麻烦。

③ 便秘

便秘是指大便秘结不通，排便时间延长或粪质干燥、欲便不能，艰涩不畅的病症。它并非大病，若治疗得当或生活调摄适宜，一般会痊愈。治疗不当，滥用泻药，虽可取效于一时，久则反加重病情。便秘重者，可引起腹痛纳呆、恶心呕吐，并易引起痔疮、肛裂、便血等病。由于排便困难而过度用力，还可诱发疝气，甚至有诱发脑出血、心肌梗死的危险。因此，一定不要忽略便秘的治疗和预防。

预防便秘的常用措施

①养成定时大便的习惯，最好是在每天清早或早餐后大便。

②饮食调理很重要，要合理安排饮食结构，粗细粮搭配，增加蔬菜和水果的摄入量，多吃富含纤维素的食物。

③运动可增加腹肌张力，增强胃、肠道蠕动，改善排便动力不足。

④保持豁达的精神情趣，避免忧郁的精神状态，多参加一些有益健康的活动。

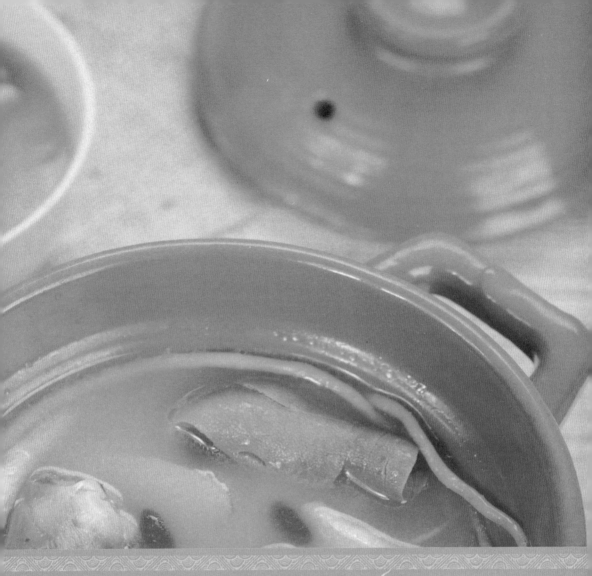

第四篇

滋补身心正当时——冬季养生

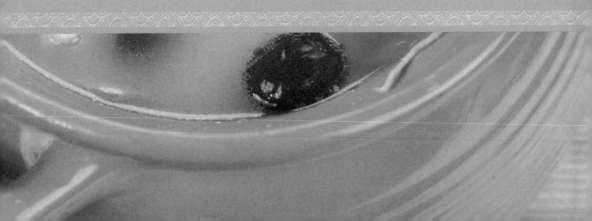

第一章

冬季养生总说

●冬季气候寒冷，这种寒冷的气候对人的生理和心理都会产生相当大的影响，这时节的养生不仅仅要注重身体的保暖，更要注重身体生理疾病的防治和心理疾病的防治。

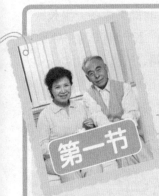

冬季的特点

◎冬季气候寒冷，寒气凝滞收引，易导致人体气机、血运不畅，而使中风、脑出血、心肌梗死等旧病复发或加重，严重威胁生命安全，因此冬季一定要注意养生。

冬季气候的特点

冬季，始于农历的立冬，止于次年的立春，包括立冬、小雪、大雪、冬至、小寒、大寒6个节气。冬季天寒地冻，千里冰封，万里雪飘，北风呼啸，草木凋零，虫蛇蛰伏，是一年之中日照最短、气温最低、阴气最盛的时期。其中冬至这一天，即公历12月22日或23日，太阳直射南回归线，太阳的辐射和日照时间达到全年最低点，白昼最短、黑夜最长。从冬至开始每9天为一九，计为一九、二九、三九、四九、五九、六九、七九、八九、九九。

冬至这一天，虽然白昼最短，太阳斜射最厉害，但因在冬至前的很长时间内，地面积聚的能量还在持续释放，所以冬至这一天还不是最冷的。冬至过后，虽然太阳位置逐渐北移，白天开始逐渐变长，但地面每天吸收的热量少于散失的热量，入不敷出，所以气温继续下降，天气一天比一天冷，再加上常有寒潮侵袭，冬至以后一个月左右的三九是全年最冷的时候。三九在1月中旬的小寒和大寒之间，秦岭、淮河以北地区平均气温都在0℃以下，东北地区达-30~-10℃，即使广东、广西，这时的平均气温也只有10~15℃；若从最低气温来看，这个时期的东北地区可达-40~-30℃，华北地区在-20~-10℃，长江流域为-10~-5℃，华南地区可能出现0℃左右的低温。

五九以后，气温逐渐回升，到九九已是惊蛰前2~3天，天已温和，已是耕耘稼穑的农忙时节。对数九寒天的寒冷程度，不同地区的人们根据各地的风土创作了生动有趣的民谣。如华北地区的民谣："一九二九，泄水不流；三九四九，冻破石臼；五九四十五，飞禽当空舞；六九五十四，篱笆出嫩刺；七九六十三，行路把衣袒；八九七十二，黄狗躺阴地；九九八十一，犁耙一起出。"黄河中下游地区的民谣："一九二九不出手，三九四九河上走，五九六九沿河看柳，七九河开，八九雁来，九九加一九耕牛遍地走。"

风是大气环流的结果，冬季风是由极地大陆吹出的偏北气流。产生和维持着我国冬季风活动中心的是蒙古冷高压和北太平洋阿留申低压，由于蒙古冷高压十分强大、北太平洋阿留申低压发达，我国冬天盛行偏北风。

冬天受北方干冷空气影响，暖湿气团势力逐渐减弱，降雨明显减少，西北风盛行，对流蒸发增强，导致冬天空气湿度小、气候干燥。

我国幅员辽阔、地形复杂，不同的地势地形造成了同处冬天而略有差异的气候特点。高原地区比平原地区气温低，海拔每升高1000米，气温平均下降2~6℃。而随着海拔高度的增加，空气稀薄，日照度增强，高原高山上白天地面温度上升很快，而夜间由于风大，空气稀薄，地面向大气的热辐射增强，地面温度又急剧下降，造成较大的昼夜温差。北部平原冬天漫长，气候严寒；四川盆地、长江中下游平原地势低平，造成气流缓慢，风速小，雨量充沛，所以湿度大，容易出现大雾和逆温层；海滨海岛则属海洋性气候，由于海洋的调节作用，海水的吸热和散热过程较慢，昼夜温差相对较小，多冬暖夏凉，湿润多雾。

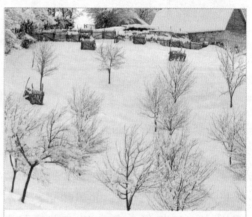

◎北方冬季的气候特点是寒冷、干燥、多风。"天地闭藏，水冰地坼"是我国古人对冬天的描述。

冬季气候对人体的生理影响

冬季低温对人体健康的影响不可低估。寒冷不仅易诱发心脏病、高血压、脑卒风等疾患，且能导致许多其他疾病或使病情加重。

立冬以后，气温降低，气压升高，天气寒冷，人的皮肤、头部、脸部、手、脚等裸露部位极易冻伤，严重的会造成休克。气温变化幅度大，则可使体温调节功能发成障碍，甚至使神经系统和免疫系统的功能降低。冷空气刺激还会使血液中纤维蛋白原的含量增加，鼻黏膜毛细血管收缩，血流减少，上呼吸道黏膜出现干燥不适或破裂，易引发感冒、流感、哮喘、支气管炎、咽喉疼痛、咳嗽等呼吸道疾病。

由于在冬季，人们为了防寒，往往穿得厚、住得暖、活动少，饮食中含热量高的食物较多，或饮食过于油腻，这会造成体内的积热不能及时地散发出来，从而极易导致胃肺火盛，使咽喉、扁桃体、嘴唇、口腔黏膜等部位出现"上火"症状，或聚热于下，发生便秘、肾炎、膀胱炎、痔疮等疾病。同时，冬季人们活动量减少，更易吸收热能和增加脂肪，体重也会相应地增加。

冬天人体气血运行趋向于体内，阳气内敛，人体各器官系统呈保护性收缩，肌肉、肌腱和韧带的伸展性降低，肌肉黏滞性增强，使人体关节活动范围缩小，易导致屈伸不利、身体发僵、不易舒展，从而易造成肌肉拉伤、关节扭伤。关节炎病人在冬季还会加重病情。

冬季持续的低温，使得皮肤血管收缩，血压升高，心脏的工作量增大，老年人还容易诱发高血压、心脏病等心脑血管

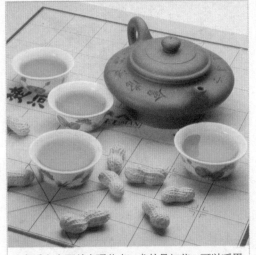

◎冬季老人可以多喝茶水，尤其是红茶，可以暖胃强身，还可预防高血压、心脏病等心脑血管疾病。

疾病。因此，冬季老年人应该多喝水，保持情绪稳定，注意保暖，还应该适当晒晒太阳，促进血液循环和新陈代谢。

冬季天气寒冷，老年人由于各种细胞、器官、组织的结构与功能随着年龄的增长逐年老化，因而适应力减退，抵抗力下降，老年病进入了发病高峰期。这是因为随着年龄增长，老年人对温度变化的适应能力较差，温度急剧下降时，就会使他们的旧病复发或加重，其中以呼吸系统疾病最为常见。因此，老年人应该注意抗寒保暖，不要在寒风中久留，不要在地上久站，屋内也要定时开窗通风。

另外，需要注意的是在寒冷环境下进行长时间运动(如长跑等)，体温散失过多，会出现头晕、协调能力下降、步履不稳等征象。此时，切不可躺下休息，否则体温会进一步降低，以致引起昏迷，甚至死亡。正确的方法是多摄入热量食物，衣服穿着适当，控制运动时间，以维持体温水平及机体正常功能，使体育锻炼真正达到强身健体的目的。

冬季气候对人体的心理影响

进入冬天后，人常常觉得没精神、烦躁不安，而且感到压力很大。这其实是冬季抑郁的症状，俗称"冬季心理流感"，是一种常见的心理障碍，每个人都可能在生活中某一时期处于这种心理状态，而冬天更容易出现这个症状。

因为冬季气温明显降低，日照少，人

体褪黑激素分泌增加，生物钟不能适应冬季日照时间短的变化，导致生物节律紊乱和内分泌失调，造成情绪与精神状态紊乱。再加之冬季户外活动减少，情绪就更容易感到低落。很多人因此怀疑自己，觉得自己的生活变得很糟糕，却不知道其实是外部环境导致了这一现象。性格敏感的

女性尤其容易出现此症状。

研究显示，女性逐渐成为冬季抑郁症的高发人群，发病率在23%~38%，是男性的4倍。原因在于女性天生比男性对天气的变化更敏感。从生理方面来说，冬季一到，女性大脑中的复合胺就会因为日照缩短而分泌失常，从而导致生理节律紊乱和内分泌失调。

所以，性格内向、敏感多疑、感情比较脆弱的人；常年在室内工作的人，尤其是体质较弱或极少参加体育锻炼的脑力劳动者；上班很少见太阳以及对寒冷较敏感的人，都更易患上"心理流感"。

"冬季心理流感"患者，要重新正确地对自己的情绪归纳原因，不要搞混了外部环境和自身压力的界限。因为冬季抑郁往往是因为人体自身对环境不适应，而不是自己真的让生活变得更糟糕了。

此外，冬天要多晒太阳，因为冬季光照时间短，是情绪抑郁的重要原因。研究表明，当黑夜来临时，人体大脑松果体的

褪黑激素分泌增强，它能影响人的情绪，而光照可抑制此激素分泌。平时要多进行户外运动，通过体育锻炼能调整机体的自主神经功能，减轻紧张、焦虑、抑郁等状态，适当运动能提高大脑内啡肽的浓度，让人保持饱满的精神状态。有抑郁情绪的人群要多和别人沟通交流，多找亲朋好友倾诉。另外，还可用色彩调节心情，有意识地变换或增加一些鲜艳、温暖颜色的衣服。

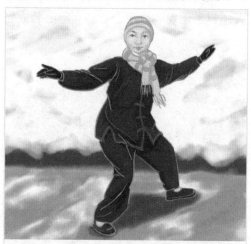

◎因为冬季气温低，日照少，容易使人出现抑郁心理，这时多进行户外运动有助于调节情绪。

冬季的应季蔬果

冬季养生，蔬菜和水果也是不可或缺的。我们要适当的食用一些水果，补充身体必需的营养。

1 荸荠——爽甜清热

荸荠，球茎可食，它有一层紫黑色外表，皮内果肉洁白，古时候就被人称为"地下雪梨"。荸荠可以做蔬菜，也可以做水果，生食的时候清脆可口、味道清

爽。十月份是荸荠成熟的时间，这个时候的荸荠最是爽甜。

《随息居饮食谱》说到荸荠的保健作用时说，"荸荠甘寒。清热、消食、醒酒、疗膈、杀疳、化铜、辟蛊、除黄、泄胀、治痢、调崩"等。

荸荠含有丰富的淀粉、蛋白质、粗脂肪、钙、磷、铁、维生素A、维生素B$_1$、维生素B$_2$、维生素C等，还含有抗癌、降

低血压的有效成分——荸荠英。粤菜多用荸荠作食材。

② 芋头——补中益肝肾

芋头又名芋艿，为天南星科多年生草本植物芋的地下肉质球茎。芋头口感细软，绵甜香糯，营养价值近似于土豆，又不含龙葵素，易于消化而不会引起中毒，是一种很好的碱性食物。

中医认为，芋头味甘、辛，性平，入肠、胃，有益胃、宽肠、通便散结、补中益肝肾、添精益髓的功效。芋头食用方法很多，最常见的做法是把芋头煮熟或蒸熟后蘸糖吃。

芋头中含有多种微量元素，能增强人体的免疫功能，可作为防治癌瘤的常用药膳主食。在癌症手术或术后放疗、化疗及其康复的过程中，有较好的辅助作用。

特别提示：芋头含较多淀粉，一次不能吃太多，否则会滞气。

③ 阳桃——开胃消食

阳桃虽是一年四季交替互生，但品质以7月开花、秋天果熟的为最佳，产量也最高，中秋前后为阳桃的旺产期。

阳桃原产于印度和越南，现在广州也广泛栽种，以芳村花地产的"花红"品质最佳，吃起来清甜无渣，味道特别可口。阳桃含糖10%，并有丰富的维生素A和维生素C，还含有多种对人体健康有益的成分，中医认为它有生津止渴、下气和中、开胃消食的作用。现在，阳桃不仅作为餐后水果，还常作为餐前小菜。

④ 红菜薹——营养丰富

红菜薹，又名"芸菜薹"，色紫红、花金黄，是湖北的一种蔬菜，大概十月中旬的时候就可以在菜馆尝到。据史籍记载，红菜薹在唐代是著名的蔬菜，历来是湖北地方向皇帝进贡的土特产，曾被封为"金殿玉菜"，与武昌鱼齐名。

红菜口感甜脆，因此深受人们喜爱。可清炒、醋炒，亦可麻辣炒。其色碧中带紫，其味鲜嫩爽口，武汉人无不喜食。它营养丰富，含有钙、磷、铁、胡萝卜素、抗坏血酸等成分，含有的维生素C比大白菜、小白菜都高。

挑选红菜薹时，宜挑选断面没有白心，看起来是半透明的淡绿色，捏起来比较硬实，少叶，没开花的红菜薹，粗短的菜薹相对比较嫩。

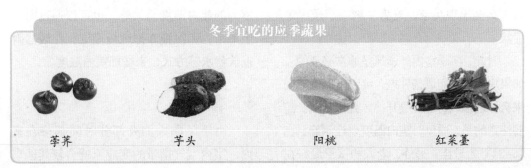

冬季宜吃的应季蔬果			
荸荠	芋头	阳桃	红菜薹

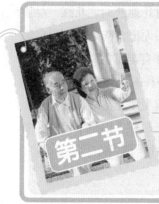

冬季生活起居养生

第二节

◎冬季气候寒冷，人们要注意防寒保暖，这就需要人们在穿衣，睡眠上更加注意。而在生活起居上，即使冬季天气寒冷，室内也要注意定时开窗通气，保证室内空气的流通。

科学过冬，室内工作要到位

在冷高压的影响下，进入冬季以后，人们的出行次数会大大减少，大多喜欢待在暖暖的屋子里。其实，从健康角度考虑，冬季的室内保健是至关重要的。

① 冬天再冷，也要适当通风

很多人觉得冬天开门、开窗会放掉屋子里面的热气，太冷了，所以就一直捂着。事实上，这种观念是错误的。有报告显示：成年人每小时大约要呼出20毫升的二氧化碳。也就是说，如果两个人在一个密闭的6平方米的房间里，8小时后会使室内二氧化碳的浓度达到严重危害健康的地步，甚至是致命的。这也是为何在室内待得太久会出现头晕、乏力、胸闷、烦躁等症状。

对此，冬季室内外通风是非常必要的。如果房间自然通风条件差，可以借助电风扇来机械地通风，但要避开冷风直接吹入。需要注意的是，通风时室内温度要控制好，在16~24℃为最佳。另外，老人和孩子最好在开窗之前加点衣服，以免开窗后因温度骤降而患病。

② 保持室内适宜的温度和湿度

从健康需要而言，冬季室内温度在16～20℃比较合适，以18℃最为理想。不过，长期处于温室之中，会减弱人体适应气温变化的能力。所以，从养生保健的角度出发，我们不可久居温室，应适当进行一些户外锻炼。关于冬季室内的相对湿度，应以40%～60%为宜。我们可以在家里备一个湿度计，以满足监测需要。一般来说，冬季室内相对湿度通常会偏低。对此，我们可以在室内养一盆水仙，以调节室内的相对湿度。另外，也可以通过向地上洒水，用湿拖布把地板拖湿，在暖器附近放盆水等方式，来增加室内湿度。

③ 清除室内变应原

由于冬季人们大部分时间都待在室内，室内空气携带的变应原就会较其他季节增多。其中，最为常见，也是最重要的变应原，就是尘螨和霉菌。对此，我们要经常清洗晾晒窗帘、床单、被罩和枕套；经常清理吊扇顶部和天花板上的灰尘；经常清洗空调的过滤网；每周用热水洗一次内衣等。霉菌则多滋生在浴缸、洗涤槽和洗衣机内桶等处，解决办法主要是保持卫生间干燥，注意洗衣机内桶的清洁，勤整理衣物等。

总之，想要在室内度过一个健康而温馨的冬季，上述三方面工作就一定要做好。

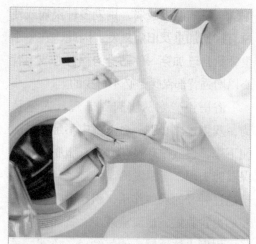

◎冬季我们要经常打扫卫生，如清洗晾晒窗帘、床单等，以免室内滋生尘螨和霉菌等变应原。

寒气袭人，重点部位要重点呵护

冬季气候寒冷，机体新陈代谢相对缓慢，体温调节能力与耐寒能力下降，人体易受寒发病，尤其是老年人与体质虚弱者。因此，要想平安地度过寒冬，必须重视保暖，而头部、背部、足部则是保暖的重点。

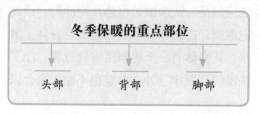

冬季保暖的重点部位

头部   背部   脚部

《黄帝内经》上讲："头是诸阳之会"。体内阳气最容易从头部散发掉，所以，冬季如不重视头部保暖，很容易引发感冒、头痛、鼻炎、牙痛、三叉神经痛等，甚至引发严重的脑血管疾病。因此，大家应该在冬天给自己选一顶合适的帽子，不仅能够保暖，还很美观。祖国医学

称"背为阳"，又是"阳脉之海"，是督脉经络循行的主干，总督人体一身的阳气。冬季里如背部保暖不好，则风寒极易从背部经络上的诸穴位侵入人体，损伤阳气，使阴阳平衡受到破坏，人体免疫功能

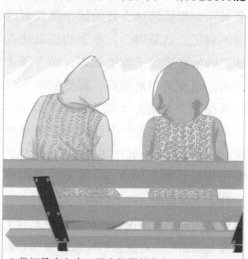

◎背部是身之表，风寒极易从背部经络上的诸穴位侵入人体，故宜做好背部保暖，多晒太阳，或穿背心都可有效暖背。

下降，抗病能力减弱，诱发多种疾病或使原有病情加重及旧病复发。因此，在冬季里，给自己加穿一件贴身的棉背心或毛背心以增强背部保暖是必不可少的。

俗语说"寒从脚起"。现代医学认为，双脚远离心脏，血液供应不足，长时间下垂，血液循环不畅，皮下脂肪层薄，保温能力弱，容易发冷。脚部一旦受凉，便通过神经的反射作用，引起上呼吸道黏膜的血管收缩，血流量减少，抗病能力下降，引发人体感冒或使气管炎、哮喘、关节炎、腰腿痛等旧病复发。因此，冬季要注意保持自己的鞋袜温暖干燥，并经常洗晒。平时要多走动以促进脚部血液循环。临睡前用热水洗脚后以手掌按摩脚心涌泉

穴5分钟。除了头、背和脚以外，人体的颈前部也很容易受寒，冬季也要特别注意保暖。颈前部俗称喉咙口，是指头颈的前下部分，上面相当于男人的喉结，下至胸骨的上缘，有些时髦女性穿的低领衫所暴露的就是这个部位。这个部位受寒风一吹，不只是颈肩部，包括全身皮肤的小血管都会收缩，如果受寒持续较长一段时间，交感—肾上腺等神经内分泌系统就会迅速做出相应的反应，全身的应变调节系统可能进行一些调整，人体的抵抗能力会有一定下调。因此，在冬季最好准备一条围巾，不仅可以让颈前部不受寒，还可以成为你身上美丽的闪光点。

冬季洗澡，从脚开始更健康

在夏天时，许多朋友洗澡都是把水龙头打开，从头往下淋，但是在天寒地冻的冬天，如果依然这么做的话，那就对健康不利了。这是因为，冬季的低温使人体皮肤的血管处于收缩状态，而冬季洗澡水的温度又相对较高，温热的水突然从头而至，会让人体调节系统"措手不及"，引起头部及全身皮肤血管骤然扩张，大量血液集中到皮肤表面，导致心、脑等重要脏器急剧缺血，头晕、胸闷等种种不适也会随之找上门来。对素有心脑血管疾病的朋友来说，这种做法更无异于"雪上加霜"。心脏急剧缺血会引发心血管痉挛、心绞痛，严重者甚至诱发急性心肌梗死；脑部急剧缺血易出现偏瘫、失语

等"中风"症状；高血压患者的血压还会因此骤然下降，出现头晕、心慌等不适症状，甚至昏厥。所以，冬天洗澡的正确做法应该是：洗澡前先用热水冲冲脚，或先泡泡脚，待脚部暖和后再慢慢往身体上淋水，让身体有一个逐渐适应的过程。除了洗澡的"顺序"外，水温也不能太高，以

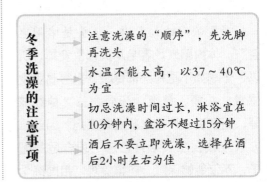

冬季洗澡的注意事项

- 注意洗澡的"顺序"，先洗脚再洗头
- 水温不能太高，以37～40℃为宜
- 切忌洗澡时间过长，淋浴宜在10分钟内，盆浴不超过15分钟
- 酒后不要立即洗澡，选择在酒后2小时左右为佳

37℃~40℃为宜；在时间上，冬季淋浴最好不超过10分钟，盆浴不超过15分钟；洗澡前先喝一杯温开水。

同时，洗澡的次数不宜过频，以隔天一次或每周两次为佳。洗澡前不宜饱餐或空腹。饭后立即洗澡，一方面会加剧心脏缺血，甚至发生心绞痛或猝死；另一方面，由于消化道血流量减少，会影响食物的消化吸收，诱发恶心、呕吐、上腹部疼痛等症状。所以，冬天洗澡千万不要大意，一定要注意以上提到的一些禁忌和遵循正确的方法。这样才能防患于未然，还有利于身体健康。

避寒湿邪，冬季洗头不宜早晚

由于冬季室内开窗通风的次数少，导致各种灰尘和细菌的积聚。因此，在生活中，因为工作的繁忙，许多人都喜欢在早上或者晚上洗头，但头发未干就睡觉或出门受冷风吹，这对健康是十分不利的。特别是在冬季，尤为不利。

晚上洗头不可取，这是因为经过一天的工作后，人们通常会感到很疲劳，人的免疫力也会大大降低，晚上洗头又不把头发充分擦干，就会使湿气滞留在头皮，长期如此，就会导致气滞血瘀，经络阻闭。尤其是在冬季，寒湿交加，更是身体的一大隐患。那些经常在晚上湿着头发入睡的人，过不了多久就会觉得头皮局部有麻木感，并伴有隐约的头痛；有的人洗头后第二天清晨还会觉得头痛发麻。而且头发湿的时候毛鳞片张开，此时头发很娇弱，不耐摩擦。如果在头发半湿半干的状态下睡觉，会导致角质层变薄，令头发变得干燥，晚上洗头对头发影响也不佳。

另外，早晨出门前洗头也是不可取的，尤其是在寒冷的冬季，因为头发没有擦干，头部的毛孔张开着，很容易遭受风寒，容易患上感冒头痛。如果经常这样，还可能导致大小关节的疼痛，甚至肌肉的麻痹。洗完头就出门，对发质也有影响。研究发现，头发受到的紫外线辐射量是脸部的两倍以上，紫外线会令毛鳞片变薄、剥落，洗完头马上外出，紫外线容易导致头发断发、分叉。若外出，最好撑伞或戴顶帽子防紫外线。

如果您有晚上或早晨洗头的习惯，一定要注意擦干再睡或者擦干再出门。女士洗完澡后一定要注意擦干身体和头发，避免寒邪和湿气乘虚而入，以免罹患头痛、颈腰背痛，甚至引发一些妇科疾病。

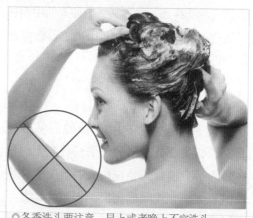

◎冬季洗头要注意，早上或者晚上不宜洗头。

冬季绿化办公室，身体健康风水顺

由于冬季室内开窗通风的次数少，导致各种灰尘和细菌的积聚。因此，我们应该做好办公室的绿化工作。通常，具有吸收空气中有害物质、杀菌除尘作用的植物，是办公室绿化的最佳选择。这里就为大家推荐四种。

① 平安树

平安树也叫肉桂，是一种能释放清新气体，让人精神愉悦的植物。平安树一经光的照射，光合作用就随之加强，释放出来的氧气比无光照射条件下多几倍。所以，用灯光照射平安树，可以尽快驱除办公室的刺鼻污染味道。

② 百合

百合是多年生草本植物，花色纯洁、晶莹剔透、芳香优雅，加上易于控制花期，是世界名花之一。此花具有清热、解毒、润肺、宁心等特效，非常能够提振精神，是办公风水植物的上乘之选。需要注意的是，百合散发的香味如闻之过久，会使人的中枢神经过度兴奋而引起失眠，因此，百合摆放的位置不宜离人太近。

③ 芦荟

易于栽培，为花叶兼备的观赏性植物，芦荟常摆放在阳台、书房等向阳的地方。大部分植物都是在白天吸收二氧化碳释放氧气，在夜间则相反。但芦荟却是一直吸收二氧化碳释放氧气的植物，而且还能够吸收甲醛等有害物质。更值得一提的是，芦荟非常容易成活，培植方便省心。

④ 鸭跖草

鸭跖草就是我们常说的吊兰，具有吸收空气中有毒化学物质的能力。在新装修的办公室或是空调房里摆上一盆吊兰，在24小时之内，它便会神奇地将室内的一氧化碳和其他挥发性气体吸收精光，并将这些气体输送到根部，经土壤里的微生物分解成无害物质后，又作为养料吸收。

此外，还可以利用植物来改善办公室的风水。例如，宽叶榕、发财树、富贵竹、七叶莲、君子兰、球兰、仙客来等，这些植物在办公风水中有吉祥如意、聚财发福的寓意；文竹、香雪兰、菖蒲、富贵竹、凤尾竹等，这些植物可增强人的思维能力；金刺般若、龙骨、玉麒麟、子孙球、盆栽葫芦等具有避邪的寓意，属于办公空间的平安守护神。

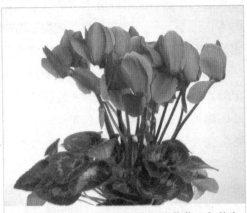

◎冬季在办公室内适当摆放一些花草，如仙客来，有助于改善环境，蕴意吉祥。

冬季要特别注意开窗通气

冬季严寒，人们为了御寒会把门窗关得紧紧的。密闭门窗的结果，一是容易传染上疾病，二是导致空气不清新。

现代医学研究表明，在正常人的咽喉部的黏膜上寄居着上百种细菌和病毒，在谈话、咳嗽、打喷嚏时，这些病菌都会随同唾沫飞溅到四周空气中。冬季寒冷，如果门窗长久关闭，室内病菌便会越积越多，传染病也随之而来。

冬季，如果一个人待在房内，室内24小时不换新鲜空气，其二氧化碳含量就会增加。在空气中二氧化碳急剧增加而氧大为减少的情况下，往往会出现头晕、乏力、胸闷、烦躁等症状，这是由于大脑对氧的缺乏极为敏感造成的。

在室内空气污染方面，各种新型建筑、装饰材料和家用化学品给人带来的危害，让人不易察觉。现今，一些新型建筑物密封度日渐增加，一旦室内空气污染，污染物则难以及时排出。

在冬季里门窗常开通风，是解决空气污染净化环境的一种最有效最简单的方法。开窗通风并不需要很长时间，如面积80平方米的居室，开窗时间通常有30分钟就够了。门窗不要对开，避免对流风，风口也不能直接朝向人坐卧的地方。睡觉宜开一扇窗户，但窗户不要直接对床，或窗口遮一块窗帘，以使风不至于直吹进来。由于玻璃能吸收日光中的紫外线，打开窗户，日光直接照到室内，紫外线也能充分起到消毒、杀菌的作用。这样，既无伤风受寒之虑，又能使室内被污染的空气及时排出，使新鲜空气源源不断地从室外进入。

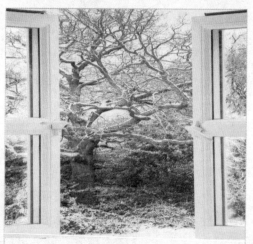

◎为预防室内空气污染，冬季门窗应该常常打开来通风。

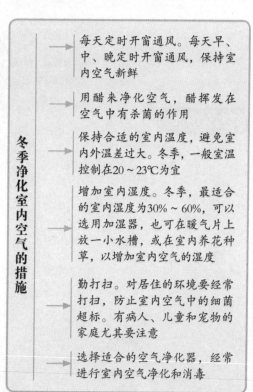

冬季净化室内空气的措施

- 每天定时开窗通风。每天早、中、晚定时开窗通风，保持室内空气新鲜
- 用醋来净化空气，醋挥发在空气中有杀菌的作用
- 保持合适的室内温度，避免室内外温差过大。冬季，一般室温控制在20～23℃为宜
- 增加室内湿度。冬季，最适合的室内湿度为30%～60%，可以选用加湿器，也可在暖气片上放一小水槽，或在室内养花种草，以增加室内空气的湿度
- 勤打扫。对居住的环境要经常打扫，防止室内空气中的细菌超标。有病人、儿童和宠物的家庭尤其要注意
- 选择适合的空气净化器，经常进行室内空气净化和消毒

冬季养肾为首要

冬季，人体阳气收藏，气血趋向于里，皮肤致密，水湿不易从体表外泄，而经肾、膀胱的气化，少部分变为津液散布周身，大部分化为水，下注膀胱成为尿液，无形中就加重了肾脏的负担，易导致肾炎、遗尿、尿失禁、水肿等疾病。因此冬季养生要注意肾的养护。

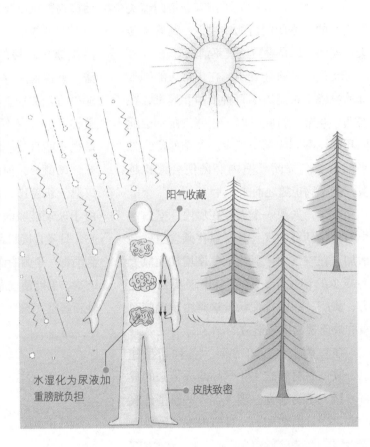

阳气收藏

水湿化为尿液加重膀胱负担

皮肤致密

肾的功能

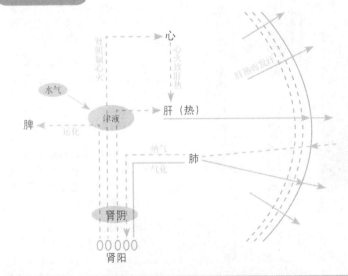

肾藏精纳气，主管人体内的津液，以其阴制约心火，并通过气化作用将体内多余的水分排出体表，肾阴肾阳在体内相互制约，相互依存，共同维持人体的生理平衡。如果这一平衡状态被打破，人体就会发生疾病，如当人的肾精大虚时，就会出现气喘，不能平卧的现象。

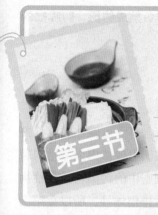

冬季健康饮食养生

◎冬季饮食上要补充适当的营养，如蛋白质、维生素等。但以清淡、易消化为宜，多吃蔬菜、水果。但冬季饮食上需要注意的是食物中毒，尤其是在吃火锅时，要多加注意。

冬季滋补，饮食为先

人们往往习惯于冬季进补，为什么要冬季进补呢？因为冬三月，是养精蓄锐的大好时期，这时人的皮肤肌腠比较致密，汗出较少，摄入的营养物质也容易贮藏起来，况且在冬令季节里人的食欲也比较旺盛，所以这时是进补的最好时节，冬至以后尤为相宜。虽说冬季是进补的大好时机，但到底吃什么最好呢？首先应该注意，对于一般无病而体弱者，冬补还是以"食补"为主，兼有慢性病者，则需食补加药补。有许多食品，为"药食两兼"物品，因此食补和药补并无严格区别，关键在于合理调配，对症施补。

冬季进补的四个原则

一是多补充热源食物，如瘦肉、鸡鸭肉、鸡蛋、鱼、牛奶、豆类及其制品等，以提高机体对低温的耐受力

二是多补充含蛋氨酸的食物。寒冷气候使得人体尿液中肌酸的排出量增多，故在冬季应多摄取含蛋氨酸较多的食物，如芝麻、葵花子、酵母、乳制品、叶类蔬菜等

三是适量补充无机盐。医学研究表明，人怕冷与饮食中无机盐缺少很有关系。因此，专家建议冬季应多摄取含根茎的蔬菜，如胡萝卜、百合、山药、藕、青菜、大白菜等

四是多吃含维生素B_2、维生素A、维生素C的食物。寒冷气候使人体氧化功能加强，机体维生素代谢也发生了明显变化，故饮食中要及时补充维生素

冬天多喝汤，驱寒又防病

冬天天寒地冻，阴气盛而阳气衰，故冬天进补正当时，但进补是有讲究的，不是人人都需要进补，也不是单纯进补品、服补药就可以达到强身壮体的目的，其实

喝汤就能养身健身。

下面就来介绍几种适宜冬天喝的汤及其功效，大家一定记得对症喝汤。

① 多喝鸡汤抗感冒

冬季喝鸡汤对感冒、支气管炎等防治效果独到，它可加快咽喉部及支气管黏膜的血液循环，增加黏液分泌，及时清除呼吸道病毒，促进咳嗽、咽干、喉痛等症状的缓解，特别有益于体弱多病者。

② 常喝骨汤抗衰老

50 ~ 59 岁这个年龄段，是人体微循环由盛到衰的转折期，老化速度快，如果中老年人不注意保养，皮肤常常会变得干燥、松弛、弹性降低，出现皱纹，常有头晕、胸闷、神经衰弱等不适，这些都是微循环障碍的结果。骨汤中的特殊养分以及胶原蛋白等可疏通微循环，从而改善上述老化症状。

③ 多喝面汤可增强记忆

面条中富含卵磷脂，可强化人脑记忆功能。卵磷脂有一个特点，极易与水结合，故煮面条时，大量的卵磷脂溶于汤中，因此，多喝面汤可补脑并增强记忆力。

④ 喝鱼汤可防哮喘

鱼汤中含有一种特殊的脂肪酸，具有抗炎作用，可阻止呼吸道发炎，防止哮喘病发作。每周喝 2 ~ 3 次鱼汤，可使因呼吸道感染而引起的哮喘病发生率减少 75%。喝鱼汤可防哮喘，而用大马哈鱼、金枪鱼、鲭鱼等多脂鲜鱼熬成的汤，防哮喘的效果更好。

⑤ 喝菜汤可增强人体抗污染能力

各种新鲜蔬菜含有大量碱性成分，并溶于汤中，喝蔬菜汤可使体内血液呈弱碱性，并使沉积于细胞中的污染物或毒性物质重新溶解，随尿排出体外，所以蔬菜汤有"最佳的人体清洁剂"的美称。

⑥ 喝海带汤可使人体新陈代谢增强

海带是一种含碘非常高的食物，而碘元素有助于甲状腺激素的合成，此种激素具有产热效应，通过加快组织细胞的氧化过程，提高人体的基础代谢，并使皮肤血流加快，从而促进人体的新陈代谢。

大家都认为冬天需要多补充一些营养，于是不少人喝起带有补品的汤来，其实正常人体内的各种营养是保持平衡的，

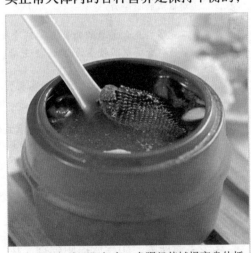

◎冬天阴气盛而阳气衰，多喝汤能够提高身体抵抗力。

其相互间的比例也是一定的，无论哪一种营养过多或过少，都会导致营养失衡，进而影响身体健康。所以，就一般健康的人来说，绝对没有必要人为地去打破这个平衡，为了所谓的更健康而进食带有大补性质的汤类。

大白菜，冬季养生的"看家菜"

大白菜又称结球白菜、黄芽菜，古称菘菜，是冬季最主要的蔬菜种类，有"菜中之王"的美称。由于大白菜营养丰富，味道清爽适口，做法多种，又耐贮藏，所以是人们常年食用的蔬菜。大白菜的营养价值很高，含蛋白质、脂肪、膳食纤维、水分、钾、钠、钙、镁、铁、锰、锌、铜、磷、硒、胡萝卜素、烟酸、维生素B_1、维生素B_2、维生素C，还有微量元素钼等多种营养成分。正因为大白菜营养丰富，所以对人体有很好的保健作用。《本草纲目》中说大白菜"甘渴无毒，利肠胃"。祖国医学认为，大白菜味甘，性平，有养胃利水、解热除烦之功效，可用于治感冒、发烧口渴、支气管炎、咳嗽、食积、便秘、小便不利、冻疮、溃疡出血、酒毒、热疮。由于其含热量低，还是肥胖病及糖尿病患者很好的辅助食品；含有的微量元素钼，能阻断亚硝胺等致癌物质在人体内的生成，是很好的防癌佳品。

但是，为什么冬天是人们吃大白菜最多的时候呢？因为冬季天气寒冷，人们都会穿得很厚，很多时间待在温暖的室内，人体的阳气处于潜藏的状态，需要食用一些滋阴潜阳理气之类的食物，于是大白菜就成了这个季节的宠儿。

虽然大白菜的营养价值很高，但是吃起来也要注意。首先，白菜在凉拌和炖菜时最好与萝卜分开来，不要混杂在一起，那样可能会产生一些相互破坏营养成分的不利影响。其次，北方地区的居民还经常把大白菜腌制成酸菜，但是，专家提醒，经常吃酸菜会对健康不利，特别是大白菜在腌制9天时，是亚硝酸盐含量最高的时候，因此腌制白菜至少要15天以后再食用，以免造成亚硝酸盐中毒。再次，有的人在食用大白菜时还喜欢炖着吃，而实际上各种蔬菜都是急火快炒较有营养，炖的过程中各种营养素尤其是维生素C的含量会损失较多。最后，有慢性胃炎和溃疡病的人，要少吃一些大白菜。

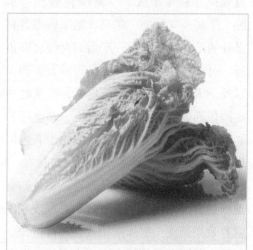

◎白菜性味甘平，有清热除烦、解渴利尿、通利肠胃的功效，是冬季进补的最佳选择。

冬季鲫鱼最肥美，温补身体正合时

鲫鱼又名鲋鱼，另称喜头，为鲤科动物，全国各地均有养殖。《吕氏春秋》载："鱼火之美者，有洞庭之鲋。"可知鲫鱼自古就是人们喜爱的美食。

鲫鱼肉味鲜美，肉质细嫩，它营养全面，食之鲜而不腻，略感甜味。鲫鱼药用价值极高，其性味甘、平、温，入胃、肾经，具有和中补虚、除湿利水、补虚羸、温胃进食、补中生气之功效。

之所以冬季是吃鲫鱼的最佳季节，自然是因其温补之功。明代著名的医学家李时珍赞美冬鲫说："冬月肉厚子多，其味尤美。"民谚也有"冬鲫夏鲤"之说。鲫鱼含有丰富的蛋白质，不仅质优，而且齐全、易于消化吸收，是肝肾疾病、心脑血管疾病患者的良好蛋白质来源，常食可增强抗病能力。《本草纲目》中记载："鲫鱼性温，味甘；健脾利湿、和中开胃、活血通络、温中下气。"对脾胃虚弱、水肿、溃疡、气管炎、哮喘、糖尿病患者有很好的滋补食疗作用；产后妇女炖食鲫鱼汤，可补虚通乳；先天不足，后天失调，以及手术后、病后体虚形弱者，经常吃一些鲫鱼都很有益；肝炎、肾炎、高血压、心脏病、慢性支气管炎等疾病的患者也可以经常食用，以补营养，增强抗病能力。

另外，鲫鱼子能补肝养目，鲫鱼脑有健脑益智的作用。吃鲫鱼时，清蒸或煮汤营养效果最佳，煎炸则功效会大打折扣。鱼子中胆固醇含量较高，故中老年人和高脂血、高胆固醇者应忌食。下面就介绍一种简单的鲫鱼食疗制法。

原材料：鲫鱼1条，节瓜150克，胡萝卜适量。

调味料：盐、胡椒粉各少许，姜2片，葱段10克。

做法：鲫鱼去鳞去鳃，洗净后切段，入油锅略煎；节瓜去皮洗净，切厚片；胡萝卜去皮洗净，切薄片。净锅上火倒入水，放入鲫鱼、姜片、葱段，用大火烧沸后下入节瓜、胡萝卜。改用小火慢慢煲至熟，最后加入盐、胡椒粉调味。

功效：此汤可健脾利湿，促进血液循环，增进食欲，更具有通乳、下奶的功效。很适合顺产和剖宫产的妈妈食用。

在熬鲫鱼汤时，可以先用油煎一下，再用开水小火慢熬，鱼肉中的嘌呤就会逐渐溶解到汤里，整个汤呈现出乳白色，味道更鲜美。

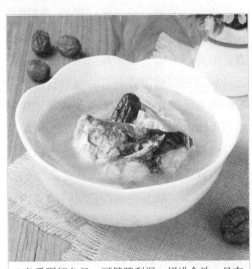

◎冬季喝鲫鱼汤，可健脾利湿，增进食欲，且有通乳、下奶的功效。

火锅热腾腾，冬天享用有讲究

冬天天气寒冷，大家都吃热腾腾的火锅，但是火锅虽然好吃，却也有很多讲究。保健医生表示，美味的火锅里暗藏着不少健康玄机，许多爱吃火锅的人由于饮食习惯不当容易引发恶心、呕吐、腹泻、腹痛等病症。火锅要吃得健康其实很有讲究，既要懂得材料的搭配，又要讲究食用方式，甚至火候也要掌握好。

涮火锅时，肉片是不可缺少的一道原料。涮肉时，要注意以下几点：肉片越新鲜越好。肉片如果储存时间过长，其营养成分就会大量损失。新鲜肉要切薄，若肉片厚，涮时不易杀死寄生虫虫卵，涮的时间过长还会引起营养的损失。一般来讲，薄肉片在沸腾的锅中烫1分钟左右，肉的颜色由鲜红色变为灰白，才可以吃。

此外，吃火锅时还应注意肉类与蔬菜类的均衡，餐后得吃些水果；火锅汤中的钠离子、钾离子较多，有肾病、高血压的朋友不宜吃火锅。火锅料如鱼丸、虾丸等各种丸子，含有高量的油脂，糖尿病、高血压、高脂血的病人要注意。火锅汤中含有大量嘌呤，痛风的病人不要吃。调味料如辣椒酱，对于肠胃刺激大，有胃肠疾病的人尽可能使用麻油等较清淡的调料。

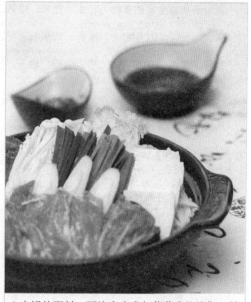

◎火锅的配料，要注意肉类与蔬菜类的均衡，以保证营养的均衡。

吃火锅五大忌

一忌在火锅用具停用一段时间后立即使用。在使用火锅前一定要用布浸蘸食醋，再加点盐擦拭，把火锅彻底刷洗干净再用

二忌生食。吃火锅应该将生肉、生鱼或海鲜先煮再放蔬菜，待熟后再吃，以便充分杀死食物中所带的细菌或寄生虫卵。但也不宜将蔬菜煮得时间过长，以免破坏蔬菜中的营养

三忌烫食。刚从火锅中取出的鲜烫食物，不宜马上送入口中，应放在碗内稍凉一下再吃，以免烫伤食道黏膜，造成溃疡或口腔膜起疱

四忌过辣。有些人吃火锅时辣椒、蒜、葱等调料放得太多，对胃黏膜造成一定的损害。特别是患有肺结核、痔疮、胃炎及十二指肠溃疡的人，更应少吃

五忌把吃剩的菜和汤放在火锅中过夜。过夜的残菜和汤会含有过多的铜氧化物，吃后容易引起中毒，轻者头晕、恶心，重者造成心、肝、肾损害

冬季养生宜选食物

项　目	典型代表	功　效
富含维生素 A 的食物	韭菜、油菜、菠菜、甘薯、萝卜、虾、蛋黄等	防止干涩、粗糙和出现皱纹
富含 B 族维生素的食物	花生、糙米、麦麸、豆类	平展皱纹，防止脂溢性皮炎
富含烟酸较多的食物	瘦肉、鸡蛋、豆类、花生、绿叶	预防癞皮病
富含维生素 C 的食物	枣、山楂、橘子、橙子等	防止皮肤发生出血性紫癜

菌类食品适宜冬季养生

名称	性味	主　治	功　效
蘑菇	性平味甘	白细胞减少症和传染性肝炎、降低血糖	补脾益气、润燥化痰、健胃平
香菇	性平味甘	抗癌	补气健脾、和胃益肾
黑木耳	性平味甘	痔疮出血、血痢、便血、崩中漏	清肺益气、活血、益胃、润燥、滋补强身
银耳	性平味甘	神经衰弱、失眠、心悸、身体虚弱、高血压和动脉硬化	润肺化痰、养阴生津

冬季食粥攻略

名称	材　料	功　效
二乳粥	250 克鲜牛奶 +120 克鲜羊奶 +90 克粳米 + 适量白糖	补虚损、润五脏
鸡汁粥	1 只母鸡 +100 克粳米 + 少许精盐	滋补气血、安养五脏
核桃粥	30 克核桃仁 + 适量大米	补益身体
栗子粥	250 克粳米 +50 克栗子	养胃补肾、壮腰膝、强筋骨

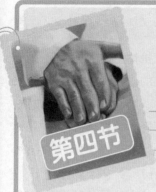

冬季防病疗病养生

◎冬季是疾病的多发季节，各种各样的疾病让你的身体备受折磨，要想让身体更健康一些，我们首要的任务是做好冬季的防病疗病养生。

秋冬交替时间，谨防旧病复发

有的人平时身体很好，可是每当秋去冬来的这个换季时节，这些人就像变了个人，身体不是出现这病，就是出现那病。特别是每当有强冷空气侵袭，气温骤降之日，更是旧病复发，就似一位"天气预报员"。发生在这种人身上的这种疾病现象，医疗气象学上称之为气象病或季节病。临床上常见的慢性支气管炎、支气管哮喘、风湿病、类风湿性关节炎、冠心病以及部分皮肤病即为此类。有关研究表明，季节病的发病率、发作期均具有明显的季节倾向，在季节交替时最易发生。如冠心病、脑出血的发作以冬春季多见，夏季很少。支气管哮喘最易在秋冬交替时发作。慢性肾炎、溃疡病多发于11月至翌年3月。幼年型糖尿病在7～8月发病率最低，而11月则显著增高。据观察，58%的神经症患者可提前3天前预感天气的变化，尤其对寒潮的入侵较为敏感。长江中下游地区流行的俗谚"菜花黄，痴子忙"，说的是每年春末夏初的季节转换时节，精神病容易发作。

为何季节交替时容易旧病复发？这与气象的变化对人的生理影响有关。以深秋初冬为例，由于北方寒流同南方的暖空气展开了"拉锯战"，天气阴晴无常，忽冷忽热。即使是在晴天，也是中午前后气温较高，早晚和夜间气温较低。尤其是凌晨4～5点，气温降至最低值，比中午时分要低10℃以上，所谓的"罗衾不耐五更寒"正是指这种情况。温度、湿度变化幅度过大，常常会诱发和加重一些慢性病症，如气管炎、冠心病等。

中医认为，"人与天地相参，与日月相应也"。温、热、凉、寒的变化，改变着人体腑脏、经络、气血等方面的功能，这就使一些慢性病患者，对气候变化非常敏感。不过，这也给人们提供了一个十分有用的信息，那就是如果能掌握这些疾病的季节性发病规律，预先知道什么季节、什么气候容易发生什么疾病，就对及早预防十分有利。

防治冻疮，让手、脚、耳朵安全过冬

冻疮，是冬天困扰很多人的疾病，它往往是在不知不觉中发生的。冻疮好像不能去"根"，往往会复发，年复一年。专家指出，对付冻疮关键在于预防，而且是越早越好。尽管许多人明知道自己容易长冻疮，但还是不注意预防。每当寒冷季节到来，冻疮发作以后，才想起保暖防寒或上医院治疗，而那时已经错过最佳治疗时机。

在人们的意识中，发生冻疮的高峰，应该出现在冬季的严寒期内，而实际情况并非如此。专家指出，手、脚的冻伤，特别是脚的冻伤病人则多发生在秋末冬初天气还不太冷的时段。故此时被称为全年中第一冻伤高峰期。如果属于抗寒能力较差或寒冷过敏型体质者，在气温骤降的情况下，血液要比一般人以更快的速度集中于内脏器官，以保证机体正常工作，但手、脚、耳等边缘部位的血液却因急剧减少，供血不足，致使手、脚、耳等部位的皮肤和表层肌肉温度下降，这样就极容易导致冻疮的发生。因此，有人提出预防冻疮的最佳时机是秋末冬初。

预防冻疮的具体方法是从秋末冬初开始就用冷水浸泡往年常长冻疮的部位，如手和脚。开始每天浸泡半小时，以后浸泡一小时，其次是注意局部保暖，如天气寒冷时外出要使用口罩、手套、围巾等。鞋子也应穿得暖暖的，但不宜过紧。另外，到了秋末冬初的季节，可适当吃些牛肉、羊肉等温补食品以增强身体的耐寒能力。如果是中医诊断为阳虚内寒的人，可及早内服六味地黄丸之类的中成药物以做预防。

减轻冻疮患者伤痛的措施

一是用按摩法。按摩能促进手脚的血液循环，特别是微细血管的血液循环。使血不瘀滞，从而加速痊愈。具体做法是：①手按摩：两手合掌，反复搓摩，使其发热，然后左手紧握右手手背用力摩擦一下，接着右手紧握左手手背摩擦一下，这样反复相互共摩擦15～20次（一左一右为一次）。②脚心按摩：坐床上，屈膝，脚心相对，左手按右脚心，右手按左脚心，两手同时用力，反复按摩15～20次。③腿按摩：坐床上，腿伸直，两手紧抱左大腿根，用力向下擦到足踝，然后擦回大腿根，一下一上为一次，共擦15～20次，然后右腿同样做15～20次

二是用食物疗法。生姜15克，辣椒15克，白萝卜30克，水煎洗患处；鲜山药捣烂，涂擦于患处，干即更换，或加蓖麻子仁数粒，一同捣烂外敷更好；用醋煮热，趁热湿敷患处，每日三次；三是热洗患处。把5克黑胡椒研成粉末后，加水适量煎煮，然后趁热洗患处

这两种办法是用于冻疮初起时。若是冻疮溃烂：可用鸡蛋、黄油外涂，每日2～3次；或是用蜂蜜60克，加入猪油15克，调匀成膏，涂敷患处，每日2～3次

冬季护眼，防止雪盲症、青光眼的侵袭

所谓雪盲，是指"雪光性眼炎"，或"雪照性眼炎"。其形成的原因是：雪光本身明亮，而当晴日阳光普照到茫茫白雪上，其折射或反射出的光亮度则更强烈。据测定：当阳光中280～320纳米的紫外线照射到白雪上，由其反射的光波照射到人的肉眼后，眼睛的角膜、结膜极易招致损伤，诱发奇痒、刺疼、怕光、流泪、眼睛充血、水肿，以致短暂视物模糊不清，这一系列症状及体征表现称为"雪盲症"。预防的办法是：当雪后去滑雪、拍照、狩猎、远足时，宜佩戴太阳镜或有色防护眼镜，以减少雪光及阳光中紫外线对眼睛的强烈刺激。此外，雪后外出前后应服用维生素A胶丸或鱼肝油、维生素E、复合B族维生素药片。在食品的选择上可多吃些动物肝脏、胡萝卜、西红柿、洋葱、莲子心、木耳等。若已患有"雪盲症"，可用2%的普鲁卡因滴眼，以缓解眼疼；用可的松眼药水点眼可消除畏光、奇痒；用0.1%肾上腺素滴眼能减轻眼部充血及水肿。

青光眼是一种致盲眼病，其致盲的人数约占盲人的20%。因为严冬和酷暑是青光眼高发季节，尤以最冷月份发病率最高，故在严寒的冬天要注意对青光眼的预防。

冬季预防青光眼的方法

- 一是保持稳定的乐观情绪。这是因为患者长期忧虑、惊恐、愤怒等情绪波动是青光眼发作的诱因，故要预防青光眼需保持情绪稳定
- 二是起居有常。保持生活有节、睡眠充足，不在黑暗处久留，可有效防止瞳孔扩张，避免引起眼压升高
- 三是适度参加户外的文体活动。适当的活动可增加眼底血管氧气的供应，减少血液中二氧化碳的堆积，避免眼压升高
- 四是忌长期低头伏案工作。长时间低头工作会导致眼部瘀血，故应极力避免
- 五忌食刺激性食物。少吃刺激性食物，不喝浓茶与咖啡等使人兴奋的饮料，多吃富有营养而易消化的食物，保持大便通畅，可有效减轻眼压，避免青光眼的发生

冬季要严防死守脑血管病

每年的11月20日，是我国"卒中（脑血管病）教育日"。世界卫生组织发布的"全世界脑血管病死亡地图"显示，我国是全世界脑血管病死亡率最高的国家。脑血管病具有发病率、死亡率、致残率以及复发率高等特点。冬季是脑血管病高发季节，患者人数比其他季节多出3～5倍，约75%的存活病人会遗留不同程度的偏瘫、

失语、认知障碍等后遗症，尤其是在东北地区，由于气候寒冷、饮食结构等特点，这种疾病的发病率较高。

脑血管病一般有以下几种先兆。

（1）突然发生眩晕。眩晕是脑血管病先兆中极为常见的症状，可发生在脑血管病前的任何时段，尤以清晨起床时发生得最多。此外，在疲劳、洗澡后也易发生。特别是高血压患者，若1~2天反复出现5次以上眩晕，发生脑出血或脑梗死的危险性增加。

（2）突然发生剧烈头痛。任何突然发生的剧烈头痛；伴有抽搐发作；近期有头部外伤史；伴有昏迷、嗜睡；头痛的性质、部位、分布等发生了突然的变化；因咳嗽用力而加重的头痛；疼痛剧烈，可在夜间痛醒。如有上述情况之一，应及早到医院进行检查治疗。

（3）步态异常。步履蹒跚，走路腿无力是偏瘫的先兆症状之一。如果老年人的步态突然变化，并伴有肢体麻木无力时，则是发生脑血管病的先兆信号。

（4）高血压病人的鼻出血。这是值得引起注意的一种危险信号。数次大量鼻出血，再加上眼底出血、血尿，这种人可能在半年之内会发生脑出血。

（5）血压异常。血压突然持续升高到200/120毫米汞柱以上时，是发生脑出血的先兆；血压突然降至80/50毫米汞柱以下时，是脑血栓形成的先兆。

（6）其他先兆症状。除上述先兆症状外，呛咳、吞咽困难、突然出现半身麻木、疲倦、嗜睡、耳鸣等也是脑血管病的先兆表现。

预防脑血管病的方法

①控制情绪，避免精神过度紧张和疲劳。因为不良刺激及精神过度紧张和疲劳，可使血压突然升高，进而导致脑血管破裂出血而发病。故预防脑血管病首先应注意控制情绪，避免过度紧张与疲劳

②节制饮食，做到有规律、有限度、有范围。中国传统医学认为，饮食气辛窜而辣者，可助火散气；气重而甘者多助湿生痰，进而导致脏腑功能失调，而诱发脑血管病。故应注意节制饮食，做到定时定量，不要吃得太饱和过咸，少吃肥肉、辣椒、生葱、大蒜等肥甘厚味和辛辣刺激之物，多吃一些新鲜水果和蔬菜

③生活有节律，劳逸应适度。过劳则伤气，过逸则形肥而脏弱，均易发生脑血管病。故从事脑力劳动及进入中老年之后，要注意劳逸结合，可适当参加一些体育活动，以增强体质和抗病能力

④节制性生活，保肾精。房事过度可致肾水亏虚，肝木失养，肝阳上亢，肝风内动，而发生脑血管病。所以，应注意节制性生活，保护肾精

⑤保持大便通畅。大便秘结，排便时用力过猛，可使血压突然升高，而发生脑血管病。因此，血压偏高或有脑血管病先兆的中老年人，应保持大便通畅，防止大便秘结

冬季家庭应自备药箱

每年12月中旬左右，冬季的特征正式显现，也是家庭小药箱换季之时。打理下家庭小药箱，才能在疾病发生时有备无患。

① 心脑血管类药物

适合家庭：家庭成员中有40岁以上者，或是有三高症（高血压、高脂血、高血糖）、肥胖等高危因素的人。

应备药物：硝酸甘油片剂或喷剂、速效救心丸、降压药。

天气变冷是导致心绞痛、心肌梗死等严重危及生命安全的疾病的高危因素，因此硝酸甘油必不可少。需要注意的是，如果患者本身血压偏低，硝酸甘油就不太适合，此时应使用速效救心丸急救。

② 胃肠道类药物

适合家庭：家庭成员中有胃肠功能较弱者或是儿童、青少年。

应备药物：止泻类——小檗碱、诺氟沙星；助消化类——多潘立酮；缓解恶心呕吐类——甲氧氯普胺。

冬天，寒冷侵袭胃肠极易引起胃肠功能紊乱，出现腹泻、恶心、呕吐等症状。需要注意的是，在服药后恶心、呕吐等症状如果没有缓解，还是应及时就医。

③ 外用类药物

适合家庭：有老人或幼儿的家庭。

应备药物：云南白药酊剂及气雾剂、创可贴等。此外，75%酒精、碘酊、棉签或棉棒、无菌纱布等也应备足。

冬季，有些人尤其是老人的腿脚因伸展不开或是僵硬而出现损伤，可使用云南白药制剂、创可贴等处理一些简单的伤口，但要注意防止感染。

④ 咳喘类药物

咳嗽药包括三类，中成药也应备些。

适合家庭：平喘药适合有哮喘患者的家庭，其他咳嗽药适合所有家庭。

应备药物：镇咳药——甘草合剂、甘草片、喷托维林、咳特灵；祛痰药——沐舒坦、祛痰止咳冲剂；平喘药——氨茶碱、特布他林；咳嗽药包括镇咳药、祛痰药和平喘药三大类。

如是由呼吸道感染引起的咳嗽，可服用甘草片等。哮喘是由过敏及炎症刺激引起的支气管平滑肌痉挛，平喘药可解除支气管平滑肌痉挛。

⑤ 感冒类药物

适合家庭：所有家庭。

应备药物：风寒感冒类——感冒清热颗粒；风热感冒类——双黄连口服液或板蓝根。

冬天，恶寒重、发热轻、无汗、头痛身痛、鼻塞流清涕、咳嗽痰稀白的风寒感冒患者比较多见，感冒清热颗粒是对症的。但是，发热重、头痛有汗、咽喉肿疼、咳嗽痰黏、鼻塞流黄涕的风热感冒患者也可能出现，这时就可用上银翘散、双黄连口服液。

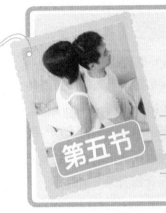

冬季运动保健养生

◎冬季气候寒冷，许多人不愿意参加体育运动。但正如俗话所说："冬天动一动，少闹一场病，冬天懒一懒，多喝药一碗。""夏练三伏，冬练三九。"这些都说明，冬季坚持运动养生，非常有益于身体健康。

第五节

冬天健身，7点注意你不可不知

寒冷的冬季，很多人都贪恋室内的温暖，就疏于锻炼了。其实，冬天的运动也很必要，俗话说："冬天动一动，少闹一场病；冬天懒一懒，多喝药一碗。"那么，在寒冷的冬天，应该怎样运动呢？国医大师任继学教授曾在《中华医药》上说过这样一段话："太阳不出来你不要出去，冬三月此谓闭藏。冬天是闭藏，水冻地坼，无扰乎阳，这是什么意思，就是闭藏，人在冬天的时候阳气内收，阴气在外，所以到冬天闭藏的时候，早卧晚起，必待日光。"因此，冬天进行健身运动，我们需要注意以下几点。

（1）以室内运动为主，偶尔出门让脸庞沐浴严寒。冬天还是以室内运动为主，但也不妨偶尔到室外走动走动，让新鲜空气把肺中混浊之气排挤出去，并且让脸庞沐浴在冬天的严寒中也有益无害。任教授说："五脏精华之血，六腑清阳之气皆诸于面。所以你看，一接触血脉呀、腠理呀，毛窍都收缩起来。我让你在里头收

敛起来，来抵抗寒气，你外边冷，里边是热的，所以它不受伤。"

（2）冬季晨练宜迟不宜早。冬天的寒气比较重，早上的时候更是如此，因为每天的最低气温一般出现在早上5时左右，而人体的阳气还没旺盛。此时外出锻炼，易受风邪侵害。"虚邪贼风，避之有时"。根据《黄帝内经》的养生法则，冬天人体需要吸收阳光补充自己的阳气。在太阳出来之前运动会损伤阳气，容易患伤风感冒，也易引发关节疼痛、胃痛等病症。所以说，冬季晨练宜迟不宜早。一般太阳出来半个小时后，晨寒才开始缓解，此时才应该开始锻炼。

（3）冬季气温低，体表血管遇冷收缩，血流缓慢，肌肉的黏滞性增高，韧带的弹性和关节的灵活性降低，极易发生运动损伤。因此锻炼前，一定要做好充分的准备活动，待热后脱去一些衣服，再加大运动量。准备活动可采用慢跑、拍打全身肌肉、活动上肢和下蹲

等。尤其是冬泳下水前，预备活动更要充分，通过慢跑、全身按摩等方法，调动机体各部分的机能活动，提高中枢神经系统的兴奋性和反应能力。

（4）运动不要过于剧烈，避免大汗淋漓。《黄帝内经》认为冬季养生应"无泄皮肤"，否则就会使阳气走失，不利于气闭藏，这就是说冬天里不宜剧烈运动，锻炼时运动量应由小到大，逐渐增加，尤其是跑步。不宜骤然间剧烈长跑，必须有一段时间小跑，活动肢体和关节，待机体适应后再加大运动量。冬季宜以散步、太极拳等和缓性的运动为主，通过锻炼，感到全身有劲，轻松舒畅，精神旺盛，体力和脑力功能增强，食欲、睡眠良好，就说明这段时间运动是恰当的。

（5）冬天运动，尽量不要出汗。在冬天只要一出汗就会伤阳，就会伤心。这是因为，汗是心之液，出汗就把阳气伤了，机体抵抗力就低下了，这在冬天是违背养生规律的。所以，冬天室外运动，不能跑，不能跳，最好在太阳出来后慢慢走，慢慢溜达。在进行稍微剧烈的锻炼

后，要及时擦干汗液，若内衣已潮湿，应尽快回到室内换上干衣服。对于坚持冬季长跑的人，要特别注意冰雪，防止滑倒。遇冰封雪飘大雾天气时，可在室内、阳台或屋檐下原地跑步。

（6）最好在下午锻炼。一般的健身爱好者都有长年早起健身的习惯，而这在冬季就不太适用。科学研究数据表明，冬季健身的最佳时间是在14～19时。

（7）大雾天不宜室外锻炼。冬季健身尤其要注意在大雾天不宜进行锻炼。雾是地面上的水蒸气遇冷后，与飞起的尘土凝结成不透明的小水点，浮游在近地面的空间而成的。在大雾的时候，不仅空气中的水分多、尘土多，而且气压较低，呼吸困难，汗液不易蒸发，这时最好在室内做简易的活动。

总之，运动是需要循序渐进、持之以恒的事情，即使在寒冷的冬天也不应该忽略，否则一冬天积攒下来的身体方面的问题就会在来年春天凸显出来，而长期待在温暖的室内也会降低身体的免疫力，增加患感冒等呼吸道疾病的概率。

避开冬泳误区，在严寒中游出健康快乐

近年来，冬泳成为人们非常喜爱的一项运动，很多人不管自身条件，纷纷加入了冬泳的队伍。然而，其实任何一项运动要想起到保健的作用，必须遵循适当的条件，采用相应的方法。同样，冬泳也是如此，盲目的进行不仅收不到保健效果，还会给身体带来损害。一般来说，希望参加

冬泳的人，要注意以下几点。

（1）冬泳不能包治百病：冬泳从本质上讲是一项体育运动，它可以强身健体、提高人体免疫力，能促进一些功能性疾病逐渐缓解、转好。但是，这并不代表冬泳能包治百病。

（2）冬泳并非人人皆宜：患有严重

疾病，如高血压、冠心病、脑血管病、肾病、肝病、精神障碍及糖尿病、过敏性体质、先天性心脏病、癫痫病，以及有外伤或有炎症的人和酗酒者都不宜参加冬泳，否则有可能导致疾病突发或伤害身体。儿童由于正处于身体发育期，参加冬泳更要注意适量，必须有成年人监护。

（3）游的时间并非越长越好：冬泳的时间应根据气温、水温和人的体质而异。若在水里游的时间过长，一方面上岸后常会出现全身麻木、冷战不止的现象，这极易损伤某些器官；另一方面刺激过

度，容易引起皮质系统衰竭而损害健康。

（4）冬泳后不宜洗热水澡：冬泳上岸后，应用干毛巾擦干身体，直到身体发红为止。然后，迅速穿好衣服，慢跑或原地跳动，直到体温基本恢复。冬泳后切忌马上进入高温房间、烤火或者洗热水澡。

（5）不宜饭后冬泳：虽然吃饱了去冬泳比较有劲，也会有更多热量，但这种做法并不科学。消化器官对温度很敏感，热刺激可以引起消化器官兴奋，冷刺激则起到抑制作用，吃饱后立即冬泳影响消化吸收，容易引起急性胃炎等消化系统疾病。

最廉价的健康途径——呼吸养生法

冬季，大多数人不爱出门，很多人选择在家里做一些运动，另外还有一些人，根本是动也不爱动，但是我们也不能放任自己长肉，这里，就提供给你一个不用动就养生的方法：呼吸养生法。

在缺少食物的情况下，人可以维持几天的生命，但是如果缺少了空气，那么几分钟人就会窒息。可见，呼吸虽然是再平常不过的事情，但对人体的影响却十分重大。不仅如此，呼吸还和健康有着密切的关系。事实上，正确地呼吸有助于人类长寿。因为氧气不像人体内其他养料那样能贮存起来，因此人们必须一刻不停地吸进新鲜空气。然而，大多数人只利用了自己肺活量的1/3。那么，怎样才能充分利用肺活量，向血液提供更多的氧气，使自己精力更加充沛？我们可以先慢慢地由鼻孔吸气，使肺的下部充满空气。吸气的过程

中，由于胸廓向上抬，横膈向下，腹部就会慢慢鼓起。然后再继续吸气，使肺的上部也充满空气，这时肋骨部分就会上抬，胸腔扩大。这个过程一般需要5秒钟，最后屏住呼吸5秒钟。经过一段时间的练习，可以将屏气时间增加到10秒，甚至更

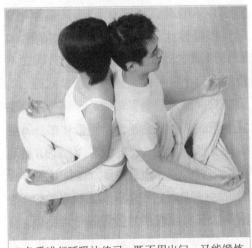

◎冬季进行呼吸法练习，既不用出门，又能锻炼身体，延年益寿。

长。肺部吸足氧气后，再慢慢吐气，使肋骨和胸腔渐渐回到原来的位置。停顿一两秒钟后，再从头开始。这样反复10分钟。时间长了，我们就会自然而然的习惯这种深呼吸法。

还有一种比较特殊的呼吸法——静呼吸。就是用右手大拇指按住右鼻孔，慢慢地由左鼻孔深呼吸，有意识地让空气朝前额流去。可以闭上眼睛，想象自己吸进的空气是有颜色的，如蓝色、淡黄色或绿色，这样会使人感到全身放松，能够重新充满活力。当肺部空气饱和时，用右手的食指和中指把左鼻孔按住，屏气10秒钟，同时想象体内的烦恼随二氧化碳一起排出体外。然后按住左鼻孔重新开始，每边各做5次。

此外，呼吸还能帮你战胜失眠。临睡前躺在床上，仰脸朝上，两手平放在身体两侧，闭上眼睛，然后开始做深呼吸，同时慢慢抬起双臂，举过头部，紧贴两耳，手指触床头。这一过程约10秒钟，双臂同时还原。这样反复10次，就能消除一天的疲劳，而且能让你很快入睡。

孙思邈养生十三法，伴你长命百岁

孙思邈是唐代医学家，人称"药王"。他是一位旷世的医药学奇才，一生救人无数。不仅如此，孙思邈还是中国历史上著名的老寿星，有人说他活了104岁，也有人说是131，还有的说是141。在条件艰苦、科技水平不发达的古代，孙思邈是怎样年逾百岁的呢？看了下面他的养生十三法，也许你会有所悟。

（1）发常梳。将手掌互搓36下令掌心发热，然后由前额开始扫上去，经后脑扫回颈部。早、晚各做10次。可以明目祛风，防止头痛、耳鸣、白发和脱发。

（2）目常运。合眼，然后用力睁开眼，眼珠打圈，望向左、上、右、下四方；再合眼，然后用力睁开眼，眼珠打圈，望向右、上、左、下四方；重复3次。搓手36下，将发热的掌心敷上眼部。这套动作可以强化眼睛，纠正近视和懒视。

（3）齿常叩。口微微合上，上下排牙齿互叩，无须太用力，但牙齿互叩时需发出声响。轻轻松松、慢慢地做36下。这套动作能增强肠胃吸收功能，防止蛀牙。

（4）漱玉津。玉津即津液、口水。口微微合上，将舌头伸出牙齿外，由上面开始，向左慢慢转动，一共转12圈，然后将口水吞下去。之后再由上面开始，反方向再做一下。口微微合下，这次舌头不在牙齿外边，而在口腔，围绕上下腭转动。左转12圈后吞口水，然后反方向做一次。吞口水时，尽量想象将口水带到下丹田。经常做这套动作，可强健肠胃。

（5）耳常鼓。手掌掩双耳，用力向内压，然后放手，应该有"扑"一声。重复做10下。双掌掩耳，将耳朵反折，双手食指压住中指，以食指用力弹后脑风池穴

10下，扑扑有声。这套动作每天临睡前做，可增强记忆和听觉。

（6）面常擦。搓手36下，暖手后上下扫面；或暖手后双手同时向外圈。这动作可令脸色红润有光泽。

（7）头常摇。双手叉腰，闭目，垂下头，缓缓向右扭动，直至恢复原位为一次，共做6次。反方向重复。这动作可令头脑灵活，防止颈椎增生。不过，注意要慢慢做，否则会头晕。

（8）腰常摆。身体和双手有韵律地摆动。当身体扭向左时，右手在前，左手在后，在前的右手轻轻拍打小腹，在后的左手轻轻拍打命门穴。反方向重复。至少做50下，做够100下更好。可强化肠胃、固肾气，防止消化不良、胃痛、腰痛。

（9）腹常揉。搓手36下，手暖后两手交叉，围绕肚脐顺时针方向揉。当自己的身体是一个时钟。揉的范围由小到大，做36下。这套动作可帮助消化、吸收，消除腹部鼓胀。

（10）摄谷道。摄谷道，即提肛。吸气时提肛，即将肛门的肌肉收紧，闭气，维持数秒，直至不能忍受，然后呼气放松。这套动作无论何时都可以练习。最好是每天早晚各做20～30下。

（11）膝常扭。双脚并排，膝部紧贴，人微微下蹲，双手按膝，向左右扭动，各做20下。这套动作可以强化膝头关节。

（12）常散步。挺直胸膛，轻松地散步。最好心无杂念，尽情欣赏沿途景色。

（13）脚常搓。右手擦左脚，左手擦右脚。由脚跟向上至脚趾，再向下擦回脚跟为一下，共做36下；两手大拇指轮流擦脚心涌泉穴，共做100下。常做这套动作，可治失眠、降血压、消除头痛。

这一套功法简单易行，适合日常随时随地养生，如果在寒冷的冬季不爱做户外运动的，可以在室内随时做一做，就会收到意想不到的效果。

冬季健身多在室内进行

冬季因为气候寒冷，持续的冷空气进入人体，刺激咽喉，引起上呼吸道的感染，容易使人患感冒、发高热，如果此时进行一些有氧健身运动，就能有效抵制寒冷空气带来的诸多症状，还能在提高身体免疫力的基础上保持美好身材。

冬季健身运动，室内比室外好。冬季来临后，很多人都因为畏惧寒冷的天气把健身的地点转移到室内，人的最佳健身时间应该是在下午，而冬季健身最好能在室内进行。因为下午时分，人体各方面的机能均处于较高水平，比较适合做运动量稍大一点的运动，而且在室内做运动又避免了与冷空气直接接触，健身后的效果将更好一些。

冬季可以增强人体的新陈代谢，能提高人体的免疫力，还能预防感冒的发生。不过，在选择所要进行的运动项目时，要针对自己的身体素质而定，比如时间的控制上，运动量的大小上，并不是所有的运动都要以打球或是跑步为主，如果平时太忙的人，选择在周末去登山或散步，也同样可以达到锻炼的目的。运动后，也不一定要测量心律，只要能感到运动后的身体出汗，全身的毛孔舒展就行了。

当然，冬季运动后，也要注意预防感冒，千万不要图一时的凉快而不穿衣服，这样会使刚刚释放热能后的身体遭遇冬季强冷空气而造成感冒。当运动结束后，全身是汗，最好能冲个热水澡，换一套干净的衣服，并注意保暖，没有洗澡条件时，用干毛巾拭一下汗也可以。

冬季健身需延长准备活动时间

健身前要先做热身活动，起步不能过快、过猛。人体在由静止到运动时，需要一个循序渐进的适应过程。这就像飞机在起飞前，首先要在跑道上由慢而快地滑行，然后才能腾空而起，"扶摇直上九万里"。

尤其在冬天，天寒地冻，狂风呼啸，体表的血管遇到冷空气后会条件反射性地收缩，血液流动变缓，肌肉的黏滞性增高，韧带的弹性和关节的灵活性较差，神经系统对肌肉的指挥能力下降。因此，锻炼时如果起步过猛，会造成肌肉、肌腱、韧带及关节的运动损伤，以及心率过高、呼吸过于急促等，影响身心健康。

在进行长跑等训练前，一般要先做5到10分钟伸展运动，活动关节、拉伸肌肉和韧带，将身体充分活动开，让全身逐渐变热。然后，用10到15分钟时间慢跑2千米，以减少对身体陡然增加强度的冲击和受伤的概率。

在锻炼的过程中，也要注重"先慢后快"。绝大多数专业马拉松运动员在训练或比赛时，也是本着"先慢后快"的原则，把前32千米当作"半程"来跑，最后10千米才开始加速、冲刺。这种方法叫"后程冲刺"。而"先快后慢"则容易让人受伤，无功而返。

此外，在运动结束后，要做同样的慢跑、拉伸等整理运动，以放松肌肉，消除乳酸堆积，并使循环系统恢复到平常水平。

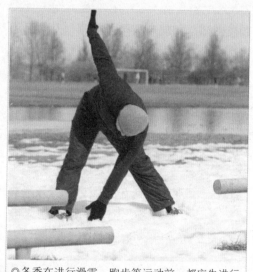

◎冬季在进行滑雪、跑步等运动前，都应先进行热身运动。

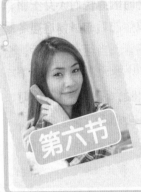

冬季情志调养

◎冬季是抑郁症最严重的季节，也是各种各样的情绪病的多发季节，在冬季一定要做好情志调养工作，远离"年底恐慌症"，"春节心理失调症"等情绪疾病的侵袭。

第六节

老年人要敞开心胸，祛除恐惧情绪

寒冬之际，很多人，尤其是老年人，会产生恐惧情绪。恐惧是一种对人影响最大的情绪，几乎渗透到人们生活的每个角落。现实生活中，我们可以看到有的人的恐惧心理异于正常人。这种无缘无故的与事物或情景极不相称、极不合理的异常心理状态，就是恐惧心理。

恐惧是人们企图摆脱、逃避某种危险情境而又苦于无助的情绪，它往往是因为缺少处理或摆脱可怕情境的力量和知识造成的。恐惧状态下的人，精神和身体根本不能听任意识的调用。当一个人处于恐惧

消除恐惧心理的方法		
	诚实面对身体衰老的事实	老人身体机能衰弱，很多以往能做的事现在可能都力不从心了。有些老人太过好强，特别在意别人对自己的看法，给自己的压力甚大。对于能力衰弱的恐惧，老年人要善于调整心态，接受自己的现况，不要去管别人怎么看，用心即可
	设想最坏的结果	当自己心里过分恐惧时，不妨问一问自己，再坏能坏到哪里去呢？最糟糕的结果会怎样呢？难道我会死吗？不会。那我就用勇气迎接最坏的结果吧
	别太在意自己的身体反应	有些老年人就很过分的注意自己的身体反应，身体一旦出现一些异常就会表现的过分担心和害怕。如果紧张时老年人太在意自己的身体某些部位的紧张反应，就相当于在强化自己的紧张行为，使其一步一步地加重恐惧症状。当老人不去管自己的紧张反应后，由于紧张得不到注意和强化，紧张反应就会随着时间的推移而逐渐消退了
	钟摆法	为了克服恐惧，我们心里不妨这样想：钟摆摆向一边，必须先要往另一边使劲。"我心跳有什么了不起，我还想跳得比摇滚乐鼓点还快呢！"结果你会发现，实际情况远远没有你想象的那么严重，于是注意力就被转移到其他方面上去了

的情绪下，往往会出现血管收缩忽急忽缓、战栗、心脏猛跳、脸色变白，心脏以外各处皆呈血亏现象。如果刺激过强，可导致风瘫，严重者则会休克。而这种恐惧心理对老年人的健康损害尤其大。特别是冬季来临，老年人会有冬天难熬的感觉，特别是那些上了年纪，又有些慢性疾病，如咳嗽、哮喘的老年人，他们由于长时间忧愁、烦闷、不安会加快自身的衰老和死亡速度，因此很多老年人的死亡就发生在冬天。据心理学家研究，所谓"初生牛犊不怕虎"，婴儿除了失去拥抱和大的响声之外，别无他惧。人们的许多恐惧心理都是后天习得的，所以也是可以克服的。有恐惧情绪的人只要下定决心，不断学习科学知识，调整心态，勇于实践，就一定可以消除心中的恐惧感。

几个窍门巧防冬季情绪"伤风"

冬天，寒风凛冽，室外活动减少。人人常常会感到情绪低沉，精神不振，这就是"冬季抑郁症"，或叫情绪"伤风"。冬季忧郁症常发生于30岁左右的已婚女性和老年男性的身上，特别是那些性格内向型的人更容易发生。这种症状的发生主要是由于有些人对大自然寒暑更替发生的不适引起的，大脑深处此时分泌的一种激素对人体的生物钟和睡眠节律以及神经系统会产生一系列影响，从而影响人的心理。尽管冬季忧郁症给人体带来不良影响，但我们只要有针对性地采取相应的保健措施，根治也并非难事。下面就为大家介绍几种实用的方法。

（1）多晒太阳：阳光可驱散云雾和阴霾，是不可多得的营养素，冬天多在户外晒太阳，接受"日光浴"，能使人精神振奋，心情愉悦。

（2）多读书：都说养心、静心莫如读书。书是感官、大脑和心灵的延伸，书是人类最好的精神食粮，经常读书阅报就能怡心养性，充实身心，使人忘却忧愁烦恼。

（3）赏花草：在庭院和室内多栽植些花草，既可美化环境，又能陶冶情操。同时，花草的颜色和气味对调节人的自主神经功能和情志有良好作用。

（4）常梳头发：每天用梳子或手指有意识地梳理头发，这不仅是对头部的按摩，有助于改善大脑血液循环，对脑细胞产生良性刺激，而且更容易使人处于良好

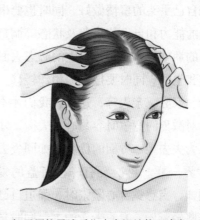

◎每天用梳子或手指有意识地梳理头发，可有效改善大脑血液循环，使人保持良好的精神状态。

的精神状态，保持心情平稳。

（5）多运动：疾走、跑步、做操、打拳、冬泳等力所能及的体育运动能促进人体新陈代谢、血液循环和大脑兴奋，使人保持充沛的精力，是化解不良情绪的有效手段。

身在职场，警惕"年关焦虑症"

进入冬季，又到了岁末年关的时节，对于上班族来说，这些日子不好过，因为单位又开始了一年的各类总结、评优、应酬、人事变动，这让很多职场人士感到无聊无助，并且烦躁恐慌，甚至出现注意力无法集中、肠胃不适、头痛、失眠，严重的甚至会有头晕、胸闷、心悸、呼吸困难、口干、尿频、尿急、出汗、震颤和运动性不安等一系列症状。这就是"年关焦虑症"。职场人士要想平安度过心理年关，不妨给自己备点儿精神年货。

首先要有一个"减压阀"：如果你发现年关临近时压力过大，可以去参与各种运动及娱乐活动，及时排遣不愉快的情绪。其次要有一颗平常心：是要保持一种平和的心态，维持正常工作状态，有条不紊地把自己手头的事情做好。同时也要根据自身的能力和自己的机遇及状态等调整对生活的期望值，以积极向上的心态去面对工作和生活。同时要把精力稍作转移，如健康、家庭、亲人等，这样，我们才不会在面对激烈的竞争时容易心理失衡，才不会以为失去某一方面的优势就如同失去整个世界一样。再次要有一些有益的爱好：例如，当感觉身心紧张时，强迫自己去听一些轻音乐，看看爱看的书。同时早起慢跑一会儿，对一天的精神稳定都有好

处。最后要有一群好朋友：压力过大时，千万不要"所有问题都自己扛"，要时时找一群知心的朋友进行倾诉，这样会减轻心里的压力。

另外，患有"年关焦虑症"的朋友还需从饮食上进行调理：平时可以多吃一些葡萄柚、大蒜、香蕉、菠菜、鸡肉、鱼油等，多喝一些低脂牛奶。但有些食物也应避免食用：例如酒精、咖啡以及其他的垃圾食品等。酒精可能提供暂时的解脱，但隔天紧张又来袭，而且这些物质本身也残害健康。咖啡因可加剧焦虑症状。同时还需远离糖、白面粉制品、腌肉、辛辣刺激的调味料等。

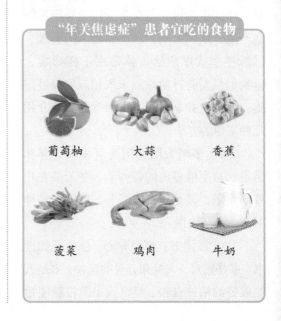

"年关焦虑症"患者宜吃的食物

葡萄柚　　大蒜　　香蕉

菠菜　　鸡肉　　牛奶

乐观向上，做冬天里的"向日葵"

我们的情绪很容易受到季节的影响，冬天来临时，随着草木枯萎、河流冰冻，大地死寂，很多人会产生一些悲观情绪。人的心理活动，没有一刻的平静，间或兴奋、欢乐，间或沮丧、消极。快乐的人也有不幸与烦恼。有的人大部分的生活被消极情绪占领，或哀叹不已、灰心丧气，或牢骚满腹、怨天尤人，而不善于解脱排遣。开朗人的特点是把眼光盯在未来的希望上，把烦恼抛在脑后。培养乐观、豁达的性格，将会对你终生有益。遇到情绪调整不过来的时候，不妨暂时回避一下，打破静态体验，用动态活动转换情绪。只要一曲音乐，就能将你带到梦想的世界。如果你能跟随欢乐的歌曲哼起来，手脚拍打起来，无疑，你的心灵会与音乐融化在纯净之中。同样，看场电影，散散步，和孩子玩玩都能把你带到另一个情绪世界。看本喜欢的书，去探索作者塑造的新奇世界，都有助于你打破消极，保持乐观的心态。另外，调试情绪还应注意以下几条原则。

❶ 要朝好的方向想

有时，人们变得焦躁不安是由于碰到自己所无法控制的局面。此时，你应承认现实，然后设法创造条件，使之向着有利的方向转化。此外，还可以把思路转向别的什么事上，诸如回忆一段令人愉快的往事。

❷ 不要过于挑剔

大凡乐观的人往往是"憨厚"的人，而愁容满面的人，又总是那些不够宽容的人。他们看不惯社会上的一切，希望人世间的一切都符合自己的理想模式，这才感到顺心。挑剔的人常给自己戴上是非分明的桂冠，其实是在消极地干涉他人的人格。怨恨、挑剔、干涉是心理软弱、"老化"的表现。

❸ 偶尔也要屈服

当你遇到重创时，往往变得浮躁、悲观。但是，浮躁、悲观是无济于事的。你不如冷静地承认发生的一切，放弃生活中已成为你负担的东西，终止不能取得的活动希望，并重新设计新的生活。大丈夫能屈能伸，只要不是原则问题，不必过分固执。总之，尽管屋外寒风凛冽，但只要有阳光，我们就要做一棵向日葵，舒适地开放在冬日暖阳里。

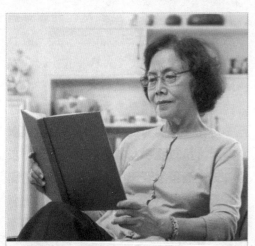

◎读本好书，听首动听的音乐，都有助于我们摆脱冬天悲观的情绪，保持乐观的心态。

第二章

补养时节气血双休，
立冬、小雪话养生

●立冬、小雪时节，阳气潜藏，阴气盛极，草木凋零，蛰虫伏藏，万物活动趋向休止，以冬眠状态，养精蓄锐，为来春生机勃发做准备。此时节，人体也要适时补养。

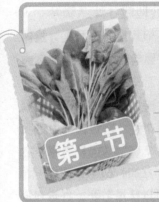

立冬、小雪饮食养生

◎立冬、小雪的饮食调养要遵循"秋冬养阴""无扰乎阳""虚者补之，寒者温之"的古训，随四时气候的变化而调节饮食。少食生冷，但也不宜燥热，有的放矢地食用一些滋阴潜阳，热量较高的膳食为宜，同时也要多吃新鲜蔬菜以避免维生素的缺乏。

冬季饮食宜温热养阴

立冬节气的到来，预示着草木凋零，蛰虫伏藏，万物活动趋向休止，以冬眠状态，为来春天生机勃发做准备。

人类虽没有冬眠习性，但民间却有立冬补冬的习俗。冬季进行食补，有助于人体补充元气，强健身体，增强抵御冬天严寒的能力。

因为冬季气候寒冷，所以冬季的饮食一要有丰富、足够的营养，热量要充足。再就是食物应该是温热性的，有助于保护人体的阳气。在饮食方面应讲究科学调配，多增加一些膏粱厚味，如炖肉、烧鱼、火锅等。

温热的肉食有狗肉、牛肉、鸡肉、龟肉、羊肉、雀肉、虾肉、蛇肉等，蔬菜有黄豆、蚕豆、胡萝卜、葱、蒜、辣椒、韭菜、芥菜、油菜、香菜、胡椒等，水果有栗子、大枣、杏脯、荔枝、橘子、柚子等，还有红糖、糯米、羊乳、松子等。

冬天宜吃的食物有双鞭壮阳汤、杞鞭汤、十全大补汤、鹿鞭壮阳汤、乌鸡白凤汤、当归生姜羊肉汤、乾坤蒸狗、参杞羊头、芝麻兔、核桃仁炒韭菜等。

对于身体状态不太好，脾胃消化不良者来说，首先是要恢复脾胃的功能，否则服再多的补物也是无用。因此，冬季进补最好先做引补，可选用芡实炖牛肉，或芡实、红枣、花生仁加红糖炖服，以调整脾胃功能，然后再进补，可增加滋补效果，也不会发生"虚不受补"的情况。

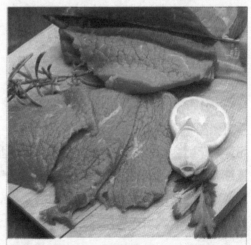

◎冬季气候寒冷，宜食牛肉、羊肉等温热食物，以养精蓄锐。

在进补时，最好不要吃生冷或过油腻的食物，以免妨碍脾胃消化功能，影响进补的效果。

另外，在进补期间，如遇感冒、发热、腹泻时，应暂时停服各类补品，以防补药过度伤身，待恢复健康后再进补。

冬季宜多吃御寒的食物

在寒冷的冬天，对于有些畏寒怕冷的人，除了多穿衣服和加强体育锻炼以外，其实在冬季的日常饮食中，如能多吃些御寒食物，也可以提高机体的抗寒能力。

生活中常见的御寒食物有如下。

（1）含碘食物。海带、紫菜、海盐、发菜、海蜇、蛤蜊、大白菜、菠菜、玉米等含碘食物可以促进人体甲状腺激素分泌。甲状腺激素具有生热效应，它能加速体内（除脑、腺、子宫外）绝大多数组织细胞的氧化过程，增加产热量，使基础代谢率增高，皮肤血液循环加强，抗冷御寒。

（2）根茎类。医学研究人员发现，人怕冷与机体无机盐缺乏有关。藕、胡萝卜、百合、山芋、青菜、大白菜等含有丰富的无机盐，不妨将这类食物与其他食品掺杂食用，从而增强御寒能力。

（3）辛辣食物。辣椒含有辣椒素。生姜含有芳香性挥发油，胡椒含胡椒碱。吃这些辛辣食物可以祛风散寒，促进血液循环，增加体温。

（4）含铁高的食物。美国宾夕法尼亚州立大学的研究人员发现，人体血液中缺铁也会怕冷。贫血的妇女体温较血色素正常的妇女低。如果产热量少13%，当增加铁质摄入后，其耐寒能力明显增强。因此，怕冷的妇女可有意识地增加含铁量高的食物摄入，如动物肝脏、瘦肉、菠菜、蛋黄等。

（5）肉类。以羊肉、牛肉、鹿肉的御寒效果较好。它们含蛋白质、碳水化合物及高脂肪，有益肾壮阳、温中腹下、补气活血之效。吃这些肉可使阳虚之体代谢加快，内分泌功能增强，从而达到御寒作用。

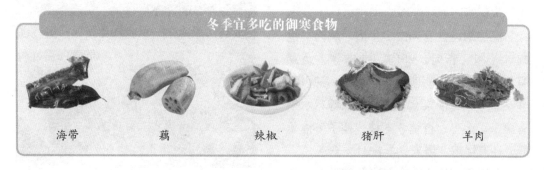

冬季宜多吃的御寒食物

| 海带 | 藕 | 辣椒 | 猪肝 | 羊肉 |

冬季宜多吃富含维生素的食物

冬天是蔬菜的淡季，蔬菜的数量既少，品种又单调。因此，往往一个冬季过后，人体出现维生素不足，如缺乏维生素C，并因此导致不少老人发生口腔溃疡、牙根肿痛、出血、大便秘结等症状。其防治方法首先应扩大食物来源，冬天绿叶菜相对减少，可适当吃些薯类，如甘薯、马铃薯等。它们均富含维生素C、B族维生素，特别是人体缺乏的维生素A。多吃薯类，不仅可补充维生素，还有清内热、去瘟毒作用。

冬季宜多吃些富含维生素B_2、维生素A、维生素C的食物，以防口角炎、唇炎、舌炎等疾病的发生。寒冷气候使人体氧化功能加强，机体维生素代谢也发生了明显变化，容易出现诸如皮肤干燥、皲裂和口角炎等症。所以在饮食中要及时补充维生素B_2，其主要存在于动物肝脏、鸡蛋、牛奶、豆类等食物中；富含维生素A的食物则包括动物肝脏、胡萝卜、南瓜等食物；维生素C主要存在于新鲜蔬菜和水果中。

此外，在冬季上市的菜中，除大白菜外，还应选择圆白菜、心里美萝卜、白萝卜、胡萝卜、黄豆芽、绿豆芽、油菜等，这些蔬菜中维生素含量均较丰富。只要经常调换品种，合理搭配，还是可以补充人体维生素需要的。

冬季寒冷，还可影响人体的营养代谢，使各种营养素的消耗量均有不同程度的增加。老年人由于消化吸收和体内代谢因素的影响，往往缺乏钾、钙、钠、铁等元素，再加上冬季人体尿量增多，使上述无机盐随尿液排出的量也增多，因此应及时予以补充。可多吃些含钙、铁、钠、钾等丰富的食物，如虾皮、猪肝、香蕉等。

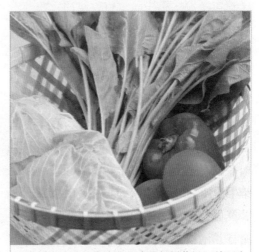

◎冬季宜多吃些富含维生素的新鲜蔬果，以预防维生素缺乏引起便秘、口腔溃疡等病症。

冬季三餐宜营养均衡

冬季饮食要注意营养均衡，只有有机体吸收均衡的营养，才能增强抵抗力，才能抵御严寒与细菌的侵袭。

首先早餐要均衡，应该包括谷类、鸡蛋、奶类食品和水果。最好的搭配是一碗热热的麦片粥，一个煮鸡蛋，250毫升牛奶和一个水果或一杯鲜榨果汁。这其中包括了助消化的燕麦、防止伤风感冒的维生素C和一定量的钙。午餐要包括纤维素和蛋白质，可以多吃一些鱼。鱼肉所含蛋白质不仅是优质蛋白，而且大部分鱼肉脂肪含量低于其他肉类。晚饭除了适量摄入一些蛋白质外，还可以米粥、菜汤、菜粥为主，这样不仅能暖胃，还能提供矿物质、纤维素和维生素。虽然吃了之后很饱，但所提供的热量并没有超过全天总热量的30%，有利健康。

根据中国居民膳食指南，建议每人每天应摄入的各类食物重量分别为谷类300~500克，蔬菜400~500克，水果100~200克，鱼、禽、肉、蛋等动物性食物125~200克，奶类及奶制品100克，豆类及豆制品50克，油脂类不超过25克。

冬季宜食用羊肉

我国大部分地区的人们都喜食羊肉，羊肉是我国民间冬令进补的传统佳品之一。

明代大药物学家李时珍在《本草纲目》中记载，羊肉能补中益气，开胃健力。金元四大名医之一的李东垣也指出："人参能补气，羊肉可补形。"羊肉营养丰富，为冬季补身健体的美食。羊肉性味甘热，每100克羊肉含热量306千卡，比牛肉多近1倍，且含无机盐类，磷、铁、钾及维生素A、B族维生素等。有暖中祛寒、温补气血、开胃健脾、益胃气、补阴衰、壮阳肾、增精血之功，还可通乳治带，有益产妇。

冬季食用羊肉对身体更为有益。因为羊肉所含的热量比牛肉还高，冬天吃羊肉可促进血液循环，可改善因阳气不足而导致的手足不温、畏寒怕冷等症状。羊肉中铁、磷等物质含量比其他肉类多，适合于各类贫血者食用。妇女、老年人气血不足、身体瘦弱、病后体虚等，冬季不妨多吃羊肉，可养气血、补

元阳、益肾气、疗虚弱、安心神、健脾胃、御寒气、健体魄。

羊分为绵羊与草羊两类。绵羊毛厚而密，是专供羊毛的品种，肉虽可食，但肥而多膏，膻味甚浓，草羊则专供食用。肉质甘腴，红烧清炖皆宜。而草羊又有黑白之分，民间认为，黑草羊比白草羊更滋补。因为草羊各部位肉质成分不同，所以，冬季炮制羊肉美食也应有别。例如：羊腿肉厚骨粗，炖之最合宜，以淮杞、虫草同炖，确为滋补汤品。羊脯部分，皮薄肉韧，红烧最为理想，配以豆豉、陈皮、姜片、生蒜等一同红烧，鲜香葱味，浓郁无比。同时，也可以烹制羊扒，以姜汁腌过，煎熟后调味，以铁板上桌，热气腾腾，脂香四溢，别具一格。草羊头蹄，皮软肉滑，可以制炖品及汤类。羊肉以热食为佳，凉了会有一层羊油凝结。

北风呼呼，手脚冰冷，享用淮杞炖羊肉，不但可一饱口福，还可祛寒生暖、补气旺血，保你手脚暖和，增强人体的抗寒能力。

保暖增温雪初降，小雪要有好心情

每年的11月22日或23日是二十四节气中的小雪节气。小雪表示降雪的起始时间和程度，是指初冬北方冷空气势力增强，气温降至0℃或以下，开始出现降雪。但大地尚未过于寒冷，虽开始降雪，但雪量不大，故称小雪。此时阳气上升，阴气下降，而致天地不通，阴阳不交，万物失去生机，天地闭塞而转入严冬。

小雪前后，天气经常是阴冷晦暗的，一些容易受天气影响的人就会觉得郁闷烦躁，特别是本身就患有抑郁症的人还可能会加重病情，所以在这个节气要着重调养心情，保持开朗豁达，尽量少受天气的影响。

可以多参与一些户外活动、在晴朗的时候多晒太阳。冬季大自然处于阴盛阳衰状态，人体内部也不例外，在冬天常晒太阳，能起到壮人阳气、温通经脉、增强体质，预防疾病等的作用。

冬季天气寒冷，在饮食方面应适当多吃些热量较高的食物，提高碳水化合物及脂肪的摄入量。全麦面包、稀粥、糕点、苏打饼干等均属碳水化合物，这些食物的摄入有助于御寒，其中所含的微量矿物质硒还可以振奋精神。要注意增加维生素的供给，多吃萝卜、胡萝卜、辣椒、土豆、菠菜等蔬菜以及柑橘、苹果、香蕉等水果。动物肝、瘦肉、鲜鱼、蛋类、豆类等食品也可以保证身体对维生素A、维生素B_1、维生素B_2等的需要。

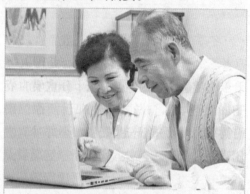

◎因为冬季气温明显降低，日照少，容易使人出现抑郁心理，这就需要个人加强调试，如做一些自己感兴趣的事情，多参加娱乐活动等。

多饮"白玉清汤水"，无毒一身轻

入冬以后，天气很燥，每个人的火气都很大，爱发脾气、情绪容易激动。而老人家的血管很脆弱，在这种气候下，血压容易升高，所以他们更要抓紧清理内火，不让情绪产生太多波动。每个月喝几次"白玉清肠水"，既能增强肠胃之气，又能排除体内的浊气、浊便和浊水。

白萝卜有"赛人参"的美誉，中医认为它能下气、消食、除疾润肺、解毒生津、利尿通便。也就是说，它具有清洁肠胃的作用。连服上几天萝卜汁，就能将体内淤积的毒素、浊气通过大小便排出去。有句话是"十月萝卜收，医生撒了手"，可见它的药用价值。另外，适量服用，不但能使补品更好地吸收，还能消减一些补品带来的副作用。制作的方法也很简单，选一根1000克左右的大白萝卜，洗净削皮，切成丁。再加入几片姜以平萝卜的寒气，放入榨汁机打成汁，再兑入适量蜂蜜搅匀就成了。要在平时，胃口下降了，或者排泄不好，还有就是吃了补品有上火的症状等，都可以喝一喝。但是脾胃虚寒，像吃点凉东西就胃疼、不舒服或恶心、呕吐、爱拉肚子的朋友不适合长期服用。

服用白玉清肠水要和补品同期服用，否则会有相反的效果，尤其是人参。

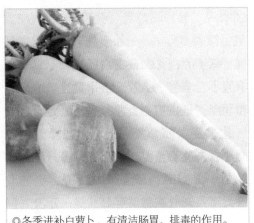

◎冬季进补白萝卜，有清洁肠胃、排毒的作用。

立冬、小雪养生食谱

冬季的饮食调养要遵循"虚者补之，寒者温之"的传统，冬令进补，是国人数千年的习俗，立冬、小雪是十分重要的节气，又是人们进补的最佳时期。下面，我们就来为大家介绍一些立冬、小雪时节饮食养生的食谱。

① 肉苁蓉羊肉粥

原材料：羊肉50克，粳米50克。

调料：肉苁蓉15克。

做法：肉苁蓉洗净，加适量水煎煮取汁备用；将羊肉切碎，与药汁、大米共煮成粥。空腹食用。

功效：温里壮阳，补肾益精。适用于腰膝冷痛、阳痿遗精、肾虚面色灰暗等。

② 穿山龙炖小鸡

原材料：穿山龙75克，小公鸡1只。

调料：川草乌20克，威灵仙15克。

做法：将药材加水500毫升，煮成250毫升。渣再加水250毫升，煮成125毫升，将先后煮好的药汁放入煲内，再与处理好的小公鸡同煮熟。临食时加酒适量（五加皮酒或当归酒最好），连肉及汤，分2次服完。

功效：温肾壮阳，益气补精，增强体质，提高机体免疫。适用于阳痿早泄、小便频数、崩漏带下等。

③ 酱香大肉蟹

原材料：大肉蟹900克。

调料：豆瓣酱50克，味精5克，香油、盐各10克，蒜头300克，上汤少许。

做法：蒜去皮洗净，大肉蟹洗净切块。锅上火，油烧至80℃时放入蟹块稍炸，捞出沥油。锅中留少许油，放入蒜头爆香，再放入肉蟹、豆瓣酱、味精、香油、盐，加入少许上汤，用慢火烧熟即可。

功效：甘香可口，有滋阴补肾、壮腰健力之功。

立冬、小雪起居养生

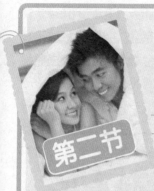

第二节

◎立冬、小雪时节的生活起居上，要注意穿衣保暖，鞋帽的选择上要要以温暖舒适为主，而对于那些怕冷的老年人来说，这时节"猫冬"也是一项不错的选择。

万物收藏梅开红，立冬最宜补身体

每年的11月8日前后是立冬，这是冬季的第一个节气。在民间，立冬是进补的好时节，认为只有这样才足够抵御严冬的寒冷。

中医学认为，立冬到来时阳气潜藏，阴气盛极，草木凋零，蛰虫伏藏，万物活动趋向休止，以冬眠状态，养精蓄锐，为来春生机勃发做准备。人类虽然不冬眠，但到了冬季人体阳气潜藏，在养生方面也应注意补肾藏精，中医就有"冬不藏精，春必病温"之说，意思是冬天如果不好好养精蓄锐，来年春天就会疾病缠身。

进入冬天以后，在起居方面应该做到"无扰乎阳，早卧晚起，必待日光"，也就是说，进入冬季以后，每天要早睡晚起，等太阳出来以后才起床，这样才能保证充足的睡眠。睡觉前，应养成用热水泡脚的习惯，然后用力揉搓足心，这样不仅能御寒保暖，还有补肾强身、解除疲劳、促进睡眠，以及防治感冒、冠心病、高血压等多种疾病的作用。

传统中医养生还有"冬时天地气闭，血气伏藏，人不可作劳汗出，发泄阳气"之说，意思是冬天天气闭藏，人体的气血也潜藏起来了，这时候人不可以过分劳作大汗淋漓，发泄阳气。立冬以后，天气还不是太冷，在衣着方面也要注意，不能穿得过少过薄，这样会容易感冒损耗阳气，当然也不能穿得过多过厚，否则腠理开泄，阳气不得潜藏，寒邪也易于侵入。

在饮食方面，冬季也是进补的最好季节，民间有"冬天进补，开春打虎"的谚语。冬季食补应注意营养的全面搭配和平衡吸收。元代忽思慧所著《饮膳正要》曰："……冬气寒，宜食黍以热性治其寒。" 意思是说，少食生冷，有的放矢地食用一些滋阴潜阳，热量较高的膳食为宜，例如：牛羊肉、乌鸡、鲫鱼，同时也要多吃新鲜蔬菜以避免维生素的缺乏等。

不过，此时令进补应根据实际情况有针对性地选择清补、温补、小补、大补，不可一概而论。

老年人宜"猫冬"

人体休养的好时节即是冬季。《黄帝内经》曰："冬三月，此谓闭藏。早卧晚起，必待日光。"指的是，人要懂得顺应自然的规律，冬季应当注意保存阳气，养精蓄锐。尤其是老年人，冬季起居应该与太阳同步，早睡迟起，避寒就暖，才能不扰动人体内闭藏的阳气。由于老年人气血虚衰，冬季锻炼绝不可提倡"闻鸡起舞"应保持静多动少。

冬季，老年人的情志贵在保持清静安泰的状况，外不使形体疲劳，内没有不稳定情绪侵扰。要做到这一点，就要根据自己的体质、爱好、需要，适量增加一些室内室外的休闲活动，可在家中养鸟、养鱼、养花、练习书法、绘画、棋艺等。

气象专家也指出，遇到大风、大雾、雨雪、寒潮天气，老年人不宜在户外活动。在冬季冷高压影响下，早晨的空气中常常滞留着没有向大气上层扩散的有害污

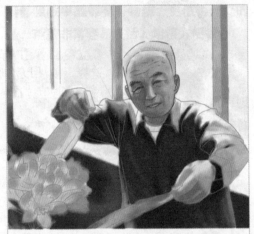

◎老年人在冬季要少外出，避寒就暖，可在家写写字、养花、养鱼等消遣，以保存阳气。

染物质，在这样的空气中活动有害无益。老年人清晨应在室内稍作运动，待风和日暖之时，到户外晒晒太阳，散散步，做一些缓慢轻柔的动作。

此外，需要注意的是，老人猫冬在家应少食肉类，多食用低脂食物，以免油脂摄入过多，引发高血压、高脂血等疾病。

初入冬季，穿衣应注意

① 穿衣忌衣领过高过紧

衣领过紧会使颈部血管受到压迫，使输送到脑部和眼部的营养物质减少，进而影响视力，也会影响颈椎的正常活动，容易导致颈椎病。有些穿高领衣服的人在转头时速度过快，会诱发心动过缓甚至心搏骤停以及低血压，造成脑部血流的减少和暂时中断，严重者可出现晕厥、面色苍白、神志不清。上述症状一般会在几秒钟内消失并很快恢复正常，但也有可能使一些人在较长一段时间内不省人事，属于危险症状。

② 靴腰过紧易得"皮靴病"

由于皮靴偏小穿着不适、靴腰过紧、靴跟过高等，会使足背和踝关节处的血管、神经受到长时间的挤压，造成足部、

踝部和小腿处的部分组织血液循环不良。同时，由于高筒皮靴透气性差，行走后足部分泌的汗水无法及时挥发干燥，会给厌氧菌、真菌造成良好的生长和繁殖环境，易患足癣、甲癣。为了避免高筒靴对人体造成危害，建议穿着高筒皮靴的靴腰不宜过紧，要适时地脱掉皮靴或用热水洗脚，以改善足部的血液循环，消除足部疲劳。

❸ 选一件保暖而质佳的大衣

寒冷的天气，有的人为了保温防寒，穿得鼓鼓囊囊，以为穿得越多越暖和。其实，这是片面的。因为衣服本身不产热，只起到隔离的作用，使得衣服与机体、衣服与衣服之间形成了一个良好的小气候区，缓冲了外面的冷空气和体表的热空气之间形成的对流，使人体的热量得以保存，从而感觉到温暖。当

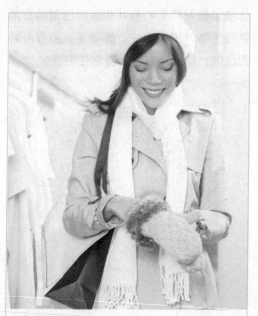

◎冬季应有一件保暖而质佳的大衣，这样既保暖又舒适。

一件一件衣服穿上后，空气层厚度随之增加，保暖性也就得到了加强。但当空气层厚度超过1.5厘米时，衣服内空气对流明显加大，保暖性反而下降；从生理角度看，穿衣过厚，会抑制体温调节机能的适应性，减弱御寒能力。在寒冷的冬季，一件保暖而质佳的大衣是不可或缺的忠实伙伴，有了这么一件好大衣，里面可以不用穿太多，窈窕的曲线当然就不会被遮住了。

❹ 口罩不宜不离口

在野外行走或在空气污染严重的环境中活动时，为抵御严寒和风沙，戴上口罩是必要的，但时间不宜过长。为了御寒，很多人戴上了口罩，其实这样反而会降低人的御寒能力，更容易感冒。因为鼻黏膜里有丰富的毛细血管，其功能是对进入鼻腔的冷空气进行加热加湿。当冷空气经鼻腔吸入肺部时，一般已接近体温。要是整天戴着口罩，鼻腔及整个呼吸道的黏膜得不到锻炼，稍微受寒，就容易感冒。

❺ 宝宝冬季穿衣三重点

许多爸妈常在冬日将宝宝包得密不透风，其实这是很不恰当的做法；让宝宝穿得像个小胖子，不仅会影响宝宝的活动量，严重时还可能会造成宝宝的皮肤病变，可以说是爱之反害之。其实，宝宝并不像爸妈们想象得如此脆弱，所以在为宝宝穿衣服的时候，只要依循着"天冷，比大人多一件"这个准则即可。

立冬戴帽要有道

俗话说，冬季戴棉帽，如同穿棉袄。寒冬，穿上厚厚的衣服，身体热量主要从头、手等暴露部位散失。据相关测试发现，处于静止状态下不戴帽的人，在环境温为15℃时，从头部散失的热量约占总热量的30％，4℃时散失的热量占60％。因此，冬季头部保暖较为重要。

冬季戴的帽子最好能护住耳朵，并与外套、围巾、手套及其他服装饰件相搭配，使之在颜色、式样与风格上浑然一体，给人一种和谐统一的美感。这样既能保暖，还增添了为冬天增添了美感。

选择帽子时，还应注意使帽檐和帽顶与自己的脸型、身材相配，如长脸形的人宜戴宽边帽，而对于身材较矮的人来说，则不宜戴大帽子。

节欲保精，养肾要房事有度

中医有句话叫"欲不可早"，就是说欲望是不可以提前的。欲多就会损精，人如果精血受到损害，就会出现两眼昏花、眼睛无神、肌肉消瘦、牙齿脱落等症状。所以，养生贵在摄养，在保精护肾方面首先做的就是节欲。

男耗精，女耗血。过早地开始性生活，对女子来说就会伤血，对男子来说就会伤精，这样将来对身体的伤害是很大的。因此古代的养生家一直强调人一定要有理性，能控制自己的身体，同时也要控制住自己的性欲，否则的话，就会因为欲念而耗散精气，丧失掉真阳元气。另外，一个人要想保养人体元气，避免阴精过分流失，除了不能过早进行性生活外，在行房时还应注意季节的变化。《养生集要》中说："春天三日一施精，夏及秋当一月再施精，冬当闭精勿施。夫天道冬藏其阳，人能法之，故得长生，冬一施当春百。"认为冬天应尽量减少性生活，以保养肾阳精气，春季万物生长，是生物繁殖生长的季节，可以3～4天过一次性生活，夏秋季节则每个月过1～2次性生活。虽然"冬一施当春百"的说法并不科学，但冬季气温较低，人的新陈代谢也随之降低，性欲也相对低下，与此相应，应当适度节制性生活，减少性生活的频率，以保养肾阳之气，使精气内守，避免耗伤精血。

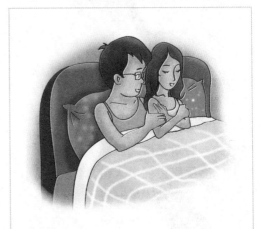

◎冬季气温较低，应当适度节制性生活，以保养肾阳之气，保证身体健康。

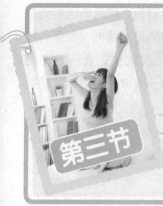

立冬、小雪运动养生

第三节

◎立冬、小雪时节，天气虽然寒冷，但却不能少了运动，但由于这时节的气候特点，我们更要慎重地选择适合这两个时节的运动项目。

跳绳虽是小运动，养生却起大作用

跳绳简单易行，花样繁多，可简可繁，随时可做，一学就会，特别适宜在气温较低的季节作为健身运动，而且对女性尤为适宜。

跳绳虽是小运动，在养生方面却有很大作用。从运动量来说，持续跳绳10分钟，与慢跑30分钟或跳健身舞20分钟相差无几，可谓耗时少、耗能大的有氧运动。

跳绳可锻炼多种脏器。经国内外专家研究，跳绳对心脏机能有良好的促进作用，它可以让血液获得更多的氧气，使心血管系统保持强壮和健康。跳绳的减肥作用也是十分显著的，它可以结实全身肌肉，消除臀部和大腿上的多余脂肪，使你的形体不断健美，并能使动作敏捷、稳定身体的重心。跳绳能增强人体心血管、呼吸和神经系统的功能。跳绳能增进人体器官发育，有益于身心健康，强身健体，开发智力，丰富生活，提高整体素质。跳绳时的全身运动及手握绳对拇指穴位的刺激，会大大增强脑细胞的活力，提高思维和想象力，因此跳绳也是健脑的最佳选择。

跳绳可缓解颈肩背痛。颈肩背痛，是一种很常见的病症，大部分成年人都受过这种痛苦。尤其是长期伏案工作的白领一族，更是受此病青睐。它既影响工作、学习、生活，也影响人们的仪态。

当我们跳绳时，双手做前后左右的抡圆运动，使颈肩背中的肌肉、筋腱松弛，改

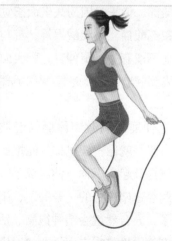

◎跳绳是全身运动，长期跳绳既能锻炼身体，也适合养生。

善局部血液循环，调节局部神经，使局部的病理性产物加快代谢、排泄。损伤的组织加快康复，从而减轻与消除了疼痛。

然而，跳绳也要注意方法与运动量，并注意运动的自我保护。如跳绳速度要由慢到快，时间由短到长。跳绳场地要柔软适中，不宜在水泥地板上跳绳，所穿的鞋子要轻便柔软，也不适宜进食后立即跳绳。跳绳前，应做一些准备运动，放松局部的肌肉与关节。

不睡觉就能缓解疲劳的 "懒人伸腰式"

当你疲劳时，不妨试试下面的"懒人伸腰式"运动，这一简单的运动却能让你精神焕发。

每当你感到疲劳了，就把椅子向后挪挪，双腿向前伸直，脚尖向着身体的方向回勾，脚跟蹬地。同时双手十指交叉相扣，手心向天空方向翻转，手臂伸直，尽量充分地向上伸展，找脊椎被拉开的感觉。保持这个姿势呼吸5~10次就可以了。这就是"懒人伸腰式"运动。

很简单吧？但这么做的效果绝对不简单。你把腿伸直，脚尖向回勾就可以拉伸到膀胱经，从而加速膀胱经排毒。膀胱经贯穿腰背和腿部，像平时因为久坐而感觉背部沉重、腰部酸痛、小腿酸累等，都与这条经络气血不通有关。腿伸直，脚尖向回勾就能激发到膀胱经，缓解腰背和腿部的酸累。

双手向上伸展能刺激到体侧的肝胆经。我说过，胆经就像一架电梯，能把所有脏腑的阳气提升起来。你一伸展双手，就像按下了胆经这架电梯的"开关"，阳气就送上来了，人自然就会精神饱满、活力十足。还有的人性格很内向，心情很压抑，对生活没有激情，觉得干什么都没有

意思，这也跟他体内阳气不足有关。伸展一下胆经，阳气有了蒸腾向上的动力，人就又会开朗、阳光起来。

普通的伸懒腰动作对身体也很有好处。伸懒腰时，头部向上抬起，可使流入头部的血液增多，会使大脑得到比较充足的营养；身腰后仰时，胸腔得到扩张，能多吸进一些氧气，使体内的新陈代谢增强，能提高大脑和其他器官的工作效率，减轻疲劳的感觉。

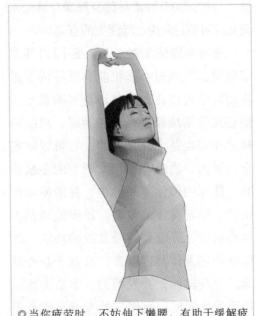

◎当你疲劳时，不妨伸下懒腰，有助于缓解疲劳，振奋精神。

小雪要养生，练练强肾功

小雪时节，草木凋零，冰冻虫伏，人们的室外活动量大大减少。中医认为，人体内的阳气发源于肾。一个人身体是否强壮，与肾功能的强弱有很大关系。所以，在身体锻炼方面，宜多做一些有益于养肾的功法。

① 摩耳

《内经·素问》早就阐述了人体衰老的原因："肾气衰，精气亏，天癸竭"，并强调肾气充足是延年益寿的首要条件。中医认为：肾主藏精，开窍于耳，医治肾脏疾病的穴位有很多在耳部，所以经常摩耳可起到健肾养身的作用。摩耳的具体方法有以下几种：

拉耳屏：双手食指放耳屏内侧后，用食指、拇指提拉耳屏，自内而外提拉，手拉由轻到重，牵拉的力量以不感疼痛为限，每次3~5分钟。此法可治头痛、头

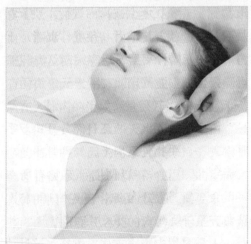

◎肾开窍于耳，经常按摩耳朵可起到健肾养身的作用。

晕、神经衰弱、耳鸣等疾病。

扫外耳：以双手把耳朵由后向前扫，这时候听到嚓嚓的声音。每次20下，每日数次，只要长期坚持，必能强肾健身。

拔双耳：两食指伸直，分别插入两耳孔，旋转，180度，往复3次后，立即拔出，耳中"叭叭"鸣响。一般拔3~6次，此法可促使听觉灵敏，并有健脑之功。

鸣天鼓：两掌分别紧贴于耳部，掌心将耳盖严，用拇指和小指固定，其余三指一起或分指交错叩击，头后枕骨部，即脑户、风府、哑门穴处，耳中"咚咚"鸣响，如击鼓声。该方法有提神醒脑、宁眩聪耳之功效，不仅可作为日常养生保健之法，而且对中老年人常见的耳鸣、眩晕、失眠、头痛、神经衰弱等病症有良好的疗效。

摩耳轮：以手握空拳，以拇指、食指沿耳轮上下来回推摩，直至耳轮充血发热。此法有健脑、强肾、明目之功，可防治阳痿、尿频、便秘、腰腿痛、颈椎病、心慌、胸闷、头痛、头昏等疾病。

摩全耳：双手掌心摩擦发热后，向后按摩耳正面，再向前反复按摩耳背面，反复按摩5~10次，此刻疏通经络，对肾脏及前生胀气均有保健作用。

② 摩腰

中医认为，腰为肾之府。腰部又有带脉通过，按摩腰部能补肾益气，强腰健骨，聪耳明目，不仅能治疗泌尿生殖系统疾病，

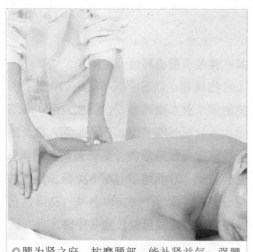

◎腰为肾之府，按摩腰部，能补肾益气，强腰健骨。

而且可以预防腰痛、疏通血气，延年益寿。按摩腰部方法很多，这里介绍三种。

（1）两手拇指按于肋弓下缘，其余四指放于后腰处，先顺时针揉按32次，再逆时针揉按32次；然后两手掌自后腰部至尾骨端，上下反复斜擦32次。

（2）两手握拳，以拳眼对两侧腰部，上下搓动约40次，动作要快速有力。

（3）自然站立，全身放松，双手半握拳或手指平伸均可，然后腰部自然而然地左右转动，随着转腰动作，上肢也跟着甩动。当腰向右转时，带动左上肢的手掌向右腹部拍打。同时右上肢及手背向左腰部拍打，如此反复转动，手掌或拳有意识地拍打腰部、腹部，每侧拍打200次。

③ 暖肾

南宋大诗人陆游诗曰："人生若要常无事，两颗梨须手自煨。"这里的"两颗梨"即睾丸。睾丸古称"肾囊"，故古人称此功为"兜肾囊功"，又名"铁裆功"。

现代医学认为，对睾丸的按摩可增加局部血液循环，促进睾丸内分泌功能。雄性激素除了增强雄性功能之外，还有增强蛋白质合成的作用，可使人体魄健康，精力充沛。具体做法是：

（1）两手搓热，左手兜肾囊，右手小指侧放在小腹阴毛处，两手齐用力向上擦兜睾丸、阴茎等100次左右；易手同样再擦兜100次左右。初练时，用力要轻。次数可达几百次，视个人情况而定。

（2）两手搓热，然后来回适当用力搓揉睾丸、阴茎等100余次。

（3）两手掌夹持睾丸和阴茎用力向上、下各拉3～5次。

（4）用手指揉搓睾丸，两手交替进行，然后揉小腹数十次。

练习此功必须注意以下几点：循序渐进，练后以无痛感和无不适为度。练功时最好同时坚持长跑、打拳或游泳等体育活动。阴部要常洗，两手要保持洁净，以免引起炎症。如有不适，停练并延医诊治。此功宜早、晚在床上被窝内进行。要节制性生活。阳痿、早泄者和年老体弱者适于练此功。未婚青年禁练。

④ 屈肘上举

端坐于方凳上，两腿自然分开，双手屈肘侧举，手指伸直向上，与两耳平齐。然后，双手上举，以两肋部感觉有所牵动为度，随即落下复原，可连做10~15次（如在室外练此式，可采用站势）。

上举时用力不宜古达、过猛。这种动作可以活动筋骨、畅达经脉。同时，由于双手上举与吸气同时进行会增大呼吸的力量，有助于进行腹式呼吸，使气归于丹田。这对老年气短、呼吸困难者有缓解的作用，对增强肾气十分有益。

⑤ 荡腿

端坐，两腿自然下垂，先慢慢左右转动身体3次，然后两腿悬空，前后摆动十余次。此动作可活动腰膝，有益肾强腰之功效。如果你还不算老，可练"高荡腿"动作，即找一棵大树，左手扶树，左腿"金鸡独立"，右腿前后摆动，初练时腿的高度与腰平即可，待熟练后，可"荡"至与肩平。左腿与右腿交换摆动，每次10~20下。

⑥ "吹"字动

直立，双脚并拢，两手交叉翻掌向上举，过头，然后弯腰，双手触地（开始练时双手很难触地，待双腿后面的"筋"松开后，就能触地了），继而下蹲，双手抱膝，口中轻吐"吹"字音，可连做十几次。本功属于"六字诀"中的"吹"字功，常做可固肾气。

⑦ 悬吊

找一单杠，每日练"悬吊"动作（双手握杠，双脚离地）十数次。如无单杠，可找一横树枝来练习。此式即增强臂力，又可增强腰力，有固肾气的作用。

艾灸：家中必不可少的"保养专家"

艾灸是中医的经典治疗方法，就是把艾草条的一端点燃去熏烤穴位，它与银针扎穴共称为针灸。艾灸疗法的适应范围十分广泛，在中国古代是治疗疾病的主要手段。用中医的话说，有温阳补气、温经通络、消瘀散结、补中益气的作用，对前列腺炎、肩周炎、盆腔炎、颈椎病等许多疾病有特效。除此之外，艾灸还具有十分神奇的养生保健作用。早在《庄子》一书中就曾记载圣人孔子曾经"无病而自灸"，由此可见用灸法预防疾病，延年益寿，在我国也已经有数千年的历史了。

把艾草条的一端点燃，在足三里穴上方三四厘米处灸烤，觉得烫了就拿开，隔一会儿再烤，这样连续重复七八次。足三里穴属胃经，灸烤它就相当于给胃经注入了能量，能量会沿着经络一直传到与之相连的胃里，然后把肠胃的虚寒驱散开，胃痛胃炎一类的问题就能改善了。

灸烤肾俞、太溪一类的穴位可以补肾；灸烤三阴交、八髎穴就可以治疗痛经、宫寒一类的妇科病；冬天灸烤关元肚脐，夏天就不怕热，夏天灸一灸冬天就不怕冷。大寒正是寒气旺盛的时节，这时可以灸肚脐、足三里、三阴交及关元穴，这四个穴位是祛寒补虚的绝佳组合。一周灸上那么两三次，可以大补元气、温通经络、祛寒活血。

通过饮食来进补，得分清体质。就一家人来说，熬一锅药膳很难照顾到每一个成员身体的状况，但有了艾草条就不用犯愁了，艾灸穴位比药补更为稳妥、更为方便。给父母灸一灸可以增强体质，延缓衰老；夫妻间互相灸一灸可以强身健体，提高生活质量，改善亚健康；给孩子灸一灸可以增强孩子的抵抗力，让他健康成长。

千金难买的清心良方——"静坐法"

"一阳萌生从此日，老人坚坐午达夕，浑浑上溯河流黄，赫赫内视神珠赤……"这是陆游在冬至夜间练功后做的诗。所以在阴阳交替的时候，我们应该像古人提倡的那样安身净体，保持身心平静，顺应阴阳之气的自然生发交替，不做任何干扰，那最好的方式便是静坐。

对于身心压力很大的现代人，建议每天都要抽出10分钟静坐的时间来沉淀思绪、休养身体、积蓄能量。中医认为"语多伤气，视多伤血"。每天静坐10分钟，不视、不听、不语就能减少消耗、保养元气。

打坐方法简单而有效的"七支坐"——打坐时肢体上要注意的七个要点：

（1）坐姿：双足打成莲花座。如果做不到可以把两腿自然交叉盘坐在一起，以舒适为度。

（2）脊椎：脊梁直立，要做到直而不僵，松而不懈。

（3）手势：两手心向上，右手背平放在左手心上，两个大拇指轻轻相触，这叫定印。

（4）肩膀：左右两肩稍微张开，以平整适度为宜，不可以沉肩驼背。

（5）下巴：前颚内收，但不是低头，稍微压住颈部左右两条大动脉即可，

这样能抑制大脑思考。

（6）眼睛：双目微张，目光随意确定在座前两三米处，或者微闭。

（7）舌尖：舌头轻微舔抵上颚，犹如还未生长牙齿的婴儿酣睡时的状态。

以上七点便是静坐时的身体要领。如果刚开始做不到什么都不想的话，可以先练习只想一件事——大海边、草地上、花丛中，你要用五官充分去感受，找身临其境的感觉。也可以专注地呼吸，去聆听均匀呼吸时产生的韵律，或者凝视一点烛光。当你持续地专注于一件事的时候便实现了静坐的目的。

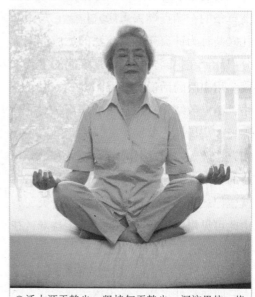

◎活力源于静坐，坚持每天静坐，沉淀思绪，修养身体，你才能积蓄更多的能量。

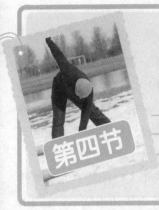

立冬、小雪防病养生

◎立冬、小雪时节，做好疾病的预防保健工作，你将会度过一个健康的冬季，如果你忽视这项养生工作，你的身体将更容易受到一些冬季常见疾病的侵袭。

第四节

立冬燥气最盛，进补需谨慎

立冬是燥气最重的一个节气，这时是不大适合大补特补的。补的时候最好有一点"温"，又有一点"润"。

立冬是干季的最后一个节气，在中国的传统观念中，"冬"是"终"的意思，这个节气代表着一年即将终止。这时，一年的农事该结束了，作物都收藏起来，而一些小生灵也都蛰伏于地下进入了冬眠。

立冬是干季向寒季转化的过程，这时我们会感觉天气很冷了，燥也明显加重了，人在这时最容易生病，所以你要做好两手准备：一是注意防寒保暖，二要做好滋阴润燥的工作。

很多人一到立冬就开始大补特补，结果补得一嘴是疱、满脸疙瘩，这是因为他们不了解立冬的气候特点。立冬是燥气最重的一个节气，这时是不大适合大补特补的。补的时候最好坚持温补，做到滋阴润燥，掌握好这个火候，就能舒舒服服地过立冬了。

以首乌为主的"仙人粥"最适合这个

节气，这味粥具有温通气血、平补阴阳、滋养肝肾的功效。

另外，立冬的阳光，你一定不要错过。这时的阳光不温不燥，暖度适宜，正是寒冷天气下人体最需要的阳气之源，比吃什么补药都养生。睡前再打通肝肾两经，将内外合补之力引入肝肾，就能打开冬日养生之门，健康便指日可待。

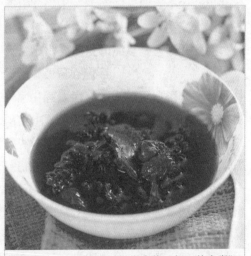

◎立冬时节，适宜进补温润食物，如"仙人粥"最适合。

天气干燥日渐冷，预防疾病早进行

立冬时节，天气干燥且日渐寒冷，要注意预防以下疾病的发生。

① 宜防口干症

口干是一种常见的疾病症状，常在老年人中发生，尤其是在冬季气候干燥时更为多见。因此，冬季老年人宜防口干症。

现代医学研究认为，冬季引起老年人口干（特别是夜间口干）有以下常见原因：人们随着年龄增长，口腔组织和体内

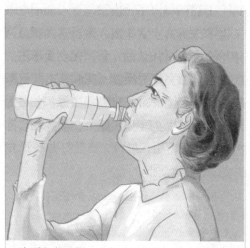

◎冬季气候干燥，老年人要防口干症，应做好预防工作，要适当喝水。

其他器官组织一样，不断地发生变化。研究证实，人过"花甲"之年后，口腔黏膜变薄，表面粗糙；同时，唾液腺萎缩，唾液量分泌减少，致使口腔黏膜失去润滑，从而出现口干、口涩症状。

冬季，防治老年人口干症，尤其要注意口腔卫生，三餐以后适当饮水，服用B族维生素药物，增加蛋白质饮食，可以改善唾液分泌，减少口干。

中医对口干症的治疗以养阴生津为主，如玄参、北沙参、麦冬、生地、玉竹、石斛等，有一定效果。还可用枸杞子30克，在晚睡前，用温开水洗净，慢慢嚼服，取其阴阳双补，有一定疗效。

② 宜防手脚干裂

每年冬天，由于气候干燥，空气湿度低，许多人手和脚的皮肤上就会裂开大大小小的裂口，走路或者劳动摩擦时疼痛难忍，较大的裂口还会引起出血，病菌侵入后甚至出现化脓感染。这种冬季手、脚皮肤裂开的现象，医学上叫作"皲裂"。

治疗皮肤皲裂的方法	①冬季，皮肤干燥容易皲裂。可在每晚睡觉前，先用热水浸泡皲裂处几分钟，使之软化。然后取鱼肝油丸2~3粒，挤出其液体涂在裂口部位，每晚1次，1周即愈
	②发生皲裂现象，可将醋与甘油以5：1的比例调匀后，每天2次涂擦患处，皮肤会变得光滑、细嫩
	③将鸡蛋2只煮熟，取其蛋黄置铁锅内，用小火熬成油状，冷却后涂于皲裂皮肤表面，一日2次，三四天即可痊愈
	④土豆1个，煮熟后剥皮捣烂，加少许凡士林调匀，放入净瓶内，每日一次涂患处，数日可愈

因此，在气候寒冷时尽量少用或不用碱性大的肥皂洗手、洗脸或洗脚，否则会去脂过多而使皮肤容易干裂。经常接触矿物油类、水泥、石灰等工种的人下班后要及时洗净手脚，用干毛巾擦干后再搽些油脂润滑皮肤。

维生素A具有保护皮肤、防止皲裂的作用，胡萝卜、动物肝脏、鸡蛋及菠萝中含有丰富的维生素A，冬天里应适当多吃些。有皮肤皲裂史的人，在气候转冷时就要注意防寒保暖，保护好皮肤，原来患有手、足癣、鱼鳞病等皮肤病的人，要尽早进行治疗。倘若手、脚已发生了皮肤皲裂，轻者可用5%~10%水杨酸软膏外搽；重者在用上药之前，先用热水浸泡患处5~10分钟，将皲裂周围过于增厚的皮肤角质层用刀片削落，搽药后再用胶布将裂开处尽可能拉紧贴牢。这样既能减轻痛苦，又能促使裂口尽快愈合。

③ 宜防"老寒腿"

进入冬季，天气一天比一天寒冷，常有许多患者膝关节疼痛加重，这些患者以中老年人为多，因此也被称为"老寒腿"。

"老寒腿"其实就是骨性关节炎。膝关节是人体最大的关节，几乎承受着全身的重量，负担重，活动大，关节软骨容易磨损、破坏。腰或下肢先天性发育缺陷（如先天性髋关节脱位）或关节受伤（如骨折、脱位）、生病（如化脓性关节炎、类风湿病）等，可使关节接触面不平滑，负重力线变化，从而使膝关节发生退变性

变化而导致骨性关节炎；另外寒冷和潮湿等因素作用于机体，容易引起膝关节局部的神经、血管及软组织功能紊乱，从而加重此病。

祖国医学认为：肾藏精主骨，肝藏血主筋。老年人肝肾不足，精亏血少，筋骨受损，风寒湿邪容易侵入，阻滞经络，流注关节，致关节周围气血运行不畅，不通则痛。

关节退变虽是人体新陈代谢不可避免的过程，但膝关节活动受限，严重影响工作、生活，必须加强预防，采取各种措施，推迟发生时间，减轻程度，延缓发展，提高生活质量。

首先，要注意预防。一是要提高整个机体的健康素质，人过中年，尤应注意生活规律，要防止外伤或过度劳累，保证睡眠和营养，节制饮食，防止过度肥胖，以减轻关节负重。二是要注意膝关节的保健，注意膝关节的保暖防寒，防止关节受寒湿侵袭，可使用护膝。还要进行合理的

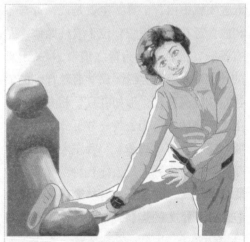

◎坚持进行合理的体育锻炼，适当运动，可促进关节软骨吸收营养，预防老寒腿。

体育锻炼，适当运动可促进关节软骨吸收营养，并保持关节活动范围。同时，又要劳逸结合，避免活动过多过量损害关节。可选择打太极拳、慢跑、散步、做体操等运动方式，持之以恒。活动量以身体舒服、微有汗出为度，贵在持之以恒。有些老年人经常以半蹲姿势，做膝关节前后左右摇晃动作，进行锻炼。因半蹲时髌面压力最大，摇晃则更会加重磨损，致使膝关节骨性关节炎发生，所以，这种锻炼方式是不可取的。另外也不主张爬山运动，因为上下山会使膝关节负担加重，容易损伤关节软骨。

其次，要抓紧治疗。遵循中国传统医学急则治标，缓则治本的治疗原则，对急性疼痛者可采取西医局部封闭，神经阻滞等方法，也可选服吲哚美辛、布洛芬等非甾体药物迅速缓解疼痛。如有关节积液，可以抽出液体，同时注入泼尼松等药物。但这种药虽能较快地控制症状，对关节软骨却有不良作用，不宜连续或大量应用。也可采取中药内服与针灸推拿外敷等内外同治的方法，选用舒筋通络、祛寒除湿之品，如天麻杜仲丸、壮骨关节丸、舒筋活血片等，也可选用麝香追风膏、狗皮膏、伤湿止痛膏外贴，或搽正骨水、红花油等药水。注意要选择国家准字号的中成药，不能轻易听信所谓的偏方、验方，因为许多所谓的偏方验方都掺有激素，长期服用会对机体造成不良损害。

养生应"天时"，小雪要养肾

传统养生十分注重"天时"。俗话说："冬不藏精，春必温病。"古人认为，冬天寒冷与水的特性相关，在与人体五脏配属中内合于肾。也就是说，肾与冬相应。肾在腰部腹腔，位于脊柱两侧，左右各一，故称"腰为肾之府"。关于肾的具体形态，《类经图翼》有较详细的描述："肾有两枚，形如豇豆，相并而曲，附于脊之两旁，相去各一寸五分，外有黄脂包裹，各有带两条。"肾主藏精，肾中精气为生命之源，是人体各种功能活动的物质基础。人体生长发育、衰老，以及免疫力、抵抗力的强弱，都与肾中精气的盛衰密切相关。因此，在冬天一定要保护好肾，不使"肾亏"，否则到春天因"肾亏"而对疾病的抵抗力下降，容易生病。

在与自然界五色中，黑色入肾。现代研究表明，食品的颜色与营养的关系极为密切，食品随着它本身含的天然色素由浅

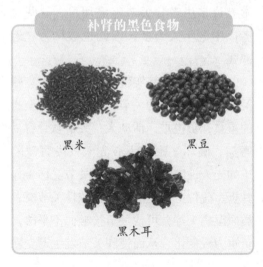

补肾的黑色食物

黑米　　　黑豆

黑木耳

变深，其营养含量愈为丰富，结构愈为合理，而黑色食品可谓登峰造极。黑色独入肾经，食用黑色食品，能够益肾强肾，增强人体免疫功能，延缓衰老，在冬天进食则更具特色，黑色食品走进冬天最能显出"英雄本色"，可谓是冬天进补的佳肴和良药。

黑色食品如黑米、黑豆、黑芝麻、黑木耳、黑枣、黑菇、黑桑葚、魔芋、乌骨鸡、乌贼鱼、甲鱼、海带、紫菜、黑荞麦、黑豆豉、发菜、龙眼肉、黑葡萄、黑松子、黑海参、黑蚂蚁菜等，与羊肉、狗肉等一类温肾壮阳食品不同的是，黑米、黑豆、黑芝麻等黑色食品不仅营养丰富，为诸多食品之冠，而且大多性味平和，补而不腻，食而不燥，对肾气渐衰、体弱多病的老人以及处在成长发育阶段、肾气不足的少儿尤其有益。冬天不妨吃吃"黑"，让黑色食品进入你的餐桌，你将会得到意想不到的回报。

天气影响身体，防病保健有益

小雪时节，我们要做好感冒、抑郁症、冻疮、腰腿痛的防病保健工作。

① 宜防感冒

小雪时节，天已积阴，这时的黄河以北地区会出现初雪，虽雪量有限，但还是给干燥的冬季增添了一些湿润。空气的湿润对于呼吸系统的疾病会有所改善，但雪后会出现降温天气，所以要做好御寒保暖，防止感冒的发生。

② 宜防冻疮

冻疮是由寒冷潮湿刺激，引起受冻部位小动脉收缩造成局部组织缺氧，细胞受伤所致，此外缺乏适当运动，鞋袜过紧，局部潮湿多汗，贫血等常为发病诱因。每当天气骤冷，或由冷变暖的春季发病。冻疮好发于手、足、耳鼻及面部等暴露部位。

中医称冻疮为"冻瘃"，寒冷、潮湿是造成冻疮的外在因素，元气虚弱而不耐寒是发病的内在因素。由于气血亏虚，外感寒冷则经络阻塞，气血瘀滞不行，致使皮腠受损而发。

初起时受冻部位皮肤苍白，继而出现局限性红斑肿胀，压之褪色，自觉灼痛或瘙痒麻木感。此时如注意保暖，损害可数日消退。重者肿胀加剧，受冻部位皮肤呈灰白、暗红或紫色，并发生大小不等的水疱。疱破后形成糜烂溃疡，疼痛加重，或局部感觉消失。冻疮可反复发作，至夏季自愈。若溃疡范围较大合并感染者，常伴有寒战、高热等全身症状。

冻疮的治疗以和营祛寒、温经通络为主。对气血虚弱者宜调补气血，温通血脉。

③ 宜防腰腿痛

腰腿痛的原因十分复杂，有先天和后天两大类。无论先天或后天原因，除了能找到明确病因外，不明病因的腰腿痛，有相当一部分与不正确的姿势有关。虽然骨与关节的老化是生命现象的必然规律，是不可避免的，但推迟老化现象的到来，在现实生活中可以通过种种措施而得到实现。

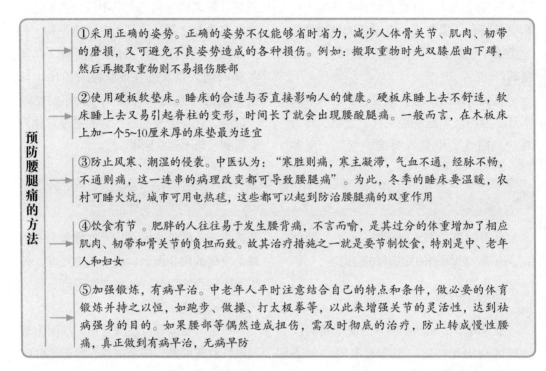

预防腰腿痛的方法

①采用正确的姿势。正确的姿势不仅能够省时省力，减少人体骨关节、肌肉、韧带的磨损，又可避免不良姿势造成的各种损伤。例如：搬取重物时先双膝屈曲下蹲，然后再搬取重物则不易损伤腰部

②使用硬板软垫床。睡床的合适与否直接影响人的健康。硬板床睡上去不舒适，软床睡上去又易引起脊柱的变形，时间长了就会出现腰酸腿痛。一般而言，在木板床上加一个5~10厘米厚的床垫最为适宜

③防止风寒、潮湿的侵袭。中医认为："寒胜则痛，寒主凝滞，气血不通，经脉不畅，不通则痛，这一连串的病理改变都可导致腰腿痛"。为此，冬季的睡床要温暖，农村可睡火炕，城市可用电热毯，这些都可以起到防治腰腿痛的双重作用

④饮食有节。肥胖的人往往易于发生腰背痛，不言而喻，是其过分的体重增加了相应肌肉、韧带和骨关节的负担而致。故其治疗措施之一就是要节制饮食，特别是中、老年人和妇女

⑤加强锻炼，有病早治。中老年人平时注意结合自己的特点和条件，做必要的体育锻炼并持之以恒，如跑步、做操、打太极拳等，以此来增强关节的灵活性，达到祛病强身的目的。如果腰部等偶然造成扭伤，需及时彻底的治疗，防止转成慢性腰痛，真正做到有病早治，无病早防

有"苁蓉补阳粥"开路，温补肾阳更从容

肾阳虚的人有什么症状呢？通常是：四肢冰凉、脸色虚白、怕冷、尿频尿急、腰痛发凉、性欲低下等症状。

肾阳虚首先会表现在腰痛上，因为腰是肾的"家"。这种痛一般还会伴有冷的感觉，就是觉得腰里面发凉。肾主一身之阳，肾阳虚了，全身的阳气都会跟着虚弱。阳虚则寒，阳气不能起到温煦的作用，所以就会全身怕冷。

另外，肾脏有主持和调节水液代谢的作用，这作用是通过肾阳来实现的。现在肾阳虚了，不能很好地代谢和调节体内的水液，于是，不是出现尿频就是小腿水肿了。

肉苁蓉是补阳的好东西，中医称其为"地精"，是名贵的中药材，素有"沙漠人参"之美誉。中医认为，苁蓉性味甘、咸、温，入肾、大肠经，有补肾壮阳，润肠通便之功。另外，还能增强免疫力，调整内分泌促进代谢，促进生长发育；降低血压、抗动脉粥样硬化作用；有一定抗衰老作用。这味药在一般的药店都可以买

到，虽有名贵药材的头衔，但相对于人参、虫草、鹿茸等来说，价格相当实惠。

这里给大家介绍一个肉苁蓉的食疗方。方子出自《证类本草》卷七引《药性论》，具体做法是：肉苁蓉10~15克，精羊肉、粳米各100克，精盐少许，葱白2根，生姜3片。分别将肉苁蓉、精羊肉洗净后切细，先用砂锅煎肉，苁蓉取汁，去渣，入羊肉、粳米同煮，待煮沸后，再加入细盐、生姜、葱白煮成稀粥。

这款"苁蓉补阳粥"适合各年龄段的肾阳虚体质，可补肾助阳，健脾养胃，润肠通便。隔三岔五来一碗，肾阳就这么不知不觉地补上来了。腰痛缓解了很多，天

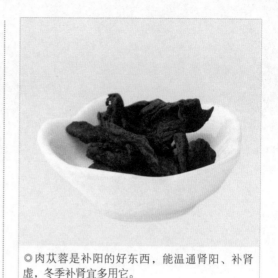

◎肉苁蓉是补阳的好东西，能温通肾阳、补肾虚，冬季补肾宜多用它。

气再冷，手脚也不凉了，尿频也止住了，脸色越来越红润。

小雪容易生"内火"，降火是关键

下雪时节，室内暖气都开始供暖，外面寒冷，人们穿得严实，体内的热气散发不出去，就容易生"内火"，也就是人们常说的容易上火。

当人出现口腔溃疡，甚至脸上的疙瘩也比平日里多了，这些就是内火的表现。虽然寒冷的日子里，人们喜欢吃热乎乎的食物，但是过于麻辣的食物最好不要吃，这会更助长体内的"内火"。

另外，寒冷干燥的室内，大多数人感到口鼻干燥，好像要冒火了，大家可以多喝点热汤，比如白菜豆腐汤、菠菜豆腐汤、羊肉白萝卜汤等，既暖和又能滋补津液。这个季节的白菜、萝卜都是当季食物，富含维生素及多种微量元素，而且，

白萝卜能清火降气、消食，非常适合这个节气里食用。

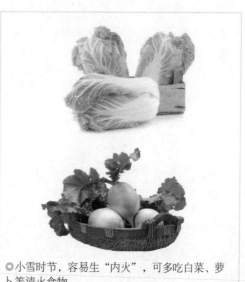

◎小雪时节，容易生"内火"，可多吃白菜、萝卜等清火食物。

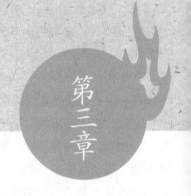

第三章

保养精神滋阴护阳，
大雪、冬至话养生

●大雪节气后，天气越来越凉，寒风萧萧，雪花飘飘。此时开始一直到冬至，都是进补的最佳时机，内脏走向藏，我们要保养精神，收藏精气。

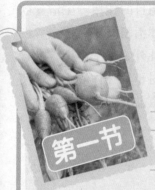

大雪、冬至饮食养生

◎12月有两个节气，即"大雪"和"冬至"。在这两个节气里，从中医养生学的角度看，这一时期应当适度地综合调养。饮食强调营养，食补为主，药补为辅；起居强调安逸，静养。在进行调养时应采取动静结合、劳逸结合的方法。

冬至话养生：多吃"坚果"

"冬至"之时生命活动开始由盛转衰、由动转静。此时要科学养生，调理得当，可以多吃些诸如花生、核桃、栗子、榛子和杏仁之类的坚果。

中医认为坚果性味偏温热，在其他季节吃容易上火，而冬天天气较冷，很多人吃后不存在这个问题。还有坚果大多有补肾健脑、强心健体的作用，而冬季对应的是肾脏，所以冬季进补多吃坚果很有好处。再有冬季吃坚果有御寒的作用，可增强体质。当然吃坚果也要适量，且因人而异。

1 杏仁

营养价值：杏仁含多种矿物质，钙含量高。杏仁含氨基酸种类也非常齐全。研究发现，吃杏仁可降低心脏病风险。杏仁还有降低胆固醇的功效。另外杏仁有润肺排毒的作用，有养颜益寿的作用。但其热量高，最好减少其他油脂类摄取。

中医观点：杏仁是一味常用的中药，有止咳化痰、润肠通便的作用。对于年老体弱的慢性便秘者来说，吃杏仁效果最佳。杏仁有苦甜之分。甜杏仁可作茶点果品，苦杏仁有毒，不能生吃，入药多为煎剂。

适合人群：所有人。因杏仁有通便作用，所以消化功能差、大便稀、常腹泻的人要少吃。适用量：每次20克。

2 核桃

营养价值：核桃含有丰富的蛋白质、脂肪、矿物质和维生素。脂肪中含亚油酸多，营养价值较高。此外，核桃还含有丰富的B族维生素和维生素E，可防止细胞老化，有健脑、增强记忆力及延缓衰老的作用。核桃还能减少肠道对胆固醇的吸收。核桃仁还是理想的肌肤美容剂，常吃有润肌肤、乌须发的功能。

中医观点：核桃仁是中成药的重要辅料，有补肾固精、润肺止咳、化痰定喘、顺气补血等功能。对肾虚、尿频、咳嗽等症有很好的疗效。人疲劳时嚼些核桃仁，能缓解疲劳和压力。因含有较多脂肪，所以一次吃得太多，会影响消化。再有，吃核桃仁时，表面的褐色薄皮不要剥掉，这样会损失掉一部分营养。

适合人群：所有人。

适用量：每次20克。

❸ 栗子

营养价值：与其他坚果不同，栗子含有较多的碳水化合物、蛋白质和脂肪较少。此外还含有胡萝卜素、核黄素、抗坏血酸等多种维生素。栗子所含的不饱和脂肪酸和维生素、矿物质能防治高血压、冠心病、骨质疏松等，同时也能抗衰老。

中医观点：栗子味甘、性温，有补肾壮阳、健脾和胃、活血止血的功能。适用于肾虚、腰膝酸软无力、筋骨疼痛、尿血、便血等症。栗子对人体的滋补功能，可与人参、黄芪、当归等中药材相媲美。

适合人群：所有人都可食用，因含糖及淀粉高，对于过于肥胖的人要少吃。

适用量：每次30克左右。

❹ 榛子

营养价值：榛子由于其含有油质（大多为不饱和脂肪酸）、蛋白质、碳水化合物、维生素E、矿物质、糖纤维等特殊成分，因此具有降低胆固醇和预防结肠癌、前列腺癌、乳腺癌等疾病的作用。此外，榛子也是人体所需的矿物质很好的来源。在平衡血压的同时，榛子还能促进骨骼生长。

中医观点：榛子主要有调中、开胃、滋养气血、明目的作用。主治食欲不好、乏力、形体消瘦、病后体虚、视物不明等病症。此外，榛子中钾、铁含量亦名列前茅，对于增强体质、抵抗疲劳、防止衰老都有益。常吃榛子有益于儿童的健康发育。

适用量：每次30克左右。

❺ 花生

营养价值：花生中蛋白质含量丰富，每100克花生可提供身体每日所需的蛋白质一半以上，另外含有丰富的纤维、镁、铁、锌及维生素D。花生还含有维生素E、维生素B_6、烟酸、核黄素及铜、钾、锌、镁等矿物质，同时蕴含丰富纤维。

中医观点：常吃花生有养血补血、补脾润肺、滋润肌肤的效果。因花生红衣有补脾胃之气，能达到养血止血的作用，因此吃花生时可连皮一起吃。

不适合吃的人：跌打瘀肿的病人，消化功能不好的中老年人，胆囊切除的人。

适用量：每次20～30克。

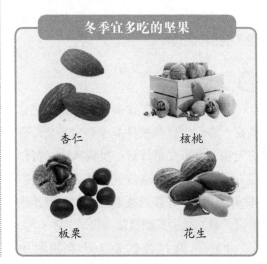

冬季宜多吃的坚果

杏仁　　　　　核桃

板栗　　　　　花生

冬至水果滋阴养肺

冬至是"数九寒冬"的第一天。"冬至"之时生命活动开始由盛转衰、由动转静。此时要科学地运用养生之道，调理得当。

冬至过后，在保健养生方面应提倡精神摄养、饮食调养为主，顺时奉养、起居护养、药物相助为辅的方法。在饮食调养方面，宜多样谷、果、肉、蔬合理搭配，适当选用高钙食品，也可以多吃些诸如花生、核桃、栗子、榛子和杏仁之类的坚果。老年人脾胃较虚弱，不宜吃浓浊、肥腻和过咸食品，可多食用蛋白质、维生素、纤维素，少吃糖类、脂肪、盐。同时，老年人脾喜温恶冷，且因齿松脱落，咀嚼困难，故宜食熟软之品。

冬天寒冷干燥，使人觉得鼻、咽部干燥和皮肤干燥，很容易上火，因此每天能吃点水果不仅能滋阴养肺、润喉去燥，还能摄取充足的营养物质，会使人顿觉清爽舒适。

冬季进补的四大禁忌

❶ 忌盲目食狗肉

一些体质虚弱和患有关节炎等病的人，在严冬季节，多吃些狗肉是有好处的。但不宜盲目食狗肉，以免食用狂犬肉，染上狂犬病。吃狗肉后不要喝茶，这是因为茶叶中的鞣酸与狗肉中的蛋白质结合，会生成一种物质。这种物质具有一定的收敛作用，可使肠蠕动减弱，大便里的水分减少。因此，大便中的有毒物质和致癌物质，就会因在肠内停留时间过长而极易被人体吸收。

❷ 忌慕名进补

鸡汤不是所有的人都能喝的，鸡汤（包括炖鸡汤和下药材熬的鸡汤）营养丰富，其中的营养是从鸡油、鸡皮、鸡肉和鸡骨溶解出的少量水溶性小分子，其蛋白质仅为鸡肉的7%左右，而汤里的脂肪大都属于饱和脂肪酸。因鸡汤中这一特有的营养成分，以下几种病人就不宜喝鸡汤。

胆道疾病患者胆囊炎和胆结石症经常发作者，不宜多喝鸡汤。因鸡汤内脂肪的消化需要胆汁参与，喝鸡汤后会刺激胆囊收缩，易引起胆囊炎发作。

胃酸过多者不宜喝鸡汤，因为鸡汤有刺激胃酸分泌的作用，有胃溃疡、胃酸过多或胃出血的病人，一般不宜喝鸡汤。

肾功能不全者不宜喝鸡汤，因为鸡汤内含有一些小分子蛋白质，患有急性肾炎、急慢性肾功能不全或尿毒症的患者，由于其肝肾对蛋白质分解物不能及时处理，喝多了鸡汤会引起高氮质血症，加重病情。

❸ 忌无病进补

无病进补，既增加开支，又会伤害身体，如服用鱼肝油过量可引起中毒，长期服用葡萄糖会引起发胖，另外，补药也不能多多益善，任何补药服用过量都有害。

④ 忌虚实不分

中医的治疗原则是"虚者补之"。虚则补，不虚则正常饮食就可以了，同时应当分清补品的性能和适用范围，是否适合自己。专家认为，进补主要作用是"补虚益损"，而虚又分气虚、血虚、阴虚和阳虚四种，各有各不同的补法。

虚证的症候及进补方法

虚证类型	常见征候	进补方法
气虚症	精神倦怠、语声低微、易出虚汗、舌淡苔白、脉虚无力等	气虚当益气，此症可选用人参蜂王浆、补中益气丸、西洋参、黄芪、党参、山药等
血虚症	面色萎黄、唇甲苍白、头晕心悸、健忘失眠、手足发麻、舌质淡、脉细无力等	血虚当补血，此症可选用补血露、十全大补丸、归脾丸、当归、阿胶、龙眼肉等
阴虚症	潮热盗汗、五心灼热、口燥咽干、干咳少痰、眼目干涩、舌红少苔等	阴虚当滋阴，此症可选用大补阴丸、参杞蜂王浆、六味地黄丸、银耳、鳖甲、麦冬、沙参、黑芝麻等药物
阳虚症	面色皖白、四肢不温、阳痿早泄、纳少便秘、舌淡嫩、脉微细等	阳虚当壮阳，此症常可选用金匮肾气丸、鹿茸口服液、龟苓膏、鹿茸、紫河车、蛤蚧、冬虫夏草、杜仲等药物

冬季食用萝卜二忌

冬季，白萝卜和胡萝卜共为时令美食佳品，备受人们的喜爱。但是，值得注意的是，白萝卜忌与胡萝卜合煮。

中医学认为，白萝卜甘辛微凉，胡萝卜甘辛微温，其性味功能不合，两者皆含多种酶类，特别在生食或凉拌时，极易发生酶类的分解与变化。现代医学研究认为，白萝卜与胡萝卜合煮，白萝卜中的维生素C，往往就会被胡萝卜中的抗血酸酶破坏。这样一来，大大地降低了营养价值。所以，冬季白萝卜忌与胡萝卜合煮。萝卜、芥菜同属十字花科蔬菜。冬季，如果长期同食这类蔬菜，会大大抑制人体甲状腺机能，甚至引起甲状腺肿。

因为萝卜、芥菜等十字花科蔬菜被人们食用后，可以产生硫氰酸盐。硫氰酸盐在人体内很快转变为硫氰酸。硫氰酸是一种抗甲状腺物质，具有抑制甲状腺功能的作用，时间长了，可引起甲状腺肿大。苹果、橘子、葡萄、梨等水果都含有类黄酮，在人的肠道内能转变为二羟苯甲酸和阿魏酸。这两类物质抑制甲状腺功能的作用很强。因此，萝卜、芥菜和上述水果应避免同时食用，以避免对甲状腺产生危害。甲状腺肿的患者更应当注意。

冬至晚餐忌过甜

冬季常食甜类食物可以增加热量，从而增加入体御寒能力。但是，冬季晚餐和晚餐后都不宜经常吃甜食。

国外科学家曾以白糖摄入进行研究并发现，虽然摄取白糖的量相同，但若摄取的时间不同，会产生不同的结果。科学家将动物分成两组，一组早上喂含白糖的饲料，晚上再喂普通的饲料，另一组则正好相反。研究发现，虽然两组全天的白糖摄取量相同，但一段时间后，晚上喂含糖饲料的一组，其血中中性脂肪浓度比另一组高得多。这是因为肝脏、脂肪组织与肌肉等的白糖代谢活性，在一天24小时不同的阶段中会有不同的改变。原则上，物质代谢的活性随着阳光强弱的变化而改变，身体方面则受休息或活动状态的强烈影响。白糖经消化分解为果糖与葡萄糖，被人体吸收后分别转换成能量与脂肪，由于运动能抑制胰岛素分泌，对白糖转换成脂肪也有抑制作用，所以摄取白糖后立即运动，就可抑制血液中中性脂肪浓度升高。而摄取白糖后立刻休息，结果则相反，久而久之会令人发胖。

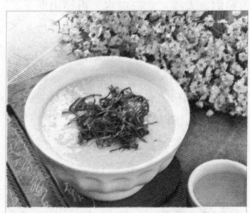

◎甜品中的白糖可导致血液中脂肪浓度增高，因此晚餐不宜常吃甜食，清淡的粥类会比较适合。

大雪可多吃当归、黄芪

大雪是一年中最冷的开始，正赶上阴气盛到极点、阳气开始萌发的时候。这时，人体需要吸收更多的能量来抵御寒气、助阳气萌发，而人体脾胃功能处于吸收的旺盛阶段。所以，借助这段时间来养生，补得恰到时候又可以避免上火。

成书于东汉的《金匮要略》中，有一名方"当归生姜羊肉汤"，具有温经散寒,健脾和胃,大补气血等功效,千百年来是冬令进补的美味佳肴。当归是最常用的中药之一,有补血活血,调经止痛,润肠通便的功效,适用于血虚萎黄、眩晕心悸、月经不调、经闭痛经、虚寒腹痛、肠燥便秘、风湿痹痛、跌扑损伤等症。黄芪是补气的,有益气固表、利水消肿、脱毒、生肌的功效,适用于自汗、盗汗、血痹、浮肿、痈疽不溃或溃久不敛等症。

❶ 当归生姜羊肉汤

原料:羊肉400克,当归10克,姜片40克,香菜段少许。

调料:料酒8毫升,盐2克,鸡粉2克。

做法:羊肉倒入开水锅中,拌匀。加入料酒,煮沸,氽去血水,再捞出沥干。砂锅注水烧开,倒入当归和姜片。放入羊肉,淋入料酒,搅拌匀。盖上盖,小火炖2小时至羊肉软烂。揭开盖子,放盐、鸡粉,拌匀调味。夹去当归和姜片。关火,盛出煮好的汤料装入盘中即可

功效:温脾补肾,温经散寒,滋阴润

燥。可用于畏寒肢冷,腰酸乏力,腹中冷痛等症。

❷ 黄芪鸡汤

原料:鸡肉块550克,陈皮、黄芪、桂皮各适量,姜片、葱段各少许。

调料:盐2克,鸡粉适量,料酒7毫升。

做法:鸡肉块洗净,放入开水锅中,拌匀,氽煮一会,淋上少许料酒,去除血渍。再捞出沥干。砂锅中注水烧热,放入黄芪,撒上姜片、葱段。倒入洗净的桂皮、陈皮,放入氽过水的鸡肉块,淋入少许料酒。盖盖,大火烧开后改小火煮约55分钟,至食材熟透。揭盖,加入少许盐、鸡粉,拌匀调味,略煮,至汤汁入味。关火后盛出煮好的鸡汤即可。

功效:长期服用,可使女人气血调和,皮肤滑润白皙,富有光泽。乌鸡汤含有丰富的胶原蛋白,冷凝后,即出现胶状体,晚上临睡前以此胶状体涂敷面部,第二天早上以温水洗去,可使面部皮肤嫩白,除皱效果良好。

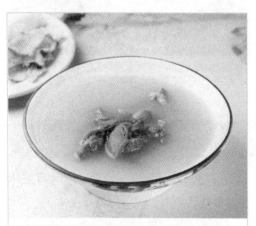

◎冬季食用当归生姜羊肉汤有温经散寒的作用,可用于四肢冰冷、腰酸乏力等症。

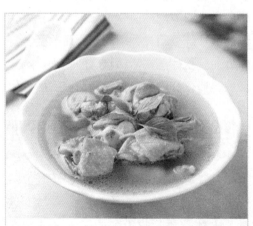

◎黄芪鸡汤有益气补血的作用,适用于女性气血不和、黄褐斑等症。

大雪、冬至养生食谱

大雪、冬至的进补过程中，我们应当注意两点：一是养宜适度：所谓适度，就是要恰到好处。不可太过，不可不及。若过分谨慎，则会导致调养失度，不知所措。二是养勿过偏：综合调养要适中。有人把"补"当作养，于是饮食强调营养，食必进补，起居强调安逸，静养唯一，此外，还以补益药物为辅助。虽说食补、药补、静养都在养生范畴之中，但用之太过反而会影响健康。现在为大家提供大雪节气的家常营养食谱。

❶ 枸杞炒玉米

原材料：甜玉米粒300克，水发枸杞100克。

调料：盐、味精、水淀粉各适量。

做法：甜玉米粒和枸杞分别用开水烫一下。炒锅加油烧热，倒入甜玉米

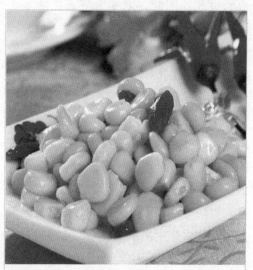

◎枸杞炒玉米有滋阴补血的功效，对体虚乏力、贫血者有强身之效。

粒、枸杞、盐、味精一起略炒，用水淀粉勾芡即可。

功效：本品药食合用，阴血双补，是明目健身的药膳方。对于体虚乏力、贫血、神衰、糖尿病患者均有强身之效。

❷ 鱼露炒什菇

原材料：鸡腿菇、茶树菇、莴笋、香菇、彩椒各适量。

调料：鱼露50克，盐4克，味精2克。

做法：莴笋洗净削皮切片；彩椒洗净去蒂籽切片；莴笋过水备用。鸡腿菇、茶树菇、香菇洗净，切块后，放入沸水中氽烫，捞出沥水备用。炒锅上火，油烧热，炒香彩椒，放入材料及调味料，炒香入味即成。

功效：补益肠胃，化痰散寒。增强机体免疫功能，对高脂血患者更为适宜。

❸ 花生拌菠菜

原材料：菠菜300克，花生米50克。

调料：盐、味精各3克，香油适量。

做法：菠菜去根洗净，入开水锅中焯水后捞出沥干；花生米洗净。油锅烧热，下花生米炸熟。将菠菜、花生米同拌，调入盐、味精拌匀，淋入香油即可。

功效：菠菜营养价值高，富含植物粗纤维、铁质等，有促进肠道蠕动，利于排便和预防贫血等功效。花生红衣通脉开胸，下气调中，止渴润燥。

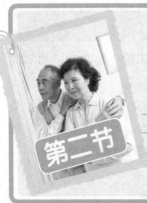

大雪、冬至起居养生

第二节

◎大雪、冬至日，天气寒冷，这时节的生活起居上除了要注意"十防"，也要注重日常保暖，既要注意脚的保暖，又要注意后背和肚皮的保暖。

大雪天气注意"十防"

进入冬季的第三个节气——大雪，我国黄河流域一带渐有积雪，北方则呈现万里雪飘的景色，瑞雪漫天飞舞，给人们带来快乐愉悦的心情的同时，也会对人们的身体健康带来潜在的伤害。所以，提醒大家要注意"十防"。

（1）防跌倒。下雪天，防滑、防跌、防撞对老人来说最重要。建议骨质疏松的老人下雪天最好不要出门。

（2）防中风。对于血管弹性差的人，气温急剧变化会带来血压波动，引发中风。寒冷可使人的交感神经兴奋、血液中的儿茶酚胺增多，导致全身血管收缩。同时，气温较低时，人体排汗减少，血容量相对增多，这些原因都可使血压升高，促发脑出血。因此，首先要重视高血压、冠心病、糖尿病、动脉硬化等原发疾病的治疗，其次注意发现中风先兆，如突然眩晕、剧烈头痛、视物不清、肢体麻木等。

（3）防心脏病包括心绞痛、心肌梗死等。隆冬季节与冬末初春为急性心肌梗死的两个发病高峰期，其原因除了气温偏低刺激人体交感神经，引起血管收缩外，寒冷还能增加血中纤维蛋白原含量，血液黏稠度增高，易导致血栓形成而阻塞冠状血管。此外，病变的冠状动脉对冷刺激特别敏感，遇冷收缩，甚至使血管闭塞，导致心肌缺血缺氧，诱发心绞痛，重者发生心肌梗死。因此，老年人应重视防寒保暖，根据天气变化随时增添衣服、被褥，以防寒冷侵袭，还要定期进行心血管系统体检，在医生指导下选用溶栓、降脂、扩血管和防心肌缺血、缺氧药物。

（4）防消化道溃疡。这时由于寒冷刺激人的神经系统兴奋性增高，支配内脏的自主神经处于紧张状态，在副交感神经的反射作用下，致使胃肠调节功能发生紊乱，胃酸分泌增多，进而刺激胃黏膜或溃疡面，使胃产生痉挛性收缩，造成胃自身缺血、缺氧，从而引起胃病复发。因此，要注意胃的保暖和饮食调养，日常膳食应以温软淡素、易消化为宜，做到少食多餐、定时定量，忌食生冷，戒烟戒酒，还可选服一些温胃暖脾的中成药。

（5）防呼吸道疾病。包括感冒、咳嗽、肺炎等。

（6）防燃气中毒。利用煤气洗澡或用煤炉取暖，都可能引起一氧化碳中毒，天然气、液化气的使用也应注意防止泄露出现中毒现象。

（7）防虚脱。长时间用热水洗澡，很容易发生虚脱而晕倒。此时应让虚脱者平卧，并口服温盐水。

（8）防晨练病。天气寒冷时一些人坚持早锻炼，因身体未适应露天环境，很容易发生心慌、胸闷或低血糖反应。

（9）防烫伤。用热水袋给老人或孩子取暖时，因他们对温度不敏感，很容易发生烫伤。

（10）防不当御寒方式。包括门窗紧闭不通风、钻进被窝蒙头睡。

起居有常，不妄作劳

《黄帝内经》的养生提倡的是一种健康的生活习惯。在生活起居方面具体表现可以归为两个方面，即"起居有常，不妄作劳"。

起居有常。这里的起居不仅指起床、睡觉，还包括日常的活动。起居要有常规，不能混乱。

起居有常主要指入睡和起床要有规律。每个人应根据季节的变化和自己习惯，按时入睡起床。老年人最好要养成午睡的习惯。另外要尽力戒烟限酒，讲究卫生，多喝开水，保持体内良好的新陈代谢。在穿着方面，要天人相应，不可因赶时髦而随意增减衣服。

起居有常也包括有规律的生活，既合乎人体生理活动，也有利于维护中枢神经系统和自主神经系统的正常功能，使人体的新陈代谢正常。人的精神和身体就能循其道而长盛不衰。反之，如果一个人生活散漫，暴饮暴食，起居无常，对自己又恣

意放纵，想要延年长寿是不可能的。

不妄作劳。这句话是说劳动或者运动不能过量，也就是要适度，过犹不及。无数事实证明，以妄为常，会导致早衰甚至早逝，所以要提倡"四戒"：一戒烟、二戒酒、三戒赌、四戒玩。翟中明先生道："'四戒'，别人以为戒出了'苦行僧'

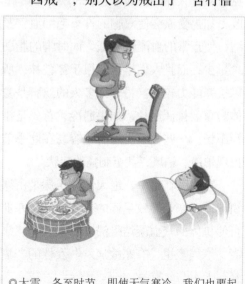

◎大雪，冬至时节，即使天气寒冷，我们也要起居有常，合理饮食、适当运动、规律作息。

般的生活，以为清苦，但愚自得其乐。戒出了淡定与从容，戒出了洒脱与豁达，超然物外，不拘泥于世俗，保持一份矜持、清冷的气质。我无法左右别人，只想倡导一种健康的生活方式。任何事物，有得有失，但当发生了根本性逆转，失大于得，戒之可也！"

"妄作劳"当不仅仅指劳力而言，还包括劳心和房劳。心不适当的、超出能力允许范围的劳作，都属于逆向生乐、妄兴妄为，所以《妙真经》规劝人们"养生者，慎勿失生，使道与生相守，生与道相保"。

冬至保暖从脚底开始

俗话说："十病九寒""百病生于气"。 脚又有人的"第二心脏"之称，脚上的许多反射区与人体的内脏相对应，如果脚部受凉，就会引起人体许多器官的不适。

"寒从脚下生。" 寒冬季节，许多人都有脚凉心紧的感觉，因为气温下降会使人体血液循环不畅，有些人的手足末梢会因供血差而一直发凉。从人体的生理特点上看，人体的总血液量的50%集中于下肢，如果受凉会使双脚的许多毛细血管紧缩，使正常的血流量降低。同时脚的脂肪含量少，而且人们早已习惯于穿鞋袜，所以抗寒能力较弱。另外许多人的双脚是身体的重要排汗途径，如果遇冷，首先是排汗不畅。一些关节炎患者也容易在此季节出现怕冷、怕风，甚至刺痛的症状。

在中医临床中，绝大部分疾病是由寒引起的。寒是导致生病的重要原因，寒邪可使机体的气血凝结阻滞。古人云："痛者，寒气多也，有寒故痛。"女性的"痛经"无不与此有关。

入睡前用热水洗脚，可用手指搓揉脚跟、脚掌、脚趾和脚背，这样做可使双脚的淋巴液流量及脚部毛细血管的开放量加大。睡觉时先将脚抬高，以改善血液循环。

睡前2小时，进行20~50分钟的热身运动，如慢跑、快速走、一般性体操，使身体发热，这样双脚也会发热。

入睡前，走一走家庭仿真石头子路，许多人走石头子路之后，脚底有多种感觉，其中热、胀感觉最明显。

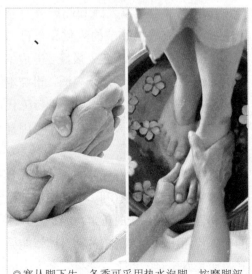

◎寒从脚下生，冬季可采用热水泡脚、按摩脚部等方法加强脚部的保养。

冬季洗澡，别超过20分钟

每年入冬以后，不少医院的皮肤科都会迎来众多的皮肤瘙痒病人，病因竟是"洗澡太勤"。现代人已习惯每天洗一次澡。但随着冬天的来临，空气干燥，皮肤瘙痒开始困扰这些"每天洗澡族"。

据统计，在上海市60岁以上的老年人中，患病率为10%~20%，40岁左右的中年人中，患病率为8%~15%，而以往很少见的30岁以下病人，竟随着白领人数的增多、家庭卫生条件的改善，患病率在上升，达到10%以上。医学专家提醒人们，皮肤瘙痒最好的治疗方式是保护皮脂功能。冬季因干燥洗澡过勤会伤害皮脂腺，使皮肤失去对外界的抵抗力，由此导致皮肤瘙痒。冬天洗澡过勤导致皮肤瘙痒，一般一周不洗澡瘙痒就可缓解。

如果天天洗澡的习惯不容易改变的话，就要特别注意洗澡的方法。比如洗澡水温在24℃至29℃为宜。水温过高，皮肤毛细血管扩张，表面的油脂更易被破坏，会加剧皮肤干燥的程度，给皮肤带来损伤。洗浴时间不宜过长。淋浴5分钟内即可，否则，皮肤表面很容易脱水。尽量不用浴液和香皂。即使使用，在身体上停留时间不宜过长，一定要冲洗干净，否则会伤害皮肤。做到洗完澡趁身上水未干全身涂抹护肤油或润肤露，可以锁住皮肤表面水分，缓解干燥瘙痒。

尤其是老人，冬季洗澡必须极其讲究。冬天气温变化较大，再加上老年人皮肤老化，皮脂分泌减少，皮肤的生理功都有不同程度的下降，稍不注意，就很可能招致疾病。老年人洗澡应注意以下几项忌讳，让洗澡变得安全又享受。

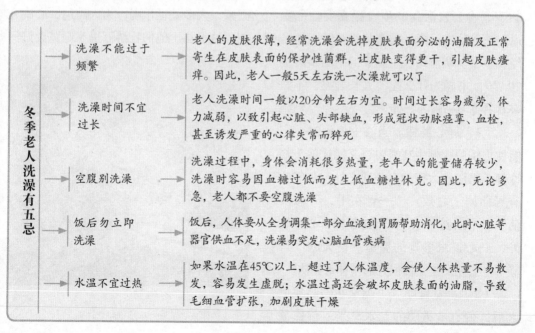

冬季老人洗澡有五忌	洗澡不能过于频繁	老人的皮肤很薄，经常洗澡会洗掉皮肤表面分泌的油脂及正常寄生在皮肤表面的保护性菌群，让皮肤变得更干，引起皮肤瘙痒。因此，老人一般5天左右洗一次澡就可以了
	洗澡时间不宜过长	老人洗澡时间一般以20分钟左右为宜。时间过长容易疲劳、体力减弱，以致引起心脏、头部缺血，形成冠状动脉痉挛、血栓，甚至诱发严重的心律失常而猝死
	空腹别洗澡	洗澡过程中，身体会消耗很多热量，老年人的能量储存较少，洗澡时容易因血糖过低而发生低血糖性休克。因此，无论多急，老人都不要空腹洗澡
	饭后勿立即洗澡	饭后，人体要从全身调集一部分血液到胃肠帮助消化，此时心脏等器官供血不足，洗澡易突发心脑血管疾病
	水温不宜过热	如果水温在45℃以上，超过了人体温度，会使人体热量不易散发，容易发生虚脱；水温过高还会破坏皮肤表面的油脂，导致毛细血管扩张，加剧皮肤干燥

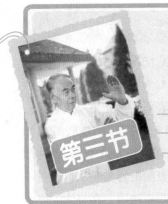

大雪、冬至运动养生

第三节

◎大雪、冬至时节，天气寒冰，室外运动也许没有春夏秋三季那么方便，但这并不是说在这时节，我们就不需要运动。

室外运动冷，书画也是好运动

冬至应适当做些运动，但要是觉得冷不愿出去的话，也不用担心，在家照样能锻炼身体。写字、画画就是很好的室内锻炼身体的方法。

古往今来喜欢书法绘画者皆高寿。东汉时期，约有150多位书画家，平均年龄为71岁。欧阳询活到了85岁，虞世南活到89岁，柳公权活到88岁，颜真卿临危受命，深入敌穴劝降，被叛将缢死时，他已经76岁了。明清两代书画家的平均年龄是79.7岁。书画为什么能使人长寿呢？不妨来看看练习书画的好处。

（1）静心养性。当心中郁闷时，它能使你解脱；顿生狂喜时，又能让你头脑冷静。书法与太极拳有相通之处，与气功有异曲同工之效。"一管在手，万念俱消"。书画创作时，需绝虑凝神，心平气静，一心追求墨迹的完美，使大脑"入静"。它无疑是一种很好的精神寄托法。

（2）美意延年。书画家在作品完成之后，便有一番美的艺术享受。创作欲得到满足，喜悦之情油然而生，赏心悦目的良性刺激，对身心健康不啻是一服活化剂。艺术以情动人，创作者和观赏者通过对作品的推理、联想等换位思维活动，伴随着形式对于器官的刺激，触发情感，产生双向的心理保健效果。

（3）乐观益寿。书画家特别是山水画家，大多处世乐观，为人豁达，心胸开阔。这得益于他们壮游万里，饱览大好河

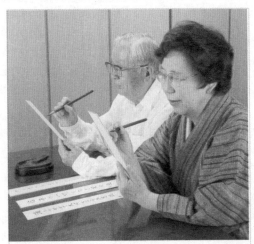

◎冬至应适当进行一些室内锻炼，如写字、画画等，既能锻炼身体，还能静心养性。

山无限风光之后的坦荡胸襟，甚至超然的态度。

（4）强健体质。书画中的运笔本身就是一种较全面的体内运动，它能使体内脏器得到按摩，血液循环加速，新陈代谢旺盛，起到药物起不到的作用。

坚持练习健身跑，体力精力格外好

大雪、冬至时节，即使天气寒冷，也要坚持练习健身跑，这样，你的身体才会更加健康。

健身跑又称慢跑，它是采用较长时间、慢速度、较长距离的有氧锻炼方法。其技术特点简单、易掌握，男女老少均可参加。该项运动不受场地、器材限制，可在田径场、公路、树林、公园及田间小路等地练习，是我国群众性体育活动中普遍开展的项目之一。

跑步时，步伐轻快富有弹性，脚掌柔和关地，身体重心起伏小，左右晃动不大，步幅小，上下肢协调配合，直线性好。

❶ 腿部动作

（1）着地缓冲。用脚跟或脚外侧柔和着地并很快滚动到全脚掌，着地点距离身体投影点20~30厘米处为宜，脚落地没有明显（扒地）动作，落地瞬间身体重心不要过多下降。

（2）后蹬与前摆。后蹬向前性要好，摆动腿前摆时不要抬得过高，髋部没有明显前送动作。

（3）腾空。要求身体重心腾空不要过高，放松蹬地腿的肌肉，迅速省力地将大腿向前摆出，大小腿应顺惯性自然折叠。

❷ 上体姿势与摆臂

上体正直稍前倾，头部自然，眼平视，摆臂以肩为轴，两手半握拳，前后摆动。

❸ 呼吸方式

呼吸要和跑步的节奏相吻合，一般是二步一呼、二步一吸；也可三步一呼、三步一吸。呼吸时，要用鼻和半张开嘴（舌尖卷起，微微舔上颚）同时进行。对初练跑步者，呼吸快、慢、深、浅因人而异，可在不感到气的情况下，自然地加深呼吸。

健身跑前一定要做准备活动，是使身

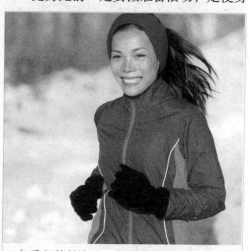

◎冬季坚持健身跑，可增强体质，让身体更健康。

体从相对安静状态逐步过渡到肌肉适度紧张状态，提高中枢神经系统的兴奋性和各器官的活动能力，以适应跑步的需要。可先做摆臂、摆腿、弯腰、转体、下蹲及其他体操动作，特别要注意活动髋、膝踝关节。全身达到发热，身体感觉轻快，心率达到85次／分以上，就可转入跑步。

跑步要有一定的运动量，运动量是由运动强度、运动时间及运动密度所组成。掌握好运动强度是健身跑的关键。衡量运动强度一般采用心率指标。

（1）适宜的运动强度。每分钟心率为170－年龄数，如跑步者40岁，他跑步时的适宜心率应为130次／分左右。

（2）练习的次数、时间及距离。青少年每周4~5次，每次20~25分钟，距离3000米左右；中老年每周3次，每次15~20分钟，距离为1500米左右。跑的运动量不是恒定的，可根据本人身体状况，运动量稍有增减。如每周练习3次，运动量可采用小、大、中来调剂更好。运动量的增加一定要严格遵照循序渐进的原则，切不可操之过急。

跑步结束后一要做整理（放松）活动，使人体各器官从运动状态逐步恢复相对安静状态。方法是：可先慢走一段距离，再做几节放松操，以及深呼吸等，时间一般为3~5分钟。

健身跑可防治冠心病。跑速要慢，不同的跑速对心脑血管的刺激是不同的，慢速跑对心脏的刺激比较温和。跑步时候步幅要小，动作要均衡，小步幅跑可主动降低肌肉在每跑一步中用力强度，尽可能减缓疲劳程度，延长跑步时间。跑程要长。跑程长时人体可主动地将当前血液中的血糖全部消耗掉，同时还可消耗掉体内蓄积的多余热量，这种主动消耗，是降低血脂、血糖、缓解血压的最好方法。

运动要注重动中求静

现代医学主张"生命在于运动"，中医也主张"动则生阳"，主张运动健身，但中医养生也主张"动中取静""不妄作劳"。正如《周易外传》所说"动静互涵，以为万变之宗"，《类经·医易》所说"天下之万理，出于一动一静。"

动，泛指运动时肢体的运动和体内呼吸系统和精神系统等的活动。静，指平静、镇静、沉静。人体无论处于何种状态，都没有绝对的"静"，所谓"动中求静"，是要求运动时要保持一种相对的沉静。在太极拳等运动的练习中，力求思想集中（即入静）、动作缓慢、呼吸深长等，就是"动中求静"的具体要求。而太极拳的练习，则是动中求静的典范。

要想真正练好太极拳就必须坚持做到动中求静，为此首先要动中求松（身体紧张则影响心静），要用意念去引导每一个动作，使其始终保持正确的外形和规范（这是体松的前提），等到动作熟练以后，就要逐渐地减少和淡化动意（动意为实），而过渡到静意（静意为虚），使身体真正放松下来，以至达到纯以意行。

另外，还有其他一些动静结合的健康运动方式：

有一些人的锻炼方式就像乌龟爬行节奏缓慢，比如花些时间悠闲地骑车或者散步，而另一些人像兔子，选择短促而高强度地奔跑。这两种方式有相近的健康收效：降低患心脏病的风险、防治糖尿病和保持身材。此外，经养生专家持续一周的实验表明，采用上述"龟与兔"运动组合方式同样能够达到促进健康的目的，如降低体重和防治糖尿病。

这种被称为间隔训练的快慢交替运动方式并不新鲜，几十年来，许多运动员都采用此种方法，以提高运动水平。新的研究表明，这种波峰和波谷陡峭突变的运动方式可以显著提高心血管功能，最重要的是，在坚持多个星期训练后这种健康收益表现更为明显。比起单调的持续性训练，它可以让训练者更长时间进行高强度练习。

冬至养生别忘熏神阙穴

冬至在养生学上是个最重要的节气，主要是因为"冬至一阳生"。按八卦学说，此时为地雷复卦，卦象中上面五个阴爻，下面一个阳爻，象征阳气初生。阳气初生时，就像农民育苗，女人怀孕一样，需小心呵护、精心调养，使其逐渐壮大。人只有体内阳气充足，才能达到祛病延年益寿之目的。而此时艾灸神阙穴即是要将这种初生阳气坚固在体内，使慢慢生发生长，为体所用。

艾灸时间：冬至加前后4天，共9天。

方法步骤：将艾条的一端点燃，对准神阙穴（脐窝正中），间隔一定距离进行熏烤，使局部有温热感而无灼痛为宜。每天每次10~15分钟。

功效作用：肚脐正位于人体的"黄金分割点"上，是调整人体功能的最佳作用点。神阙穴是五脏六腑之本，为任脉、冲脉循行之地、元气归藏之根，为连接人体先天与后天之要穴。艾灸神阙穴可益气补阳，温肾健脾，祛风除湿，温阳救逆，温通经络，调和气血，从而增强机体功能，达到治病保健之目的。

注意事项：

（1）灸时要慎风寒，戒生冷、油腻。

（2）刚吃完饭或空腹不宜灸脐。

（3）实热证、阴虚发热者不宜艾灸。

如果有时间，可顺便将关元穴也艾灸了，没有时间，只灸神阙穴功效也不错。另外，所需的原料是清艾条，不是药艾条。

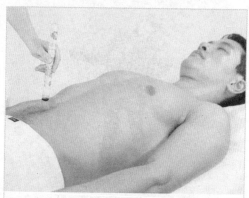

◎冬季养生，不要忘了艾灸神阙穴，此法可以将初生阳气坚固在体内，使其慢慢生发生长。

大雪、冬至防病养生

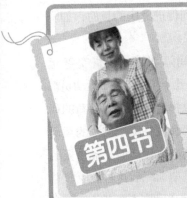

第四节

◎大雪、冬至时节，因为进补不当或者进补不协调而导致的身体疾病并不少，要想在大寒和冬至时节更好的防病，就要做到顺四时而适寒暑，做好养生保健工作。

大雪进补不宜偏，养生养颜又延年

大雪节气后，天气越来越凉，寒风萧萧，雪花飘飘，我国北方开始出现大幅度降温降雪天气。雪后的大风使气温骤降，咳嗽、感冒的人比平时多。天气日渐寒冷的季节里，首先要根据气候的变化适当增减衣服。有些疾病的发生与不注意保暖有很大关系，中医认为，人体的头、胸、脚这三个部位最容易受寒邪侵袭。中医理论中，"头"被称为"诸阳之会"，头部受凉，会出现头痛头晕的症状。俗话说

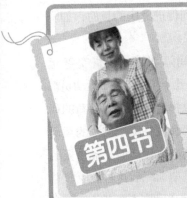
◎大雪时节后，气候更加寒冷，要做好头、胸、脚的保暖，外出时要戴帽子，穿厚衣服，以避免寒邪侵袭。

"寒从脚下起"，脚离心脏最远，血液供应慢而少，皮下脂肪较薄，保暖性较差，一旦受寒，会反射性地引起呼吸道黏膜毛细血管收缩，使抗病能力下降，导致上呼吸道感染，因此，数九严寒脚部的保暖尤应加强。

古曰："秋冬养阴。"从中医养生学的角度看，大雪已到了"进补"的大好时节。此时宜温补助阳、补肾壮骨、养阴益精。冬令进补能提高人体的免疫功能，促进新陈代谢，使畏寒的现象得到改善。还能调节体内的物质代谢，使营养物质转化的能量最大限度地贮存于体内，有助于体内阳气的生发，俗话说"三九补一冬，来年无病痛"。

由于地理环境各异，人们进补的食物是不同的。冬季西北地区天气寒冷，宜进补温热之品；而长江以南地区虽已入冬，但气温较西北地区要温和得多，进补应以平补为主；地处高原山区，雨量较少且气候偏燥的地带，则应吃甘润生津之品的果蔬、冰糖为宜。

养生关键在协调，协调得当疾病少

养生的关键在于协调，疾病的产生往往就是由于某些方面不协调引起的。因此，大雪时节，一定要注意做好各方面的协调工作，以免引发疾病。

❶ 宜防口唇干裂

大雪时节，寒风凛冽，天气干燥，风吹唇干，口舌皮肤黏膜容易脱屑起疱。嘴唇发生干裂，口角开裂出血，容易使细菌乘虚而入，引起感染发炎和糜烂等。

防治嘴唇干裂，主要在于多吃新鲜蔬菜，如黄豆芽、油菜、小白菜、白萝卜等。应尽可能戴口罩，以保持嘴唇的温度和湿度。还可涂些油脂，如擦脸油、香油或其他食用油，也可用蜂蜜或冻疮膏。如觉得嘴唇干裂，不要总用舌头去舐，这会加速干裂的发生。治疗原则也以调整饮食为最重要。另外，可口服B族维生素25毫克，每日3交，连续2周，一般即可治愈。局部可用1%甲紫涂擦，每日2次。用甲紫后，创面干裂有不适感时，可加用金霉素眼膏或土霉素软膏外涂于干裂处，亦可涂少许花生油或菜油。但千万不可用激素类软膏（如氟轻松、可的松等）。局部还可用锅盖上的蒸汽水外涂，一日3次，2~3天后也能见效。

❷ 宜防肩周炎

肩关节是人体活动范围最大的关节，也是最容易损伤的关节，是中老年人常见的一种疾病，肩周炎的诱发原因较多，常见的有退化因素、外伤因素、气候因素等。预防肩周炎有何具体措施呢？

（1）应注重身体锻炼。可以根据自己的体质、习惯，选择合适的体育项目，如跑步、球类、游泳、气功、舞蹈等。体育锻炼要持之以恒，注意效果。对于中年人来说，时间较紧，且工作和家庭压力较大，难以找出宽裕的时间进行锻炼，这就要充分利用晨练和工间操，以保证机体的运动量。对于老年人来讲随着年龄的增长，肌肉力量逐渐减弱，肩关节及其周围的韧带、软组织出现退行性改变，再加上活动的减少，更易患上肩周炎，因此坚持每天锻炼，如打太极拳、做体操以及一些中医传统拳操都有很好锻炼肩部，预防肩周炎的功效。

（2）防止肩关节及其周围组织受伤。外伤是导致肩周炎的最主要原因之一，许多肩周炎患者的发病都与外伤有

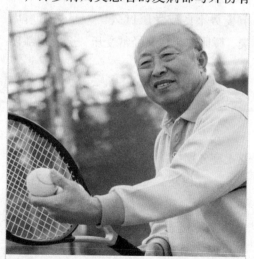

◎预防肩周炎要注重身体锻炼，以增强肌肉力量。

关。由此可见，防止肩关节损伤非常重要。中老年人在工作、生活和锻炼时尤其应量力而行，不要勉为其难地去突然用力活动肩关节，更要避免反复多次的肩部重复强力活动。在工作和体育锻炼前一定要先做热身活动，待肩关节活动开了，处于舒适状态下再正式进行。

（3）注意肩关节的防寒保暖。风、寒、湿侵袭肩部，是引起肩周炎的又一重要因素。在天气转冷的深秋或冬季，或乍暖还寒的早春，要特别多穿衣物保护肩部，千万不能受寒，尤其是中老年人。即使在夏季，也不宜让肩部反复多次地冲凉水，让电风扇直接对着颈、肩、背部吹，更不能在空调机下，让风口对着肩膀送冷风。夏季睡眠以草席为宜，不可睡在水泥地上。汗水浸渍的内衣及被雨水淋湿的衣服均应及时更换，不要任其久久粘贴在身上。

（4）采取合理的侧卧姿势。睡觉时应下意识地不断变换体位，避免一侧肩关节姿势不良或受压过久。一旦患了肩周炎，睡眠时患肩又经常受压，会使肩部疼痛及损伤不断加重，导致恶性循环。因此，采取合理的、动态的侧卧姿势，是必要的。

（5）很好地调节自己的精神状态。精神抑郁、萎靡、焦虑的心情容易诱发肩周炎。这类精神状态欠佳的患者平时活动相对较少，肩关节等全身各关节的协调能力降低，因而容易在并不剧烈的活动中使肩关节周围软组织扭伤或拉伤，从而导致肩周炎。而肩周炎与情绪互为因果，相互影响。因此，在日常生活中，每个人均应保持轻松乐观、豁达开朗的情绪。要学会自我调节自己的精神至最佳状态。这对于预防肩周炎，也是十分重要的。

（6）合理饮食，保持体形。要保证营养均衡、天然多样、品质适宜的饮食，既要避免过度饮食致身体肥胖，也勿偏食节食引起身体消瘦。合理的饮食才能使身体健壮，增强体质，减少疾病的发生。

尽管导致肩周炎的退变、解剖部位、内分泌等因素很难改变和预防，但是如果切实消除了以上几个致病因素，那么，大部分肩周炎也就不会发生了。

冬至养生的"七宜"

大雪、冬至时节，人的养生有七宜，这七宜分别是：

一宜保暖：冬属阴，以固护阴精为本，宜少泄津液。故冬"祛寒就温"，预防寒冷侵袭是必要的。但不可暴暖，尤忌厚衣重裘，向火醉酒，烘烤腹背，暴暖大汗。

二宜健脚：须经常保持脚的清洁干燥，袜子勤洗勤换，每天坚持用温热水洗脚，同时按摩和刺激双脚穴位。每天坚持步行半小时以上，活动双脚。

三宜多饮：冬日虽排汗排尿减少，但大脑与身体各器官的细胞仍需水分滋养，以保证正常的新陈代谢。冬季一般每日补水不应少于2000~3000毫升。

四宜调神：冬天易使人情绪低落。改善情绪的最佳方法就是运动，如慢跑、跳舞等是保养精神的良药。

五宜通风：冬季室内空气污染程度比室外严重数十倍，应注意常开门窗通风换气，以清洁空气，健脑提神。

六宜粥养：冬季饮食忌黏硬生冷。提倡晨起服热粥，晚餐宜节食，以养胃气。

七宜早睡：冬日阳气肃杀，夜间尤甚，要"早卧迟起"。早睡以养阳气，迟起以固阴精。

大雪节气补得好一年不受寒

每年的12月7日前后是大雪节气。较之于"小雪"，"大雪"是更加严寒的节气，但同时大雪节气养生对健康非常有益。大雪后更多的降雪可以净化空气，防止传染病的流行。

很多人都认为吃营养价值高的食物就是进补，却不知进补是要因人、因时、因地，才能真正达到养生的目的。人们在经过了春、夏、秋近一年的消耗，脏腑的阴阳气血会有所偏衰，合理进补既可及时补充气血津液，抵御严寒侵袭，又能使来年少生疾病，从而达到事半功倍之养生目的。大雪进补除需要考虑到地理性因素外，还要考虑个人的体质因素，譬如冬天手脚容易冰冷的人适合"温补"，体质好的人则适合"凉补"。总而言之，大雪进补时应神补、食补、药补、酒补相结合，以温补为宜。

① 神补

就是注重养神。精神上要积极向上，保持乐观，多做一些安静的事。中医认为：稳定的精神、情绪，对人体脏腑气血功能都能起到良好的作用，而神志反常、喜怒无度、思虑太过都能伤神。冬季神补应顺应冬季收藏之性，通过经常闭目养神，让大脑得到休息和净化，日常生活中，不计较鸡毛蒜皮的小事，不参与无原则的争执和较量，经常宽慰自己，到郊外登高望远，使心境开阔、宽容大度，从而达到养生的目的。

② 食补

大雪食补以补阳为主，但不可过于机械，应根据自身阴阳气血的偏盛偏衰，结合食物之性来选择。阴虚之人与阳虚之人的

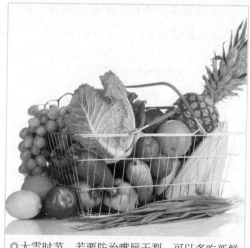

◎大雪时节，若要防治嘴唇干裂，可以多吃新鲜蔬菜。

饮食是有区别的。阴虚是指精、血、津液亏耗，其表现为面红上火、口腔咽喉干燥、干咳、口唇皲裂、夜出盗汗、皮肤干燥、毛发干枯。这类人宜防燥护阴，滋肾润肺，可食用软糯甘润的食物，如牛奶、豆浆、鸡蛋、鱼肉、芝麻、蜂蜜、百合等，忌食燥热食品，如辣椒、胡椒、大茴香、小茴香等，以免化热伤阴。阳虚之人主要表现为面色苍白、四肢不温、神疲乏力、怕冷等，应食用温热、熟软的食物，如豆类、大枣、淮山、桂圆肉、南瓜、韭菜、芹菜、栗子、鸡肉等，忌食黏干硬生冷的食物。

③ 药补

老年人或身体虚弱的人，在神补、食补的同时，也可以用些药物进补。大雪节气常用的补药有人参、黄芪、阿胶、冬虫夏草、枸杞等，可和肉类一起做成药膳食用。

④ 酒补

酒为百药之首。大雪时节，天气寒冷，适度饮用些白酒，有温通血脉，促进血液运行，抵御寒气的功效。酒对应八卦中的坎卦，而坎应肾，酉时则是肾经最旺之时，肾能藏住精气。因此，喝酒应尽量在晚上。酒也是双刃剑，凡面红或绛及脾气急躁者不宜饮酒。

大雪节气女性养生四建议

12月8日是二十四节气中的第21个节气——"大雪"。相对于刚过去的"小雪"而言，这个时节以后会更加寒冷。这时节女性养生，要由内而外的进行，养出好气血和好容颜。

① 养生需由内养外

中医认为，人体的外在表现是五脏六腑、气血阴阳功能的体现，换句话说，就是通过人的五官、皮肤、毛发的功能好坏、颜色润泽，可以判断人体内五脏六腑、阴阳气血的过剩与不足。因此，人们平时的保健养颜只做外在养护是不够的，而是要由内养外。

② 美容要养血养心

人面色的好坏与中医所说的心有密切关系。因为心主血脉，人心气旺盛，气血和津液充盈，脏腑功能正常，面色则会红润而有光泽。若心气不足，心血亏虚则面色苍白，若心血闭阻，血流不畅，则面色青紫，若心火过盛，面红的同时，舌尖还会红或舌头糜烂等。若人体在疾病状态时，面部色泽会表现为暗黄、灰土、苍白、有黄斑等。

要想面色好就必须养血养心。特别是女性，由于生理特点，在经期、孕期和生产前后，或患病时都可出现血虚而致的面色苍白。因此，生活中女性在饮食上应多吃养血养心的食物。

❸ 美目流盼需养肝

中医认为"肝开窍于目"，眼睛的功能正常与五脏六腑都有密切关系，而与肝最为重要，也就是说眼睛的好坏，依赖于肝之藏血功能的正常。肝脏功能正常，人双眼就有神，若肝气不舒，肝血不足，则眼睛干涩，视力减退。由于女人的生理特点，易出现血虚，所以，女性更应该保护眼睛，在经期、孕期时不要使眼睛劳累过度。中医还认为，"肝受血而能视"，若肝血虚，就会视物昏花或夜盲。

❹ 丰润红唇要健脾

一到冬季，特别是常在室外的人，口角周围及嘴唇总会出现脱皮、干裂，甚至少量出血的现象。平时吃东西受到严重影响不说，还总有"哭笑不得"的尴尬。

中医理论认为"脾开窍于口，其华在唇"。意思是脾与全身肌肉关系密切，嘴唇是肌肉组织，口唇的色泽与脾的功能有密切联系。脾气健运，功能正常，则消化吸收、营养物质的分布就正常，肌肉丰满壮实，口唇红润。若脾气虚，肌肉就消瘦或萎废，唇色浅淡甚至萎黄无华，所以健脾是防止嘴唇干裂的关键。

冬至养生护阳为要

"寒"是冬至气候变化的主要特点，寒气就容易损伤阳气，"避寒就温""保暖护阳"是冬至时节相当重要的原则。

冬至到小寒、大寒的这段时间，是一年中最寒冷的季节，对于高血压、动脉硬化、冠心病等疾病患者来说，冬至以后要更加注意防寒保暖，及时添衣，衣裤既要保暖性能好，又要柔软宽松，不宜穿得过紧，以利于血液的流畅。此外，还应该合理调节饮食起居，不酗酒、不吸烟、不过度劳累，情绪稳定，保持良好的心境，切忌急躁和精神抑郁。而从我国中医学的"天人相应"来讲，在此期间养生应注意护阳为要。

从自然界万物生长规律来看，冬季是万物闭藏的季节，自然界中，各物都潜藏阳气，以待来春。"寒"是冬季气候变化的主要特点，寒气就容易损伤阳气，在冬季进行的养生保健，避免寒邪侵袭伤害到我们人体的阳气，"避寒就温""保暖护阳"是相当重要的原则。

除了要适当地早睡晚起保持阳气外，我们的冬季饮食也应以"藏热量"为主，而冬季喝茶也有特别的讲究。

很多茶叶本身寒凉，人到了冬季，抵抗力下降，手脚容易出现冰凉的现象，如果此时再喝上一杯茶，那只会更加重寒气，从而导致疾病的入侵。因此，我们冬季喝茶就应该特别注意选择。普洱熟茶和陈年生茶性温，可生热养暖胃，养蓄阳气，特别适合冬季饮用。

第四章

避寒就温养精蓄锐，
小寒、大寒话养生

●民间有句谚语："小寒大寒，冷成冰团。"小寒过后即进入最为寒冷的"三九天"，在养生保健方面应注意"养情志，补心肺，调肾脏"。

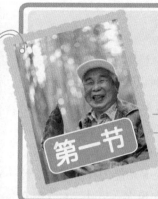

小寒、大寒饮食养生

第一节

◎进入小寒节气，也已进入数九寒天，饮食以冬季进补为主。冬季干冷的时候，我们要注意冬日养生，特别强调的一点是"养肾防寒"：要补血、补气、补阴、补阳。

哪些食物适宜大小寒食用

冬季是寒冷的季节，在这个季节里，人的热量消耗会比其他季节里多，所以，"适当地补充热量"是冬季食补的首要法则，在适量增加碳水化合物和脂肪摄入量的同时，还要保证蛋白质、矿物质和维生素等的摄入，这样才能抵御寒冬，保证身体健康。

那么，哪些食物特别适合冬季食用呢？

（1）宜吃肉类。冬天，宜食用羊肉、牛肉等肉类，御寒效果最好。据现代营养科学分析，它们富含蛋白质、碳水化合物及脂肪，产热量较高。尤以羊肉、鹅肉为佳。

（2）宜吃富含铁的食物。现代医学研究表明，人体血液中缺铁也怕冷，当增加铁质后，人的耐寒能力增强。因此，冬天怕冷的人，可适当增加动物的肝脏、瘦肉、蛋黄等含铁量多的食物摄入。

（3）宜吃富含碘的食物。人体的甲状腺分泌具有产热效应，而甲状腺由碘和酪氨酸组成，酪氨酸可由体内"生产"，碘却靠外界补充。如海带、鱼虾、牡蛎等食物富含碘，在气温较低的冬天，不妨选择食用。

（4）宜吃坚果。坚果含有丰富的、对人体有利的不饱和脂肪酸，以及大量维生素、微量元素等，是专家推荐的最适合冬季食用的食物之一。

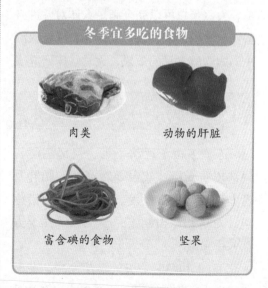

冬季宜多吃的食物

肉类　　　　动物的肝脏

富含碘的食物　　坚果

一块豆腐保健康温暖

豆腐是以黄豆、青豆、黑豆为原料，经浸泡、磨浆、过滤、煮浆、加细、凝固和成形等工序加工而成。豆腐种类较多，有四川东部的"口袋豆腐"、成都一带享誉海内外的"麻婆豆腐"、湖北名食"荷包豆腐"、杭州名菜"煨冻豆腐"、无锡"镜豆腐"、扬州"鸡汁煮干丝"、屯溪"毛豆腐"……

豆腐不但味美，而且有着重要的养生价值，中医学认为，豆腐味甘性凉，入脾、胃、大肠经，具有益气和中、生津润燥、清热解毒的功效，可用以治疗赤眼、消渴，解硫黄、烧酒毒等。更适于热性体质、口臭口渴、肠胃不清、热病后调养者食用。俗话说"青菜豆腐保平安"，这正是人们对豆腐营养保健价值的赞语。

豆腐中不但蛋白质含量高，而且在质量上可与优质动物蛋白如鸡蛋、牛奶相媲美。大豆蛋白可以完全满足人体对各种必需氨基酸的需求。大豆蛋白具有降低血液中的胆固醇含量的效果，大量临床研究表明，每天摄取至少25克以上大豆蛋白（相当半块豆腐），就可以降低血液中的胆固醇含量，有效预防心血管病。豆腐中的钙和铁，具有较高的吸收率，加上大豆蛋白的降低钙排泄作用，因此，大豆食品是具有补钙、预防骨质疏松等功能的保健食品，比起牛奶价格却便宜得多。另外，与吃肉和喝牛奶相比，豆腐和豆浆等豆制品胆固醇含量几乎为零。因此，不少营养学家称豆制品为物美价廉的最佳保健食品。

近年来，科学家还发现，大豆蛋白经酶水解后能产生具有抗氧化、降血压及提高免疫力作用的多肽，大豆多肽具有降低血糖、血压、防止动脉硬化的功能。中国传统的大豆发酵食品，如豆豉、腐乳等就含有活性很高的功能性大豆多肽。事实上，流行病学研究表明，由于亚洲人的膳食中含有更多大豆制品，心血管疾病、乳腺癌、前列腺癌的发病率比美国和西欧人要低得多。为了身体健康，请你每天食用25克以上的豆腐。

保健防治冻疮方法

冻疮多由于运动不足、局部潮湿、局部皮肤受压、气温寒暖突变、肥胖及营养不良等因素而发，所以预防的措施应针对这些原因制定，要从以下几个方面入手来做。

（1）初冬时节天气突然变冷，此时最易发生冻伤，要特别注意保暖，尤其是往年发生过冻疮的部位。

（2）坚持体育锻炼，可改善周身血液循环，提高抗寒能力及机体的抵抗力，是预防冻疮的最好方法。

（3）坚持用冷水洗手、洗脸、洗脚，或进行冷水浴、冬泳等，可明显促进血液循环，提高抗寒能力。

（4）要穿宽大舒适、渗汗能力较强的鞋垫以保持干燥，避免局部受压。

（5）加强营养，注意减肥等也是预防冻疮的重要环节。

（6）如在寒冷的环境中待的时间过久，如骑车外出，回家后要马上活动四肢，增加身体热量，或用揉擦按摩的方法加强局部的摩擦及运动，以迅速改善局部的血液循环。

寒冬时节多吃冬笋

冬笋不仅味道鲜美，而且营养丰富。有"利九窍、通血脉、化痰涎、消食积"等功效。对肥胖症、冠心病、高血压、糖尿病和动脉硬化等患者有一定的食疗作用。

笋的种类很多，分为冬季采摘的冬笋，春季采摘的春笋，以及夏季采摘的鞭笋。其中以冬笋的质量最佳。每年的1~2月份正是吃冬笋的好时节。

冬笋是楠竹竹根鞭上长出的幼芽，夏季孕育，冬季长大后挖取，故名冬笋。产地一般都在山区，生长在土净、水净、空气净的环境中，且又不施任何农药，是十分地道的绿色蔬菜。

冬笋的食用方法颇多，烧、炒、煮、炖、煨等，皆可成佳肴。单独做菜有风味独特的油焖冬笋、干烧冬笋等。用冬笋蒸鸡炖鸭，味道非常鲜美。用冬笋做菜亦有讲究，笋尖嫩，爽口清脆，宜与肉类同炒，笋衣薄，柔软滑口；与肉类同蒸，笋片味甘肉厚，宜做炖肉类的配菜。

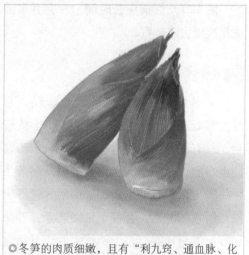

◎冬笋的肉质细嫩，且有"利九窍、通血脉、化痰涎、消食积"等功效，冬季可多吃些。

大寒进补，个性养肾饮食

中医认为冬季进补重在补肾，肾的机能强健，可以调节身体应对各种侵扰，但补肾的方法要因人而异。如果经常冒虚汗、精神疲乏，应该多吃红参、红枣、淮山补肾气，如果头昏眼花、心悸失眠、面色萎黄，要用当归、阿胶、首乌补肾血，如果经常午后低热、两颊潮红、白带比较多，宜用冬虫夏草、银耳补肾阴，如果经常手足冰凉、怕冷，可用鹿茸、肉苁蓉补肾阳。而黑色入肾，多食用黑芝麻、黑豆、海带等黑色食物有助于养肾强身，下面介绍几种入肾的黑色食物。

❶ 黑木耳

黑木耳是极好的防癌食品，由于其纤维素含量极高，能很好地清除血管内的垃圾和致癌物质，预防心脑血管疾病，并且稀释大肠中的致癌物质，有助于预防大肠癌。黑木耳还有调节血糖、降低血液黏稠度、降低血胆固醇的作用。吃黑木耳可以增加饱腹感，有助于控制体重，保持体形。常食有益于去除面部色斑，养颜美容。

黑木耳适于炒、炖、涮、制作凉菜等多种烹饪方式。

黑木耳烹饪前应长时间泡发，并多清洗几次以去除杂质。

❷ 黑豆

又名乌豆，味甘性平，入脾经、肾经。传统中医学认为，黑豆有助于抗衰老，具有医食同疗的特殊功能。含较丰富的蛋白质、脂肪、碳水化合物以及胡萝卜素、维生素B_1、维生素B_2、烟酸等营养物质，所含雌激素，有益于延缓衰老，养颜美容。黑豆还能有益于治疗水肿，且活血解毒。药理研究结果显示，黑豆能养阴补气，是强壮滋补的食品。

黑豆吃法多样，适于炖食、熬粥，或制作豆浆，以及磨成豆泥制作点心等。

黑豆汁可用于缓解及治疗食物及药物中毒。

❸ 紫菜

紫菜是在海中互生藻类的统称，素有"岩礁骄子"之称。它含丰富的钙、铁元素，不仅有益治疗妇女儿童贫血，而且可以促进儿童和老人的骨骼、牙齿生长和保健。紫菜中还含有丰富的胆碱成分，有增强记忆的作用。紫菜有软坚散结的功能，由于含有一定量的甘露醇，所以是一种很强的利尿剂，可作为治疗水肿的辅助食品。紫菜中的碘含量也很高，在古代就用于治疗因缺碘而引起的"大脖子病"，即"甲状腺肿"。

紫菜适于煲汤，或制作寿司类食物，味道鲜美。

烹饪前应用清水泡发，并换一两次水，以充分清洁。

❹ 海带

海带素有"长寿菜"的美誉。含有丰富的碳水化合物、较少的蛋白质和脂肪。与菠菜、油菜相比，除含维生素C外，其蛋白、糖、钙、铁的含量均高出几倍至几

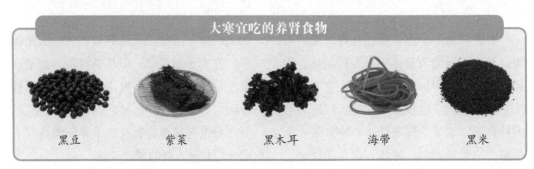

大寒宜吃的养肾食物

| 黑豆 | 紫菜 | 黑木耳 | 海带 | 黑米 |

十倍。海带是一种含碘量很高的海藻，对预防及治疗甲状腺肿及其他水肿病极为有效，有化痰、散结功能。海带上附着的一层白霜似的白粉，是贵重的药用物质甘露醇，具有降低血压、利尿和消肿的作用。海带中还含有大量的多不饱和脂肪酸EPA，能使血液的黏度降低，减少血管硬化，常吃能够预防心血管方面的疾病。

海带多用于炖汤、制作凉菜，素食或与肉同食均可。

清洗时注意不要将表面的白色粉末洗净，以免损失营养。

⑤ 黑米

黑米中含18种氨基酸及硒、铁、锌等

微量元素及维生素B_1、维生素B_2，营养价值极高，具有滋阴补肾、健脾暖肝、明目活血的功效。长期食用黑米，可以促进睡眠，还可治疗头昏、目眩、贫血、白发、眼疾及腰腿酸软等症。现代医学认为，黑米对补血、止痛、治疗内外伤均有一定功效。产妇多吃黑米食品，身体可早日恢复；跌打、骨折者多吃黑米食品或将黑米捣烂外敷，可加快治愈，且辅助治疗风湿关节炎。

黑米适合熬粥，也可用于制作点心、汤圆、粽子、面包等。

用冷水淘米，不要揉搓，且泡米水要与米同煮，以充分保存其营养成分。

小寒、大寒养生食谱

"小寒大寒，冷成冰团"，从字面理解，大寒冷于小寒，但实际上却是小寒比大寒冷。古有"三九补一冬，来年无病痛"的说法。人们在经过了春、夏、秋，近一年的消耗使脏腑的阴阳气血有所偏衰。根据中医"冬主收藏"的说法，在这一寒冷节气我们应该滋养阳气、收藏精微物质，使脏腑功能得到补充。下面介绍几种小寒、大寒时节的养生食谱。

① 淮山羊肉汤

原材料：羊肉400克，山药、人参、红枣、枸杞各20克。

调料：盐5克，鸡精3克。

做法：羊肉洗净，切件，汆水；山药

洗净，去皮，切块；人参洗净；红枣、枸杞洗净，浸泡。炖锅中放入羊肉、山药、人参、红枣、枸杞，加适量清水。炖锅置于火上，大火炖2小时，调入盐和

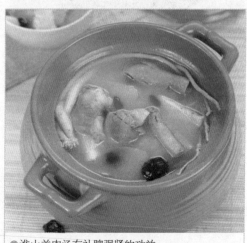

◎淮山羊肉汤有补脾强肾的功效。

鸡精即可。

功效：补脾胃，益肺肾。

② 茸芪煲鸡汤

原材料：鸡肉500克，猪瘦肉300克，鹿茸20克，黄芪20克，生姜10克。

调料：盐5克，味精3克。

做法：将鹿茸片放置清水中洗净；黄芪洗净；生姜去皮，切片；猪瘦肉洗净，切成厚块。将鸡洗净，斩成块，放入沸水中汆去血水后捞出。锅内注入适量水，下入所有材料，大火煲沸后再改小火煲3小时，调入盐、味精即可。

功效：补中益气、滋阴助阳，适用于体质虚弱、易患风寒感冒者。

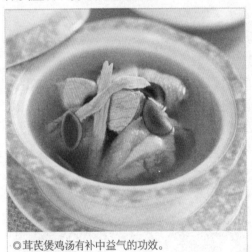

◎茸芪煲鸡汤有补中益气的功效。

③ 鱼肚冬菇汤

原材料：鱼肚、冬菇、木耳、韭黄、圣女果各适量。

调料：盐3克，鸡精、水淀粉、蛋液各适量。

做法：鱼肚泡发切段，冬菇泡发洗净切丝，木耳泡发撕碎，韭黄洗净切段，圣女果洗净。锅上火，注入清水，加入盐，待水沸，放入备好的鱼肚、冬菇、木耳，大火炖开后，继续炖约3分钟。调入鸡精，勾芡后，淋入蛋液，下入韭黄、圣女果搅匀即可出锅。

功效：健脾化滞，润燥。患有顽固性皮肤瘙痒症者忌食香菇。

④ 发散风寒汤

原材料：鸡蛋1个，香菜10克。

调料：葱白、生姜各5克，盐、香油、淀粉、味精等调料适量。

做法：鸡蛋搅拌均匀，香菜、葱白、生姜洗净后切为碎末。将清水在锅中烧开，加入少许水淀粉，使水略稠后，将搅拌好的鸡蛋慢慢倒入，使之成片状。再加入香菜、葱姜及盐、味精等调料，出锅前加入香油少许。

功效：有祛风散寒、发汗解表的作用，适用于轻度感冒初期。

⑤ 西红柿丝瓜蛋汤

原材料：鸡蛋2个，丝瓜100克，西红柿100克。

调料：盐3克，香油少许。

做法：将鸡蛋打散，加少许盐搅匀；丝瓜去皮，切成薄片；西红柿洗净，切块。锅中加油烧热，下入丝瓜、西红柿炒均匀，再加入适量水烧开。最后淋入蛋液，待蛋液凝固，加盐调味，再淋上香油即可。

功效：清热，化痰止咳，生津除烦。

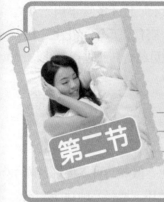

小寒、大寒起居养生

第二节

◎小寒、大寒时节，天气可以说是一年中最为寒冷的两个时节，这两个时节的生活起居上要注意防风御寒，同时要巧用水保健。

小寒养生小妙招

中医认为"寒性凝滞，寒性收引"，小寒是一年中最冷的节气之一，关节痛、颈椎病，甚至是心脑血管疾病都容易发病。因此，小寒时节，在起居上一定要注意保暖，尤其是对肩颈部、脚部等易受凉的部位要倍加呵护。对于老人家，则在保暖的同时还要注意通风，密切防范心脑血管疾病的发生。

小寒正处于季冬之月，此时阳气潜伏。在精神调养方面，应宁神定志，避免情绪过于激动，保持心态乐观，莫要劳神忧事。

俗话说"冬练三九"，但小寒时节的运动原则是，一要在日出后才开始锻炼，二是准备运动不可马虎，应待身体暖和后再脱衣锻炼。运动要适度，以养胃气，莫要练到大汗淋漓。锻炼后要及时穿衣，避免寒邪侵袭。

小寒的运动项目可以选择长跑、滑雪、跳绳、踢毽子等。可选择《遵生八笺》里的"十二月坐功"：每晚11时至凌晨3时，正坐，一只手抱住脚，另一只手抱腿朝头上方用力抬，直到抬不上去为止，左右方向各做三至五次，然后牙齿叩动三十六次，调息吐纳，津液咽入丹田九次。

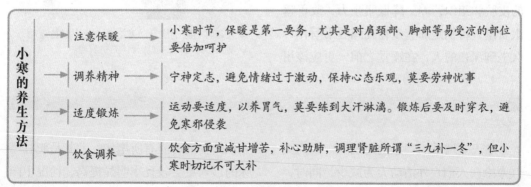

小寒的养生方法	注意保暖	小寒时节，保暖是第一要务，尤其是对肩颈部、脚部等易受凉的部位要倍加呵护
	调养精神	宁神定志，避免情绪过于激动，保持心态乐观，莫要劳神忧事
	适度锻炼	运动要适度，以养胃气，莫要练到大汗淋漓。锻炼后要及时穿衣，避免寒邪侵袭
	饮食调养	饮食方面宜减甘增苦，补心助肺，调理肾脏所谓"三九补一冬"，但小寒时切记不可大补

小寒因处隆冬，土气旺，肾气弱，因此，饮食方面宜减甘增苦，补心助肺，调理肾脏所谓"三九补一冬"，但小寒时切记不可大补。在饮食上可多吃羊肉、牛肉、芝麻、核桃、杏仁、瓜子、花生、松子、葡萄干等，也可结合药膳进行调补。

大寒大寒，防风御寒

大寒是一年中的最后一个节气，在气象记录中它虽不像大雪到冬至、小寒期间那样酷冷，但仍处于寒冷时期。

保健养生上讲，每年"运""气"的循环变化均始于大寒，这个节气是由冷至暖的过渡期，此时虽然寒冷未消，但已隐隐约约感到了春季的气息。此时人的身心状态均应随着季节的变化而加以调整，以适应新的一年。人的养生保健也应随着节气的变换做出适当的变化。

"大寒"时节在起居方面仍要顺应冬季闭藏的特性，做到早睡晚起，早睡是为了养人体的阳气，晚起是为养阴气。另一方面，古语有云"大寒大寒，防风御寒"，大寒时节除了注意防寒之外，还须防风，衣着要随着气温变化而增减。

俗话说"寒从脚起，冷从腿来"，人的腿脚一冷，全身皆冷。入睡前以热水洗脚，能使血管扩张，血流加快，改善脚部的皮肤和组织营养，降低肌张力，改善睡眠质量，特别是那些爱在夜间看书写作、久坐到深夜的人，在睡觉之前，更应该用热水泡脚。

冬季坚持活动、锻炼，可以促进新陈代谢，加速血液循环，增强心肺功能，预防疾病。大寒时节的运动可分室内及室外两种，室内可进行的有太极拳、八段锦、打篮球等体育锻炼，室外适合进行的有长跑、溜冰、滑雪等。但均应注意适宜、适度，同时室外活动不可起得太早，等日出后为好。

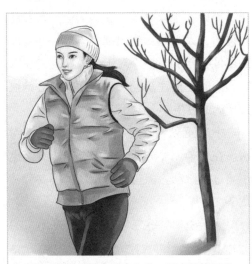

◎大寒时节除了注意防寒之外，还应坚持运动，以增强心肺功能，增加身体的抗病力。

深冬中的最佳小活动

冬天是增重的"危险时期"。因为天气寒冷，人们户外活动大为减少，同时，人们的食欲可能有所增加，尤其是肥甘厚味的摄入量会较夏季明显提高，何况中国人还有冬季进补的习惯，这样足以将我们的减肥成果毁于一旦，腹部与手臂尤其是"重灾区"。

其次，冬天锻炼减肥效果较好。冬天气温降低，人活动后散热较快。同样的运动项目，同样的运动量，若在冬天进行，其消耗的能量较其他季节更大。故可以达到理想的减肥效果。

再次，冬季坚持锻炼对我们的皮肤也大有裨益。冬季皮肤比较干燥，而且由于流汗较少，血液中的毒素难以排出，坚持锻炼有助于排汗排毒。

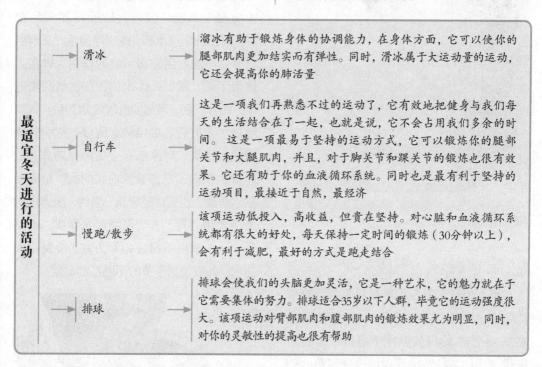

最适宜冬天进行的活动	滑冰	溜冰有助于锻炼身体的协调能力，在身体方面，它可以使你的腿部肌肉更加结实而有弹性。同时，滑冰属于大运动量的运动，它还会提高你的肺活量
	自行车	这是一项我们再熟悉不过的运动了，它有效地把健身与我们每天的生活结合在了一起，也就是说，它不会占用我们多余的时间。 这是一项最易于坚持的运动方式，它可以锻炼你的腿部关节和大腿肌肉，并且，对于脚关节和踝关节的锻炼也很有效果。它还有助于你的血液循环系统。同时也是最有利于坚持的运动项目，最接近于自然，最经济
	慢跑/散步	该项运动低投入，高收益，但贵在坚持。对心脏和血液循环系统都有很大的好处，每天保持一定时间的锻炼（30分钟以上），会有利于减肥，最好的方式是跑走结合
	排球	排球会使我们的头脑更加灵活，它是一种艺术，它的魅力就在于它需要集体的努力。排球适合35岁以下人群，毕竟它的运动强度很大。该项运动对臂部肌肉和腹部肌肉的锻炼效果尤为明显，同时，对你的灵敏性的提高也很有帮助

小寒中，最冷15天巧用"水"保健

在民间也有一些御寒保健的小验方，巧用水保健，无论小寒、大寒，简简单单也能"洗"出健康。

❶ 冷水洗脸，美容保健

很多人都有这样的体会，早晨起床或午休之后，用冷水浸过的毛巾湿润脸部，顿时就有一种头清眼明的感觉，精神也为之振奋。冬天也是如此，越冷越要用冷水洗脸。在洗冷水脸的过程中，冷水的刺激既可改善面部的血液循环，又可改善皮肤组织的营养结构，增强皮肤的弹性，消除或减轻面部皱纹。可见，冷水洗脸不仅利于卫生，也利于美容。同时，冷水洗脸还可锻炼人的耐寒能力，预防感冒、鼻炎的发生，对神经衰弱、神经性头痛患者也有益处。当然，洗脸用的冷水温度也不能太低，以10℃左右为宜。

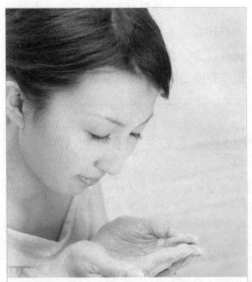

◎冬季冷水洗脸，能刺激、改善面部的血液循环，利于美容，也能保健。

② 温水刷牙，牙齿不老

与上相反，很多人早晨起来喜用热水洗脸冷水刷牙。资料表明，人的牙齿适宜在35~36.5℃的口腔温度下进行正常的新陈代谢。如果经常给牙齿以骤冷骤热的刺激，则可能导致牙龈出血、牙龈痉挛或其他牙病的发生。科学家通过研究认为，用温水刷牙最有利于牙齿的健康。反之，如果长期用凉水刷牙，就会出现"人未老，牙已老"的状况。有调查表明，牙齿的寿命平均比人的寿命要短10年以上，根源便出在"凉水刷牙"这一习惯上。实践也证明，35℃左右的温水是一种良性的口腔保护剂，用这样的水漱口，既利牙齿，也利咽喉和舌头，还利于清除口腔里的细菌和

食物残渣，会使人产生一种清爽、舒服的口感。

③ 热水洗脚，如吃补药

天冷时，人们大多习惯于用热水泡泡脚再上床睡觉，这既让人睡得暖和，还让人更易于入睡。因为人体的足部穴位很多，睡前洗个热水脚，既干净卫生，又解除疲劳，还能起到防病治病的作用。脚在人体最下部，属于人体末梢，在热水的浸泡下，血管扩张，局部的血液流动加快，从而增加了下肢营养的供应。所以，冬季坚持用热水洗脚，对冻疮有一定的预防作用，患有失眠症和足部静脉曲张的人，每晚用热水洗脚，还能减轻症状。当然，洗脚水也不能太烫，有人喜欢用高温水烫脚，也不科学，冬季以不超过45℃为宜，慢慢添加热水，并应根据季节的不同控制水温。

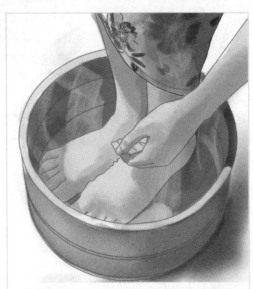

◎热水泡脚可促进血液循环，加强新陈代谢，还有促睡眠的功效。

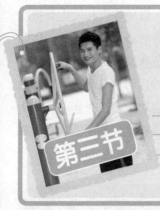

小寒、大寒运动养生

第三节

◎小寒、大寒时节，寒冷的天气往往让人们对运动尤其是室外运动敬而远之，但若想要拥有一个健康的身体，这时节的运动尤其不能马虎。

冬天动一动，少生一场病

俗话说："冬天动一动，少生一场病；冬天懒一懒，多喝药一碗。"寒冷的冬季，我们只有坚持运动，身体才会更加健康。

"冬练三九"，是我国劳动人民在长期的锻炼中总结出来的宝贵经验。实践证明，冬天怕冷，终日紧闭门窗，恋床、睡懒觉，或在空气污染的室内通宵打麻将、玩扑克，极易导致身体机能迅速衰退，抵抗力下降，容易患感染性疾病。而长期坚持冬季锻炼的人，耐寒力强，不易患感冒、支气管炎、肺炎、冻疮等病，也是预防中老年人骨质疏松的良方。

冬季锻炼，要因人因地制宜，如身体较弱的中老年人或有慢性病不宜外出者，可在室内锻炼，做强身按摩、导引、练气功、保健功、在阳台上打太极拳等；凡是身体好者都应积极到户外锻炼，如长跑、竞走、武术、滑冰、滑雪、做健身操、打球、冬泳等。少年儿童可选择跳绳、踢毽、跳橡皮筋、做游戏等。特别值得一提

的是冬泳，这是一项融空气浴、日光浴、冷水浴为一体的锻炼方式，当肌肤受到冷空气、冷水的刺激后，会急剧地收缩，随后又扩张，皮肤变得潮红。请莫小觑这一现象，可是很好的血管体操，对改善和增强血管的弹性，促进血液循环，保护心血管健康大有裨益。并能提高中枢神经系统对体温的调节功能，抵御寒冷的侵袭；还

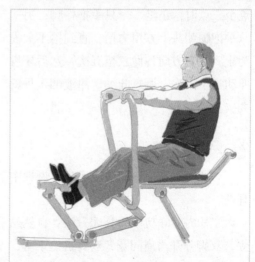

◎寒冷的冬季，只有坚持锻炼，身体才会更加健康。

可使造血机能得到加强，预防贫血，增强机体的抗病能力。

这个时候锻炼时要注重自我保健，冬天早晨外出锻炼，以太阳初升后为宜；不要在寒潮过境时的大风、雨雪、大雾中锻炼。冬季锻炼要注意预防感冒、冻伤，尤其是中老年人、儿童不要在冰雪路滑的场地上跑步、玩耍，以免摔伤和发生骨折。锻炼前应做好准备活动，活动肢体，以防止肌肉、筋腱拉伤和关节扭伤。开始锻炼时不可脱衣服，待运动热身后身上暖和时再脱去厚衣服，运动后要及时穿上，如内衣被汗浸湿应更换衣服。外出活动时应戴帽子、耳套和手套，以防皮肤冻伤。

小寒养生运动

❶ 十二月节坐功

十二月节坐功的适应病症：荣卫气蕴，食即呕，胃脘痛，腹胀哕，疟钦发中满，食减，善噫，善嚏，身体皆重，食不下，烦心，心下急痛，溏瘕泄，水闭，黄疸，五泄，注下五色，大小便不通，面黄，口干，怠惰，嗜卧，心下痞，苦善饥，善味不嗜食诸症。

十二月节坐功的具体方法：每夜十一点至三点时，正坐，一只手抱住脚，另一只手抱腿朝头上方用力抬，直到抬不上去为止，左右方向各做三至五次，然后牙齿叩动三十六次，调息吐纳，津液咽入丹田九次。

❷ 耳内意守功

"耳内意守功"的适应病症：慢性中耳炎。

"耳内意守功"的具体方法：自然站立，双脚分开与肩同宽，双臂自然下垂，掌心朝内侧，中指指尖紧贴风市穴，拔顶，舌抵上腭，提肛，净除心中杂念。全身放松，自然呼吸，两眼轻轻闭起来，意念想患有炎症的耳内有一只红蜡烛，正在燃烧，意守20分钟后，将两掌相互摩擦至热，用两掌搓耳朵36下，然后沿外耳轮用食指按摩，再将耳孔堵住、拨开为1次，共做6次。

❸ 盘腿握脚功

"盘腿握脚功"的适应病症：痔疮、膝冷痛。

"盘腿握脚功"的具体方法：端坐于床上，两膝弯曲外展，两脚足心相对，两手握住两脚，向臀部靠拢，两手搬两膝向上，两脚掌不得离开，然后放松使两膝自然下落，回复原位，如此向上搬动两膝24次。两手抓住两脚，上身做顺时针方向旋转24圈，再逆时针方向旋转24圈。

❹ 牙齿按摩功

"牙齿按摩功"的适应病症：牙周炎、老年人健齿。

"牙齿按摩功"的具体方法：两手用肥皂及流动水洗净，用左手食指伸入口腔

小寒十二月节气坐功图

功法：每天子时、丑时，盘坐，右小腿稍向前放，右大腿压在左小腿上，左手掌按在右脚掌上方，右手尽力向上托，手心朝上，指尖朝向右方，转头目视上托之手。然后，交换左右手足重复坐功，左右各十五次，最后叩齿、咽津、吐纳。

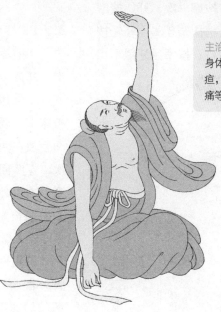

主治：胃脘疼痛，腹胀，身体沉重，营卫气蕴，黄疸，大小便不畅，心下急痛等。

身体的虚与实在实

体虚或体实的人，几方面的表现必然是一致的，如果有其中一项与其他任何一项不一致，必定是身体病态的反常表现。

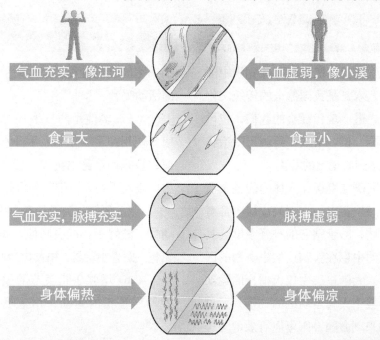

气血充实，像江河　　气血虚弱，像小溪

食量大　　食量小

气血充实，脉搏充实　　脉搏虚弱

身体偏热　　身体偏凉

内按摩左侧上下牙，各按摩36次，然后再用右手食指伸入口腔内，按摩右侧上下牙龈36次，每天早晚各按摩一次，开始按摩时可用食指肚蘸少量精盐杂牙龈上轻轻按摩，按摩后用清水漱口、按摩后牙龈不出

血，即可不用精盐。经常按摩可使牙龈丰满，牙齿坚固。

⑤ 抱膝导引功

"抱膝导引功"的适应病症：迎风流泪、耳聋、下肢麻木。

"抱膝导引功"的具体方法：坐在硬板床上，两腿八字式分开，两膝微外撇，两手放在两膝上，两眼轻闭，自然呼吸36次，左膝回曲，两手抱住左膝盖，右腿伸直、右脚外展，右足外侧贴着床面，用鼻子做深长匀细之吸气，吸到最大限度再慢慢吐出。做7次深吸。

再用两手抱住右膝，左退伸直、左脚外展、左足外侧贴住床面。用鼻子做深长匀细之吸气，再慢慢吐出，做7次，然后两腿恢复原来坐式，自然呼吸3~5分钟收功。

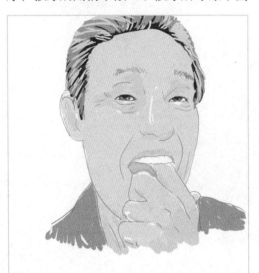

◎老年人常常按摩牙齿有助于促进牙周的血液循环，坚固牙齿。

勤动手指能健脑，对弈养生不可少

古人早就把"琴棋书画"并称为中国的四大传统艺术，是我国悠久的传统文化和休逸养生之道。现代社会的我们，也可以通过了解琴、棋、书法、绘画来陶冶我们的情操，达到心理上的养生。

生理学家研究发现，人体内的各个器官，乃至每一块肌肉，在大脑皮层中都有它的代表区域，即管辖它的神经中枢。其中，手指运动中枢在大脑皮层中所占的区域最为广泛。大脑皮层中仅大拇指的运动区就相当于整个大腿运动区的10倍，通过手指的活动来刺激脑，则可以有效地延缓

脑细胞的衰老过程。怎样使手指得到更多的活动呢？

（1）多使用两只手，习惯用右手的应多使用左手，如用左手开水龙头、开门窗，提东西或翻书页等；反之，日常生活中惯用左手的人，则应多活动右手。

（2）要使指尖能从事一些比较精细的动作，锻炼手指的灵巧性。如常用小刀削铅笔，摆弄小玩具，扣衣扣，弹拨乐器等。

（3）增强手指关节的柔韧性，如常做伸屈手指的运动，用毛笔写字，打毛线衣等。

（4）尽量使手指活动多样化，如经常练健身球，托排球，打台球、康乐球等。

下面具体谈谈对弈与养生的关系。走棋对弈，情绪高雅，它静中有动，动中有静。不仅能锻炼思维能力，陶冶情操，而且对促进老年人身心健康也有积极作用。

（1）有精神寄托。老年人退休后时间充裕，下棋是一种十分有益的娱乐活动。几位老棋友，相对而坐，饮茶品茗，横车跃马，杀上几盘，其乐无穷。它会使老年人精神生活变得充实而丰富多彩。

（2）可养生怡性。下棋时，心平气静，谋定而动，谈笑之间决出胜负，性情也从中得到陶冶，与老年人健康颇有裨益。

（3）能锻炼大脑。下棋是一种有趣有意义的脑力活动，棋盘上一些瞬息万变的形势，要求对弈者全力以赴，开动脑筋，以应不测，两军对垒，这是智力的角逐，行兵布阵，是思维的较量。经常下棋，能锻炼思维，保持智力聪慧不衰。美国有一项研究证实，会下棋的小学生比不会下棋的同龄人在阅读考试中的分数要高出10%，学棋5年的孩子比那些没有接触过棋类的孩子在阅读理解方面要高出4.3个学分，而在数学方面要高出6.4个学分。

（4）促进交流，舒畅身心。下棋可促使人身心舒畅，促进人与人之间的交流，也可使人精神愉快，有所寄托，使身心舒畅。特别适合中老年人，退休后有比较充裕的时间，闲时与棋友相约下上几局，磋商技艺，能提高生活趣味，增进朋友之间的感情。

（5）能防老治病。人到老年智力衰退，精力渐渐不支。开展棋类等活动，可作为一种健康的娱乐和积极的休息方式，能让人摆脱日常生活中的烦心事，避免外界过强的精神刺激。尤其是老年人，大都有慢性疾病，下棋则能调节人的心理、呼吸以及心脏节律，有助于开释郁结，协调阴阳，改弄循环机能，加上适当的调养及药物治疗，可使病怕好转。善弈则怡神，故自古有"善弈者长寿"之说。

不过提醒各位爱下棋的朋友，下棋也和参加其他娱乐活动一样，需要适度。下棋趣味性很强，对人具有非凡的诱惑力。如果下棋成瘾，不知道节制，连续作战，对身体损耗太大，反而不利于养生。下棋时间过长，坐多而动少，血液下行，流动减慢，会出现下肢疼痛、浮肿等现象。又会因胃蠕动减慢，影响消化和食欲。另外要明确娱乐的目的，下棋有分胜负、争高低的性质，但不要过于计较成败结果，否则于身于心无益。

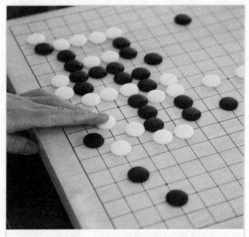

◎勤动动手指能让你的脑更健康，适当的与人下棋对弈，既增添了生活的乐趣，又锻炼了大脑。

小寒、大寒防病养生

◎小寒、大寒时节，人易受各种各样的疾病的侵袭，我们一定要对这时节常见的疾病有一个清晰的认识，进而才能知己知彼的做好防病养生工作。

第四节

天气多变，防止骨病惹出麻烦

小寒前后之所以寒冷，是因为1月上旬强冷空气及寒潮冷风活动频繁。每次冷空气过境前后都会造成气压、温度、湿度等气象要素的剧烈变化，人们往往难以适应而感染各种疾病，尤其年老体弱及重病在身的人。

❶ 宜防骨折

俗话说"人老腿先老"。随着年龄的增长，人进入老年期，肌肉、关节、骨骼都会发生变化。肌肉的重量逐渐减小，肌纤维萎缩，肌肉的伸展性、弹性、兴奋性也减弱，容易发生疲劳。老年人新陈代谢减慢，骨头含钙量减少；加上性激素因性腺功能减退而分泌减少，甲状旁腺功能亢进分泌甲状旁腺素增多，导致骨头大量的钙流失，引起骨质疏松。同时，老年人的关节等重要部位，常因骨质增生、关节变形及关节周围软组织的长年磨损，发生纤维化而变得僵硬、不灵活。这样，老年人站立不稳，行动不便，步履蹒跚，稍有不慎，跌倒后就易造成骨折。老年人最易发生的是股骨颈囊内骨折，这种骨折是跌倒后臀部先着地所致。猛烈的冲击使股骨颈发生断裂，骨折断端移位，在髋胯部会产生剧烈疼痛，不能站立行走。平卧在床上，发生骨折的伤腿比另一侧健肢缩短3~6厘米。有时骨折断端向上嵌入，病人仍能走路、跛行，但很痛。除此之外，老人跌倒后，还可见股骨粗隆间骨折、科雷

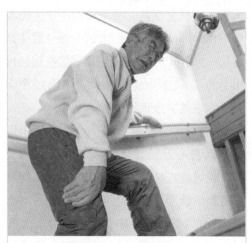

◎老年人新陈代谢减慢，骨头含钙量减少，冬季要防骨折的发生。

氏骨折、腕部骨折、肋骨或脊柱骨折等。老年人不管发生哪一种骨折，都会造成痛苦，甚至遗留残疾。因此，冬天老年人宜防骨折的发生。

民间流传着一些防骨折的美味汤，下面，我们就为大家介绍几种。

牛大力蛤蚧鹿筋黑山羊汤

原材料：牛大力30克，蛤蚧1只，鹿筋10克，黑山羊肉150克，调味料适量

做法：将牛大力、鹿筋、蛤蚧洗净，黑山羊肉洗净，切片；将所有用料一起放入炖盅内，加入清水适量，炖煮2.5小时，加入调味料即可。

功效：强筋壮骨，温补肾阳。

牛大力鹿筋鹿鞭瘦肉汤

原材料：牛大力30克，鹿筋10克，鹿鞭8克，瘦肉200克，调味料适量

做法：将牛大力、鹿筋、鹿鞭洗净；瘦肉洗净，切片；将所有用料一起放入炖盅内，加入清水适量，炖煮2.5小时，加入调味料即可。

功效：强筋壮骨，温补肾阳。

❷ 宜防骨质增生

骨质增生症又称为增生性骨关节炎、骨性关节炎（OA）、退变性关节病、老年性关节炎、肥大性关节炎，是由于构成关节的软骨、椎间盘、韧带等软组织变性、退化，关节边缘形成骨刺，滑膜肥厚等变化，而出现骨破坏，引起继发性的骨质增生，导致关节变形，当受到异常载荷时，引起关节疼痛，活动受限等症状的一种疾病。分原发性和继发性两种。

骨质增生目前没有有效的治愈方法，只能是多补充钙质，工作、学习时保持正确的姿势。

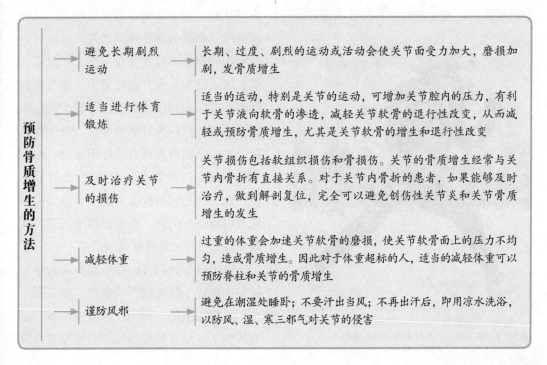

预防骨质增生的方法	避免长期剧烈运动	长期、过度、剧烈的运动或活动会使关节面受力加大，磨损加剧，发骨质增生
	适当进行体育锻炼	适当的运动，特别是关节的运动，可增加关节腔内的压力，有利于关节液向软骨的渗透，减轻关节软骨的退行性改变，从而减轻或预防骨质增生，尤其是关节软骨的增生和退行性改变
	及时治疗关节的损伤	关节损伤包括软组织损伤和骨损伤。关节的骨质增生经常与关节内骨折有直接关系。对于关节内骨折的患者，如果能够及时治疗，做到解剖复位，完全可以避免创伤性关节炎和关节骨质增生的发生
	减轻体重	过重的体重会加速关节软骨的磨损，使关节软骨面上的压力不均匀，造成骨质增生。因此对于体重超标的人，适当的减轻体重可以预防脊柱和关节的骨质增生
	谨防风邪	避免在潮湿处睡卧；不要汗出当风；不再出汗后，即用凉水洗浴，以防风、湿、寒三邪气对关节的侵害

大寒天地冷，养生先防病

大寒时节，人易受肺心病，肾盂肾炎，阳痿等的侵蚀，我们一定要谨防这几种病。

❶ 宜防肺心病

冬季容易引发肺心病。慢性肺源性心脏病最常见者为慢性缺氧血性肺源性心脏病，又称阻塞性肺气肿性心脏病，简称肺心病，是指由肺部胸廓或肺动脉的慢性病变引起的肺循环阻力增高，致肺动脉高压和右心室肥大，伴或不伴有右心衰竭的一类心脏病。肺心病在我国是常见病，多发病。

肺源性心脏病，绝大多数是慢性支气管炎、支气管哮喘并发肺气肿的后果，因此积极防治这些疾病是避免肺心病发生的根本措施。应讲究卫生和增强体质，提高全身抵抗力，减少感冒和各种呼吸道疾病

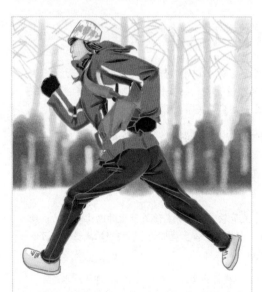

◎预防肺心病应坚持运动，增强体质，提高全身抵抗力，减少感冒和各种呼吸道疾病的发生。

的发生。对已发生肺心病的患者，应针对缓解期和急性期分别加以处理。本病易反复发作，使病情日益加重，但肺心病病程中多数环节是可逆的，如能及时积极控制感染，改善心、肺功能，对病情的转归具有积极的意义。缓解期间宜采用中西医结合的综合措施进行防治，如鼓励患者进行呼吸锻炼，耐寒锻炼，提倡戒烟等，防止或减少、减轻急性发作，延缓病情的进一步发展。

❷ 宜防肾盂肾炎

肾盂肾炎又称上尿路感染，可分为急性肾盂肾炎与慢性肾盂肾炎两种。急性肾盂肾炎多发生于生育年龄的女性，病人常有腰痛、肾区压痛、叩痛、伴寒战、发热、头痛、恶心、呕吐等全身症状，以及尿频尿急和尿痛等膀胱刺激征，验血可见白细胞增高。一般无高血压或氮质血症。病人尿液混浊，可有肉眼血尿，尿常规镜检有多量白细胞或脓细胞，可有少许红细胞及管型，蛋白少许至中等量。慢性肾盂肾炎多系急性肾盂肾炎治疗不及时、不彻底而引起，一般认为病程超过6个月以上即慢性。若为尿路梗阻引起者，诱发因素未及时纠正、消除，炎症长期不消退，可逐渐转为慢性，最终导致尿毒症。

由于肾小管损害比肾小球重而且早，故常出现肾小管功能不全症状，如多尿、夜尿，尿比重低，肾小管性酸中毒等。也有的病人，以青壮年多见，因病变累及肾

血管常迅速发生恶性高血压，并早期出现心肾功能损害及眼底血管变化。大肠杆菌为主要致病菌。

❸ 宜防阳痿

阳痿会影响夫妻生活的质量，应多加注意，提前预防。可以采取如下措施。

（1）学习性知识。有的未婚男子自称阳痿（无性欲或不能勃起），往往只是没有足够刺激引起性欲，不能视为病态。新婚夫妻性生活时，男方紧张、激动，女方恐惧、羞涩，配合不好，导致性交失败，这是缺乏经验，不是病态，要互相理解、安慰，随着时间推移大多能满意和谐。

（2）了解生理波动。当男子在发热、过度疲劳、情绪不佳等情况下出现暂时性的或一个阶段的阳痿，多半是一种正常的抑制，生理的波动，男方不要徒增思想负担，女方不要因之埋怨、指责，以免弄假成真，导致阳痿。

（3）谨慎用药。避免服用或停止服用可能引起阳痿的药物。如因疾病必须服用某类药物时应尽量选择那些对性功能没有影响的药物。

（4）节房事。长期房事过度，沉浸于色情，是导致阳痿的原因之一。实践证明，夫妻分床，停止性生活一段时间，避免各种类型的性刺激，让中枢神经和性器官得到充分休息，是防治阳痿的有效措施。

（5）饮食调养。应适当食用狗肉、羊肉、麻雀、核桃、牛鞭、羊肾等；含锌食物如牛肉、鸡肝、蛋、花生米、猪肉、鸡肉等，含精氨酸食物如山药、银杏、冻豆腐、鳝鱼、海参、墨鱼、章鱼等，都有助于提高性功能。

（6）提高身体素质。身体虚弱，过度疲劳，睡眠不足，紧张持久的脑力劳动，都是发病因素，应当积极进行体育锻炼，增强体质，并且注意休息，防止过劳，造成中枢神经系统的功能失衡。

大寒养生如何防上火

在日常生活中，经常会听到人们说我最近"上火"了。所谓"上火"，其实按中医说是指内生的火热症。主要是阴阳偏盛偏衰的表现，其中阳盛者属实火，可见于心、肝、肺、胃等火热的病变，阴虚者属虚火，多属于肺、肾、心、肝的病变。而常见的上火主要是心、肝、肺、胃的实火。而大寒时节是比较容易上火的。这是因为冬天人们只知道食疗进补，火锅、油腻饮食吃得太多，天气寒冷人们往往运动减少，消耗下降，还有，冬天如果赶上降雪少又刮风，天气干燥，室温偏高，所以，冬天更容易上火。

常见的上火类型及防治措施

上火类型	主要表现	预防措施	食疗方
心火	心烦急躁、口舌糜烂、生疮、舌尖红等，儿童可表现多动、烦、急、不安等。心脏在中医五行中属火，掌管血脉运行，心火上炎可表现口舌糜烂、生疮	主要是保持良好心态，防止情绪波动、寒温适度。多食蔬菜水果，少食辛辣之物，禁酒，多运动。儿童要多饮水，最好是温开水	赤小豆粥：赤小豆50克、粳米100克。先将赤小豆煮开，再下粳米共煮为粥，服时加少许红糖，每日二次早晚服用，有降火之功效。灯芯草柿饼汤：灯芯草6克、柿饼2个、水300毫升。将水煮剩100毫升，加白砂糖适量，温服，柿饼可吃，每日2次。此方有清降心火、清热利尿之功效
肝火	急躁易怒、头痛眩晕、目赤耳鸣、面红耳赤、口苦咽干。儿童较为少见。肝的性情最急躁，肝气遂就会肝火上升，所以出现急躁易怒等症	养肝的关键在于制怒，同时要注意休息，防止过度疲劳。因为身体劳累，就会使人情绪不稳而易怒，所以生活中要少食辛辣、勿过劳、禁酒等	菊花茶：选菊花10克加开水泡代茶饮，可加少许冰糖，有清肝明目之功效
肺火	咳嗽时发、咽喉干疼、呕吐黄痰、口干而渴喜冷饮等，儿童肺热较为多见，如易感经常咳嗽等。肺属五行中之金，火克金，故肺怕火。当外感温热之邪或风寒犯肺均可化热，出现口干、咳嗽等肺热之症	在多风多躁季节，要多饮水，冬季在注意保暖的同时，室内要通风，多食蔬菜水果、但忌橘子（生热生痰），适当运动，但应避免寒邪侵袭	冰糖梨水：选梨数枚切块加水500毫升，煮开二十分钟即可，加冰糖少许，饮之，有润肺止咳之功效
胃火	胃脘灼痛、渴喜凉饮、口臭、牙龈肿痛，儿童表现为口腔溃疡，大便秘结等，此多因胃热偏盛，与情志郁火相关、过食辛辣之品而成	在平时应少食辛辣、过热之品，如火锅、辣椒、生葱、姜、蒜等。多饮水，适当运动，少吃肥甘厚味，多食蔬菜水果之类	藕汁蜜糖露：鲜藕榨汁150毫升，加蜂蜜30克，调匀内服，每天2次，连服数天，有润胃凉血降火之功效